临床中医与针灸推拿治疗实践

LINCHUANG ZHONGYI YU ZHENJIU TUINA ZHILIAO SHIJIAN

主编 马 涛 康春静 李文秀 张燕蕾 刘瑞玲 端木令义 李 群

黑龙江科学技术出版社
HEILONGJIANG SCIENCE AND TECHNOLOGY PRESS

图书在版编目（CIP）数据

临床中医与针灸推拿治疗实践／马涛等主编. -- 哈尔滨：黑龙江科学技术出版社，2023.2
ISBN 978-7-5719-1759-3

Ⅰ．①临… Ⅱ．①马… Ⅲ．①针灸学②推拿 Ⅳ．①R24

中国国家版本馆CIP数据核字（2023）第025615号

临床中医与针灸推拿治疗实践
LINCHUANG ZHONGYI YU ZHENJIU TUINA ZHILIAO SHIJIAN

主　　编	马　涛　康春静　李文秀　张燕蕾　刘瑞玲　端木令义　李　群
责任编辑	陈兆红
封面设计	宗　宁
出　　版	黑龙江科学技术出版社
	地址：哈尔滨市南岗区公安街70-2号　邮编：150007
	电话：（0451）53642106　传真：（0451）53642143
	网址：www.lkcbs.cn
发　　行	全国新华书店
印　　刷	黑龙江龙江传媒有限责任公司
开　　本	787 mm×1092 mm　1/16
印　　张	29.5
字　　数	746千字
版　　次	2023年2月第1版
印　　次	2023年2月第1次印刷
书　　号	ISBN 978-7-5719-1759-3
定　　价	198.00元

编委会

主 编
马 涛 康春静 李文秀 张燕蕾
刘瑞玲 端木令义 李 群

副主编
王 荻 卢意宽 周 颖 刘丽丽
刘子省 孙玉红

编 委（按姓氏笔画排序）
马 涛（枣庄市中医医院）

王 荻（遵义市中医院）

卢意宽（荔波县中医医院）

刘子省（阳谷县人民医院）

刘丽丽（德州市中医医院）

刘晓明（烟台桃村中心医院）

刘瑞玲（德州联合医院）

孙玉红（潍坊市第二人民医院）

李 群（淄博市第六人民医院）

李文秀（山东省泰安市岱岳区第二人民医院）

张燕蕾（青岛市黄岛区长江路街道社区卫生服务中心）

周 颖（衡水市中医医院）

赵欣丽（烟台桃村中心医院）

康春静（泰安市中医二院）

端木令义（郓城新友谊医院）

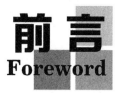

前言
Foreword

中医学源远流长，绵延数千载，它为民族的繁衍、国家的昌盛作出过重大的贡献，至今仍发挥着重要的作用。中医学重视人与自然和谐，强调人体功能的平衡协调；注重预防为主"治未病"和养生保健；所采用的基于辨证论治的个体化诊疗方法和以减毒增效为目的的配伍制方治疗等彰显了其学科特色和优势；其完整的理论体系和丰富的实践经验，蕴含着深厚的现代科学内涵。

中医整体诊疗观念和预防保健治未病的医学模式，符合当代医学目的和维护健康服务的发展趋势，较好地顺应了当今医学模式的转变，适应了国内外医药市场的需求，显示了其独特而旺盛的生命力。在继承发扬中医药优势特色的基础上，充分借鉴现代科学技术来推动中医药的创新发展，以满足时代发展和民众医疗保健的需求，是时代赋予当代医务工作者的历史责任。为此，我们组织中医学方面的专家编写了《临床中医与针灸推拿治疗实践》一书。

本书共分为16章。首先概述了中医辨证基础和针灸、推拿治疗技术；然后介绍了常见病证的辨证治疗；最后对常见疾病的针灸、推拿治疗做了较为详细的阐述。不同疾病的治疗方法在理论、操作、治疗作用和主治范围上各有特点，在临床上可以根据病证性质、证候类型、腧穴部位、患者体质及治疗要求等具体情况分别选择应用。本书内容丰富、方法实用、疗效确切，注重传统中医诊疗技术与现代临床诊疗手段的有机统一，可作为中医临床工作者及学习者的参考书。

由于本书是集体执笔，编者较多，加之学识有限，时间仓促，书中存在的不足之处，敬请广大读者批评指正。

《临床中医与针灸推拿治疗实践》编委会

2022 年 10 月

目录
Contents

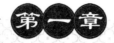

中医辨证基础

第一节　辨证的基本要求

一、全面分析病情

完整收集真实的"四诊"材料,参考现代物理和实验室检查,这是全面分析病情,取得正确辨治结果的客观依据。片面的或不真实的"四诊"材料,往往是误诊、误治的原因。内科病证是复杂多变的,有时其临床显现的脉症,也不免有假象,有的假在脉象上,有的假在症状上,有的假在舌象上,故临诊时应仔细鉴别和辨识。如果四诊不全,便得不到全面、确切的资料,辨证分析就难准确,容易发生误诊。

中医学的整体观是全面分析病情、指导内科临床辨证的重要思想方法。整体观在内科临床上的具体应用,可从人体本身与自然环境对人体疾病的影响两方面来说明。因为人体的形体、官窍和经络,都与脏腑息息相关,内外相通,彼此联系。人体一旦发生疾病,不论局部和全身,都会出现病理反应,即局部的病可以影响全身,全身的病可以反映于某一局部;内部的病可以表现于外,外部的病也可传变入里;情志变化更可以影响内脏功能,内脏的病变也可以引起情志活动的异常。所以临证时既要诊察局部,也要审察全身;既要诊察"神",也要审察"形",两者不可偏废。

证候的表现常受体质的影响,这也是运用整体观指导辨证时,应重视的内容。因为每个患者的禀赋有虚实强弱之别、体质有阴阳寒热之分,因此虽患同一疾病,其临床表现则不尽相同,治疗用药亦当有所差别。他如患者的年龄、性别、职业、工作条件等,与某些疾病之发生,也有一定关系,辨证时均应注意。

自然界对人体疾病的影响包括四时气候与地理环境,也是属于中医整体观的内容,在全面分析病情,进行临床辨证时,对这些条件必须给予重视。例如,春夏两季,气候偏温,阳气升发,人体腠理因而疏松开泄,对风寒表证,则不宜过用辛温发散之品,以免开泄太过,耗气伤阴;秋冬之季,气候偏冷,阴旺阳衰,人体腠理致密,阳气潜藏于内,若病非大热,就应慎用苦寒之品,以免伤阳。再如,对同样风寒表证之治疗,在北方严寒地区,辛温药量则可加重,而在南方温热地区,辛温药量就宜减轻,或改用轻淡宣泄之品。以上说明气候和地理环境与疾病的表现和治疗都有其一定的关系。

此外,由于中医学和西医学的理论体系不同,在临床上经常可以遇到一些经西医学检查诊断,并无阳性结果的疾病,这些疾病有的较为难治,而中医对此辨治,则常可收到良好疗效。也可看到一些经中医辨证论治认为治愈的病例,而用西医学的化验检查,则认为并未真正治愈的病例。对待这类病例,则应尊重客观,既要参考化验检查的结果,更应重视中医辨证的依据,扬长补短,尽可能地全面分析病情,使辨证更趋准确,治疗效果更好。

综上,整体观在内科临床辨证上的应用,实际上就是因人、因地、因时制宜。因人制宜是指在辨证时,不宜孤立地只看到病证,还必须重视到患者的整体和不同患者的特点。因时、因地制宜是指诊治疾病时,不仅要重视人的特点,还要看到自然环境对人体疾病的影响。此外,对化验检查结果,也应参考。只有从整体观念出发,全面考察问题,分析问题,善于因人、因时、因地制宜,才能取得比较符合实际的辨证。

二、掌握病证的特点和变化

内科病证都有各自的临床特点和变化规律,以便有别于其他科病证。因此,在辨证时掌握不同类别病证的特点和变化,也是非常重要的环节。

中医内科病证大体可分为外感疾病(包括伤寒和温病)和内伤杂病两大类,两者各有不同的病因病机,临床、证候及发展演变的特点。外感疾病主要根据六经、卫气营血和三焦来进行辨治;内伤杂病主要以脏腑的病因病机来指导辨证论治。这样,就将伤寒温病、内伤杂病的病因、发病、病机变化和临床特点,有了详细而明确的区分。

(一)六经病证的特点和变化

六经病证是指《伤寒论》中六经所属脏腑病机变化表现于临床的各种证候。它包括太阳、阳明、少阳、太阴、少阴、厥阴等,反映了伤寒6种不同的病位、病性、病机和病势归类及证候特点,并作为辨证的依据。凡寒邪在表,或者表邪入里化热,且属正盛邪实的太阳、阳明、少阳,均为阳证,治疗当以祛邪为主;凡病位在里,且属正虚抗病力减弱的太阴、少阴和厥阴均为阴证,治疗当以扶正为主。

伤寒的病因以人体感受寒邪为主,以皮毛肌腠为入侵途径,循经脉由表而里,传至脏腑。其病机变化,为六经及其所系脏腑受寒邪侵袭,由表入里,由阳转阴,故其临床特点,病初必见伤寒表证,寒邪入里化热,则转为里实热证。在伤寒日久不愈,正虚阳衰的情况下,则多传肝脾肾三脏,出现腹满自利、但欲寐、厥逆等一系列损阳伤正的病机反映。

由于六经各系一定的脏腑,故各经病证常会累及其所系的脏腑,反映出脏腑的证候。如太阳经受病之初,多表现为太阳经证。当表邪不解,影响到太阳腑的时候,就会出现蓄水证或蓄血证。当寒邪入里,又可因人体正气的强弱而有不同的变化。正气衰弱则病由实转虚,可出现累及心肾的少阴病;正气盛则病转实,而出现病在胃肠的阳明病。因此,六经病证实际上就是六经所系脏腑在病理条件下,反映于临床的证候。

六经病证既然是脏腑经络病机变化的临床反映,故一经的病证,常会涉及另一经,从而出现传变、合病和并病。一般认为,"传"是指病情随着一定的趋向发展;"变"是指病情在某些特殊条件下起着性质的转变。疾病的传变与否,常取决于两个主要因素:一为邪正消长的力量比较,一为治疗处理的得当与否。如自表而里,由阳而阴,这是一般邪胜正衰的传变规律;若在正胜邪退的情况下,则病势能由里达表,由阴出阳。

合病和并病都是不能单独用一经的病证来归纳的复杂证候。凡2经或3经的证候同时在一个患者身上出现者，称为"合病"。《伤寒论》中有太阳阳明合病、太阳少阳合病、阳明少阳合病和三阳合病4种。凡一经的病证未罢，又出现另一经的证候者，称为"并病"，《伤寒论》中有太阳阳明并病和太阳少阳并病两种。

此外，还有因误治之后、正气太虚、病情恶化危重者，称为"坏病"。《伤寒论》中特别提出了"观其脉证，知犯何逆，随证治之"的论述，作为诊治"坏病"的原则。

（二）卫气营血病证的特点及其变化

卫气营血是人体感受四时不同温热病邪所引起的多种急性温热病过程中的四种阶段的总称。温病临床分类繁多，有以季节气候定名，有以四时主气定名，也有以发病或流行特点而定名。尽管临床分类众多，但就其病变性质而论，一般可归纳为温热和湿热两大类。温邪入侵人体的途径，系由口鼻而入，循卫气营血而分属于上、中、下三焦所属脏腑。其病机变化，主要由于温邪入侵卫、气、营、血后，最易化火灼伤津液，耗血动血，故其临床特点是化热最速，极易产生一系列火炽伤阴等病机反映，它包括卫分、气分、营分、血分等4个不同阶段的证候。卫分是温病的初期阶段，病位主要在肺卫；气分为温病的中期，乃温邪由表入里，病情渐重，病位在肺、胃、脾、胆、肠，高热为其主症；营分乃温邪更为深入，致津液耗伤，病位主要是心与心包，为温病的较重阶段，身热夜甚，时有谵昏为其主症；温邪进入血分，其主症为高热出血，神志受扰，病位在心、肝、肾，属温病晚期的严重阶段。

卫、气、营、血证候的传变过程，一般多从卫分开始，按由卫-气-营-血的演变发展，称为"顺传"。它反映出病邪由表入里、由浅而深；病情由轻而重、由实而虚的传变过程。临床观察表明，这与西医学关于急性传染病的由前驱期-症状明显期-极期-衰竭期的演变程序是基本一致的。

由于患者体质强弱及其反应状态的不同，致病温邪类别有异，常可出现"逆传"的证候。所谓"逆传"，是指邪入卫分后，不经过气分阶段，而直接深入营分和血分。实践证明，"逆传"是一种特殊临床类型，它和"顺传"过程中出现的营分、血分证候，在内脏病变的本质上无明显差异，临床脉证也基本相同，其主要区别在于传变过程的渐进性与暴发性的不同。

卫气营血证候的传变无固定形式，有初起不见卫分病证而径见气分或营分病证者；有的卫分证未罢，又兼见气分证而致"卫气同病"者；也有气分证尚存，同时出现营分证或血分证者，称"气营两燔"；更有严重者，邪热充斥表里，遍及内外，出现卫气营血同时累及的局面。不过卫气营血的证候传变，病在卫气，病情较浅较轻；病入营血，病情较深较重。不过其浅深轻重的程度是相对的，所以临证时则应详细观察，避免贻误诊治。

（三）脏腑病证的特点及其变化

脏腑、经络、气血是中医学独特的生理系统，是构成人体的一个有密切联系的整体。病理情况下表现的脏腑病证，是致病因素导致的脏腑病机变化，反映于临床的不同证候。以脏腑议病辨证，始见于《黄帝内经》"风论""痹论""痿论"和"咳论"诸篇，以后《金匮要略》《备急千金要方》《中藏经》渐有发展，至钱乙《小儿药证直诀》的"五脏辨证"、张元素的《脏腑标本药式》问世后，相继有以脾胃立论的、以主命门立说的、以专温肾和养阴等各学派的兴起，逐渐形成了用脏腑寒热虚实来分析疾病发生和演变的学术主张，充实和奠定了脏腑病证的理论基础，其辨证论治的规律性也逐步被认识和总结出来。中华人民共和国成立以来，通过广泛的临床、教学和科研实践，对脏腑病证的理论和证治研究，又有了一定的进展。从20世纪60年代始，全国中医药院校各版教材，已将脏腑病证列为内科学的总论，被公认为指导中医内科临床的基本理论之一。

脏腑病证的范围较广，所以临床表现的证候极为复杂。就其病因而言，虽然多属内伤杂病的范畴，有时亦兼外感，或由外感演变而成。以内伤而论，既有七情、劳伤、起居饮食等不同，又有彼此的夹杂参合，故病机变化也较复杂。不过以脏腑病证分类，就能执简驭繁，纲举目张，从而认识疾病的本质。

从病因与脏腑病证的病机关系分析，由七情、劳伤致病的，必耗气伤阴，多先伤心、肝、肾三脏，在临床上多表现为抑郁不快、心烦不安、失眠梦遗、倦怠乏力、饮食减少、心悸气短等为特征的证候；由饮食失节致病的，或为食滞，或属湿热，或属虚寒，多先损伤脾胃，出现胃纳呆滞、脘腹痞满，或大便溏泻等为特征的证候；若起居无常，寒暖失调，则外邪易乘之而入，肺卫首当其冲，或感于肺，或为皮毛所受，即出现鼻塞咳嗽、恶风发热等为特征的表证。

由于脏腑之间有互为表里和五行生克的生理关系，所以在疾病演变过程中，反映出来的病机变化和证候，多具有一定规律和范围。如心之生理功能主要主血脉和神志，小肠与心互为表里，因此在病理条件下，反映在临床上的证候，就离不开血脉运行障碍、情志思维活动异常和心移热于小肠的证候，其病证范围则以心悸、心痛、健忘、失眠、癫狂、昏迷、吐血、衄血、舌疮、梦遗、尿血等为常见；肝之生理功能是主疏泄和藏血，司全身筋骨关节之屈伸，胆与肝互为表里，在病理条件下，主要表现为情志异常、惊恐、血失所藏的证候，其病证范围则以中风、眩晕、头痛、痉、痫、昏厥、积聚、吐血、衄血、惊恐、不寐、耳鸣、耳聋、疝气、麻木、颤证等为常见；脾胃的生理功能主要为主受纳和运化水谷，其病理表现则为水谷消化吸收的失调，其病证范围主要表现为泄泻、黄疸、胃脘痛、呕吐、呃逆、水肿、鼓胀、痰饮、吐血、便血等；肺的生理功能为主气司呼吸，肺与大肠互为表里，故病理表现丰要为气机出入升降的失常，其病证范围以感冒、咳嗽、哮喘、肺痈、肺结核、肺痿、肺胀、咯血、失声、胸痛等为常见；肾的主要生理功能为主藏精，为生殖发育之源，主水液以维持体内津液之平衡，与膀胱互为表里，在病理情况下，则反映为精气津液失调，其病证范围以消渴、痿、水肿、喘、尿血、淋浊、癃闭、小便失禁、遗精、阳痿、腰痛、耳鸣、耳聋等为常见。

由于脏腑的生理功能是与经络密切联系的，因此不少经络病证的证候，常常通过脏腑的病机变化反映出来，如肝经的主要见证为巅顶头痛、两胁痛、目赤、面青等，以五脏病机分析，则可概括为肝气化火和肝阳上亢的实证；如以经络病机分析，因肝之经脉布胁肋，连目系，下颊环喉，会于巅，故上述诸症之出现，均与经络循行部位有密切关系。因此，各种内科杂病，既是脏腑的不同证候，也包括经络病机变化反映在临床上的不同证候。

由于气血既是脏腑功能的反映，又是脏腑活动的产物，因此，人体病机变化无不涉及气血。因气血来源于脾胃，出入升降治节于肺，升发疏泄于肝，帅血贯脉而周行于心，统摄于脾，故脏腑一旦受病，就直接或间接地反映出气血的病机变化，出现不同气血的病证。

痰湿既是脏腑病机变化的产物，也是脏腑病证的临床表现，又是直接或间接的致病因素。痰为湿之变，湿则分为外湿和内湿。外湿系六淫之邪，多由体表肌肤侵入，浅则伤及皮肉筋脉，流注关节，深则可入脏腑，脾阳素虚者易从寒化，胃热之体易从热化；过用寒凉易于寒化，妄加温燥易于热化。内湿多因饮食不节，恣食酒醴、肥甘，损伤脾胃，运化失调，水失敷布，内聚为患，或为泄泻，或为肿满，或为饮邪，或为痰阻。此即《素问·至真要大论篇》所说"诸湿肿满，皆属于脾"的病机。

由此可见，脏腑的病证多与气血痰湿的运行和代谢障碍密切相关，气血痰湿的病理表现，又是脏腑病证的直接体现。

三、明析辨证与辨病的关系

病和证都是人体阴阳平衡失调,出现了病机变化的临床反映。它不仅是概括一组症状的综合征,而且是反映内外致病因素作用于机体后,表现的不同特征、性质和病理机转。因此,病和证都是对人体在病理情况下,概括其病因、病位、病机、病性、病势,以及邪正消长,阴阳变化的临床综合诊断。

中医学的辨证论治,既讲辨证,也讲辨病。汉代张仲景《伤寒论》是一部论述辨证论治的典籍。《金匮要略》则是论述辨病的专著,其中的中风、疟疾、肺痈、消渴、肠痈等篇,开辨病论治之先河。

辨证与辨病是密切相关的。一方面,疾病的本质和属性,往往是通过"证"的形式表现于临床的,所以"证"是认识疾病的基础,辨"证"即能识"病";另一方面,"病"又是"证"的综合和全过程的临床反映,只有在辨"病"的基础上,才能对辨脉、辨证和论治等一系列问题,进行较全面的讨论和阐述。具体地说,"辨证"多属反映疾病全过程中某一阶段性的临床诊断;"辨病"则较多反映疾病全过程的综合诊断。不过"病"和"证"的区别,还不能简单地全部用疾病的"全程"和"阶段"来解释。因为古代不少的病,如黄疸、咳嗽、水肿等,现在看来乃属一种症状。同样,一些古代的证,如痉、脱等,今日已逐渐发展成为单独的疾病。

"病"和"证"的关系还表现在同一疾病可以出现不同的"证",不同的疾病也可以出现相同的"证"。前者称"同病异证",后者称"异病同证"。这里的"证",不是指病程阶段不同而出现不同的"证",主要是与致病病因和人的体质差异的结果。如感冒一病,有因风寒袭表和风热上犯的差异,而有风寒表证和风热表证的不同,同属风寒袭表,由于体质差异,又有表实证与表虚证之别。又如在痢疾、泄泻、淋证等不同病的某一阶段,均可出现"下焦湿热"的相同证候。在治疗处理上,前者"病"虽同而"证"不同,则治疗不同;后者"病"虽异,而"证"相同,故治疗相同。此即所谓"同病异治"和"异病同治"。

虽然"病"和"证"的关系如此密切,但在具体临床上还必须熟练掌握好辨证,才能更好地达到辨病的目的。古人为此创造了丰富多彩的辨证方法,如八纲辨证、六经辨证、卫气营血辨证,以及脏腑辨证、气血津液辨证、病因辨证等。它们都是从不同的角度和不同的高度,反映疾病共性的规律性认识,是从具体的疾病中概括和总结出来的,又反过来指导对疾病的辨证。

四、周密观察,验证诊断

收集四诊材料,全面分析病情,根据疾病的特点和变化,进行辨证和辨病,从而立法、选方、遣药,但辨证论治正确与否尚需用治疗效果来验证。若其辨证论治收到预期疗效,则表示辨证论治正确无误。临床上,由于受到认识水平和技术水平的限制,部分地或全部地修改原有的辨证结果和论治方法,也是常见的。因为一些疑难的或临床表现不典型的病例,往往需要经过深入和系统的动态观察,才能得到正确的辨证。如呕吐一证,既可起于外感,又可发于内伤,起于外感又有因寒因热的不同,发于内伤则有气滞和湿浊之别。不论外感内伤,呕吐乃胃气上逆所导致。而胃气上逆又不仅限于胃腑本身的病,有时也可由肝气横逆而引起,或肾气衰败而导致。这些鉴别和辨证,都必须进行全面、动态的观察,才能辨识出来。若初察患者之吐,非由外感引起,乃发于情绪不舒之后,症又见胁痛胀满、吞酸嗳气、脉弦,先辨为肝气犯胃的呕吐,遣以疏肝和胃之方药,药后仅胁痛胀满、吞酸嗳气之症稍缓,而呕吐未平,且出现小便不利、面足水肿,脉转细弦而缓,追问病史,以往曾有反复水肿、腰痛头昏之候。按此详察分析,其吐虽与肝气不疏有关,但致吐之由乃是肾气衰败、浊邪上干所致,可改用疏肝益肾、化浊和胃之法。系统地进行动态观察,随证施治,不断验证辨证,这样才有可能得到符合临床实际的正确辨证。

此外,必须强调指出,对急症和重危病例,如卒中昏迷或急性中毒的患者,在四诊材料一时无法全面收集之前,则当及时提出应急的"急则治其标"的辨证和诊断,迅速采取有效的治疗措施,及早进行必要的处理,切不可只顾于辨证和诊断细节问题的纠缠,置患者于侧而不进行必要的抢救,以致贻误时机。

（马　涛）

第二节　辨证的一般原则

辨证的过程就是诊察、辨析和处理疾病的过程。这一过程中,医师要熟练掌握中医学的系统理论和诊疗方法,包括掌握和运用辨证的一般原则,才能辨证确切,处理得当。这些原则,概括起来就是分主次,辨真假,审标本,别虚实。

一、分清证的主次,注重主证转化

对于内科一个具体的病证,在诊疗时,应从其临床表现的复杂证候群中,首先辨明其主证,抓住其主证,这是辨证中的关键所在。判断主证,不能单从症状出现的多少和明显与否来决定,而是要侧重于病因病机的分析比较,何种证能反映病机本质,对病情发展起关键作用,其即是主证。例如,某些黄疸患者,病情比较复杂,既有胁痛、抑郁等肝郁的见症,又有倦怠、纳呆、腹满、泄泻等脾虚症状,甚至还有其他见症。若按病机分析,抓住脾虚为其主证,治以调理脾胃为主,随证加减,往往可使各种症状好转。而另一些患者则表现为胁痛剧烈、眩晕、口苦、易怒、失眠,虽见其他一二兼证,但按病机分析,应以肝郁化火为主证,治以疏肝清热为主,就有可能收到预期效果。因此,辨明主证,抓住主证,即能抓住主要矛盾,就有助于确定主要和次要的治法方药。

同时,必须注意,作为主证并不是始终不变的。在一定条件下,寒证可以转化为热证,热证可以转化为寒证;虚证可以转化为实证,实证可以转化为虚证。然而证的转化,是以一定因素作为条件的,包括体质、气候、饮食、情志、药物等各种因素。在密切观察证情变化中,医者尤应注意观察病证转化的条件,作为分析判断的参考。例如,一些肺结核患者,初期多表现为阴虚内热,或骨蒸潮热,烦躁失眠,干咳痰血等,经过一段较长时间养阴清热之后,一部分患者治愈或好转,有一部分患者可转化为虚寒证,出现畏寒肢冷、气短自汗、便溏、阳痿等。这是由于病程过久,正气受损,阳气衰微,或因用药失当,过用寒凉,削伐元阳之气。这些因素都是导致主证转化的条件,必须充分注意观察,若主证一旦转化,就应及时采取相应的治疗措施。

在观察分析证的转化过程中,必须分清主次。有的是主证发生了根本的转化,有的则是非主证发生了转化,变成了主要矛盾。如溃疡病,症见胃脘隐痛、胀满不舒、嗳气吐清涎、喜按喜暖且得温而缓、便溏溲清、脉濡而缓,此乃脾胃虚寒之证,治宜温中散寒,但在治疗过程中,出现吐血便血、胃腹胀满加剧、脉转滞涩,此乃主证遂成寒凝血瘀,治当改以温阳祛瘀之法。又如素有饮证,风热外加,出现高热烦渴、脉洪大、喜冷饮,此乃气分高热为其主证,当以清热生津为法,挫其热势。但病后不久,热邪方退,由于风热引动饮邪,出现喘息不得卧、痰涎稀白而多、脉转沉,此乃宿饮诱发所致,治当改用肃肺涤饮之法。以上举例,说明在注意证的转化时,也要分清主次。

二、辨明寒热真假,抓住病证本质

在临床诊断过程中,典型证候较易认识,但不典型的证候也为数不少,有时一些症状还互相矛盾,甚至出现假象,最常见的就是寒热的真假,即所谓"真寒假热""真热假寒""阴盛格阳""阳盛格阴",由此而不容易明确病证的本质。在这种情况下,必须克服片面性和表面性,要从极其复杂的综合征中,透过现象看本质,分清真假,辨明主次。要做到这一点,首先应抓住关键性证候,不要被假象所迷惑。有时假象很多,而反映本质的症状或体征只有一两个,但唯此才是主要的依据。一般说来,舌脉之象最具辨别寒热真假的参考价值。虚寒的脉象迟而无力,舌质淡嫩而湿润;实热的脉象数而有力,舌质干红而苔燥。但问诊也不可忽视,从四诊合参之中,寻找主要依据。例如寒证,口不渴而喜热饮,畏寒蜷卧,虽身热不欲去衣,舌淡白湿润,脉象重按无力,虽有其他假热的症状,只要抓住上述脉症,就可以判为寒证。其次,要全面分析各种因素,包括从体质、年龄、病史、病程、饮食、情志、服药史等去找线索,进行详细的比较,才能辨明其寒热的真假。现将寒热真假鉴别诊断列表 1-1 如下。

表 1-1　寒热真假鉴别诊断

鉴别点	真寒假热,阴证似阳	真热假寒,阳证似阴
寒热	身虽热,但欲近衣	身寒,反不欲近衣
渴饮	口虽渴,但不欲饮,或喜热饮	口不甚渴,但喜冷饮
面色	面虽赤,但色嫩,见于两颧	面色虽晦,但目光有神
神态	虽烦躁,但形瘦神靡	虽神昏,但有谵语、躁动
红肿	身虽肿,但无红热	身虽无肿,但见红热
四肢	四肢虽热,但身前不热	四肢厥冷,但身前灼热
小便	小便虽利,但清而不浊	小便虽长,但卓尔不清
大便	大便虽结,但少而不热	大便虽利,但量多而臭
脉象	脉虽大,但按之不实	脉虽沉,但按之有力
舌质	舌虽红,但润滑	舌虽淡,但少津
舌苔	苔虽厚,但色不黄	舌虽薄,但色多黄

三、详审病证标本,掌握先后逆从

审察病证之标本,以定治法之先后逆从,这是辨证的重要内容。《素问·标本病传论篇》曾这样强调:"知标本者,万举万当,不知标本,是谓妄行。"所谓标,就是疾病表现于临床的标志和现象;所谓本,就是发生疾病的根本。疾病的标本不是固定不变的,它往往随具体疾病和具体患者各有不同。以病因而论,引起疾病发生的病因为本,所表现于外的各种临床征象是标;以病变部位而论,原发病变部位为本,继发病变部位是标;以症状本身而论,原发症状是本,继发症状是标;以病之新旧而论,旧病是本,新病是标。病证虽多,但总不离标本,一切复杂的证候,都可以分析出它的标本,即透过其现象分析其本质,从而确立正确的辨证和实施合理的治疗。

病证的标本审明之后,治疗上的原则,先治其本或先治其标,不是千篇一律的,当视具体病情的轻重缓急而定。一般而论,在本病急、本病重的情况下,固然是先治其本;不过在标病急、标病重的情况下,则又须先治其标,或者标本同治。但是,由于标本是可逆的,是可互相影响的,所以治标也可以达到治本,治本也可以达到治标。如临床治疗上的扶正以祛邪,治本即所以治标;祛邪而扶正,治标即所以治本。由此可知,病证之标本,本可以及标,标也可以及本,因而在治疗上,也可以本病治标,标病治本,就是这个道理。

审明标本,定出先后处理的原则之后,采用"逆治"或"从治"就不难掌握了。所谓"逆""从",即治疗上的正治与反治之法。"正治",即"逆治"之法,是采取与证候相反的药性来矫正其偏胜的临床表现,也就是一般所说的"寒者热之,热者寒之,虚者补之,实者泻之",以热治寒,以寒治热,以补对虚,以泻对实,证药完全相反的治法。而"反治",即"从治"之法,则是采取与证候(指某些假象)相同的药性来矫正其偏胜的临床表现,也就是我们一般所说的"寒因寒用,热因热用,通因通用,塞因塞用",以热治热,以寒治寒,以泻治通,以补治塞,证药完全相反的治法。如以呕吐一证为例,既可起于脾虚运化失权,也可因于食物中毒而发。前者脾虚是本,呕吐是标,当采用正治之法,以治其本,用补脾和胃之剂以止其呕吐;后者邪毒犯胃为本,呕吐是标,当采用反治之法,以治其本,用催吐、下泻之剂,使其再吐再泻,以求其邪毒完全排出,达到止吐止泻。这说明根据中医学的整体观,运用于临床,详审病证的标本,掌握治法的先后逆从,确能将理法方药统一起来,使辨证和治疗更能符合实际。

四、识别邪正虚实,合理施以补泻

辨邪正虚实是对病邪和正气消长与病情发展演变关系的客观估价和分析,也是临床辨证的重要原则之一。它对于疾病的诊断是否正确,治疗处理是否得当,都有十分重要的意义。

"虚"是精气亏损而不足,"实"是邪气盛而有余,故虚是正虚,实是邪实。"实"是指致病因素、病理产物所导致的较为强烈的病理反应;"虚"是指人体防御能力、代偿能力或修复能力不足的病机情况。两者之间互相影响,不能截然分开。邪气盛则正气受到郁遏或损耗,导致正气亦虚,因而邪气愈盛则正气愈虚的情况较为常见。识别虚实,一般不外辨表里之虚实,阴阳之虚实,气血的虚实,脏腑的虚实。凡外感之病多有余,内伤之病多不足。不过常见的虚证中多夹有实,实中多兼有虚,临证时,应详细识别。

从邪正虚实的关系上看,正气的充沛,有赖于全身脏腑经络功能的正常运转,如肺气的肃降、心血的循行、肝气的条达、脾胃的运化、肾气的气化、经络的流通等,如果外邪内袭,破坏了这种运转功能,便出现病态。不解除这种破坏,便不能恢复脏腑经络的正常功能。张从正曾说:"邪未去,而不可言补,补之则适足以资寇。"因此对于正气受损的虚证,要特别注意有无实邪为患,如夹有实邪,单纯用补法,疗效往往不够理想。对这类患者的补泻,多主张"以通为补"或"通补兼施",达到"邪去则正自安"的效果。如部分心痛、心悸患者,虽然临床上表现为一派虚象,仍然要以祛瘀除痰为主治,适当配合补法,疗效更好。当然也有以虚证为主,需用扶正之补法者。如有些长期发热的心痛、心悸患者,多数先由痰瘀而致阴虚或阳虚,在适当时期,还须用养阴益气或扶阳之法,才能达到退热开痹止痛的效果;若仍以大剂祛瘀清热,攻伐寒凉之品,往往症虽减而复发,正气更虚而邪气更实。因此,只有辨清虚实,才能合理施以补泻,收到预期的治疗效果。

(马　涛)

第三节 辨证论治的步骤

内科辨证论治的具体步骤,从临床实用出发,一般可归纳为诊察、议病、辨性、定位、求因、明本、立法、选方、遣药及医嘱等 10 个方面。

一、诊察

诊察就是四诊合参,审察内外,通过望、闻、问、切四诊对患者作周密观察和全面了解,既要了解患者的病史和临床表现,又要了解外在环境对疾病发生、发展的可能影响。将诊察所得,进行分析归纳,运用从外测内、见症推病、以常衡变的方法,来判断患者的病情,以此作为辨证立法、处方用药的依据。这是辨证论治的第 1 步,也是最重要的一个环节。

四诊资料是否搜集恰当,是否切合病情,与辨证准确与否有着密切关系。因此,在进行四诊时,不但要做到全面系统,还要做到重点突出,详而有要,简而不漏。既要防止无目的的望,不必要的闻,又要避免当问不问和应切未切等缺失,使四诊资料更好地为辨证提供必要依据。

二、议病

议病即辨明病证,包括辨清疾病类别在内,临床上有显著特征的疾病,一般较易辨识,但对于某些复杂疾病,必须通过对病因病机的深入分析,周密鉴别,甚至通过试探性、诊断性治疗,方能最终识别与确定病证。

三、辨性

辨性即是辨别病证的性质。疾病的发生,根本在于邪正斗争引起的阴阳失调,故病性无非阴阳的偏盛偏衰,阳盛则热,阴盛则寒,故病性具体表现在寒热属性上。而虚实是邪正消长盛衰的反映,也是构成病变性质的一个重要方面。寒热虚实是一切病变中最基本的性质,各种疾病均不离于此。由于基本病变是虚实寒热,所以治疗的总原则,就是补虚、泻实、清热、温寒。辨清病变性质的目的,在于对病证有一个基本的认识,治疗上有一个总的原则,故辨识病证性质是辨证中的一项重要内容。

四、定位

定位指判定病变部位。定位是辨证论治中至关重要的问题。因为病位不同,病证性质随之不同,治疗措施也就不同。定位一般包括:表里定位,多用于外感疾病;脏腑、经络定位,多用于杂病;气血定位,通常杂病要分气分病、血分病,温病要辨清卫、气、营、血与三焦。这些定位方法或简或繁,各有其适用范围,有时需结合应用。其中的脏腑定位,不单广泛应用于杂病,外感疾病也常有应用,脏腑定位涉及的病变范围较广,定位也比较具体。现代中医学家方药中在其所著的《辨证论治研究七讲》一书中,将有关脏腑辨证的内容,结合其临床实践加以归纳,提出了从 7 个方面进行脏腑定位的方法:①根据脏腑归属部位及所属经络循行部位,从临床表现特点进行定位。②从各脏腑功能特点进行定位。③从各脏腑在体征上的特点进行定位。④从各脏腑与季节气候的特殊联系进行定位。⑤从各脏腑与病因方面的关系和影响来进行定位。⑥从各脏腑与体型、体质、年龄、性别的关系和影响进行定位。⑦从发病时间及临床治疗经过上的特点进行定位。这7个方面是相互联系的,临证时必须四诊合参,综合分析,才可能使定位符合实际。

五、求因

求因就是审证求因。它是辨证的进一步深化,是根据患者一系列具体证候,包括对患者症状、体征的四诊所得和某些化验检查结果,加以综合分析,求得疾病的症结所在,为临床治疗提供确切依据。这里所求的"因",其涵义有广义和狭义两个方面。广义之"因",包括对病因、病机和病情进行全面的分析和了解,也就是从临床一系列具体征象中,分析确定其病因是什么?病在何经何脏,其病机和发展演变如何,务使其分析所得的辨证、辨病,能切合病情的实际。狭义之"因",乃是根据患者的临床表现,辨明其具体病因,掌握病因,针对病因,从根本上治疗疾病。临证时不仅要明确广义的"因",而且要明确具体的"因",这样才能达到真正审证求因的目的。

六、明本

"治病求本"是诊治疾病的根本原则。无论针对病因治疗或针对病机治疗都必须遵循这一原则。而这里所说的"明本",是指在分析发病的病理机转中,根据疾病的发生、发展、变化的全过程,来探求哪一个脏腑或哪一种病机变化在其中起主导作用,为治病求本提供先决条件。例如,患者在剧烈吐泻或慢性腹泻后,出现拘急痉挛,谓之土虚木乘,则脾虚为本,肝风为标,当以实脾为主,佐以平肝解痉。又如在温病过程中发生肝风内动,或热极生风者,应凉肝息风,通过凉泻肝热而平息肝风;若为肾阴受损,不能涵养肝木,又宜滋阴息风,通过滋肾养肝而平息其风。两者均以风为标,但前者以热盛为本,而后者以阴虚为本。"明本"是针对病机而"求因"的具体化,它使病机的主次及因果关系得到明确,是确定治法的可靠依据。

七、立法

立法就是确立治疗方法。它是根据辨证的结果而确立的。每一种证候都有相应的治法,如肝火犯肺的咳嗽,采用清肝肃肺的治法;脾虚痰湿的咳嗽,采用健脾化痰的治法。治则是对疾病提出治疗处理的原则,而治法乃是针对具体病证实施的治疗方法。治则指导治法,治法体现治则,这便是两者的辨证关系。

八、选方

选方是依据所确立的治法而选用适当的方剂。方剂是针对证候、治法而设,具有固定的组成配伍,有其一定的适用范围。因此,要选择好恰当的方剂,必须熟悉方剂的组成、方义和药物配伍关系及其适用范围。

方剂是前人临床经验的总结,是历代医家在有关学术理论指导下,和对某些病证认识的基础上所创制的。我们应该重视、继承、运用它,并在前人的基础上不断发展和创新。刘完素《素问病机气宜保命集·本草论第九》:"用方不对病,非方也;剂不蠲疾,非剂也。"因此,临床上要防止杂药凑合,有法无方的弊病。当然,也有不拘成方,随证遣药,而法度井然者。在临床实践中,两者都必须不断总结和提高。

九、遣药

遣药是在选定方剂的基础上,随证加减药物。由于病证的复杂多变,很难有一定的成方与具体病情完全吻合。所以,应根据病证的兼夹情况和照顾疾病的次要矛盾适当加减药物。这是对方剂的灵活应用,使之更能贴切病情。

十、医嘱

医嘱主要包括服药注意事项和将息调养事宜。如某些药物的先煎后下、药物的具体服法、饮食宜忌,以及情志劳逸、房事调摄等,以便消除不利于康复的因素,使治疗更好发挥作用,促使疾病早日痊愈。

以上诊察、议病、辨性、定位、求因、明本 6 个方面的内容,属于辨证的范围,是辨证论治中的"理";立法、选方、遣药与医嘱,则是论治的具体体现。这样,便构成了辨证论治的理法方药的统一。只是为了叙述方便和利于学习、掌握,才分为 10 个具体的步骤和方面,在临床应用时,并不是绝对按这样的顺序,有时相互并用或结合运用。例如,诊察是搜集临床资料的阶段,是辨证论治的前提,但在诊察过程中,实际已涉及议病、辨性、定位、求因、明本,彼此之间又有着紧密不可分割的联系。所以,在临床上不必拘泥于这种格式和先后次序,可以根据具体病情和自己的熟练程度,灵活运用。

（马　涛）

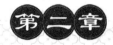

针灸治疗技术

第一节　耳针疗法

　　耳针是指在相应的耳穴上采用针刺或其他方法进行刺激以防治疾病的方法。耳穴是指分布在耳郭上与脏腑经络、组织器官、四肢躯干相互沟通的特定区域。当人体发生疾病时,常会在耳穴出现"阳性反应",如压痛、变形、变色、结节、丘疹、凹陷、脱屑、电阻降低等,这些反应点是耳针防治疾病的刺激点。耳针治疗范围广泛,操作方便,且对疾病诊断有一定的参考意义。

一、耳与经络脏腑的联系

　　耳与经络之间有着密切的联系。《阴阳十一脉灸经》记载了"耳脉",《黄帝内经》对耳与经脉、经别、经筋的关系做了较详细的阐述。手太阳、手足少阳、手阳明等经脉、络脉、经别均入耳中,足阳明、足太阳的经脉则分别上耳前、至耳上角。六阴经虽不直接入耳,但也通过经别与阳经相合,而与耳相联系。因此,十二经脉均直接或间接上达于耳。奇经八脉中阴跷、阳跷脉并入耳后,阳维脉循头入耳。故《灵枢·口问》曰:"耳者,宗脉之所聚也。"

　　耳与脏腑之间也有着密切的联系。《灵枢·脉度》曰:"肾气通于耳,肾和则耳能闻五音矣。"《难经·四十难》曰:"肺主声,故令耳闻声。"《证治准绳·杂病》曰:"肾为耳窍之主,心为耳窍之客。"《厘正按摩要术》曰:"耳珠属肾,耳轮属脾,耳上轮属心,耳皮肉属肺,耳背玉楼属肝""耳上属心……耳下属肾……耳后耳里属肺……耳后耳外属肝……耳后中间属脾",进一步将耳郭分为心、肝、脾、肺、肾五部,说明耳与脏腑在生理、病理上是息息相关的。

二、耳郭表面解剖

　　耳郭:分为凹面的耳前和凸面的耳背,其表面解剖如下(图2-1、图2-2)。

　　耳轮:耳郭卷曲的游离部分。

　　耳轮结节:耳轮后上部的膨大部分。

　　耳轮尾:耳轮向下移行于耳垂的部分。

　　轮垂切迹:耳轮和耳垂后缘之间的凹陷处。

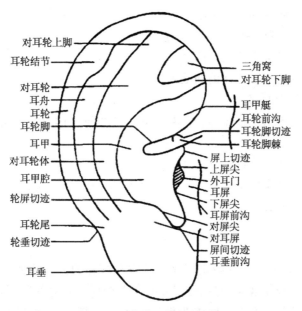

图 2-1 耳郭表面的解剖(前)

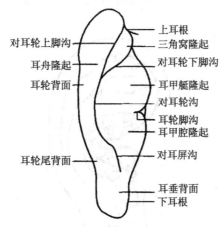

图 2-2 耳郭表面的解剖(背)

耳轮脚:耳轮深入耳甲的部分。

耳轮脚棘:耳轮脚和耳轮之间的软骨隆起。

耳轮脚切迹:耳轮脚棘前方的凹陷处。

对耳轮:与耳轮相对呈"Y"字型的隆起部,由对耳轮体、对耳轮上脚和对耳轮下脚 3 部分组成。

对耳轮体:对耳轮下部呈上下走向的主体部分。

对耳轮上脚:对耳轮向前上分支的部分。

对耳轮下脚:对耳轮向前下分支的部分。

三角窝:对耳轮上、下脚与相应耳轮之间的三角形凹窝。

耳舟:耳轮与对耳轮之间的凹沟。

耳屏:耳郭前方呈瓣状的隆起。

屏上切迹:耳屏与耳轮之间的凹陷处。

　　对耳屏:耳垂上方、与耳屏相对的瓣状隆起。

　　屏间切迹:耳屏与对耳屏之间的凹陷处。

　　轮屏切迹:对耳轮与对耳屏之间的凹陷处。

　　耳垂:耳郭下部无软骨的部分。

　　耳甲:部分耳轮和对耳轮、对耳屏、耳屏及外耳门之间的凹窝。由耳甲艇、耳甲腔两部分组成。

　　耳甲腔:耳轮脚以下的耳甲部。

　　耳甲艇:耳轮脚以上的耳甲部。

　　外耳门:耳甲腔前方的孔窍。

三、耳穴的分布特点

　　耳穴是指分布在耳郭上的一些特定区域。耳穴在耳郭的分布犹如一个倒置在子宫内的胎儿,头部朝下臀部朝上。分布规律:与头面相应的耳穴在耳垂和对耳屏;与上肢相应的耳穴在耳舟;与躯干和下肢相应的耳穴在对耳轮体部和对耳轮上、下脚;与内脏相应的耳穴集中在耳甲,其中与腹腔脏器相应的耳穴多在耳甲艇,与胸腔脏器相应的耳穴多在耳甲腔,与消化道相应的耳穴多在耳轮脚周围(图2-3)。

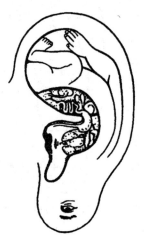

图 2-3　耳穴形象分布规律图

四、耳穴的定位和主治

　　为了方便准确取穴,《耳穴名称与部位的国家标准方案》按耳的解剖将每个部位划分成若干个区,并依区定穴,共计 91 个穴位(图 2-4、图 2-5)。

　　(一)耳轮穴位

　　耳轮分为 12 个区。耳轮脚为耳轮 1 区;将耳轮脚切迹到对耳轮下脚上缘之间的耳轮分为3 等份,自下向上依次为耳轮 2 区、3 区、4 区;对耳轮下脚上缘到对耳轮上脚前缘之间的耳轮为耳轮 5 区;对耳轮上脚前缘到耳尖之间的耳轮为耳轮 6 区;耳尖到耳轮结节上缘为耳轮 7 区;耳轮结节上缘到耳轮结节下缘为耳轮 8 区;耳轮结节下缘到轮垂切迹之间的耳轮分为 4 等份,自上而下依次为耳轮 9 区、10 区、11 区和 12 区。耳轮的穴位定位及主治见表 2-1。

（二）耳舟穴位

将耳舟分为 6 等份，自上而下依次为耳舟 1 区、2 区、3 区、4 区、5 区、6 区，耳舟的穴位定位及主治见表 2-2。

（三）对耳轮穴位

对耳轮分为 13 个区。将对耳轮上脚分为上、中、下 3 等份，下 1/3 为对耳轮 5 区，中 1/3 为对耳轮 4 区；再将上 1/3 分为上、下 2 等份，下 1/2 为对耳轮 3 区；再将上 1/2 分为前后 2 等份，后 1/2 为对耳轮 2 区，前 1/2 为对耳轮 1 区。将对耳轮下脚分为前、中、后 3 等份，中、前 2/3 为对耳轮 6 区，后 1/3 为对耳轮 7 区。将对耳轮体从对耳轮上、下脚分叉处至轮屏切迹分为 5 等份，再沿对耳轮耳甲缘将对耳轮体分为前 1/4 和后 3/4 两部分，前上 2/5 为对耳轮 8 区，后上 2/5 为对耳轮 9 区，前中 2/5 为对耳轮 10 区，后中 2/5 为对耳轮 11 区，前下 1/5 为对耳轮 12 区，后下 1/5 为对耳轮 13 区。对耳轮的穴位定位及主治见表 2-3。

（四）三角窝穴位

将三角窝由耳轮内缘至对耳轮上、下脚分叉处分为前、中、后 3 等份，中 1/3 为三角窝 3 区；再将前 1/3 分为上、中、下 3 等份，上 1/3 为三角窝 1 区，中、下 2/3 为三角窝 2 区；再将后 1/3 分为上、下 2 等份，上 1/2 为三角窝 4 区，下 1/2 为三角窝 5 区。三角窝穴位定位及主治见表 2-4。

（五）耳屏穴位

耳屏分成 4 区。将耳屏外侧面分为上、下 2 等份，上部为耳屏 1 区，下部为耳屏 2 区；将耳屏内侧面分为上、下 2 等份，上部为耳屏 3 区，下部为耳屏 4 区。耳屏的穴位定位及主治见表 2-5。

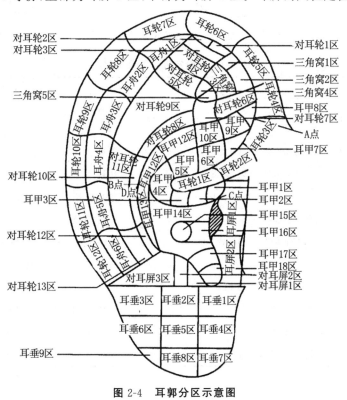

图 2-4　耳郭分区示意图

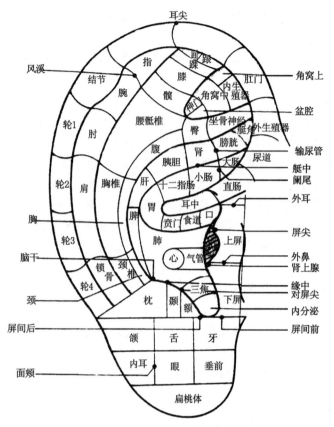
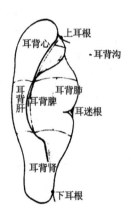

图 2-5　耳穴定位示意图

表 2-1　耳轮穴位定位及主治

穴名	部位	主治
耳中	在耳轮脚处，即耳轮 1 区	呃逆、荨麻疹、皮肤瘙痒症、小儿遗尿、咯血、出血性疾病
直肠	在耳轮脚棘前上方的耳轮处，即耳轮 2 区	便秘、腹泻、脱肛、痔疮
尿道	在直肠上方的耳轮处，即耳轮 3 区	尿频、尿急、尿痛、尿潴留
外生殖器	在对耳轮下脚前方的耳轮处，即耳轮 4 区	睾丸炎、附睾炎、阴道炎、外阴瘙痒症
肛门	在三角窝前方的耳轮处，即耳轮 5 区	痔疮、肛裂
耳尖	在耳郭向前对折的上部尖端处，即耳轮 6 区、7 区交界处	发热、高血压病、急性结膜炎、睑腺炎、牙痛、失眠
结节	在耳轮结节处，即耳轮 8 区	头晕、头痛、高血压病
轮 1	在耳轮结节下方的耳轮处，即耳轮 9 区	发热、扁桃体炎、上呼吸道感染
轮 2	在轮 1 下方的耳轮处，即耳轮 10 区	发热、扁桃体炎、上呼吸道感染
轮 3	在轮 2 下方的耳轮处，即耳轮 11 区	发热、扁桃体炎、上呼吸道感染
轮 4	在轮 3 下方的耳轮处，即耳轮 12 区	发热、扁桃体炎、上呼吸道感染

表 2-2 耳舟穴位定位及主治

穴名	部位	主治
指	在耳舟上方处,即耳舟1区	甲沟炎、手指麻木和疼痛
腕	在指区的下方处,即耳舟2区	腕部疼痛
风溪	在耳轮结节前方,指区与腕区之间,即耳舟1区、2区交界处	荨麻疹、皮肤瘙痒症、变应性鼻炎
肘	在腕区的下方处,即耳舟3区	肱骨外上髁炎、肘部疼痛
肩	在肘区的下方处,即耳舟4区、5区	肩关节周围炎、肩部疼痛
锁骨	在肩区的下方处,即耳舟6区	肩关节周围炎

表 2-3 对耳轮穴位定位及主治

穴名	部位	主治
跟	在对耳轮上脚前上部,即对耳轮1区	足跟痛
趾	在耳尖下方的对耳轮上脚后上部,即对耳轮2区	甲沟炎、趾部疼痛
踝	在趾、跟区下方处,即对耳轮3区	踝关节扭伤
膝	在对耳轮上脚的中1/3处,即对耳轮4区	膝关节疼痛、坐骨神经痛
髋	在对耳轮上脚的下1/3处,即对耳轮5区	髋关节疼痛、坐骨神经痛、腰骶部疼痛
坐骨神经	在对耳轮下脚的前2/3处,即对耳轮6区	坐骨神经痛、下肢瘫痪
交感	在对耳轮下脚末端与耳轮内缘相交处,即对耳轮6区前端	胃肠痉挛、心绞痛、胆绞痛、输尿管结石、自主神经功能紊乱
臀	在对耳轮下脚的后1/3处,即对耳轮7区	坐骨神经痛、臀筋膜炎
腹	在对耳轮体前部上2/5处,即对耳轮8区	腹痛、腹胀、腹泻、急性腰扭伤、痛经、产后宫缩痛
腰骶椎	在腹区后方,即对耳轮9区	腰骶部疼痛
胸	在对耳轮体前部中2/5处,即对耳轮10区	胸胁疼痛、肋间神经痛、胸闷、乳腺炎
胸椎	在胸区后方,即对耳轮11区	胸痛、经前乳房胀痛、乳腺炎、产后泌乳不足
颈	在对耳轮体前部下1/5处,即对耳轮12区	颈肌痉挛、颈项疼痛
颈椎	在颈区后方,即对耳轮13区	颈肌痉挛、颈椎综合征

表 2-4 三角窝穴位定位及主治

穴名	部位	主治
角窝前	在三角窝前1/3的上部,即三角窝1区	高血压病
内生殖器	在三角窝前1/3的下部,即三角窝2区	痛经、月经不调、白带过多、功能失调性子宫出血、阳痿、遗精、早泄
角窝中	在三角窝中1/3处,即三角窝3区	哮喘
神门	在三角窝后1/3的上部,即三角窝4区	失眠、多梦、戒断综合征、癫痫、高血压病、神经衰弱、痛证
盆腔	在三角窝后1/3的下部,即三角窝5区	盆腔炎、附件炎

表 2-5　耳屏穴位定位及主治

穴名	部位	主治
上屏	在耳屏外侧面上 1/2 处,即耳屏 1 区	咽炎、鼻炎
下屏	在耳屏外侧面下 1/2 处,即耳屏 2 区	鼻炎、鼻塞
外耳	在屏上切迹前方近耳轮部,即耳屏 1 区上缘处	外耳道炎、中耳炎、耳鸣
屏尖	在耳屏游离缘上部尖端,即耳屏 1 区后缘处	发热、牙痛、斜视
外鼻	在耳屏外侧面中部,即耳屏 1、2 区之间	鼻前庭炎、鼻炎
肾上腺	在耳屏游离缘下部尖端,即耳屏 2 区后缘处	低血压、风湿性关节炎、腮腺炎、链霉素中毒、眩晕、哮喘、休克
咽喉	在耳屏内侧面上 1/2 处,即耳屏 3 区	声音嘶哑、咽炎、扁桃体炎、失语、哮喘
内鼻	在耳屏内侧面下 1/2 处,即耳屏 4 区	鼻炎、上颌窦炎、鼻衄
屏间前	在屏间切迹前方耳屏最下部,即耳屏 2 区下缘处	咽炎、口腔炎

(六)对耳屏穴位

对耳屏分为 4 区。由对屏尖及对屏尖至轮屏切迹连线的中点,分别向耳垂上线做两条垂线,将对耳屏外侧面及其后部分成前、中、后 3 区,前为对耳屏 1 区、中为对耳屏 2 区、后为对耳屏 3 区;对耳屏内侧面为对耳屏 4 区。对耳屏的穴位定位及主治见表 2-6。

表 2-6　对耳屏穴位定位及主治

穴名	部位	主治
额	在对耳屏外侧面的前部,即对耳屏 1 区	偏头痛、头晕
屏间后	屏间切迹后方对耳屏前下部,即对耳屏 1 区下缘处	额窦炎
颞	在对耳屏外侧面的中部,即对耳屏 2 区	偏头痛、头晕
枕	在对耳屏外侧面的后部,即对耳屏 3 区	头晕、头痛、癫痫、哮喘、神经衰弱
皮质下	在对耳屏内侧面,即对耳屏 4 区	痛证、间日疟、神经衰弱、假性近视、失眠
对屏尖	在对耳屏游离缘的尖端,即对耳屏 1、2、4 区交点处	哮喘、腮腺炎、睾丸炎、附睾炎、神经性皮炎
缘中	在对耳屏游离缘上,对屏尖与轮屏切迹的中点处,即对耳屏 2、3、4 区交点处	遗尿、内耳性眩晕、尿崩症、功能失调性子宫出血
脑干	在轮屏切迹处,即对耳屏 3、4 区之间	眩晕、后头痛、假性近视

(七)耳甲穴位

将耳甲用标志点、线分为 18 个区。在耳轮的内缘上,设耳轮脚切迹至对耳轮下脚间中、上 1/3 交界处为 A 点;在耳甲内,由耳轮脚消失处向后做一水平线与对耳轮耳甲缘相交,设交点为 D 点;设耳轮脚消失处至 D 点连线的中、后 1/3 交界处为 B 点;设外耳道口后缘上 1/4 与下 3/4 交界处为 C 点。从 A 点向 B 点做一条与对耳轮耳甲艇缘弧度大体相仿的曲线;从 B 点向 C 点做一条与耳轮脚下缘弧度大体相仿的曲线。

将 BC 线前段与耳轮脚下缘间分成三等份,前 1/3 为耳甲 1 区,中 1/3 为耳甲 2 区,后 1/3 为耳甲 3 区。ABC 线前方,耳轮脚消失处为耳甲 4 区。将 AB 线前段与耳轮脚上缘及部分耳轮内缘间分成 3 等份,后 1/3 为 5 区,中 1/3 为 6 区,前 1/3 为 7 区。将对耳轮下脚下缘前、中 1/3 交界处与 A 点连线,该线前方的耳甲艇部为耳甲 8 区。将 AB 线前段与对耳轮下脚下缘间耳甲 8 区以后的部分,分为前、后 2 等份,前 1/2 为耳甲 9 区,后 1/2 为耳甲 10 区。在 AB 线后段上方的耳甲艇部,将耳甲 10 区后缘与 BD 线之间分成上、下二等份,上 1/2 为耳甲 11 区,下 1/2 为耳甲 12 区。由轮屏切迹至 B 点做连线,该线后方、BD 线下方的耳甲腔部为耳甲 13 区。以耳甲腔中央为圆心,圆心与 BC 线间距离的 1/2 为半径做圆,该圆形区域为耳甲 15 区。过 15 区最高点及最低点分别向外耳门后壁做两条切线,切线间为耳甲 16 区。15、16 区周围为耳甲 14 区。将外耳门的最低点与对耳屏耳甲缘中点相连,再将该线以下的耳甲腔部分为上、下二等份,上 1/2 为耳甲 17 区,下 1/2 为耳甲 18 区。耳甲的穴位定位及主治见表 2-7。

表 2-7 耳甲穴位定位及主治

穴名	部位	主治
口	在耳轮脚下方前 1/3 处,即耳甲 1 区	面神经麻痹、口腔炎、胆囊炎、胆石症、戒断综合征、牙周炎、舌炎
食道	在耳轮脚下方中 1/3 处,即耳甲 2 区	食管炎、食管痉挛
贲门	在耳轮脚下方后 1/3 处,即耳甲 3 区	贲门痉挛、神经性呕吐
胃	在耳轮脚消失处,即耳甲 4 区	胃痉挛、胃炎、胃溃疡、消化不良、恶心呕吐、前额痛、牙痛、失眠
十二指肠	在耳轮脚及耳轮与 AB 线之间的后 1/3 处,即耳甲 5 区	十二指肠溃疡、胆囊炎、胆石症、幽门痉挛
小肠	在耳轮脚及部分耳轮与 AB 线之间的中 1/3 处,即耳甲 6 区	消化不良、腹痛、腹胀、心动过速、心律不齐
大肠	在耳轮脚及部分耳轮与 AB 线之间的前 1/3 处,即耳甲 7 区	腹泻、便秘、咳嗽、牙痛、痤疮
阑尾	在小肠区与大肠区之间,即耳甲 6、7 区交界处	单纯性阑尾炎、腹泻
艇角	在对耳轮下脚下方前部,即耳甲 8 区	前列腺炎、尿道炎
膀胱	在对耳轮下脚下方中部,即耳甲 9 区	膀胱炎、遗尿、尿潴留、腰痛、坐骨神经痛
肾	在对耳轮下脚下方后部,即耳甲 10 区	腰痛、耳鸣、神经衰弱、肾盂肾炎、遗尿、遗精、阳痿、早泄、哮喘、月经不调
输尿管	在肾区与膀胱区之间,即耳甲 9、10 区交界处	输尿管结石绞痛
胰胆	在耳甲艇的后上部,即耳甲 11 区	胆囊炎、胆石症、胆管蛔虫症、偏头痛、带状疱疹、中耳炎、耳鸣、急性胰腺炎
肝	在耳甲艇的后下部,即耳甲 12 区	胁痛、眩晕、经前期综合征、月经不调、更年期综合征、高血压病、假性近视、单纯性青光眼
艇中	在小肠区与肾区之间,即耳甲 6、10 区交界处	腹痛、腹胀、胆管蛔虫症
脾	在 BD 线下方,耳甲腔的后上部,即耳甲 13 区	腹胀、腹泻、便秘、食欲缺乏、功能失调性子宫出血、白带过多、内耳眩晕症
心	在耳甲腔正中凹陷处,即耳甲 15 区	心动过速、心律不齐、心绞痛、无脉症、神经衰弱、癔症、口舌生疮
气管	在心区与外耳门之间,即耳甲 16 区	哮喘、支气管炎
肺	在心、气管区周围处,即耳甲 14 区	咳嗽、胸闷、声音嘶哑、皮肤瘙痒症、荨麻疹、便秘、戒断综合征
三焦	在外耳门后下,肺与内分泌区之间,即耳甲 17 区	便秘、腹胀、上肢外侧疼痛、水肿、耳鸣
内分泌	在屏间切迹内,耳甲腔的前下部,即耳甲 18 区	痛经、月经不调、更年期综合征、痤疮、间日疟、甲状腺功能减退或亢进

(八)耳垂穴位

将耳垂分为9区。在耳垂上线至耳垂下缘最低点之间做两条等距离平行线,于上平行线上引两条垂直等分线,将耳垂分为9个区,上部由前到后依次为耳垂1区、2区、3区;中部由前到后依次为耳垂4区、5区、6区;下部由前到后依次为耳垂7区、8区、9区。耳垂的穴位定位及主治见表2-8。

表2-8　耳垂穴位定位及主治

穴名	部位	主治
牙	在耳垂正面前上部,即耳垂1区	牙痛、牙周炎、低血压
舌	在耳垂正面中上部,即耳垂2区	舌炎、口腔炎
颌	在耳垂正面后上部,即耳垂3区	牙痛、颞下颌关节炎
垂前	在耳垂正面前中部,即耳垂4区	神经衰弱、牙痛
眼	在耳垂正面中央部,即耳垂5区	急性结膜炎、电光性眼炎、睑腺炎、假性近视
内耳	在耳垂后面正中部,即耳垂6区	内耳性眩晕症、耳鸣、听力减退、中耳炎
面颊	在耳垂正面,眼区与内耳区之间,即耳垂5、6区交界处	周围性面神经麻痹、三叉神经痛、痤疮、扁平疣、面肌痉挛、腮腺炎
扁桃体	在耳垂正面中部,即耳垂7、8、9区	扁桃体炎、咽炎

(九)耳背穴位

将耳背分为5区。分别过对耳轮上、下脚分叉处耳背对应点和轮屏切迹耳背对应点做两条水平线,将耳背分为上、中、下三部,上部为耳背1区,下部为耳背5区;再将中部分为内、中、外三等份,内1/3为耳背2区,中1/3为耳背3区,外1/3为耳背4区。耳背的穴位定位及主治见表2-9。

表2-9　耳背穴位定位及主治

穴名	部位	主治
耳背心	在耳背上部,即耳背1区	心悸、失眠、多梦
耳背肺	在耳背中内部,即耳背2区	哮喘、皮肤瘙痒症
耳背脾	在耳背中央部,即耳背3区	胃痛、消化不良、食欲缺乏
耳背肝	在耳背中外部,即耳背4区	胆囊炎、胆石症、胁痛
耳背肾	在耳背下部,即耳背5区	头痛、头晕、神经衰弱
耳背沟	在对耳轮沟和对耳轮上、下脚沟处	高血压病、皮肤瘙痒症

(十)耳根穴位

将耳根分为上、中、下3区。耳根穴位定位及主治见表2-10。

表2-10　耳根穴位定位及主治

穴名	部位	主治
上耳根	在耳根最上处	鼻衄
耳迷根	在耳轮脚后沟的耳根处	胆囊炎、胆石症、胆管蛔虫症、腹痛、腹泻、鼻塞、心动过速
耳根下	在耳根最下处	低血压、下肢瘫痪、小儿麻痹后遗症

五、临床应用

(一)适用范围

耳针在临床上应用十分广泛,不仅用于许多功能性疾病,而且对一部分器质性疾病也有一定的疗效。

1.疼痛性疾病

如各种扭挫伤、头痛和神经性疼痛等。

2.炎性疾病及传染病

如急性和慢性牙周炎、咽喉炎、扁桃体炎、胆囊炎、肠炎、流感、百日咳、菌痢、腮腺炎等。

3.功能紊乱及内分泌代谢紊乱性疾病

如胃肠神经症、心脏神经症、心律不齐、高血压病、眩晕症、多汗症、月经不调、遗尿、神经衰弱、癔症、甲状腺功能亢进或减退、糖尿病、肥胖症、围绝经期综合征等。

4.过敏及变态反应性疾病

如荨麻疹、哮喘、变应性鼻炎、过敏性结肠炎、过敏性紫癜等。

5.其他

耳穴还有催乳、催产,防治输血、输液反应,美容、戒烟、戒毒、延缓衰老、防病保健等作用。

(二)选穴原则

耳针处方选穴具有一定的原则,通常有按相应部位选穴、中医辨证选穴、西医学理论选穴和临床经验选穴等四种原则,可以单独使用,亦可配合使用。

1.按相应部位选穴

当机体患病时,在耳郭的相应部位上有一定的敏感点,它便是本病的首选穴位,如胃痛取"胃"穴,眼病取"眼"穴,腰痛取"腰"穴等。

2.按中医辨证选穴

根据脏腑学说的理论,按各脏腑的生理功能和病理反应进行辨证取穴,如耳鸣选肾穴,因"肾开窍于耳";皮肤病选肺穴,因"肺主皮毛"等。根据十二经脉循行和其病候选取穴位,如坐骨神经痛取"膀胱"或"胰胆"穴,牙痛取"大肠"穴等。

3.按西医学理论选穴

耳穴中一些穴名是根据西医学理论命名的,如"交感""肾上腺""内分泌"等。这些穴位的功能基本上与西医学理论一致,故在选穴时应考虑其功能,如炎性疾病取"肾上腺"穴,月经不调取"内分泌"穴,内脏痉挛取"交感"等。

4.按临床经验选穴

如"神门"穴有较明显的止痛镇静作用;"耳尖"穴对外感发热血压偏高者有较好的退热降压效果。另外临床实践还发现有些耳穴具有治疗本部位以外疾病的作用,如"外生殖器"穴可以治疗腰腿痛等。

(三)耳穴探查方法

当人体发生疾病时,常会在耳穴出现"阳性反应"点,如压痛、变形、变色、结节、丘疹、凹陷、脱屑、电阻降低等,这些"阳性反应"点是诊断和治疗疾病的重要部位。耳郭上的这些反应点通常需要仔细探查后确定,临床常用的耳穴探查方法有以下 3 种。

1.直接观察法

在未刺激耳郭之前,用肉眼或借助于放大镜在自然光线下,由上而下、从内至外观察耳郭上有无变形、变色等征象,如脱屑、水疱、丘疹、充血、硬结、疣赘、软骨增生、色素沉着,以及血管的形状、颜色的变异等。

2.压痛点探查法

这是目前临床最为常用的探查方法。临床上可用较圆钝的弹簧探棒、毫针柄或火柴棒等以均匀的压力,在与疾病相应的耳郭部从周围逐渐向中心探压;或自上而下、自外而内对整个耳郭进行普查,耐心寻找压痛点。当探棒压迫痛点时,患者会发现皱眉、眨眼、呼痛或躲闪等反应。探查时手法必须轻、慢、均匀。少数患者耳郭上一时测不到压痛点,可用手指按摩一下该区域,而后再测。

3.电测定法

医者根据耳郭反应点的电阻低、导电性高的原理,制成各种小型晶体管良导电测定器,测定耳穴皮肤电阻、电位、电容等变化。探测时,患者手握电极,医者手执探测头,在患者的耳郭上进行探查,当电棒触及电阻低的敏感点(良导点)时,可以通过指示信号、音响或仪表数据等反映出来。电测定法具有操作简便、准确性较高等优点。

(四)耳穴的刺激方法

耳穴的刺激方法较多,目前临床常用压丸法、毫针法、皮内针法。此外,还可用艾灸、放血、穴位注射、皮肤针叩刺等方法。

1.压丸法

在耳穴表面贴敷王不留行籽、油菜籽、小米、绿豆、白芥子及特制的磁珠等,并间歇揉按的一种简易疗法。由于本法既能持续刺激穴位,又安全方便,是目前临床上最常用的耳穴刺激方法。现应用最多的是王不留行籽压丸法,可先将王不留行籽贴附在 0.6 cm×0.6 cm 大小的胶布中央,用镊子夹住,贴敷在选用的耳穴上(图 2-6)。每天自行按压 3～5 次,每次每穴按压 30～60 秒,以局部微痛发热为度,3～7 天更换1次,双耳交替。

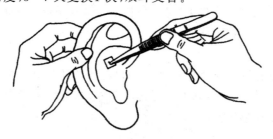

图 2-6　耳穴压丸法

2.毫针法

毫针法是利用毫针针刺耳穴,治疗疾病的一种较常用的方法。操作步骤:首先定准耳穴,然后先用2.5%碘伏,再用75%的乙醇脱碘进行严格消毒,待乙醇干后施术。针具选用26～30号粗细的0.3～0.5寸长的不锈钢针。进针时,医者左手拇、示二指固定耳郭,中指托着针刺部的耳背,然后用右手拇、示二指持针,用快速插入的速刺法或慢慢捻入的慢刺法进针均可。刺入深度应视患者耳郭局部的厚薄灵活掌握,一般以刺入皮肤2～3分,以达软骨后毫针直立不摇晃为准。刺入耳穴后,如局部感应强烈,患者症状往往有即刻减轻感;如局部无针感,应调整针刺的方向、深度和角度。刺激强度和手法依病情、体质、证型、耐受度等综合考虑。耳毫针的留针时间一般为15～30分钟,慢性病、疼痛性疾病留针时间适当延长。出针时,医者左手托住耳郭,右手迅速将毫针垂直拔出,再用消毒干棉球压迫针眼,以免出血。也可在针刺获得针感后,接上电针仪,采用电针法。通电时间一般以10～20分钟为宜。

　　3.皮内针法

　　皮内针法是将皮内针埋入耳穴以治疗疾病的方法,适用于慢性和疼痛性疾病,起到持续刺激、巩固疗效和防止复发的作用。使用时左手固定常规消毒后的耳部,右手用镊子夹住皮内针针柄,轻轻刺入所选耳穴,再用胶布封盖固定(图2-7)。一般埋患侧耳穴,必要时埋双耳,每天自行按压3次,每次留针3～5天,5次为1个疗程。

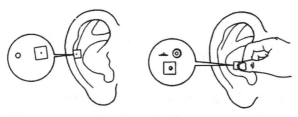

图 2-7　耳穴皮内针法

(五)注意事项

　　(1)严格消毒,防止感染。因耳郭表面凹凸不平、血管丰富、结构特殊,针刺前必须严格消毒,有创面或炎症部位禁针。针刺后如针孔发红、肿胀,应及时涂2.5%碘伏,防止化脓性软骨膜炎的发生。

　　(2)耳针刺激比较疼痛,治疗时应注意防止发生晕针,一旦发生应及时处理。

　　(3)对扭伤和运动障碍的患者,进针后应嘱其适当活动患部,有助于提高疗效。

　　(4)有习惯性流产的孕妇应禁针。

　　(5)患有严重器质性病变和伴有严重贫血者不宜针刺,对严重心脏病、高血压病患者不宜行强刺激法。

(马　涛)

第二节　头针疗法

　　头针又称头皮针,是指在头皮部特定的穴线进行针刺以防治疾病的方法。

　　头针的理论依据主要有二:一是根据传统的脏腑经络理论。手、足六阳经皆上循头面,六阴经中手少阴与足厥阴经直接循行于头面部,其他阴经则通过各自的经别与阳经相合后上达于头面。因此,头面部是脏腑经络之气汇集的重要部位,《素问·脉要精微论篇》曰:"头者精明之府。"二是根据大脑皮质功能定位在头皮的投影,确立相应的头穴线。

　　头针因其疗效独特、适应证广泛而成为临床医师常用的针灸治疗方法之一。为了适应国际上头针疗法的推广与交流,中国针灸学会根据分区定经、经上选穴、穴点连线及古代透刺方法等拟定了《头皮针穴名标准化国际方案》,并于1984年在日本召开的世界卫生组织西太区会议上正式通过。本节标准头针线的名称、定位等均依据该方案。

一、标准头针线的定位和主治

标准头穴线共25条,分别位于额区、顶区、颞区、枕区4个区域的头皮部。标准化头针线见图2-8～图2-12,各区定位及主治如下。

(一)额区

1.额中线

(1)部位:在头前部,从督脉神庭穴向下引一直线,长1寸(3 cm)(图2-8)。

(2)主治:癫痫、精神失常、鼻病等。

2.额旁1线

(1)部位:在头前部,从膀胱经眉冲穴向前引一直线,长1寸(3 cm)(图2-8)。

(2)主治:冠心病、心绞痛、支气管哮喘、支气管炎、失眠。

3.额旁2线

(1)部位:在头前部,从胆经头临泣穴向前引一直线,长1寸(3 cm)(图2-8)。

(2)主治:急性和慢性胃炎、胃十二指肠溃疡、肝胆疾病等。

4.额旁3线

(1)部位:在头前部,从胃经头维穴内侧0.75寸起向下引一直线,长1寸(3 cm)(图2-8)。

(2)主治:功能失调性子宫出血、子宫脱垂、阳痿、遗精、尿频、尿急等。

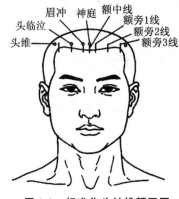

图2-8 标准化头针线额区图

(二)顶区

1.顶中线

(1)部位:在头顶部,即从督脉百会穴至前顶穴连线(图2-9)。

(2)主治:腰腿足等病证,如瘫痪、麻木、疼痛,以及皮质性多尿、脱肛、小儿夜尿、高血压病、头顶痛等。

2.顶旁1线

(1)部位:在头顶部,督脉旁1.5寸,从膀胱经通天穴向后引一直线,长1.5寸(图2-10)。

(2)主治:腰腿足等病证,如瘫痪、麻木、疼痛等。

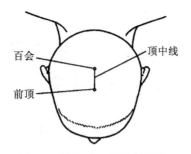

图 2-9　标准化头针线顶区图

3.顶旁 2 线

(1)部位:在头顶部,督脉旁开 2.25 寸,从胆经正营穴向后引一直线,长 1.5 寸到承灵穴(图 2-10)。

(2)主治:头痛、偏头痛,以及肩、臂、手等病证,如瘫痪、麻木、疼痛等。

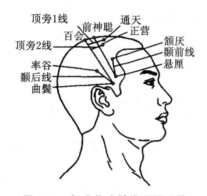

图 2-10　标准化头针线顶颞区图

(三)颞区(包括顶颞区)

1.顶颞前斜线

(1)部位:在头顶部、头侧部,头部经外奇穴前神聪(百会前 1 寸)与颞部胆经悬厘穴引一斜线(图 2-11)。

(2)主治:将该线分为 5 等份,上 1/5 治疗对侧下肢和躯干瘫痪,中 2/5 治疗上肢瘫痪,下2/5治疗中枢性面神经麻痹、运动性失语、流涎、脑动脉粥样硬化等。

2.顶颞后斜线

(1)部位:在头顶部、头侧部,顶颞前斜线之后 1 寸,与其平行的线。即从督脉百会穴至颞部胆经曲鬓穴引一斜线(图 2-11)。

(2)主治:将该线分为 5 等份,上 1/5 治疗对侧下肢和躯干感觉异常,中 2/5 治疗上肢感觉异常,下2/5治疗头面部感觉异常等。

3.颞前线

(1)部位:在头的颞部,从胆经颔厌穴至悬厘穴连一直线。

(2)主治:偏头痛、运动性失语、周围性面神经麻痹和口腔疾病。

4.颞后线

(1)部位:在头的颞部,从胆经率谷穴向下至曲鬓穴连一直线。

(2)主治:偏头痛、耳鸣、耳聋、眩晕等。

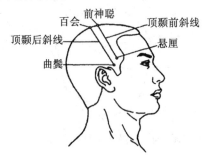

图 2-11　标准化头针线颞区图

(四)枕区

1.枕上正中线

(1)部位:在后头部,即从督脉强间穴至脑户穴的连线(图 2-12)。

(2)主治:眼病、颈项强痛、癫狂、痫证。

2.枕上旁线

(1)部位:在后头部,由枕外隆凸督脉脑户穴旁开 0.5 寸(1.5 cm)起,向上引一直线,长 1.5 寸(4.5 cm)(图 2-12)。

(2)主治:皮质性视力障碍、白内障、近视等。

3.枕下旁线

(1)部位:在后头部,从膀胱经玉枕穴向下引一直线,长 2 寸(图 2-12)。

(2)主治:小脑疾病引起的平衡障碍、后头痛等。

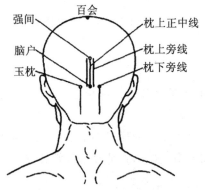

图 2-12　标准化头针线枕区图

二、适用范围

(一)脑源性疾病

脑源性疾病如脑血管意外后遗症、皮质性视力障碍、小脑性平衡障碍、皮质性多尿、遗尿、帕金森病等。

(二)非脑源性疾病

非脑源性疾病如腰腿痛、神经痛、哮喘、呃逆、耳源性眩晕、耳鸣、听力障碍、胃脘痛、子宫脱垂等。

(三)其他

外科手术的针刺麻醉。

三、操作方法

(一)穴位选择

单侧肢体疾病,选用对侧头针线;双侧肢体疾病,选用双侧头针线;内脏全身疾病或不易区别左右的疾病,可双侧取穴。一般根据具体的病情选用相应的头针线,如下肢瘫痪,可选顶旁 1 线配顶颞前斜线、顶颞后斜线的上 1/5。

(二)进针方法

患者多取坐位或卧位,局部常规消毒。一般选用 28～30 号长 1.5～3 寸的毫针,针尖与头皮成 30°左右夹角,快速将针刺入头皮下,当针尖抵达帽状腱膜下层时,指下感到阻力减小,然后使针与头皮平行,继续捻转进针,刺入相应深度(线段的长度)。若进针角度不当,患者痛甚且医者手下有抵抗感,应调整进针角度(图 2-13)。

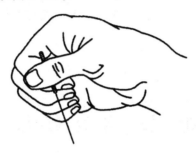

图 2-13 头针进针法

(三)针刺手法

头针的行针多捻转不提插。一般以拇指掌面和示指桡侧面夹持针柄,以示指的掌指关节快速连续屈伸,使针体左右旋转,捻转速度每分钟 200 次左右(图 2-14)。进针后持续捻转 2～3 分钟,留针 20～30 分钟,留针期间间歇操作 2～3 次即可。一般经 3～5 分钟刺激后,部分患者在病变部位会出现热、麻、胀、抽动等感觉。按病情需要可适当延长留针时间。偏瘫患者留针期间嘱其活动肢体(重症患者可做被动活动),有助于提高疗效。亦可用电针仪在主要穴线通电,以代替手法捻针,频率多选用 200～300 次/分。

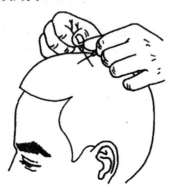

图 2-14 头针行针法

(四)出针

刺手夹持针柄轻轻捻转松动针体,押手固定穴区周围头皮,如针下无紧涩感,可快速出针。出针后需用消毒干棉球按压针孔片刻,以防出血。

(五)疗程

每天或隔天针1次,一般10次为1个疗程,休息5～7天再进行第二个疗程。

四、注意事项

(1)因为头部有毛发,故必须严格消毒,以防感染。

(2)由于头针的刺激较强,刺激时间较长,医者必须注意观察患者表情,以防晕针。

(3)婴儿由于颅骨缝的骨化不完全,不宜采用头针疗法。

(4)中风患者急性期如因脑出血引起昏迷、血压过高或不稳定时,不宜用头针疗法,需待血压和病情稳定后应用;如因脑血栓形成引起偏瘫的患者,宜及早采用头针疗法。凡有高热、急性炎症和心力衰竭时,一般慎用头针疗法。

(5)由于头皮血管丰富,容易出血,故出针时必须用干棉球按压针孔1～2分钟。如有出血或皮下血肿,可轻轻揉按,促使其消散。

(卢意宽)

第三节　毫针疗法

一、毫针的构造、规格、检查

(一)毫针的构造

毫针分为针尖、针体、针根、针柄、针尾5个部分(图2-15)。

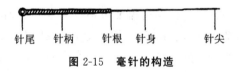

针尾　针柄　　针根　针身　　　针尖

图2-15　毫针的构造

针尖,是针体的尖端锋锐部分;针体,是针尖至针柄间的主体部分;针根是针体与针柄连接的部分;针柄是针根至针尾的部分;针尾,是针柄的末端部分。

(二)毫针的规格

毫针的规格是以针体的直径和长度区分的。

毫针的长度规格见表2-11。

毫针的粗细规格见表2-12。

一般临床以粗细为28～32号(0.38～0.28 mm),长短为1～3寸(25～75 mm)的毫针最为常用。

表 2-11　毫针的长度规格

规格(寸)	0.3	1	1.5	2	2.5	3	4	4.5	5	6
针体长度(mm)	15	25	40	50	65	75	100	115	125	150
针柄长 长柄(mm)	25	35	40	40	40	40	55	55	55	56
针柄长 中柄(mm)	—	30	35	35	—	—	—	—	—	—
针柄长 短柄(mm)	20	25	25	30	30	30	40	40	40	40

表 2-12　毫针的粗细规格

号数	26	27	28	29	30	31	32	33	34	35
直径(mm)	0.45	0.42	0.38	0.34	0.32	0.30	0.28	0.26	0.24	0.22

(三)毫针的检查

1.检查针尖

主要检查针尖有无卷毛或钩曲现象。

2.检查针体

主要检查针体有无弯曲或斑驳现象。

二、针刺法的练习

针刺法的练习主要包括指力练习、手法练习和实体练习。

(一)指力练习

用松软的纸张折叠成长约 8 cm、宽约 5 cm、厚 2～3 cm 的纸块,用线如"井"字形扎紧,做成纸垫。练针时,左手平执纸垫,右手拇、示、中 3 指持针柄,如持笔状地持 1～1.5 寸毫针,使针尖垂直地抵在纸块上,然后右手拇指与示、中指交替捻动针柄,并逐渐加一定的压力,待针穿透纸垫后另换一处,反复练习。纸垫练习主要是锻炼指力和捻转的基本手法(图 2-16)。

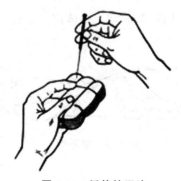

图 2-16　纸垫练习法

(二)手法练习

手法的练习主要在棉团上进行。

取棉团,用棉线缠绕,外紧内松,做成直径为 6～7 cm 的圆球,外包白布一层缝制即可练针。可练习提插、捻转、进针、出针等各种毫针操作手法。做提插练针时,以执笔式持针,将针刺入棉球,在原处做上提下插的动作,要求深浅适宜、幅度均匀、针体垂直。在此基础上,可将提插与捻转动作配合练习,要求提插幅度上下一致,捻转角度来回一致,操作频率快慢一致,达到动作协调、得心应手、运用自如、手法熟练的程度(图 2-17)。

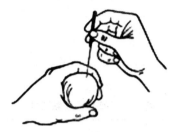

图 2-17 棉团练习法

(三)实体练习

通过纸垫、棉团练针掌握了一定的指力和手法后,可以在自己身上进行试针练习,亲身体会指力的强弱、针刺的感觉、行针的手法等。自身练针时,要求能逐渐做到进针无痛或微痛,针体挺直不弯,刺入顺利,提插、捻转自如,指力均匀,手法熟练。同时仔细体会指力与进针、手法与得气的关系,以及持针手指的感觉和受刺部位的感觉。

三、针刺前的准备

(一)针具选择

选择针具时,应根据患者的性别、年龄、形体的肥瘦、体质的强弱、病情的虚实、病变部位的表里深浅和腧穴所在的部位,选择长短、粗细适宜的针具。《灵枢·官针》曰:"九针之宜,各有所为,长短大小,各有所施也。"

(二)体位选择

针刺时,患者体位的选择原则是要有利于腧穴的正确定位,便于针灸的施术操作和较长时间的留针而不致疲劳。临床常用体位主要有以下几种。

1.仰卧位

仰卧位指患者身体平卧于床,头面、胸腹朝上的体位。适宜于取头、面、胸、腹部腧穴和上、下肢部腧穴(图 2-18)。

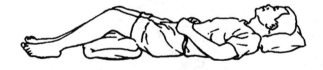

图 2-18 仰卧位

2.侧卧位

侧卧位指患者身体一侧着床,头面、胸腹朝向一侧的体位。适宜于取身体侧面少阳经腧穴和上、下肢部分腧穴(图 2-19)。

3.俯卧位

俯卧位指患者身体俯伏于床,头面、胸腹朝下的体位。适宜于取头、项、脊背、腰骶部腧穴和下肢背侧及上肢部分腧穴(图 2-20)。

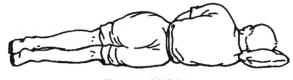

图 2-19　侧卧位

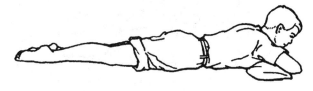

图 2-20　俯卧位

4.仰靠坐位

仰靠坐位指患者身体正坐,背靠于椅,头后仰,面朝上的体位。适宜于取前头、颜面和颈前等部位的腧穴(图 2-21)。

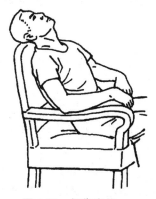

图 2-21　仰靠坐位

5.俯伏坐位

俯伏坐位指患者身体正坐,两臂屈伏于案上,头前倾或伏于臂上,面部朝下的体位。适宜于取后头和项、背部的腧穴(图 2-22)。

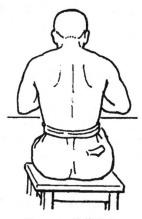

图 2-22　俯伏坐位

6.侧伏坐位

侧伏坐位指患者身体正坐,两臂侧屈伏于案上,头侧伏于臂,面部朝向一侧的体位。适宜于取头部的一侧、面颊及耳前后部位的腧穴(图 2-23)。

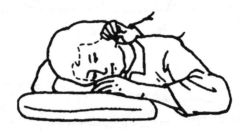

图 2-23　侧伏坐位

在临床上除上述常用体位外,对某些腧穴则应根据腧穴的具体不同要求采取不同的体位。同时也应注意根据处方所取腧穴的位置,尽可能用同一种体位针刺取穴。如因治疗要求和某些腧穴定位的特点而必须采用两种不同体位时,应根据患者的体质、病情等具体情况灵活掌握。对初诊、精神紧张或年老、体弱、病重的患者,有条件时应尽量采取卧位,以防患者感到疲劳或晕针等。

(三)消毒

针刺治疗要有严格的无菌观念,切实做好消毒工作。针刺前的消毒包括针具器械、医者的双手、患者的施术部位、治疗室用具等。

1.针具器械消毒

目前国内外在有条件的地区提倡使用一次性针具,对于普通针具、器械的消毒以高压蒸汽灭菌法较常用。

(1)高压蒸汽灭菌法:将毫针等针具用布包好,放在密闭的高压蒸汽锅内灭菌。一般在 $1\sim1.4$ kg/cm^2 的压力,$115\sim123$ ℃的高温下,保持 30 分钟以上,可达到消毒灭菌的要求。

(2)药液浸泡消毒法:将针具放入 75％乙醇内浸泡 $30\sim60$ 分钟,取出用消毒巾或消毒棉球擦干后使用。也可置于器械消毒液内浸泡,如 84 消毒液,可按规定浓度和时间进行浸泡消毒。直接和毫针接触的针盘、针管、针盒、镊子等可用 2％戊二醛溶液浸泡 $15\sim20$ 分钟,达到消毒目的时才能使用。经过消毒的毫针必须放在消毒过的针盘内,并用消毒巾或消毒纱布遮盖好。

(3)环氧乙烷气体消毒法:根据国际标准化组织的标准,提倡使用环氧乙烷气体消毒。一般多采用小型环氧乙烷灭菌器。灭菌条件:温度为 $55\sim60$ ℃,相对湿度为 60％～80％,浓度为 800 mg/L为,时间为 6 小时。

已消毒的毫针,应用时只能一针一穴,不能重复使用。

2.医者手指消毒

针刺前,医者应先用肥皂水将手洗刷干净,待干,再用 75％乙醇棉球擦拭后,方可持针操作。持针施术时,医者应尽量避免手指直接接触针体,如某些刺法需要触及针体时,必须用消毒干棉球作为隔物,以确保针体无菌。

3.针刺部位消毒

在患者需要针刺的穴位皮肤上用 75％乙醇棉球擦拭消毒,或先用 2％碘伏涂擦,稍干后,再用 75％乙醇棉球擦拭脱碘。擦拭时应从腧穴部位的中心点向外绕圈消毒。当穴位皮肤消毒后,切忌接触污物,保持洁净,防止重新污染。

4.治疗室内的消毒

针灸治疗室内的消毒包括治疗台上的床垫、枕巾、毛毯、垫席等物品,要按时换洗晾晒,如采用一人一用的消毒垫布、垫纸、枕巾则更好。治疗室也应定期消毒净化,保持空气流通、环境卫生洁净。

四、进针法

针刺操作时,一般应双手协同操作,紧密配合。《难经·七十八难》说:"知为针者信其左,不知为针信其右。"《标幽赋》更进一步阐述其义:"左手重而多按,欲令气散;右手轻而徐入,不痛之因。"临床上一般用右手持针操作,主要是拇、示、中指夹持针柄,其状如持笔(图2-24),故右手称为"刺手"。左手爪切按压所刺部位或辅助针体,故称左手为"押手"。

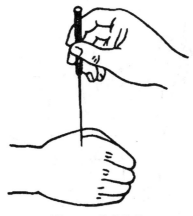

图2-24 持针姿势

刺手的作用:刺手的作用主要是掌握针具,施行手法操作;进针时,运指力于针尖,而使针刺入皮肤,行针时便于左右捻转、上下提插和弹震刮搓,以及出针时的手法操作等。

押手的作用:押手的作用主要是固定腧穴的位置,夹持针体协助刺手进针,使针体有所依附,保持针垂直,力达针尖,以利于进针、减少疼痛和协助调节、控制针感。

临床常用进针方法有以下几种。

(一)单手进针法

单手进针法多用于较短的毫针。右手拇、示指持针,中指端紧靠穴位,指腹抵住针体中部,当拇、示指向下用力时,中指也随之屈曲,将针刺入,直至所需的深度(图2-25)。此法三指并用,尤适宜于双穴同时进针。此外,还有用拇、示指夹持针体,中指尖抵触穴位,拇、示指所夹持的针沿中指尖端迅速刺入,不施捻转。针入穴位后,中指即离开应针之穴,此时拇、示、中指可随意配合,施行补泻。

(二)双手进针法

1.指切进针法

指切进针法又称爪切进针法,用左手拇指或示指端切按在腧穴位置的旁边,右手持针,紧靠左手指甲面将针刺入腧穴(图2-26)。此法适用于短针的进针。

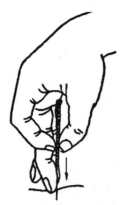

图 2-25　基本单手进针法

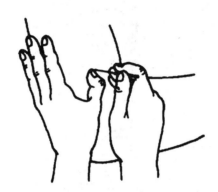

图 2-26　指切进针法

2.夹持进针法

夹持进针法又称骈指进针法,即用左手拇、示二指持捏消毒干棉球,夹住针体下端,将针尖固定在所刺腧穴的皮肤表面,右手捻动针柄,将针刺入腧穴(图 2-27)。此法适用于长针的进针。

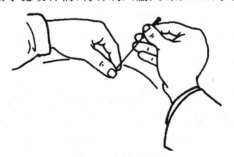

图 2-27　夹持进针法

临床上也有采用插刺进针的,即单用右手拇、示二指夹持消毒干棉球,夹住针体下端,使针尖露出 2～3 分,对准腧穴的位置,将针迅速刺入腧穴,然后将针捻转刺入一定深度,并根据需要适当配合押手行针。

3.舒张进针法

用左手拇、示二指将针刺入腧穴部位的皮肤向两侧撑开,使皮肤绷紧,右手持针,使针从左手拇、示二指的中间刺入。此法主要用于皮肤松弛部位的腧穴(图 2-28)。

4.提捏进针法

用左手拇、示二指将针刺入腧穴部位的皮肤提起,右手持针,从捏起的上端将针刺入。此法主要用于皮肉浅薄部位的腧穴,如印堂穴(图 2-29)。

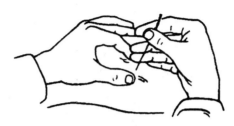

图 2-28　舒张进针法

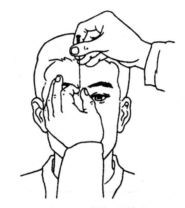

图 2-29　提捏进针法

(三)针管进针法

针管进针法即备好塑料、玻璃或金属制成的针管,针管长度比毫针短 2～3 分,以便露出针柄。针管的直径以能顺利通过针尾为宜。进针时左手持针管,将针装入管内,针尖与针管下端平齐,置于应刺的腧穴上,针管上端露出针柄 2～3 分,用右手示指叩打针尾或用中指弹击针尾,即可使针刺入,然后退出针管,再运用行针手法进行操作(图 2-30)。

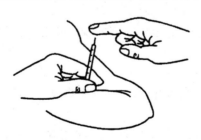

图 2-30　针管进针法

五、针刺的方向、角度和深度

(一)针刺的方向

针刺的方向是指进针时针尖对准的某一方向或部位,一般依经脉循行的方向、腧穴的部位特点和治疗的需要而定。

1.依循行定方向

依循行定方向即根据针刺补泻的需要,为达到"迎随补泻"的目的,在针刺时结合经脉循行的方向,或顺经而刺,或逆经而刺。一般认为,当行补法时,针尖与经脉循行的方向一致;行泻法时,针尖与经脉循行的方向相反。

2.依腧穴定方向

为保证针刺安全,根据腧穴所在部位的特点,某些部位必须朝向某一特定方向或部位。如针刺哑门穴时,针尖应朝向下颌方向缓慢刺入;针刺廉泉穴时,针尖应朝向舌根方向缓慢刺入;针刺背部的某些腧穴,针尖要朝向脊柱等。

3.依病情方向

依病情方向即根据病情的治疗需要,为使针刺的感应到达病变所在的部位,针刺时针尖应朝向病变所在的部位,以使"气至病所"。

(二)针刺的角度

针刺的角度是指进针时针体与皮肤表面所形成的夹角(图 2-31),一般分为以下 3 种。

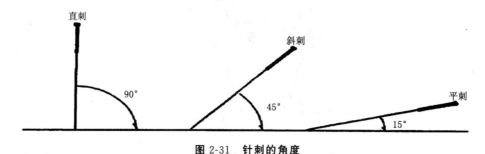

图 2-31　针刺的角度

1.直刺

针体与皮肤表面成 90°左右垂直刺入。此法适用于人体大部分腧穴。

2.斜刺

针体与皮肤表面成 45°左右倾斜刺。此法适用于肌肉浅薄处或内有重要脏器,或不宜直刺、深刺的腧穴。

3.平刺

针体与皮肤表面成 15°左右沿皮刺入,又称横刺、沿皮刺。此法适用于皮薄肉少部位的腧穴,如头部腧穴等。

(三)针刺的深度

临床常根据患者的年龄、体质、病情、部位等方面确定进针的深度。

1.年龄

年老体弱,气血衰退;小儿娇嫩,稚阴稚阳,均不宜深刺。中青年身强体壮者,可适当深刺。

2.体质

形瘦体弱者宜浅刺;形盛体强者宜深刺。

3.病情

阳证、新病宜浅刺;阴证、久病宜深刺。

4.部位

头面、胸腹及皮薄肉少处的腧穴宜浅刺;四肢、臀、腹及肌肉丰满处的腧穴宜深刺。

六、行针与得气

毫针进针后,为使患者产生针刺感应,或进一步调整针感的强弱及使针感向某一方向扩散、传导而采取的操作方法,称为行针。行针手法包括基本手法和辅助手法两类。

(一)基本手法

行针的基本手法是毫针刺法的基本动作,古今临床常用的主要有提插法和捻转法两种。两种基本手法临床施术时既可单独应用,又可配合应用。

1.提插法

将针刺入腧穴一定深度后,施以上提下插的操作手法。针由浅层向下刺入深层的操作谓之插,从深层向上引退至浅层的操作谓之提,如此反复地上下纵向运动的行针手法,称为提插法(图 2-32)。提插幅度的大小、层次的变化、频率的快慢和操作时间的长短,应根据患者的体质、病情、腧穴部位和针刺目的等不同灵活掌握。使用提插法时,指力一定要均匀一致,幅度不宜过大,一般以 3～5 分为宜;频率不宜过快,每分钟 60 次左右,保持针体垂直,不改变针刺角度、方向和深度。一般认为行针时提插的幅度大、频率快,刺激量就大;反之,提插的幅度小、频率慢,刺激量就小。

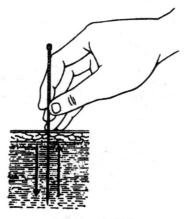

图 2-32　提插法

2.捻转法

将针刺入腧穴一定深度后,施以向前向后捻转动作的操作手法。这种使针在腧穴内反复前后来回旋转的行针手法,称为捻转法(图 2-33)。捻转角度的大小、频率的快慢、时间的长短等,需根据患者的体质、病情、腧穴的部位、针刺目的等具体情况而定。使用捻转法时,指力要均匀,角度要适当,一般应掌握在 180°左右,不能单向捻针,否则针体易被肌纤维等缠绕,引起局部疼痛和导致滞针而出针困难。一般认为捻转角度大、频率快,刺激量就大;捻转角度小、频率慢,刺激量就小。

(二)辅助手法

行针的辅助手法是行针基本手法的补充,是为了促使得气和加强针刺感应的操作手法。临床常用的行针辅助手法有以下几种。

1.循法

针刺不得气时,可以用循法催气。其法是医者用顺着经脉的循行径路,在腧穴的上下部轻柔地按揉或叩打(图2-34)。《针灸大成·三衢杨氏补泻》指出："凡下针,若气不至,用指于所属部分经络之路,上下左右循之,使气血往来,上下均匀,针下自然气至沉紧。"说明此法能推动气血,激发经气,促使针后易于得气。

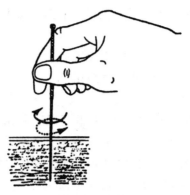

图2-33　捻转法

2.弹法

弹法是指在留针过程中,以手指轻弹针尾或针柄,使针体微微振动,以加强针感,助气运行的方法(图2-35)。《针灸问对》曰:"如气不行,将针轻弹之,使气速行。"本法有催气、行气的作用。

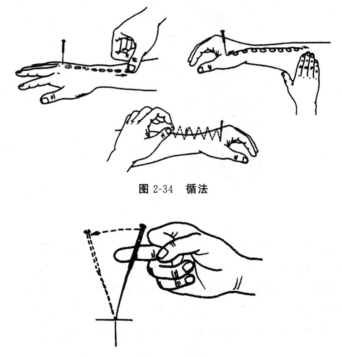

图2-34　循法

图2-35　弹法

3.刮法

刮法是指毫针刺入一定深度后,经气未至,以拇指或示指的指腹抵住针尾,用拇指或示指或中指指甲,由下而上或由上而下频频刮动针柄,促使得气的方法。本法在针刺不得气时用之可激发经气;如已得气,可以加强针刺感应的传导和扩散(图2-36)。

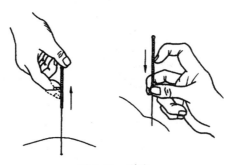

图 2-36　刮法

4.摇法

摇法是指毫针刺入一定深度后,手持针柄,将针轻轻摇动,以行经气的方法。《针灸问对》有"摇以行气"的记载。其法有二:一是直立针体而摇,以加强得气的感应;二是卧倒针体而摇,使经气向一定方向传导(图 2-37)。

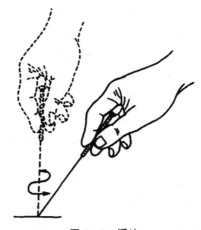

图 2-37　摇法

5.飞法

针后不得气者,用右手拇、示指执持针柄,细细捻搓数次,然后张开两指,一搓一放,反复数次,状如飞鸟展翅,故称飞法(图 2-38)。《医学入门·杂病穴法》中记载:"以大指次指捻针,连搓三下,如手颤之状,谓之飞。"本法的作用在于催气、行气,并使针刺感应增强。

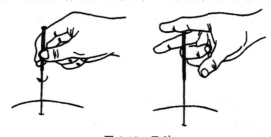

图 2-38　飞法

6.震颤法

震颤法是指针刺入一定深度后,右手持针柄,用小幅度、快频率的提插手法,使针体轻微震颤的方法。本法可促使针下得气,增强针刺感应(图 2-39)。

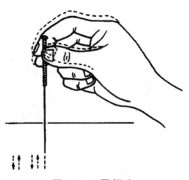

图 2-39　震颤法

(三)得气

得气是指毫针刺入腧穴一定深度后,施以提插或捻转等行针手法,使针刺部位获得"经气"感应。

针下是否得气,可以从两个方面分析判断。一是患者对针刺的感觉和反应,另一是医者对刺手指下的感觉。针刺腧穴得气时,患者的针刺部位有酸胀、麻重等自觉反应,有时出现热、凉、痒、痛、抽搐、蚁行等感觉,或呈现沿着一定的方向和部位传导、扩散现象。少数患者还会出现循经性震颤等反应,有的还可见到针刺腧穴部位的循经性皮疹带或红、白线等现象。当患者有自觉反应的同时,医者的刺手亦能体会到针下沉紧、涩滞或针体颤动等反应。若针刺后未得气,患者无任何特殊感觉或反应,医者刺手亦感觉针下空松、虚滑。正如窦汉卿《标幽赋》所说:"轻滑慢而未来,沉涩紧而已至……气之至也,如鱼吞钩饵之浮沉;气未至也,如闲处幽堂之深邃。"这是对得气与否所作的最形象的描述。

得气与否及气至的迟速,不仅直接关系针刺的治疗效果,而且可以借此推测疾病的预后。《灵枢·九针十二原》说:"刺之要,气至而有效。"临床上一般是得气迅速时疗效较好,得气较慢时效果就差,若不得气就可能无治疗效果。《金针赋》也说:"气速效速,气迟效迟。"在临床上若刺之而不得气时,要分析经气不至的原因。或因取穴定位不准确,手法运用不当,或为针刺角度有误,深浅失度,对此就应重新调整腧穴的针刺部位、角度、深度,运用必要的针刺手法,以促使得气。如患者病久体虚,正气虚惫,以致经气不足;或因其他病理因素,感觉迟钝、丧失而不易得气时,可采用行针催气,或留针候气,或用温针灸,或加艾灸,以助经气的来复,而促使得气。若用上法而仍不得气者,多属正气衰竭,应考虑配合或改用其他治疗方法。临床上常可见到初诊时针刺得气较迟或不得气者,经过针灸等方法治疗后,逐渐出现得气较迅速或有气至现象,说明机体正气渐复,疾病向愈。

七、针刺补泻

《灵枢·九针十二原》说:"虚实之要,九针最妙,补泻之时,以针为之。"《备急千金要方·用针略例》指出:"凡用针之法,以补泻为先。"可见针刺补泻是针刺治疗的一个重要环节,也是毫针刺法的核心内容。

补法,泛指能鼓舞正气,使低下的功能恢复正常的针刺方法;泻法,泛指能疏泄邪气,使亢进的功能恢复正常的针刺方法。针刺补泻是通过针刺腧穴,采用适当的手法激发经气以补益正气、疏泄邪气,调节人体的脏腑经络功能,促使阴阳平衡而恢复健康的方法。古代医家在长期的医疗实践中,创造和总结出不少针刺补泻手法,现择要简述如下。

(一)单式补泻手法

1.捻转补泻

针下得气后,捻转角度小,用力轻,频率慢,操作时间短者为补法;捻转角度大,用力重,频率快,操作时间长者为泻法。也有以左转时角度大,用力重者为补法;右转时角度大,用力重者为泻法。

2.提插补泻

针下得气后,先浅后深,重插轻提,提插幅度小,频率慢,操作时间短者为补法;先深后浅,轻插重提,提插幅度大,频率快,操作时间长者为泻法。

3.疾徐补泻

进针时徐徐刺入,少捻转,疾速出针者为补法;进针时疾速刺入,多捻转,徐徐出针者为泻法。

4.迎随补泻

进针时针尖随着经脉循行去的方向刺入为补法;针尖迎着经脉循行来的方向刺入为泻法。

5.呼吸补泻

患者呼气时进针,吸气时出针为补法;吸气时进针,呼气时出针为泻法。

6.开阖补泻

出针后迅速揉按针孔为补法;出针时摇大针孔而不揉按为泻法。

7.平补平泻

进针得气后,施以均匀的提插、捻转手法,适用于虚实不明显或虚实夹杂的病证。

(二)复式补泻手法

1.烧山火法

将针刺入腧穴应刺深度的上 1/3(天部),得气后行捻转补法或紧按慢提九数;再将针刺入中 1/3(人部);然后将针刺入下 1/3(地部);继之退至浅层,称为一度。如此反复操作数度,使针下产生热感。在操作过程中,可配合呼吸补法。多用于治疗冷痹顽麻、虚寒性疾病等(图 2-40)。

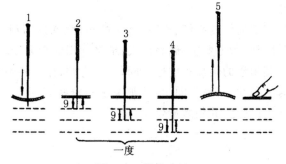

图 2-40 烧山火法

2.透天凉法

先将针刺入腧穴应刺深度的下 1/3(地部),得气后行捻转泻法或紧提慢按六数;再将针紧提至中 1/3(人部);然后将针紧提至上 1/3(天部),称为一度。如此反复操作数度,使针下产生凉感。在操作过程中,可配合呼吸泻法。多用于治疗热痹、急性痈肿等实热性疾病(图 2-41)。

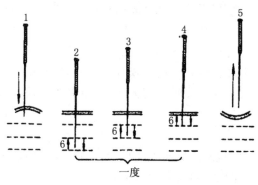

图 2-41　透天凉法

(三)影响针刺补泻效应的因素

1.机体所处的功能状态

在不同的病理状态下,针刺可以产生不同的调整作用(即补泻效果)。当机体处于虚惫状态而呈虚证时,针刺可以起到扶正补虚的作用。若机体处于虚脱状态时,针刺还可以起到回阳固脱的作用。当机体处于邪盛状态而呈实热、邪闭的实证时,针刺可以起到清热启闭、祛邪泻实的作用。例如,胃肠功能亢进而痉挛疼痛时,针刺可解痉止痛;胃肠功能抑制而蠕动缓慢、腹胀纳呆时,针刺可加强胃肠蠕动,提高消化功能,消除腹胀、增进食欲。大量的临床实践和实验研究表明,针刺当时的机体功能状态是产生针刺补泻效果的主要因素。

2.腧穴作用的相对特异性

腧穴的主治功能不仅具有普遍性,而且具有相对特异性。人体不少腧穴,如关元、气海、命门、膏肓、背俞穴等,都能鼓舞人体正气,促使功能旺盛,具有强壮作用,适宜于补虚益损。此外,很多腧穴,如水沟、委中、十二井、十宣等穴,都能疏泄病邪,抑制人体功能亢进,具有祛邪作用,适宜于祛邪泻实。当施行针刺补泻时,必须结合腧穴作用的相对特异性,才能产生针刺补泻的效果。

3.针具及手法轻重因素

影响针刺补泻因素与使用的针具粗细、长短,刺入的角度、深度,行针时的幅度、频率等有直接关系。一般来说,粗毫针用的指力要重,刺激量大;细毫针用的指力较轻,刺激量就小。毫针刺入腧穴的角度、深度不同,其刺激的轻重程度也不同,一般直刺、深刺的刺激量要大些,平刺、浅刺的刺激量要小些。行针时的幅度、频率不同,与针刺手法轻重密切相关。提插幅度大、捻转角度大、频率快者,其刺激量就大;反之,其刺激量就小。

八、留针与出针

(一)留针法

留针指将针刺入腧穴施术后,使针留置穴内。留针的目的是为了加强针刺的作用和便于继续行针施术。留针的方法有静留针和动留针两种。静留针法指在留针过程中不再行针;动留针法指在留针过程中间歇性行针。一般病证只要针下得气而施以适当的补泻手法后,即可出针或留针10～20分钟。但对一些特殊病证,如急性腹痛、破伤风、角弓反张、寒性疼痛、顽固性疼痛或痉挛性病证,需适当延长留针时间,有时留针可达数小时,以便在留针过程中间歇性行针,以增强、巩固疗效。在临床上留针与否或留针时间的长短,不可一概而论,应根据患者具体病情而定。

(二)出针法

出针又称起针、退针,指将针拔出的方法。在施行针刺手法或留针达到预定针刺目的和治疗要求后,即可出针。

出针的方法:一般以左手拇、示二指持消毒干棉球轻轻按压于针刺部位,右手持针做轻微地小幅度捻转,并将针缓慢提至皮下(不可单手用力过猛),静留片刻,然后出针。出针时,依补泻的不同要求,分别采取疾出或徐出、疾按针孔或摇大针孔的方法出针。出针后,除特殊需要外,都要用消毒棉球轻压针孔片刻,以防出血或针孔疼痛。

当针退出后,要仔细查看针孔是否出血,询问针刺部位有无不适感,检查核对针数有无遗漏,还应注意有无晕针延迟反应现象。

(卢意宽)

第四节　三　棱　针　法

三棱针法是用三棱针刺破血络或腧穴,放出适量血液,或挤出少量液体,或挑断皮下纤维组织,以治疗疾病的方法。《灵枢·官针》篇称为络刺、赞刺等。

三棱针古称锋针,是一种"泻热出血"的常用工具。现三棱针多由不锈钢材料制成,针长约6 cm,针柄稍粗呈圆柱体,针体呈三棱状,尖端三面有刃,针尖锋利(图2-42)。

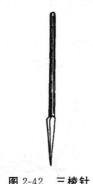

图2-42　三棱针

一、操作方法

(一)持针方法

一般医者右手持针,用拇、示二指捏住针柄,中指指腹紧靠针体下端,针尖露出3~5 mm(图2-43)。

(二)刺法

三棱针的针刺方法一般分为点刺法、散刺法、刺络法、挑刺法4种。

1.点刺法

点刺法是点刺腧穴放出少量血液或挤出少量液体的方法。此法多用于四肢末端及肌肉浅薄处的部位。如十宣穴、十二井穴,以及耳尖、头面部的攒竹、上星、太阳、印堂等穴。

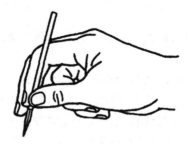

图 2-43　三棱针持针法

操作时,医者先在点刺穴位的上下用手指向点刺处推按,使血液积聚于点刺部位,继而常规消毒,再用左手固定点刺部位,右手持针对准已消毒的部位点刺,轻轻挤压针孔周围,使出血少许,然后用消毒干棉球按压针孔(图 2-44)。

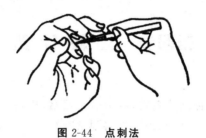

图 2-44　点刺法

2.散刺法

散刺法是在病变局部及其周围进行连续点刺以治疗疾病的方法。此法多用于局部瘀血、血肿或水肿、顽癣等。

操作时,根据病变部位大小的不同,可点刺 10～20 针,由病变外缘呈环形向中心点刺(图 2-45),点刺后可配合挤压或拔罐等方法,以促使瘀血或水肿的排除,达到祛瘀生新、通经活络的目的。

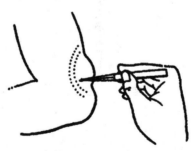

图 2-45　散刺法

3.刺络法

此法是刺入浅表血络或静脉放出适量血液的方法。此法多用于曲泽、委中等肘膝关节附近等有较明显浅表血络或静脉的部位。此法用于治疗急性吐泻、中暑、发热等。

操作时,先用松紧带或橡皮带结扎针刺部位上端(近心端),然后常规消毒,针刺时,左手拇指压在被针刺部位下端,右手持三棱针对准针刺部位的静脉,斜向上刺入脉中 2～3 mm,立即出针,使其流出一定量的血液,待出血停止后,再用消毒干棉球按压针孔。当出血时,也可轻轻按压静脉上端,以助瘀血排出、毒邪得泻(图 2-46)。

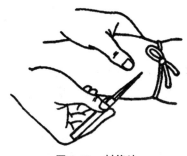

图 2-46 刺络法

4.挑刺法

挑刺法是用三棱针挑断穴位皮下纤维样组织以治疗疾病的方法。此法常用于比较平坦的利于挑提牵拉的部位，如背俞穴。该法多用于治疗肩关节周围炎、胃痛、颈椎病、失眠、支气管哮喘、血管神经性头痛等较顽固的反复发作性疾病。

操作时，医者用左手按压施术部位两侧，或捏起皮肤，使皮肤固定，右手持针迅速刺入皮肤1～2 mm，随即将针体倾斜挑破表皮，再刺入 5 mm 左右，将针体倾斜并使针尖轻轻挑起，挑断皮下白色纤维样组织，尽量将施术部位的纤维样组织挑断，然后出针，覆盖消毒敷料。由于挑提牵拉伴有疼痛，可根据情况配合局部表浅麻醉。

(三)出血量及疗程

每天或隔天治疗 1 次，1～3 次为 1 个疗程，出血量多者，每周 1～2 次。一般每次出血量以数滴至3～5 mL 为宜。

二、适用范围

三棱针法具有通经活络、开窍泻热、调和气血、消肿止痛等作用。临床上适用范围广泛，多用于实证、热证、瘀血、疼痛等，如高热、中暑、中风闭证、咽喉肿痛、目赤肿痛、顽癣、痈疖初起、扭挫伤、痔证、痔疮、顽痹、头痛、丹毒、指(趾)麻木等。

三、注意事项

(1)严格消毒，防止感染。

(2)点刺时手法宜轻、稳、准、快，不可用力过猛，防止刺入过深，创伤过大，损害其他组织。一般出血不宜过多，切勿伤及动脉。

(3)三棱针刺激较强，治疗过程中需注意患者体位要舒适，防止晕针。

(4)体质虚弱、孕妇、产后及有自发性出血倾向者，不宜使用本法。

(卢意宽)

第五节 艾灸疗法

艾灸疗法简称灸法，是指以艾绒为主要燃烧材料，烧灼、熏熨体表的一定部位或腧穴，通过经络腧穴的作用，以达到防治疾病的一种方法。

一、灸法的材料

(一)艾

施灸的材料很多,但以艾叶制成的艾绒最为常用。因其气味芳香,辛温味苦,容易燃烧,火力温和,故为施灸佳料。《本草纲目·火部》载艾火"灸百病"。新制的艾绒含挥发油较多,灸时火力过强,故以陈年艾绒为佳。

1.艾炷

将纯净的艾绒放在平板之上,用拇、示、中三指边捏边旋转,把艾绒捏成不同规格大小的圆锥状物,称为艾炷(图 2-47)。有大、中、小之分,小者如麦粒大,中等如半截枣核大,大者如半截橄榄大。

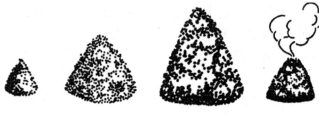

图 2-47　艾炷

2.艾条

艾条又称艾条,是用艾绒卷成的圆柱形长条。根据内含药物的有无,又分为纯艾条和药艾条两种。一般长为 20 cm,直径为 1.5 cm。具有使用简便、不起泡、不发疮、无痛苦、患者可以自灸等特点。临床应用十分广泛。

(二)其他灸材

1.火热类灸材

主要有灯芯草、黄蜡、桑枝、硫黄、桃枝、药锭、药捻等。

2.非火热类(药物贴敷法)

主要有毛茛、斑蝥、旱莲草、白芥子、甘遂、天南星、细辛等。

二、灸法的作用

(一)防病保健

灸法可以激发人体正气,增强抗病能力,无病时施灸有防病保健的作用。《备急千金要方·灸例第六》记载:"凡入吴蜀地游宦,体上常须三两处灸之,勿令疮暂瘥,则瘴疠瘟疟毒气不能着人也。"《扁鹊心书·须识扶阳》也指出:"人于无病时,常灸关元、气海、命门、中脘,虽未得长生,亦可保百余年寿矣。"以增强人体抗病能力而达到强身保健目的的灸法称为保健灸,《诸病源候论·小儿杂病诸候》又称为逆灸。

(二)温经散寒

灸火的温和热具有直接的温通经络、驱散寒邪的功能,《素问·调经论篇》说:"血气者,喜温而恶寒,寒则泣而不能流,温则消而去之。"灸法更适合治疗寒性病证,《素问·异法方宜论篇》说:"藏寒生满病,其治宜灸焫。"临床上多用于治疗风寒湿痹和寒邪为患的胃脘痛、腹痛、泄泻、痢疾等病证。

（三）扶阳固脱

灸火的热力具有扶助阳气、举陷固脱的功能。《素问·生气通天论篇》说："阳气者,若天与日,失其所,则折寿而不彰。"说明了阳气的重要性。阳衰则阴盛,阴盛则为寒、为厥,甚则阳气欲脱,此时就可用艾灸来温补,以扶助虚脱之阳气。《扁鹊心书·须识扶阳》说："真气虚则人病,真气脱则人死,保命之法,灼艾第一。"《伤寒论·辨厥阴病脉证并治》也说："下利,手足逆冷,无脉者,灸之。"可见阳气下陷或欲脱的危证,可用灸法。临床上,各种虚寒证、寒厥证、虚脱证,以及中气不足、阳气下陷而引起的遗尿、脱肛、崩漏、带下等病证皆可用灸法治疗。

（四）消瘀散结

艾灸具有行气活血、消瘀散结的作用。《灵枢·刺节真邪》说："脉中之血,凝而留止,弗之火调,弗能取之。"气为血之帅,血随气行,气得温则行,气行则血亦行。灸能使气机通调,营卫和畅,故瘀结自散。因此,临床也常用灸法治疗气血凝滞的疾病,如乳痈初起、瘰疬、瘿瘤等病证。

（五）引热外行

艾火的温热能使皮肤腠理开放,毛窍通畅,热有去路,从而引热外行。《医学入门·针灸》说："热者灸之,引郁热之气外发。"故灸法同样可用于某些热性病,如疖肿、带状疱疹、丹毒、甲沟炎等。阴虚发热也可使用灸法,可选用膏肓、四花穴等治疗骨蒸潮热、虚痨咳喘。

三、灸法的种类及其运用

灸法种类很多,常用灸法如表2-13。

表 2-13　灸法的种类

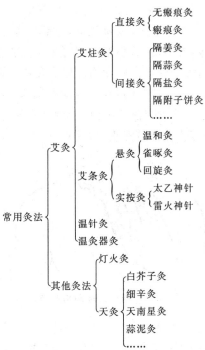

（一）艾炷灸

将艾炷放在穴位上施灸称艾炷灸,艾炷灸可分为直接灸和间接灸两类。

1.直接灸

直接灸又称明灸、着肤灸,即将艾炷直接放置在皮肤上施灸的一种方法(图2-48)。根据灸后对皮肤刺激的程度不同,又分为无瘢痕灸和瘢痕灸两种。

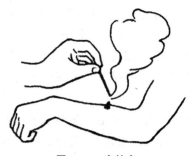

图2-48　直接灸

(1)无瘢痕灸:又称非化脓灸,施灸以温熨为度,灸后皮肤不致起泡,不留瘢痕。临床上选用大小适宜的艾炷,施灸前先在施术部位涂以少量的凡士林,以增加黏附性。然后将艾炷放上,从上端点燃,当燃剩2/5左右,患者感到烫时,用镊子将艾炷夹去,换炷再灸,一般灸3～6壮,以局部皮肤充血、红晕为度。此法适用于慢性虚寒性疾病,如哮喘、慢性腹泻、风寒湿痹、风湿顽痹等。

(2)瘢痕灸:又称化脓灸,施灸后局部组织烫伤化脓,结痂后留有瘢痕。临床上选用大小适宜的艾炷,施灸前先在施术部位上涂以少量大蒜汁,以增加黏附性和刺激作用,然后放置艾炷,从上端点燃,烧近皮肤时患者有灼痛感,可用手在穴位四周拍打以减轻疼痛(图2-49)。应用此法一般每壮艾炷需燃尽后除去灰烬,方可换炷,按前法再灸,可灸3～9壮。灸毕,在施灸穴位上贴敷消炎药膏,大约1周可化脓(脓液色白清稀)形成灸疮。灸疮5～6周愈合,留有瘢痕。在灸疮化脓期间,需注意局部清洁,每天换膏药1次,以避免继发感染(脓液黄稠)。《针灸资生经·治灸疮》说:"凡着艾得灸疮,所患即瘥,若不发,其病不愈。"可见灸疮的发和不发与疗效有密切关系。因此,应叮嘱患者多吃羊肉、豆腐等营养丰富的食物以促进灸疮的诱发。灸疮是局部组织经烫伤后引起的化脓现象,对穴位局部能产生持续的刺激,有保健治病作用。临床常用于治疗哮喘、慢性胃肠病、风湿顽痹、瘰疬等。由于这种方法灸后留有瘢痕,故灸前必须征求患者的同意及配合。身体过于虚弱或有糖尿病、皮肤病的患者不宜使用此法。

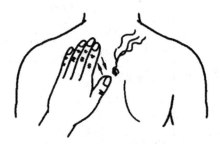

图2-49　瘢痕灸缓痛拍打法

2.间接灸

间接灸又称隔物灸、间隔灸,即在艾炷与皮肤之间垫上某种物品而施灸的一种方法(图2-50)。

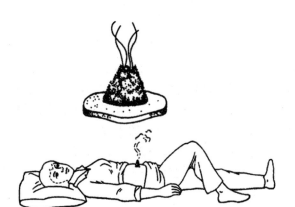

图 2-50　间接灸

古代的间接灸种类很多,广泛用于临床各种病证。所隔的物品主要为动物、植物和矿物类中药。药物因病证而异,既有单方,又有复方,现将临床常用的几种间接灸介绍如下。

(1)隔姜灸:将鲜生姜切成直径为 2～3 cm、厚 0.2～0.3 cm 的薄片,中间以针穿刺数孔,上置艾炷放在应灸的部位,然后点燃施灸,当艾炷燃尽后,可易炷再灸。一般灸 3～6 壮,以皮肤红晕而不起泡为度。在施灸过程中,若患者感觉灼热不可忍受时,可将姜片向上提起,或缓慢移动姜片。此法应用很广,多用于因寒而致的呕吐、腹痛、泄泻和风寒湿痹证、外感表证等。

(2)隔蒜灸:用鲜大蒜头切成 0.2～0.3 cm 的薄片,中间以针穿刺数孔,上置艾炷放在应灸的腧穴部位或患处,然后点燃施灸,待艾炷燃尽,易炷再灸,一般灸 3～6 壮。因大蒜液对皮肤有刺激性,灸后容易起泡,若不使皮肤起泡,可将蒜片向上提起,或缓慢移动蒜片。此法多用于治疗瘰疬、肺结核、腹中积块及未溃疮疡等。此外,尚有一种铺灸法,自大椎穴起至腰俞穴之间的脊柱上,铺敷蒜泥一层,宽约 2 cm,厚约 0.5 cm,周围用棉皮纸封护,然后用艾炷在大椎穴及腰俞穴点火施灸。因所铺蒜泥形似长蛇,故又名长蛇灸。多用于治疗虚劳、顽痹等证。

(3)隔盐灸:因本法只用于脐部,又称神阙灸。用纯净干燥的精制食盐填敷于脐部,使其与脐平,上置艾炷施灸,如患者稍感灼痛,即更换艾炷。也可于盐上放置姜片后再施灸,一般灸 3～9 壮。此法有回阳、救逆、固脱的功效,但需连续施灸,不拘壮数,以待脉起、肢温、证候改善。临床上常用于治疗急性寒性腹痛、吐泻、痢疾、小便不利、中风脱证等。

(4)隔药饼灸:以隔附子片灸或隔附子饼灸最为常用。药饼的制法是将附子研成细末,以黄酒调和,制成直径约 3 cm、厚约 0.8 cm 的附子饼,中间以针穿刺数孔,上置艾炷,放在应灸腧穴或患处,点燃施灸。一般灸 3～9 壮。由于附子辛温大热,有温肾补阳的作用,故多用于治疗命门火衰而致的阳痿、早泄、遗精、宫寒不孕和疮疡久溃不敛的病证。

(二)艾条灸

艾条灸又称艾条灸。即用细草纸或桑皮纸包裹艾绒,卷成圆筒形的艾条,将其一端点燃,对准穴位或患处施灸的一种方法。有关艾条灸的最早记载,见于明代朱权《寿域神方》。该书有艾条灸治阴证的记载:"用纸窨卷艾,以纸隔之点穴,于隔纸上用力实按之,待腹内觉热,汗出即瘥。"后来发展为在艾绒内加入药物,再用纸卷成艾条施灸,名为雷火神针和太乙神针。在此基础上又演变为现代的单纯艾条灸和药物艾条灸。

按操作方法艾条灸可分为悬灸和实按灸两种,介绍如下。

1.悬灸

按其操作方法又可分为温和灸、雀啄灸、回旋灸等。

(1)温和灸:将艾条的一端点燃,对准应灸的腧穴或患处,距离皮肤 2~3 cm 处进行熏烤(图 2-51),使患者局部有温热感而无灼痛为宜。一般每穴灸 10~15 分钟,以皮肤红晕为度。如果是局部知觉减退或小儿患者,医者可将示、中二指置于施灸部位两侧,通过医者的手指测知患者局部受热程度,以便随时调节施灸时间和距离,防止烫伤。

(2)雀啄灸:施灸时,艾条点燃的一端与施灸部位的皮肤并不固定在一定的距离,而是像鸟啄食一样,一上一下施灸,以给施灸局部一个变量的刺激(图 2-52),一般每穴灸 5~10 分钟,以皮肤红晕为度。

(3)回旋灸:施灸时,艾条点燃的一端与施灸部位的皮肤虽保持一定的距离,但不固定,而是反复旋转地施灸或向左、右方向移动(图 2-53)。

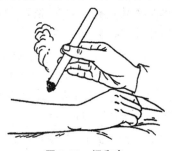

图 2-51　温和灸

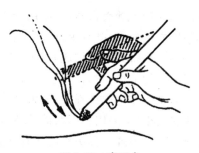

图 2-52　雀啄灸

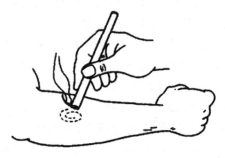

图 2-53　回旋灸

以上方法一般病证均可采用,但温和灸、回旋灸多用于治疗慢性病,雀啄灸多用于治疗急性病。

2.实按灸

施灸时,先在施灸腧穴部位或患处垫上数层布或纸,然后将药物艾条的一端点燃,趁热按在施术部位上,使热力传达至深部,若艾火熄灭,再点再按(图 2-54)。或以布 6~7 层包裹艾火熨于穴位或患处,若火熄灭,再点再熨。最常用的为太乙针灸和雷火针灸,适用于风寒湿痹、痿证和虚寒证。

太乙神针的药物处方(《太乙神针心法》):艾绒三两,硫黄二钱,麝香、乳香、没药、松香、桂枝、杜仲、枳壳、皂角、细辛、川芎、独活、穿山甲、雄黄、白芷、全蝎各一钱。上药研成细末,和匀。以桑皮纸一张,宽约一尺见方,摊平,先取艾绒八钱,均匀铺在纸上,次取药末二钱,均匀掺在艾绒里,然后卷紧如爆竹状,再用木板搓捻卷紧,外用鸡蛋清涂抹,再糊上桑皮纸一层,两头留空一寸许,捻紧即成。

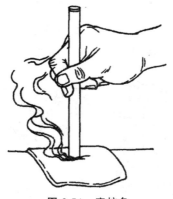

图 2-54　实按灸

雷火神针的药物处方(《针灸大成》卷九):艾绒二两,沉香、木香、乳香、茵陈、羌活、干姜、穿山甲各三钱,研为细末,加入麝香少许。其制法与太乙神针相同。

(三)温针灸

这是针刺与艾灸相结合的一种方法,适用于既需要留针又需施灸的疾病。在针刺得气后,将针留在适当的深度,在针柄上穿置一段长约 2 cm 的艾条施灸,或在针尾上搓捏少许艾绒点燃施灸,直待燃尽,除去灰烬,每穴每次可施灸 1~3 壮,施灸完毕再将针取出。此法是一种简而易行的针刺与艾灸并用的方法,其艾绒燃烧的热力可通过针体传入体内,使其发挥针和灸的作用,达到治疗目的(图 2-55)。应用此法更应注意防止艾火脱落烧伤皮肤和损坏衣物。

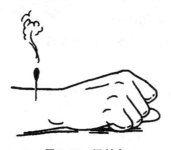

图 2-55　温针灸

(四)温灸器灸

温灸器是一种专门用于施灸的器具,用温灸器施灸的方法称温灸器灸,临床常用的温灸器有温灸盒、温灸架和温灸筒等。

1.温灸盒灸

将适量的艾绒置于温灸盒的金属网上,点燃后将温灸盒放于施灸部位灸治即可。适用于腹、腰等面积较大部位的治疗(图 2-56)。

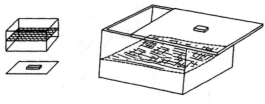

图 2-56　温灸盒

2.温灸架灸

将艾条点燃后,燃烧端插入温灸架的顶孔中,对准选定穴位施灸,并用橡皮带给予固定,施灸完毕将剩余艾条插入灭火管中。适用于全身体表穴位的治疗(图2-57)。

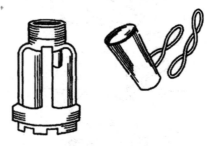

图 2-57　温灸架

3.温灸筒灸

将适量的艾绒置于温灸筒内,点燃后盖上温灸筒盖,执筒柄于患处施灸即可(图2-58)。

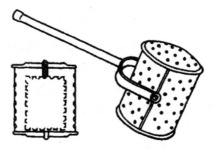

图 2-58　温灸筒

(五)其他灸法

非艾灸法是指以艾绒以外的物品作为施灸材料的灸治方法,常用的有以下几种。

1.灯火灸

灯火灸又称灯草灸、灯草焠、打灯火、油捻灸,是沿用已久的简便灸法。取10～15 cm长的灯芯草或纸绳,蘸麻油或其他植物油,浸渍长3～4 cm,燃火前用软棉纸吸去灯芯草上的浮油,以防止点火后油滴下烫伤皮肤,医者以拇、示二指捏住灯芯草上1/3处,即可点火,火焰不要过大,将点火一端向穴位移动,垂直接触穴位,动作快速,一触即离,灯芯草随即发出清脆的"啪"响,火亦随之熄灭(图2-59)。如无爆焠之声,可重复1次。灸后皮肤略有发黄,偶尔也会起小泡。此法主要用于治疗小儿腮腺炎、喉蛾、吐泻、麻疹、惊风等病证。

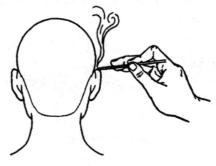

图 2-59　灯火灸

2.天灸

天灸又称药物灸、发泡灸。它是将一些具有刺激性的药物涂敷于穴位或患处,促使局部皮肤起泡的方法。所用药物多是单味中药,也有用复方,其常用的有白芥子灸、细辛灸、天南星灸、蒜泥灸等数十种。

(1)白芥子灸:取白芥子适量,研成细末,用水调和成糊状,敷贴于腧穴或患处。敷贴1～3小时,以局部皮肤灼热疼痛为度。一般可用于治疗咳喘、关节痹痛、口眼㖞斜等病证。

(2)细辛灸:取细辛适量,研为细末,加醋少许调和成糊状,敷于穴位上。敷贴1～3小时,以局部皮肤灼热疼痛为度。如敷涌泉或神阙穴治小儿口腔炎等。

(3)天南星灸:取天南星适量,研为细末,用生姜汁调和成糊状,敷于穴位上。敷贴1～3小时,以局部皮肤灼热疼痛为度。如敷颊车穴、颧髎穴治疗面神经麻痹等。

(4)蒜泥灸:将大蒜捣烂如泥,取3～5 g贴敷于穴位上。敷贴1～3小时,以局部皮肤灼热疼痛为度。如敷涌泉穴治疗咯血、衄血,敷合谷穴治疗扁桃体炎,敷鱼际穴治疗喉痹等。

四、灸感及灸法补泻

(一)灸感

灸感是指施灸时患者的自我感觉。灸法主要是靠灸火直接或间接在体表施以适当的温热刺激来达到治病和保健的作用,除瘢痕灸外,一般以患者感觉灸处局部皮肤及皮下温热或有灼热为主,温热刺激可直达深部,经久不消,或可出现循经感传现象。

(二)灸法补泻

艾灸的补泻始载于《黄帝内经》。《灵枢·背腧》说:"气盛则泻之,虚则补之。以火补者,毋吹其火,须自灭也。以火泻者,疾吹其火,传其艾,须其火灭也。"灸法的补泻亦需根据辨证施治的原则,虚证用补法,实证用泻法。艾灸补法无须吹其艾火,让其自然缓缓燃尽为止,以补其虚;艾灸泻法应当快速吹艾火至燃尽,使艾火的热力迅速传达至穴位深层,以泻邪气。

五、施灸的注意事项

(一)施灸的先后顺序

古人对于施灸的先后顺序有明确论述,如《备急千金要方·灸例第六》说:"凡灸,当先阳后阴……先上后下。"即先灸阳经,后灸阴经;先灸上部,后灸下部。就壮数而言,一般先灸少而后灸多。就艾炷大小而言,先灸小而后灸大。上述施灸的顺序是指一般的规律,临床上需结合病情,灵活应用,不能拘泥不变。如脱肛的灸治,则应先灸长强以收肛,后灸百会以举陷。此外,施灸应注意在通风环境中进行。

(二)施灸的禁忌

(1)面部穴位、乳头、大血管等处均不宜使用直接灸,以免烫伤形成瘢痕。关节活动部位亦不适宜用瘢痕灸,以免化脓溃破,不易愈合,甚至影响功能活动。

(2)一般空腹、过饱、极度疲劳和对灸法恐惧者,应慎施灸。对于体弱患者,灸治时艾炷不宜过大,刺激量不可过强,以防晕灸。一旦发生晕灸,应立即停止施灸,并进行及时处理。

(3)孕妇的腹部和腰骶部不宜施灸。

(4)施灸过程要防止燃烧的艾绒脱落烧伤皮肤和损坏衣物。

(三)灸后的处理

施灸过量、时间过长时局部出现水疱,只要不擦破,可任其自然吸收,如水疱较大,可用消毒毫针刺破水疱,放出水液,再涂以甲紫(龙胆紫)。瘢痕灸者,在灸疮化脓期间,疮面局部勿用手搔,以保护痂皮,并保持清洁,防止感染。

(端木令义)

第六节 其他刺法

一、皮肤针法

皮肤针法是运用皮肤针叩刺人体一定部位或穴位,激发经络之气,调整脏腑气血,以达到防病治病目的的方法。皮肤针法是由古代半刺、扬刺、毛刺等刺法发展而来,具有内病外治及治疗皮肤病的作用。

皮肤针的针头呈小锤形,由多支短针组成,每支针的针尖不宜太锐,针柄一般长15～19 cm。根据针头短针数目的不同,可分别称为梅花针(5支针)、七星针(7支针)、罗汉针(18支针)等(图2-60)。

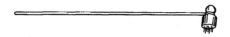

图2-60 皮肤针

(一)操作方法

1.持针方法

硬柄和软柄持针姿势不同(图2-61)。

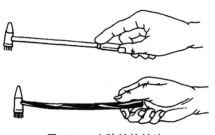

图2-61 皮肤针持针法

(1)硬柄皮肤针:以右手拇指、中指夹持针柄两侧,示指伸直按住针柄中段,环指和小指将针柄末端固定于大、小鱼际之间。

(2)软柄皮肤针:将针柄末端置于掌心,拇指在上,示指在下,余指呈握拳状固定针柄末端。

2.叩刺法

皮肤针主要是应用腕部的力量进行叩刺。操作时,将针具和叩刺部位常规消毒,以右手持针,运用腕力弹刺,使针尖叩刺皮肤后,立即弹起,如此反复进行叩击。注意叩击时针尖与皮肤必须垂直,弹刺要准确,强度要均匀,可根据病情选择不同的刺激部位或刺激强度(图 2-62)。

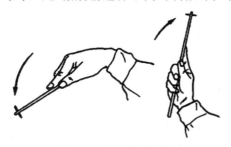

图 2-62　皮肤针叩刺法

3.叩刺部位

皮肤针的叩刺部位,一般分为循经叩刺、穴位叩刺、局部叩刺 3 种。

(1)循经叩刺:是指沿着经脉循行路线进行叩刺的一种方法,常用于项背腰骶部的督脉和足太阳膀胱经。

(2)穴位叩刺:是指在穴位上进行叩刺的一种方法,主要是根据穴位的主治作用,选择适当的穴位或阳性反应点予以叩刺治疗,临床常用的是各种特定穴(如原穴、络穴、郄穴、背俞穴等)、华佗夹脊穴、阿是穴等。

(3)局部叩刺:是指在患部进行叩刺的一种方法,如扭伤后局部的瘀肿疼痛、顽癣等,可在局部进行围刺或散刺。

4.刺激强度

皮肤针的刺激强度是根据刺激的部位、患者的体质和病情的不同而决定的,一般分轻、中、重3 种。

(1)轻刺:用力稍小,针尖与皮肤接触时间短暂,皮肤仅现潮红、充血,无明显疼痛感。适用于头面部疾病和老弱、妇幼患者,以及病属虚证、久病者。

(2)中刺:介于轻刺与重刺之间,以局部有较明显潮红,但不出血为度。适用于多数患者。

(3)重刺:用力较大,针尖与皮肤接触时间略长,以皮肤有明显潮红、微出血,患者可感较强疼痛为度。适用于压痛点明显和背部、臀部疾病及年轻体壮患者,以及病属实证、新病者。

(二)适用范围

皮肤针的适用范围很广,临床各种病证均可应用,以功能性失调疗效更佳,对器质性病变也有一定疗效,如近视、视神经萎缩、急性扁桃体炎、感冒、咳嗽、慢性肠胃病、便秘、头痛、失眠、腰痛、皮神经炎、斑秃、痛经、小儿弱智等。

(三)注意事项

(1)针具要经常检查,注意针尖有无毛钩,针面是否平齐。针具可用 75% 的乙醇浸泡或擦拭消毒,最好专人专用。

(2)叩刺时动作要轻捷,正直无偏斜,以免造成患者疼痛。

(3)局部如有溃疡或创伤者不宜使用本法,急性传染性疾病和急腹症也不宜使用本法。

(4)叩刺局部和穴位,若手法重而出血者,应及时清洁和消毒,注意防止感染。

二、皮内针法

皮内针法是指将特制的小型针具刺入并固定于腧穴部的皮内或皮下进行较长时间留针的方

法,其通过柔和而较长久的刺激,以调整经络脏腑功能,达到防治疾病目的的方法,又称皮内针法。具有操作简便、作用持久等特点。

皮内针的针具有两种。一种呈颗粒型,或称麦粒型,一般长 1 cm,针柄形似麦粒,针体与针柄呈一直线;另一种呈揿钉型,或称图钉型,长为 0.2~0.3 cm,针柄呈环形,针体与针柄呈垂直状(图 2-63)。

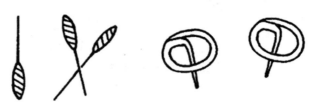

图 2-63 皮内针

(一)操作方法

操作时,先将皮内针、镊子和埋针部皮肤进行严格的消毒,不同皮内针的刺法如下。

1.颗粒型皮内针

用镊子夹住针柄,对准腧穴,沿皮下横向刺入,针体可刺入 0.5~0.8 cm,针柄留于皮外,然后用胶布顺着针体进入的方向粘贴固定。

2.揿钉型皮内针

用镊子夹住针圈,对准腧穴,直刺揿入,然后用胶布固定。也可将针圈贴在小块胶布上,手执胶布直压揿入所刺穴位(图 2-64)。

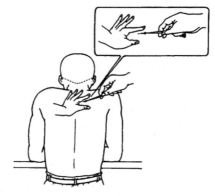

图 2-64 皮内针法

皮内针可根据病情决定其留针时间的长短,一般为 3~5 天,最长 1 周。若天气炎热,留针时间以 1~2 天为宜。在留针期间,可间歇按压埋针处 1~2 分钟,以加强刺激,提高疗效。

(二)适用范围

皮内针法多用于某些需要久留针的疼痛性、反复发作性或久治不愈的慢性病证,如神经性头痛、面神经麻痹、胆绞痛、腰痛、痹证、神经衰弱、高血压病、哮喘、小儿遗尿、痛经、产后宫缩疼痛等。

(三)注意事项

(1)皮内针留针部位以不妨碍正常活动处腧穴为主,多选背俞穴、四肢穴和耳穴等。关节附近因活动时会疼痛,不可埋针。胸腹部因呼吸时会活动,亦不宜埋针。

(2)埋针后,如患者感觉疼痛或妨碍肢体活动时,应将针取出,改选穴位重埋。

(3)埋针期间,针处不可着水,热天出汗较多,埋针时间勿过长,避免感染。

(4)埋针针具可用75％乙醇浸泡消毒,应专人专用。

三、芒针疗法

芒针是一种特制的长针,由较细而富有弹性的不锈钢丝制成,因其形状细长如麦芒,故称为芒针,它由古代九针之一的长针发展而来。

芒针疗法具有取穴少、透穴多、得气快、针感强、传导快等特点。但由于芒针操作手法比较复杂,医者必须练好基本功,掌握人体穴位深部的解剖知识,同时必须严格注意操作手法,做到胆大心细,切勿轻率疏忽,以免发生意外。

(一)针具

芒针采用不锈钢丝制成,光滑坚韧,富于弹性,不易生锈。芒针的结构与毫针一样,分为5个部分:①针尖,针的前端锋锐部分。要求圆利而不锐,形如松针。②针体,针的主体部分,即针尖与针柄之间部分,针体应圆滑,粗细均匀。③针根,针体与针柄交界处。要求牢固,如有剥蚀、损伤或弯曲,则容易折断,要严加注意。④针柄,针根与针尾之间部分。一般用金铜丝绕成,呈圆筒状,是执针用力的部位。⑤针尾,指针柄末端。

芒针的长度以5~8寸为多,也有在1尺以上者,临床上以5寸、6寸、7寸长度和26号、28号、30号粗细的芒针多用。针具使用前应认真消毒,通常需要经高压处理,或用75％乙醇及其他消毒液浸泡后方可使用。

(二)操作方法

芒针的针刺操作必须两手协作,灵活配合。

1.进针

进针要轻巧,利用钢丝的弹性,缓缓按压,以最大限度地减轻进针时的疼痛。施术时要分散患者注意力,消除恐惧心理,以避免肌肉紧张给进针带来困难。进针时,在所取穴位局部常规消毒后,以右手拇、示、中三指持针柄,使针尖抵触穴位,左手拇、示指夹持针尖上部,两手同时用力,压捻结合,迅速刺过表皮。然后再徐徐捻进,达到相应深度。

2.捻转

当进针达到一定深度后,可以施行捻转手法。要求轻捻缓进,左右交替,即拇指对示、中指的前后捻转,并以拇指前后运动为主,以示、中指逆向轻微活动为辅。捻转的角度不宜过大,一般在180°~360°。行针不能朝单一方向捻转,否则针体容易缠绕肌肉纤维,增加患者疼痛。另外,捻转的动作按一定的规律结合轻重、快慢、方向的不同要求,可以起到一定的补泻作用。

3.辅助手法

在针刺达到一定深度时,为达到应有的针感而采用的辅助手法。主要靠押手的动作及刺手的灵巧配合来完成。方法是押手示指轻轻向下循按针体,如雀啄状,同时刺手略呈放射状变换针刺方向,以扩大针感。

4.变向刺法

变向刺法又称变换针刺方向刺法,即根据不同穴位的解剖特点相应地改变押手所掌握的针刺角度,以使针尖沿着变换的方向顺利深入。如太阳穴直刺仅能刺入1寸,为了深刺,则在刺入0.5寸左右时变为斜刺,可透至下关穴;面部透穴均应采用变向刺法。

5.出针

施针完毕后,应将针退出。方法是缓慢退至皮肤表层,再轻轻抽出,边退针,边揉按针刺的相应部位,以防出血,减轻疼痛。如出针后有血液从针孔溢出,应迅速以干棉球按压针孔,直至出血停止。

(三)适用范围

该疗法常用于血管性头痛、脑血管意外后遗症、胃和十二指肠溃疡、胃下垂、风湿性关节炎、多发性神经炎、三叉神经痛、坐骨神经痛、肩关节周围炎、运动神经元疾病、外伤性截瘫、颈椎病、精神分裂症、神经症、子宫脱垂、哮喘、痛经、癫痫、腰肌劳损等。

(四)注意事项

(1)对初次接受芒针疗法的患者,应耐心做好解释工作,消除恐惧心理。同时,选穴宜少,手法宜轻。

(2)芒针刺入穴位后,告诫患者不可变动体位,以免造成弯针、滞针或断针。

(3)背、胸及内有重要脏器部位如心、肺、肝、脾等的体表,宜采用平刺,禁用直刺。

(4)针刺时必须缓慢,切忌快速提插,容易造成损伤血管或器官组织,如针尖遇到阻力,必须退针或改变方向再进针。

(5)过饥、过饱、过劳、醉酒、年老体弱者及孕妇儿童,以及某些不能配合治疗者忌用芒针疗法。

四、粗针疗法

粗针又称巨针,是由《黄帝内经》中"九针"之"大针"演化而来,因其针体特粗而得名。粗针治疗的针感强,针刺时间短,进针不易弯曲,很少有滞针、折针现象,适用于需要强刺激或放血的病证。

(一)针具

粗针的结构与毫针一样,分为针尖、针体、针根、针柄和针尾。但粗细规格与毫针大不相同,粗针针体的直径有 0.4 mm、0.6 mm、0.7 mm、0.8 mm、1.0 mm、1.2 mm,长度为 3 寸至 1 尺。粗针的针尖宜圆而不钝,利而不锐。太圆则钝,进针困难,患者痛苦;太利则锐,针尖容易卷曲。

(二)操作方法

1.进针

(1)夹持进针法:刺手拇、示二指夹持针体下端,露出针尖 0.4～0.5 寸,对准穴位,快速刺入。此法适用于肌肉丰厚处。

(2)夹压进针法:用刺手拇指与中指夹持针体,示指压针尾,快速刺入。此法适用于背部。

(3)捻转进针法:用押手持针体,刺手持针柄,同时捻转下压刺入。此法适用于皮肤柔软的腹部。

2.手法

粗针进针后,一般会有较强的感觉。若需强刺激可提插 6～7 次,针刺后有放电感效果最佳,但儿童不宜提插过多。如用于肌肉萎缩的患者,可用卷肌提插法,即针刺入后,针体向一个方向捻转,以转不动为度。此时肌纤维已缠住针体,然后上下提插数次。提插 2～3 次为中度刺激,留针不提插为弱刺激。

3.出针

达到针刺目的后即可出针。出针时应用挤干的乙醇棉球按揉针孔,以免出血。对于实热证可不按压,使其放出少量血液则效果更佳。

4.针刺原则

由于粗针针体较粗,刺激性强,故应用时应视患者体质、病情、部位等灵活采用针刺方法。肌肉丰隆处如臀部宜深刺,肌肉浅薄处和深部有重要脏器的部位如头颈、背部、胸腹部宜浅刺或平刺。对各类麻痹、瘫痪、急性病宜用强刺激不留针,对于慢性病宜留针而不加大刺激。对反应迟钝的人宜强刺激,对神经敏感者则宜弱刺激,快速刺入即可出针。

5.留针

背部腧穴一般留针1～2小时,有些疾病亦可留针3～4小时甚至更长时间。其他穴位均采用强刺激不留针。

6.疗程

每天针刺1次,10次为1个疗程,2个疗程之间休息3天。

(三)适用范围

粗针因针体粗,刺激强度大,对一些需要使用强刺激的病证采用本法治疗疗效明显。主要应用于下列病证。

1.神经系统疾病

偏瘫、截瘫、小儿麻痹后遗症、神经性头痛、三叉神经痛、神经症、自主神经功能失调、末梢神经炎等。

2.运动系统疾病

急性和慢性风湿痛、风湿性及类风湿关节炎、肌肉疼痛等。

3.呼吸系统疾病

支气管哮喘、支气管炎。

4.消化系统疾病

急性和慢性胃炎、肠炎、胃下垂等。

5.泌尿生殖系统疾病

泌尿系统感染、外阴白斑、闭经、前列腺炎、遗精、阳痿等。

6.眼科疾病

角膜炎、结膜炎、斜视等。

7.皮肤疾病

急性皮肤感染、疔毒、疖肿、银屑病、荨麻疹、急性和慢性湿疹及下肢溃疡等。

8.其他

血栓闭塞性脉管炎、吉兰-巴雷综合征、结节性红斑、糖尿病、尿崩症、腮腺炎、痔疮等。

(四)注意事项

1.熟知解剖知识

粗针异于毫针,它对机体组织破坏性较大,因而需要掌握人体各部位的形态结构,熟知解剖学知识,以免发生意外。

2.注意严格消毒

由于粗针需要扶持进针,同时损伤皮肤、组织面积较大,如消毒不严,易导致感染而引起不良后果。

3.避免刺伤大动脉与大静脉

在静脉与动脉显露处或表浅处,应注意避开进针。深刺时若刺中血管,患者自觉针下剧痛或针体有跳跃感应立即停针不动,再将针慢慢提起,压迫针孔片刻。

4.避免刺伤内脏

胸背部易伤内脏的穴位禁深刺。腰部亦不宜深刺,免伤肾脏。针刺上腹部穴位时要检查肝脾是否肿大,针刺下腹部穴位时需排空小便。

5.防止晕针

由于粗针刺激强烈,加之针粗又易使患者产生恐惧,因而发生晕针的可能性较大。因此,要事先注意患者的体质、神态,了解患者对针刺反应的耐受力。特别是对初次治疗的患者,要了解以前的治疗情况。对精神紧张的体弱患者宜做好解释工作,手法适当减轻,并尽量采用卧位。对饥饿、大汗、大泻、大吐、大出血及过度疲劳者应禁针。

6.遗留针感会自动消失

粗针刺激比较强烈,出针后易遗留较强的酸胀感和牵引感,这种现象可逐渐消失。

7.正确对待局部红肿

若出现局部红肿、微量出血或针孔局部小块青紫,一般为刺破局部小血管所致,无须处理,可自行消散。如局部青肿、疼痛较剧,可在局部按摩或热敷以助消散。

五、温针疗法

温针亦称温针灸、针柄灸或烧针尾。它是在针刺后,于针尾处点燃艾绒加温,使其热力通过针体传至体内,借艾火之热力以温通经脉、行气活血,发挥针刺与艾灸的双重作用,以治疗疾病的一种方法。

(一)操作方法

针刺得气后,将毫针留在适当的深度,将艾绒捏在针柄上呈枣核形,或在针柄上套置一段约2 cm长的艾条,从下端点燃,直至燃尽为止,待针柄冷却后出针。

(二)适用范围

本法对风、寒、湿痹等经络闭塞不通的病证,如风湿性关节炎、肢体麻木、瘫痪等最为适宜。对泄泻、慢性肠炎、胃痛、胃下垂、小儿遗尿、癃闭、遗精、阳痿、不孕症等均有较好疗效。

(三)注意事项

(1)向针尾装包艾绒时要捻紧,以防烫伤皮肤。

(2)行针时针刺的深度要有所控制,否则会由于针柄太靠近皮肤而产生灼痛感,甚至灼伤皮肤。

(3)行针时,嘱告患者不要随便改变体位,以防燃烧的艾绒烫伤皮肤,或造成弯针等现象发生。

(4)艾绒应先从下端点燃,可使热力直接向下传导和熏灸,以加强疗效。

(5)高热、抽搐、痉挛、震颤患者不宜使用温针疗法。

六、火针疗法

火针疗法是将特制的金属粗针,用火烧红后刺入一定部位以治疗疾病的方法。火针古称燔针、焠刺。《灵枢·官针》中指出:"焠刺者,刺燔针则取痹也。"《伤寒论》称为烧针,并提出其适应证及禁忌。

(一)针具

火针针体较粗,质地坚韧,一般采用员利针或 24 号、26 号 2 寸长的不锈钢针。也有应用特制的针具,如弹簧式火针、三头火针及钨合金制成的火针。弹簧式火针进针迅速,易于掌握深度;三头火针用于体表痣、疣的治疗;钨合金物理性能好,有耐高温、不退火、变形少、不易折、高温下硬度强等特点。

火针根据粗细不同,分为细火针(针尖直径 0.5 mm)、中火针(针尖直径 0.75 mm)、粗火针(针尖直径 1.2 mm),针柄套上木柄,以防烫手。

(二)操作方法

1.选穴与定穴

火针选穴除了与毫针选穴的基本规律相同而选择有关的经穴以外,多选阿是穴及病灶的局部,要求选穴少而精。穴位选择好后,体位固定,在消毒针刺前,要进行穴位标记,一般用拇指指甲掐压"十"字,以保证准确刺入。

2.消毒

定好穴位后,先用 2.5％碘伏棉球,再用 75％乙醇棉球消毒。

3.烧针

烧针是使用火针的关键步骤,《针灸大成·火针》曰:"灯上烧,令通红,用方有功。若不红,不能去病,反损于人。"因此,在使用前必须把针烧红,才能使用。火针烧灼的程度有 3 种,根据治疗需要,可将针烧至白亮、通红或微红。若针刺较深,需烧至白亮,速进疾出,否则不易刺入,也不易拔出,而且剧痛。如属较浅的点刺法,可以烧至通红,速入疾出,轻浅点刺。如属浅表皮肤的烙熨法,则将针烧至微红,在表皮部位轻而稍慢地烙熨。

烧针用的灯火以酒精灯比较方便,一般左手端灯,右手持针,针尖向着针刺部位,将针尖与针体伸入火外焰,烧针的次序是从针体向针尖烧,待针烧红后迅速、准确刺入标记点,再快速拔出。

4.针刺的深度

应根据病情、体质、年龄,以及穴位所在部位肌肉厚薄、血管深浅而定,要求既能祛邪,又不伤皮肉为佳。《针灸大成·火针》中说:"切忌太深,恐伤经络,太浅不能去病,惟消息取中耳。"一般四肢及腰腹部可稍深,刺至 0.2～0.5 寸深,胸背部宜浅,可刺 0.1～0.2 寸深。深刺时,应细心慎重,动作要敏捷,一刺即达到需要深度;浅刺时,叩刺力量不能太猛,应均匀、稀疏,以免造成表皮剥脱。

火针刺后,立即用棉球或手指按压针孔,可以减少疼痛,但不可揉搓,以免出血。针孔的处理视针刺深浅而定,如果针刺 0.1～0.3 寸深,可不做特殊处理;若针刺 0.4～0.5 寸深,可用消毒纱布敷贴,胶布固定 1～2 天,以防感染。火针一般 3～6 天 1 次,疗程按病情需要而定。

(三)适用范围

火针具有散寒祛湿、温通经络、清热解毒、消肿散结、祛腐排脓、生肌敛疮、益肾壮阳、温中和胃、升阳举陷、宣肺定喘、去痒止痛、除麻定惊等多种用途。主要适于下列病证。

(1)各种痹证的关节痛、腰腿痛。

(2)疼痛、腱鞘囊肿、脂肪瘤、血管瘤及子宫肌瘤。

(3)胃下垂、胃脘痛、慢性泄泻、痢疾、痔疮、哮喘、癫痫、阳痿、月经不调。

(4)小儿惊风、小儿疳积。

(5)某些皮肤病,如疣、痈、银屑病、风疹、疮疖等。

(四)注意事项

(1)对于血管及主要神经分布部位,一般不宜用火针。

(2)颜面部除了面部痣及扁平疣外,一般不用火针。

(3)针刺后局部呈现红晕或红肿未完全消退时,应避免洗浴;局部发痒时,不能用手抓,以防感染。

(4)注意针具检查,发现针具有剥蚀或缺损时,则不宜使用,以防意外。

(5)对初次接受火针治疗患者,应做好解释工作,消除其恐惧心理,使其积极配合治疗。

(6)火针刺激强烈,体质虚弱者及孕妇慎用或不用。

七、锋钩针疗法

锋钩针疗法主要通过钩割皮下结缔组织纤维治疗某些软组织疾病和某些需要放血排脓的疾病,如关节疼痛性病变、痈、疖肿,对于某些顽固性内脏病也有一定疗效。

(一)针具

锋钩针是一种用不锈钢材料特制而成的针具,针长12 cm,针体中间较粗,两端渐细,针尖有回钩,钩尖锋利,长约0.1寸,三面有刃,两端钩尖大小略异,可根据不同部位及病情选择使用。锋钩针是山西师怀堂老先生根据古代九针中的三棱针改制而成,临床也有用牙科双尖探针代为锋钩针的。

(二)操作方法

1.选穴原则

"以痛为输"和针刺经络穴位处的反应物、反应点,如皮下结节、压痛点等,痹证患者多在疼痛局部取穴钩割。如肩关节周围炎取肩髎、肩贞、臂臑,腰肌劳损多取肾俞、腰阳关、阿是穴等。

2.操作步骤

患者体位要舒适,充分暴露被治疗的部位。常规无菌消毒针具和针刺穴位,必要时医师要消毒手指或戴无菌手套。针刺时,医师右手拇、示、中指握紧针体,留出所钩割的(刺入的)长度,左手示、中指紧压穴位上下,露出欲针刺的穴位,迅速将锋钩针刺入皮下组织后,再加压进针直达病所,稍停片刻,在钩割的组织内先轻轻弹拨,然后再有节律地进行牵拉纤维、上下钩割3～4次,此时可听到割断皮下结缔组织纤维的嚓嚓声。也可根据病情,在病所周围大幅度地进行分离性松解3～5次,以局部有发热、松快感为度。

施术完毕后速出针,瘀血明显或欲排出瘀血者,可在出针处拔罐,以促进邪气的外出。用干棉球擦去污血,压迫一定时间,或以无菌纱布压敷,以防深部继续出血。隔天1次,10次为1个疗程。

(三)适用范围

各种软组织损伤性疼痛、肩关节周围炎、类风湿关节炎、肱骨外上髁炎、腱鞘炎、腰肌劳损、哮喘、呃逆、胃痛、头痛、面神经麻痹、小儿麻痹后遗症、乳痈、疖、瘫痪、痤疮、荨麻疹、皮肤瘙痒等。

(四)注意事项

(1)注意无菌消毒,以防感染。

(2)操作过程中,对前胸、后背及颈项部的穴位一定不能针刺过深,以防损伤重要脏器。

(3)钩割过程中不可过猛,以防损伤有关血管和神经。还要注意按照肌腱和肌纤维的走向钩割,防止损害重要肌腱、韧带等组织。

（4）术后注意压迫局部，防止出血。

（5）一般取卧位针刺，防止晕针。

（6）凡体质虚弱及有出血性疾病者慎用，孕妇禁用。

八、小针刀法

小针刀是指形状上既似针又似刀的一种针具。它是在古代九针中的镵针、三棱针等基础上，结合现代医学外科用手术刀发展而成。小针刀法是在切开性手术的基础上结合针刺方法，利用特制的针具刺入深部病变处进行切割、剥离等不同形式的刺激，以达到疏通经络、止痛祛病目的的方法。该法虽然发展时间不长，但因操作独特、疗效显著，越来越为人们所重视。

目前临床常用的针刀是由特种医用合金不锈钢经特殊工艺制作而成，长 10～15 cm，针体多为圆柱体，直径为 0.4～1.2 mm，质硬略且有弹性，刀口小而锋利，尾部是一个能准确掌握刀口运行位置和方向的刀柄，刀口线与刀柄平面处于同一平面内。主要分为Ⅰ型、Ⅱ型、Ⅲ型 3 种型号（图 2-65）。

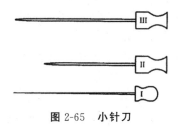

图 2-65　小针刀

(一)操作方法

1.消毒

选好治疗点后，先用 2％碘伏消毒，待碘伏干后用 75％乙醇脱碘两次。

2.局部麻醉

每个治疗点用 2％利多卡因 2～6 mL，深部组织或治疗较复杂的部位，可适当增加注射剂量。

3.持针

临床一般以右手持针操作，单手进针法是以右手拇、示指捏住针柄，中指、环指扶住针体（图 2-66）。双手进针法多于针体较长时使用，即右手拇、示指捏住针柄，中指、环指扶抵针体上段，左手拇、示指捏住针体下段或尖部（图 2-67）。

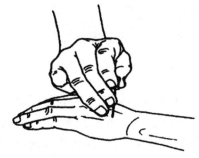

图 2-66　小针刀单手进针法

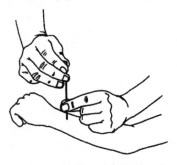

图 2-67　小针刀双手进针法

4.进针

医者左手固定在进针点周围,右手持适当型号的小针刀,将针刀刃贴于左手拇指甲壁,稍用力下压可刺破皮肤,然后缓慢推进,仔细体会手下针刀穿透的解剖部位层次,以便寻找病变部位。当医者针刀下有硬韧、紧涩、粘连、沙沙的颗粒感等,或患者出现酸胀、麻木感时,应停止进针。

5.剥离

当针刀进针到一定的深度时,可根据病变部位的具体情况进行不同剥离法。一般剥离步骤是先纵行疏通剥离,后横行疏通剥离。

(1)纵行疏通剥离法:施术时刀口线与肌腱、韧带的纤维方向一致,针体垂直骨面刺入,刀刃接触骨面后,与刀口线一致进行来回摆动,并可按照病变部位粘连、瘢痕面积的大小分几条线疏松剥离,但不可横行(即垂直于刀口线方向)铲剥(图 2-68)。本法适用于肌腱、韧带在骨面附着点处发生粘连,出现瘢痕而引起疼痛者。

(2)横行疏通剥离法:施术时刀口线与肌肉、韧带的纤维方向一致,针体垂直骨面刺入,当针刃接触到骨面后,针体左右摆动或撬动,尽量将粘连在骨面上的肌肉、韧带从骨面上铲起,当针下有松动感时出针(图 2-69)。本法适用于肌肉、韧带损伤后与相邻的骨面发生粘连,当肌肉、韧带舒缩时,因粘连受牵拉或刺激而引起疼痛及功能障碍者。

此外,还可根据病变局部的具体情况配合切开剥离法、铲磨削平法、瘢痕刮除法、骨痂凿开法、通透剥离法、切割肌纤维法等。

6.出针及术后处理

术后抽出针刀,同时快速以干棉球较长时间压迫,以防出血过多。由于本法术后多留一小孔,可在针孔处覆盖消毒纱布。必要时可服用抗生素或消炎止痛药物等以防感染和减轻术后疼痛或不适感。术后应适当休息,以防术后晕针。

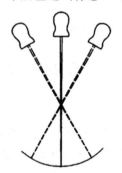

图 2-68　纵行疏通剥离法

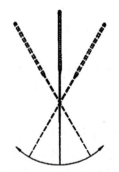

图 2-69　横行疏通剥离法

一般每次每穴切割剥离 2～5 次即可出针,两次相隔时间为 5～7 天。多数患者经过 1～5 次治疗可获得明显疗效。

(二)适用范围

小针刀法的临床适用范围较广泛,以软组织损伤性病变和骨关节病变疗效较好。应用指征是患者自觉某处有明显疼痛;医者在病变部位可触到明显压痛;触诊时可触及条索状、片状或球状硬物,或结节;用指弹拨病变处有响声等。常用于颞下颌关节功能紊乱、外伤性头痛、颈椎病、肩胛肋骨综合征、腰椎间盘突出症、臀上皮神经损伤、梨状肌损伤、腕管综合征、膝关节骨性关节炎等。

(三)注意事项

(1)操作者必须熟悉刺激部位的解剖情况,防止意外损伤。

(2)严格无菌操作。

(3)在进针或剥离时手法宜轻,如患者出现触电感,应将针刀后退少许,改变方向再进针,不能迅猛推进,以避免损伤神经。

(4)治疗后24小时内不宜局部热敷、理疗及按摩治疗。2天内针孔处勿沾水,保持清洁,以防感染。

(5)治疗后3天内应避免过多牵拉、活动患处,以免再次撕裂损伤,使创面出血或渗液过多而影响疗效。3天后可适当活动或循序渐进地进行锻炼,以促进局部血液循环和功能恢复,防止术后出现新的粘连。

(6)凝血功能障碍、体质虚弱、严重高血压病、晚期肿瘤、严重的骨质疏松症、骨结核病及诊断不明患者,以及妇女月经期、妊娠期应慎用或禁用小针刀法。

九、电针法

电针法是指将毫针刺入腧穴得气后,再通以接近人体生物电的脉冲电流,利用针和电的两种刺激,激发调整经络之气,以防治疾病的方法。电针法于20世纪50年代开始在我国广泛应用,具有省时省力、可客观控制刺激量、提高疗效等优点。

(一)操作方法

电针仪的种类繁多,虽然每种电针仪具有不同的特点,但操作程序基本相似。

1.选穴

电针法的处方配穴与毫针法相同,一般选用同侧肢体的1~3对穴位为宜。

2.操作程序

(1)先按毫针操作程序,将毫针刺入穴位,并寻到得气感应。

(2)将电针仪(输出电位器已经调至"0"位)输出导线的一对电极分别接在一对毫针针柄上。一般将同一对输出电极连接在身体的同侧,在胸、背部的穴位上使用电针时,不可将2个电极跨接在身体两侧,避免电流回路经过心脏。如遇只需单穴电针时,可将一个电极接在该穴的毫针上,另一个电极接在用水浸湿的纱布上,作为无关电极。

(3)打开电源,选好波形,逐渐加大电流强度,以免给患者造成突然的刺激。

(4)通电时间一般为20分钟左右。

(5)结束电针治疗时,应先将电针仪输出电位器退回"0"位,然后关闭电源开关,取下导线,最后按一般毫针出针方法将针取出。

3.电流的刺激强度

通常以患者能够承受为宜,应使患者局部肌肉呈节律性收缩,或伴有酸、胀、麻、热等感觉。有些患者会出现电针的感应与疗效逐渐降低的"电针耐受"现象,可通过适当加大输出电流量,或采用间歇通电法加以防范。

4.疗程

一般7~10次为1个疗程,每天或隔天1次。急症患者每天可治疗1~2次。疗程间隔3~5天。

(二)电针刺激参数的作用

电针仪输出的是脉冲电,脉冲电是指在极短时间内出现的电压或电流的突然变化。临床上常用的电针输出波形为连续波、疏密波和断续波(图2-70)。

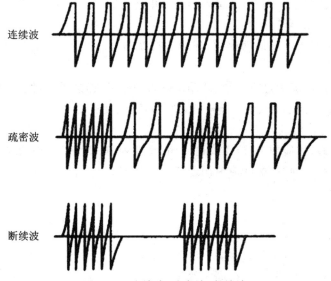

连续波

疏密波

断续波

图 2-70　连续波、疏密波、断续波

1.连续波

有节律发出的一种连续波形。分为密波和疏波。

(1)密波:频率为每秒50～100次的连续波为密波。具有降低神经应激功能、止痛、镇静、缓解肌肉和血管痉挛、针刺麻醉等作用。常用于治疗各种痛证、肌肉痉挛、癫狂、失眠等。

(2)疏波:频率为每秒2～5次的连续波为疏波。其刺激作用较强,具有提高肌肉韧带的张力、促进肌肉充分收缩的作用。常用于治疗痿证和各种肌肉、关节、韧带、肌腱的损伤等。

2.疏密波

疏波、密波自动交替出现的一种波形。该波形能克服单一波形易产生适应的缺点。具有增加代谢、促进气血循环、改善组织营养、消除炎症水肿的作用。常用于治疗扭挫伤、关节周围炎、坐骨神经痛、面神经麻痹、肌无力、局部冻伤等。

3.断续波

有节律时断、时续的一种波形。该波形不易使机体产生适应,动力作用颇强,具有提高肌肉组织的兴奋性、促进横纹肌收缩的作用。常用于治疗痿证、瘫痪等。

(三)适用范围

电针的适用范围和毫针刺法基本相同,临床常用于治疗各种痛证、痹证、内脏功能失调、癫狂,以及神经、肌肉、韧带、关节的损伤性疾病等。

(四)注意事项

(1)电针仪使用前必须检查其性能是否良好,输出值是否正常。

(2)调节电针电流时,应从小到大,不可突然增强,以防止引起肌肉强烈收缩,造成弯针、折针或晕针等,年老体弱、精神紧张者尤应注意。

(3)电针仪器最大输出电压在40 V以上者,最大输出电流应限制在1 mA以内,防止发生触电事故。

（4）不宜将经过温针之后的毫针用作电针，因表面氧化、质地变脆、导电性下降，容易引发事故。

（5）应避免电针电流回路经过心脏。安装心脏起搏器者应禁用电针。

（6）孕妇慎用电针。

（刘瑞玲）

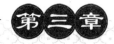

推拿治疗技术

第一节 补 法

补法是补益机体诸多不足的治法。补法适用于虚证。《黄帝内经》曰："虚则补之""损者益之。"补法能焕发或振奋人体各部器官组织，使其功能旺盛。推拿作为一种外治法，其补法的机制与中药内服之补法的补气、养血、滋阴、壮阳、益精有所不同。

一、整体调整脏腑

通过经络的整体调整作用和腧穴的特异性作用，起到益肾、健脾等振奋脏腑功能的作用。典型的推拿操作法有摩腹，摩丹田，掌振丹田，掌振心俞，按揉肾俞、脾俞、心俞、肺俞、肾俞、中脘、气海、关元等。一指禅推拿流派治疗劳倦内伤，内功推拿流派治疗虚劳、肺结核，都体现了扶正补虚的整体观。

二、局部流通气血

通过推拿手法的行气活血作用，使全身血液重新分配，解决局部血虚症状。《素问·调经论》曰："神不足者，视其虚络，按而致之……按摩勿释，著针勿斥，移气于不足，神气乃得复。"《素问·举痛论》曰："寒气客于背俞之脉则脉泣，脉泣则血虚，血虚则痛，其俞注于心，故相引而痛，按之则热气至，热气至则痛止矣。"针对"脉泣则血虚"的病机，推拿"虚络"或特定腧穴以补虚，即通过推拿治疗局部气血不足之虚证。清代吴师机《理瀹骈文》更进一步明确提出了"气血流通即是补，非必以参苓为补也"的观点。如颈项部的一指禅推法、拿法、拔伸法可改善脑部的血液供应，治疗椎-基底动脉供血不足之眩晕等。

三、借助药物外治

借助药物外治以达到补益的目的是推拿学的特色之一。选用具有补益作用的药物炼制成膏，以手法操作助药力渗透，使药物经皮吸收，起到补益作用，最典型的是膏摩法。如《圣济总录》的"大补益摩膏"，《韩氏医通》的"外鹿髓丸"。《兰台轨范》亦有"有人专用丹溪摩腰方治形体之病,老人虚人极验"的记载。

实施补法,可以运用一指禅推法、缠法、摩法、擦法等推拿手法。

至于手法与补法的关系,《按摩十法》指出:"按摩诸术,与金针之迎随补泻无二理。"即与针灸的"迎随""九六"补泻法相同。而摸法、推法、剁法、敲法等均有补泻之分。如推法中的补法,就是顺经络方向推之为补,即《黄帝内经》"随而济之"之意。清代小儿推拿著作多强调"缓摩为补"。《一指禅推拿说明书》认为缠法属于补法。

(王 荻)

第二节 泻 法

《灵枢·经脉》的"盛则泻之"也称实则泻之,是广义的泻法,泛指祛邪外出之法。祛邪的途径有多种,发汗、催吐、排痰、通便、利尿均为泻法。《按摩十法》说:"补泻不明,则按摩不灵。"古人认为按摩推拿主要有泻的作用。《圣济总录》论述按摩的作用时指出:"大抵按摩法,每以开达抑遏为义。开达则壅蔽者以之发散,抑遏则剽悍者有所归宿。"《景岳全书》记载:"导引可逐客邪于关节,按摩可驱浮淫于肌肉。"

推拿之泻法,一些内容已包含在本节的汗法、散法、清法等治法中,这里重点介绍针对里实证的泻下(攻下)法,主要有通便法和利尿法。

一、通便法

通便法是一种通过增强肠蠕动,促进大便排出的治法。《素问·阴阳应象大论》曰:"中满者,泻之于内。"通便法针对胃肠实热积滞、燥屎内结、便秘不通、腹内结块、腹中疼痛、形体肥胖等里实之证,有通腑导滞、泄热排毒、减肥瘦身等功效。推拿通便主要通过两条途径:一是在腹部操作,直接刺激胃肠道,以顺时针方向摩揉腹部为主,重点在乙状结肠部操作,或选用抄腹等手法;二是刺激有通腑排便作用的腧穴,如足三里、支沟、天枢、八髎、大肠俞等,通过增强胃肠道的蠕动功能来实现大便排出。

二、利尿法

利尿法是通过手法刺激,促进排尿的治法。利尿法针对小便不畅、小便不通之证,如小儿癃闭、术后及产后尿潴留等,也可通过促进小便而祛邪排毒。推拿利尿主要通过3条途径。

(1)是在下腹部操作,揉摩小腹,按压关元、中极、水道、归来,从上往下推压腹部中线,直接刺激膀胱,以利膀胱收缩而排尿。

(2)是在骶部操作,按揉腰骶角,按揉八髎、小肠俞、膀胱俞、中膂俞,通过神经-经络反射作用,调节膀胱括约肌与逼尿肌的协同作用,来实现排尿。

(3)是按揉股内收肌群和手法刺激三阴交、阴陵泉、昆仑等腧穴,通过经络系统增强泌尿功能。

(王 荻)

第三节 散 法

《素问·至真要大论》有"抑者散之""结者散之"的记载。《素问·阴阳应象大论》曰:"其实者,散而泻之"《景岳全书·论治》云:"散者能驱散风邪暑湿之气,掳阴寒湿浊之毒,发散四肢之壅滞,除剪五脏(之)结伏,开肠和胃,行脉通经,莫过于散也。"

散,消散,发散也。散法既针对有形之结,如包块、瘰疬、积聚,为"结者散之";亦可治疗无形之结,如肝气郁结、忧郁症,所谓"抑者散之"。

一、散气血凝结

《修昆仑证验》有"揉积"专论,认为病之稍显者,如皮紧、面鼓、项粗,稍重者如手足麻木、瘫痪、瘰疬、噎膈、耳聋、目糊,以及头尖、背驼、肩耸、手足痿癖等衰老症状,其病根皆在于"气血凝结"之"积"。而消"积"之法,莫过于"揉"。"凡有积滞,无不宜揉","通则无积"。揉的部位主要在头面部,尤以颊车为重点,其次有眉心、百会、目眦、耳门、山根、颧髎,另外也很重视海底(会阴部)。《医宗金鉴》云:"气血郁滞,为肿为痛,宜用按摩法,按其经络,以通郁闭之气,摩其壅聚,以散瘀结之肿,其患可愈。"并提出了用"振梃"拍击治疗"受伤之处,气血凝结,疼痛肿硬"的具体方法。

二、散经筋之结

筋结主要指肌肉、肌筋膜张力过高之肌紧张、肌痉挛。一般可用手法触摸确诊,可见僵硬、结节、条索、肿胀等。治疗主要在压痛点、反应点行按压、揉、拿、缠、拔伸、弹拨、拍打等法。除了严重的肌挛缩无法逆转以外,大多数筋结可经推拿而软坚散结。

三、散脏腑癥结

《石室秘录》云:"脏腑癥结之法,以一人按其小腹揉之,不可缓,不可急,不可重,不可轻,最难之事,总以中和为主。揉之数千下乃止,觉腹中滚热,乃自家心中注定病,口微微嗽津,送下丹田气海,七次乃止。如是七日,癥结可消。"

清代《按摩经》记载:"脐下气海穴,按之如石,此寒结气聚,积而不散,令人身困肢弱,昼夜不安。用手法按、摩、揉、振之引腰痛、外肾紧,按切无度,觉气发散,有余热投四肢,病块消矣。"

四、散肝气郁结

针对无形之结,如肝气郁结,情志抑郁,其推拿治疗,亦宜散法主之。手法有拍打法、搓法、揉法、摩法、擦法、缠法等。

(王 荻)

第四节 汗　　法

　　汗法是指通过开泄腠理、调和营卫、发汗祛邪以解除表证的治疗方法,亦称解表法。汗法还有退热、透疹、祛风湿等作用。最初的汗法用于治疗外感表证。《厘正按摩要术》认为:"是法于风寒外感最宜。"随着适用范围不断扩大,凡一切病邪在肌表,腠理闭塞之证,皆可用汗法治之。

　　《素问》有"其在皮者,汗而发之""体若燔炭,汗出而散"的记载。《素问·热论》曰:"伤寒一天,巨阳受之,故头项痛,腰脊强。二日阳明受之,阳明主肉,其脉侠鼻络于目,故身热目疼而鼻干,不得卧也。三日少阳受之,少阳主胆,其脉循胁络于耳,故胸胁痛而耳聋。三阳经络皆受其病,而未入于脏者,故可汗而已""其未满三日者,可汗而已;其满三日者,可泄而已。"金元四大家之一的张从正力主攻邪,认为汗吐下三法可以赅尽治病之法。并将按摩、导引、针刺、灸、蒸、熏等有解表作用的疗法均列为汗法,扩大了汗法的范围。

　　汗法的适应病证主要是表实证(太阳表证),即脉浮紧无汗、恶寒发热、头项强痛、身疼腰痛。通过发汗,开泄腠理,疏通毛窍,可使病从表解。汗法还可以用于邪郁肌表的痱子、毛囊炎等皮肤病证。

　　推拿疗法中的汗法,常采用擦法、推法、点法、拿法、熨法等刺激较强的手法直接取汗,一般多在背部足太阳膀胱经、项部等部位操作,也采用膏摩的方法,或配合冬青膏、麻油、葱姜汁等介质推拿。汗法操作后腠理疏松,应注意温覆避风。

(王　荻)

第五节 通　　法

　　通法是推拿的特色治法。《素问·血气形志》曰:"形数惊恐,经络不通,病生于不仁,治之以按摩醪药。"《医宗金鉴·正骨心法要旨》曰:"按摩法:按者,谓以手往下抑之也。摩者,谓徐徐揉摩之也……按其经络,以通郁闭之气;摩其壅聚,以散瘀结之肿,其患可愈。"推拿应用通法主要针对的病机是经络之气不通、脏腑之气不通和诸窍闭塞不通。

一、通血脉

　　通血脉是针对血脉不通的治法。张志聪注《素问·金匮真言论》曰:"按跷者,按摩导引阳气之通畅于四肢也。"《石室秘录》在论述摩法的作用时指出:"法当以人手为之按摩,则气血流通,疾病易愈。"脉络瘀滞、血流不畅而致四肢肿胀者,以向心性手法通脉消肿,推而通之;经脉不畅,不能濡养脏腑、四肢,以按压动脉法、擦法、离心性手法,推而通之。

二、通经筋

　　通经筋是针对经筋不通的治法。《太素·经筋》曰:"筋自受病,通之为难,寒热自在于筋,病以痛为输(腧),不依余输(腧)也。"治之"以痛为腧",以压痛点按压手法和揉法为主,结合拉伸肌肉的拔伸法,可放松肌肉,治疗急、慢性软组织疼痛及其相关征象。

三、通关节

通关节是针对关节不通的治法。邪侵关节、凝结不通、关节功能障碍、活动不利者,治宜通利关节。推拿治疗以摇法、屈伸法等被动运动手法为主,动而通之;或在做揉法的同时配合有规律的关节被动运动;可运用拔伸法,拉伸关节周围的肌肉软组织,扩大关节间隙;可结合特殊的关节松动类手法,并指导患者做主动的关节活动锻炼。

四、通肺气

通肺气是针对肺气不通的治法。清代李用粹在《证治汇补》中指出:"哮即痰喘之久而常发者,因内有壅塞之气,外有非时之感,膈有胶固之痰,三者相合,闭拒气道,搏击有声,发为哮病。"老年慢性支气管炎等慢性阻塞性呼吸道疾病,有一个显著的特点,就是痰阻气道,肺气不畅。推拿在化痰、排痰方面有其他疗法所不及的特点,其以背部的掌振法、掌拍法为主,借以振荡气道内的分泌物。张锡纯的《医学衷中参西录》有治疗"痰厥"的"点天突穴法"和"捏结喉法"。《幼科铁镜》还有一种指抵气海穴治喉内痰壅的手法。

五、通腑气

通腑气是针对腑气不通的治法。用于饮食积滞、大便秘结、肥胖、口臭、苔黄腻等。腑以通为顺,推拿通腑气宜顺脏腑运动方向予以摩腹、抄腹等法,能消食导滞,运而通之。

六、通乳腺

通乳腺是针对乳腺不通的治法。产后乳汁不下或乳少,可用手法通络催乳。金代医家张从正已经采用梳法通乳。《儒门事亲》云:"用木梳梳乳,周回百余遍,则乳汁自下也。"通乳手法也适用于乳腺小叶增生、乳房发育不良、乳房松弛下垂。

七、通喉窍

通喉窍是针对喉窍不通的治法。推拿操作法中有一种特殊的喉科擒拿法,其模仿武术擒拿动作,拿捏患者的虎口、腋窝或锁骨上窝等处,并同时用力擎举上肢或做扩胸扳法,以减轻喉头水肿和疼痛,有利于呼吸、进药与饮食。主治急性乳蛾(腭扁桃体炎、水肿)等喉科急症。此法已濒于失传。

八、通鼻窍

通鼻窍是针对鼻窍不通的治法。传统推拿治疗鼻塞不通,一是局部取穴,按揉鼻和鼻窦附近的腧穴,如迎香、颧髎、睛明、山根、印堂、攒竹、神庭、上星等;二是采取摩顶法,《备急千金要方》和《外台秘要》均以摩顶、摩囟上治疗鼻塞流涕。《太平圣惠方》也以摩顶膏治疗成人和小儿的鼻塞。

九、通脑窍

通脑窍是针对清窍不通的治法。汉代张仲景的《金匮要略》就已记载以手法为主抢救自缢死。《肘后方》以掐人中(水沟穴)取醒抢救猝死尸厥。小儿推拿中抢救急惊风往往采用掐老龙、十宣、端正、威灵息风开窍。中医临床救治中风的实践,也证实早期推拿干预能醒脑开窍,对脑血管意外患者预后有重要作用。

十、通毛窍

通毛窍是针对腠理不通的治法。《万寿仙书》指出:"按摩法能疏通毛窍,能运旋荣卫。"皮肤毛窍是人体内外物质交换的途径之一,也是祛邪外出的通道。毛囊、皮脂腺堵塞不通,会引起粉刺、疮疖等皮肤疾病。推法、擦法、摩法、拍法、膏摩等法均有助于宣通腠理。

(王　荻)

第六节　清　法

《素问·至真要大论》曰:"热者寒之,温者清之。"清者,清其热也。清法是针对热邪,通过清热泻火,以清除外感、内生之热邪的治法。清法适用于外感热邪入里;或风、寒、湿之邪入里化热;或七情过极,气机失调,郁而化火;或痰湿瘀血,饮食积滞,积蓄化热;或阴液不足,阴虚阳亢等所致的里热证。不同的里热证临床表现虽然不尽相同,但都常见有发热、口渴、面红目赤、烦躁不宁、小便短赤、大便干燥、舌红苔黄而干燥、脉数等症状。

推拿清热,无药物苦寒伤及脾胃之虞。手法多以摩擦类、挤压类为主。介质多取凉开水、葱汁、滑石粉等。《幼幼集成》有以手法为主治疗小儿里热的"清里法","一切诸热,皆能退去"。外感表证中表热证的推拿治法,参见汗法。

一、清营凉血

清营凉血适用于里热证中属于营血热盛者。推拿操作有逆经重推脊柱、退下六腑等。清代《按摩经》有一种特殊的按压动脉法,按压或踩踏股动脉、腋动脉等大动脉搏动处片刻后突然抬起,以引"邪热下行",患者可感觉"热气下降""邪热下行如风",以达到"止沸去薪"的目的。

二、清热祛暑

清热祛暑适用于伤寒、温病及暑病气分热盛之里热证。以大热、大汗、大渴、脉洪大为临床要点。推拿操作选用按揉风池、太阳、大椎、肩井、推天柱骨等穴。

三、清腑导滞

清腑导滞适用于脏腑及其经脉热盛之里热证,包括心肺热盛、肝胆湿热、胃肠实热等。推拿操作时,应根据病变脏腑选择性的按揉心俞、肺俞、肝俞、胆俞、胃俞、大肠俞,顺时针方向摩腹,按揉次髎,小儿推拿中的"清五经""退下六腑"等操作法,均可选用。

四、滋阴清热

滋阴清热适用于阴虚火旺之虚热证。虚热与劳倦内伤、气血虚弱有关。推拿治疗可借鉴一指禅推拿流派治疗劳倦内伤法和内功推拿法治疗,以肾经、脾经、任脉为主,取涌泉、太溪、气海、关元、丹田、背部五脏俞和膏肓俞等。小儿推拿中的"水底捞月""清天河水"亦可选用。

推拿治疗八法是推拿临床的总治法,每一治法各有其特定的含义,针对特定的病机。但推拿临床的病证是复杂多样的,病机的复杂性决定了绝大多数病证都不可能仅靠一法取效。通过法与法之间的关联配合,可以衍生出适应各种具体证候的治法。所以应用"推拿八法"必须灵活,而且往往需要组合为用。

(王 荻)

第七节 温 法

《素问·至真要大论》提出"寒者热之""劳者温之""损者温之"。温法是指温散寒邪、回复阳气的治法。温法适用于一切寒证,主要指虚寒证、里寒证。如为表寒证,当以辛温解表的汗法治之。里寒证又可分为里实寒和里虚寒。里实寒证多因外寒循经络入里,客于脏腑或过食生冷而成,治宜温通、温散之法。里虚寒证每因素体阳虚,或久病伤阳所致,治宜温补、温振阳气。

适用于温法的手法,应选用产热效应高的手法,如擦法、摩法、振法、熨法、热敷法等。具体的治法有以下几种。

一、温经止痛

温经止痛是温经通络、发散经脉寒邪的治法。常用推拿操作法有按压压痛点法、擦四肢法等。适用于以手足厥冷、肢体麻木、疼痛为主症的经脉虚寒证。《圣济总录》云:"血气得温则宣通,得寒则凝泣。"《素问·举痛论》曰:"按之则热气至,热气至则痛止矣。"王冰注云:"手按之,则寒气散,小络缓,故痛止。"阐明了手法有温经散寒而止痛的作用。

二、温肺化痰

推拿操作可运用内功推拿流派的平推(擦)前胸后背法及按揉肺俞、定喘等。《幼幼集成》药物推熨胸背"暖痰法"亦可采用。主治咳嗽不止、痰涎稀白者。

三、温通心阳

推拿操作有按压心俞、掌振心俞、擦上背部等法。主治心律不齐、胸闷气短者。

四、温运脾胃

温运脾胃是温振脾胃阳气、祛除中焦寒邪的治法。治疗脾胃虚寒、胃寒痉挛、脘腹冷痛、呕吐溏泻、四肢不温等。推拿操作法有摩腹、摩中脘、擦脾俞、擦胃俞等。

五、温补肾阳

推拿操作法有擦八髎、擦命门、按揉肾俞、摩关元、推上三关等。主治子宫下垂、膀胱下垂、阳痿遗精、腰膝酸软、畏寒肢冷、性欲冷淡、耳鸣耳聋等。

六、温阳调经

推拿操作法有摩气海、关元,按曲骨、横骨,擦八髎、气海俞,热敷腰骶部等。主治女子痛经、月经不调、闭经、小腹冷痛。

（王 荻）

第八节 和 法

和者,调和也。"和"是人体阴阳、气血、营卫、筋骨、脏腑、情志的动态平衡与和谐状态。《素问·生气通天论》云:"是以圣人陈阴阳,筋脉和同,骨髓坚固,气血皆从。如是则内外调和,邪不能害,耳目聪明,气立如故。"《灵枢·本脏》云:"血和则经脉流行,营覆阴阳,筋骨劲强,关节清利矣。卫气和则分肉解利,皮肤调柔,腠理致密矣。志意和则精神专注,魂魄不散,悔怒不起,五脏不受邪矣。寒温和则六腑化谷,风痹不作,经脉通利,肢节得安矣。此人之常平也。"

"常平"是生命的理想状态。人一旦脏腑功能失衡,气血阴阳不调,升降出入紊乱,即失去或偏离了"常平"状态,就是病态。其治疗大法就是"和法",即使偏离和谐功能状态的矛盾双方复归于"常平"。故《素问·至真要大论》曰:"谨察阴阳所在而调之,以平为期。"《素问·汤液醪醴论》曰:"平治于权衡。"也就是《汉书·艺文志》方技略经方类小序说的"以通闭解结,反之于平"。

广义的"和法"比较抽象。凡平衡阴阳、双向调节,均为和法。因推拿八法中已单列"补法""泻法",且有形之邪,可以温、通、汗、清诸法治之,所以这里的"和法"适用于既非正气虚损,又非邪气侵害,也无内生的痰浊、瘀血、食积之类,主要针对无形之邪,或单纯性脏腑功能失调性疾病,也可用于调整亚健康状态。和法的推拿手法,一般宜柔和、温和、平稳、均匀,先重后轻,由重入轻,轻重有度,徐疾适中,平补平泻。

一、调和气血

《素问·调经论》曰:"血气不和,百病乃变化而生。"《灵枢·终始》曰:"故泻者迎之,补者随之,知迎知随,气可令和。和气之方,必通阴阳。"《厘正按摩要术》云:"揉法,以手宛转回环,宜轻宜缓,绕于其上也。是从摩法生出者。可以和气血,可以活筋络,而脏腑无闭塞之虞矣。"常用调和气血的手法有推法、摩法、揉法、动脉按压法、摇法等。

二、和络舒筋

或久病入络,或劳损伤筋,而致筋急筋挛,筋翻筋短,牵掣作痛,甚则进一步引起内科、妇科等诸多病证。当以推拿手法舒而缓之,松以和之,恢复经筋的正常弹性和运动功能,达到《素问·生气通天论》所说的"筋脉和同"状态。推拿治疗肌肉痉挛疼痛等经筋病证,通常直接刺激病变肌群,有时也采用治疗拮抗肌的办法。常用的缓急舒筋手法有按压法、擦法、拔伸法、拿法、弹拨法、叩击法等。

三、整复骨缝

脊柱、关节因各种原因而偏离常位,其微小者中医称为骨错缝。其急性者可能由单纯性的外力所致,而慢性者多与椎管外软组织损害关系密切。这种错缝能产生急性和慢性疼痛,或刺激周围的神经而产生类似于内脏疾病的征象。而 X 线或 CT 检查无异常改变,临床可见局部的关节失和,更常见多关节、多脊柱节段的失和。推拿治疗之法,急性者可直接以关节复位手法或松动手法矫正,慢性者则往往需要治疗特定部位的软组织,达到筋柔骨正,动态平衡。

四、和解少阳

病在半表半里,寒热往来,古有和解少阳之法。推拿亦有类似小柴胡汤的功能。《推拿捷径》"推拿代药骈言"云:"往来寒热,分阴阳,则汤代柴胡。"《理瀹骈文》则有"疟用柴胡擦背"法。推拿操作可取手足少阳经和章门、期门、间使等腧穴,搓胁、擦胁肋,小儿推拿复合操作法中的按弦走搓摩亦可采用。

五、调和胃肠

调和胃肠适用于胃肠不和之证。《素问·逆调论》曰:"胃不和则卧不安。"推拿对于胃肠运动功能的作用,可用双向调节来概括。可使因胃肠蠕动亢进而便溏泄泻者止泻,亦可使胃肠蠕动抑制而便秘不通者通便。推拿对于消化腺的分泌也有双向调节作用。手法多取揉法、摩腹法、搓法、擦胁肋法。《石室秘录》主张摩腹"不可缓,不可急,不可重,不可轻,最难之事,总以中和为主"。

六、和气安神

推拿有很好的调和情志、宁心安神作用,对失眠证疗效颇佳。其治疗方法除了取具有宁心安神作用的腧穴,如神门、心俞等外,更重要的是通过放松全身肌肉来放松情绪,最后集中在头面部或腹部操作。手法宜由重到轻,平稳轻柔。

(王 荻)

第四章

常见病证的辨证治疗

第一节 心 悸

心悸是指气血阴阳亏虚,或痰饮瘀血阻滞,心失所养,心脉不畅,引起心中急剧跳动,惊慌不安,不能自主为主要表现的一种病证。心悸发作时常伴气短、胸闷,甚至眩晕、喘促、晕厥;脉象或数,或迟,或节律不齐。心悸因惊恐、劳累而发,时作时止,不发时如常人,病情较轻者为惊悸;若终日悸动,稍劳尤甚,全身情况差,病情较重者为怔忡。惊悸日久不愈也可转为怔忡。

心悸病位主要在心,病因较复杂,既有体质因素、饮食劳倦或情志所伤,也有因感受外邪或药物中毒所致。其虚证者,多因气血阴阳亏虚,引起心神失养,治当补益气血,调理阴阳,以求气血调畅,阴平阳秘,配合应用养心安神之品,促进脏腑功能的恢复;实证者常见痰浊、瘀血、水饮,而致心神不宁,治当化痰,涤饮,配合应用活血化瘀之品,以求去邪安正,心神得宁;当临床表现虚实夹杂时,当根据虚实轻重之多少,灵活应用益气养血,滋阴温阳,化痰涤饮,行气化瘀,养心安神,重镇安神之法。

初起病情较轻,此时如辨证正确,治疗及时得当,且患者积极配合,则疾病容易恢复。若失治、误治或患者欠配合,病情也有由轻转重者,特别是老年人,肝肾本已渐亏,阴阳气血亦不足,如若病久,心病累及肝肾,导致真气亏损越重,则病情复杂,治疗较难,恢复也慢。此外,老年人心悸初起多属虚,以心气不敛,心血不足为多见,日久易虚实夹杂,使病情加重。

心悸多见于各种心律失常,心悸可发于任何年龄,但老年人素体亏虚,心气不足,心悸的发生率可随增龄而增高。心悸常常提示心脏本身疾病,也可为其他疾病的主要症状之一,如胸痹、失眠、健忘、眩晕、水肿、喘病等也可出现心悸症状。

心悸是一种多病种多因素引起的综合征,西医西药尽管对一些心律失常具有较好的疗效,但多为对症治疗,一些抗心律失常的药物甚至可以引起药源性的心律失常,而中医中药的整体治疗,体现了标本兼治、安全有效的优势,尤其是对一些功能性的心悸,具有明显的效果。

根据本病的临床表现,各种原因引起的心律失常,如心动过速、心动过缓、期前收缩、心房颤动或扑动、房室传导阻滞、病态窦房结综合征、预激综合征及心功能不全、神经官能症等,凡具有心悸临床表现的,均可参考本节辨证论治。

一、病证诊断

(一)诊断标准

1.疾病诊断标准

(1)中医诊断标准:自觉心搏异常,或快速或缓慢,或跳动过重,或忽跳忽止。呈阵发性或持续不解,神情紧张,心慌不安。伴有胸闷不适,心烦寐差,颤抖乏力,头晕等症。中老年患者,可伴有心胸疼痛,甚则喘促,汗出肢冷,或见晕厥。可见数、促、结、代、缓、迟等脉象。常有情志刺激,惊恐,紧张,劳倦,饮酒等诱发因素。血常规、血沉、抗"O"、T_3、T_4 及心电图,X 线胸部摄片、测血压等检查,有助明确诊断。

(2)西医诊断标准如下。

快速性心律失常。期前收缩:诊断依据主要根据心电图检查结果。

房性期前收缩:①P 波提前出现,与正常 P 波不同。②P-R 间期>0.12 秒,QRS 波群形态多正常,只有在出现室内差异性传导时,QRS 波形态呈现右束支阻滞图形;P 波后也可不出现 QRS 波。③代偿间期多不完全。

结性期前收缩:①提前出现的 QRS 波群和逆行的 P 波,QRS 波形态与正常基本相同。②逆行 P 波在 QRS 波群前时,P-R 间期<0.12 秒;逆行 P 波在 QRS 波群后时,P-R 间期<0.20 秒;P 波有时埋在 QRS 波群内而不见。③多为完全代偿间期。

室性期前收缩:①QRS 波群提前出现,形状宽大、粗钝、或有切迹,波群时间延长>0.12 秒。②QRS 波群前无 P 波。③代偿间期完全。

阵发性室上性心动过速:诊断依据主要根据心电图。

心电图特征:①相当于一系列很快的房性或交界性期前收缩,频率为 160~220 次/分,节律十分规则。②P 波形态不同于窦性 P 波,或与 T 波融合,难以辨别有无 P 波,如能辨认时,P′波在 Ⅱ、aVF 导联直立,P′-R 间期>0.12 秒,可认为是房性阵速,若 P′波为逆行性,P′-R 间期<0.12 秒,R-P′间期<0.20 秒者,则为交界性阵速。③QRS 波群形态与窦性心搏相似,偶可因差异性心室传导而增宽。④可有继发性 ST-T 改变。

发作时心电图有确诊价值,表现为房性,房室交界性或室性心动过速的心电图特征。

心房颤动:诊断依据主要根据体征、心电图。

体征:①第一心音强弱不等。②心律绝对不规律。③脉搏短绌。(心率>脉率)

心电图特征:①P 波消失,代之以频率为每分钟 350~600 次的大小不等、形态不同、间隔不匀的房颤波(简称为 f 波)。f 振幅>0.1 mV 为粗大型;<0.1 mV 为纤细型。f 波在 Ⅱ、Ⅲ、aVF 导联中多明显可见,但以 V_1 导联最为明显。②大多数病例,房颤心室率快而完全不规则,多在每分钟 120~180 次,如因病变或洋地黄影响下发生高度房室传导阻滞,可出现心室率每分钟<70 次。③QRS 波群的形态与正常相同,但伴有室内差异性传导时,QRS 波可增宽、畸形。

缓慢性心律失常。房室传导阻滞:诊断依据主要根据心电图检查结果。

一度房室传导阻滞:常无症状和体征。心电图示:①P-R 间期延长至 0.20 秒以上。②每个 P 波之后均有 QRS 波群。

二度房室传导阻滞分两种。

二度Ⅰ型:又称文氏现象。表现为:①P-R 间期逐渐延长,直至 P 波受阻与心室脱漏。②R-R 间期逐渐缩短,直到 P 波受阻。③包含受阻 P 波的 R-P 间期比两个 P-P 间期之和为短。

二度Ⅱ型:又称莫氏Ⅱ型。表现为:①有间歇受阻的P波与心室脱漏。②在传导的搏动中,P-R间期保持恒定。P-R间期可能正常或延长。

三度房室传导阻滞:又称完全性房室传导阻滞。心电图表现为:①P波与QRS波群无关。②心房速率比心室速率快,心房心律可能为窦性或起源于异位。③心室心律由交界区或心室自主起搏点维持。

病态窦房结综合征:主要依据为窦房结的功能衰竭,表现为以下三项中的一项或几项,并可除外某些药物、神经或代谢功能紊乱等所引起者。包括:①窦房传导阻滞。②窦性停搏(停顿时间持续2秒以上)。③明显的、长时间的(间歇性或持续性)窦性心动过缓(心率常在50次/分以下)。大多数同时有①和/或③单独窦性心动过缓者,需经阿托品试验证明心率不能正常地增快(少于90次/分)。

在少数病例,诊断依据为:①慢性心房颤动或扑动,有可靠资料说明以往有上述窦房结功能衰竭的主要依据者;或经电转复(或药物转复),恢复窦性心律后出现这种表现者,②持久的、缓慢的交界性心律,心率常在50次/分以下(窦房结持久的停顿),有时可间断地稍增快。

以上标准不适用于运动员及儿童。

2.分型分级标准

(1)心悸分型标准。①脉率快速型心悸:一息六至之数脉,一息七至之疾脉,一息八至之极脉,一息九至之脱脉,一息十至以上之浮合脉。②脉率缓慢型心悸:一息四至之缓脉,一息三至之迟脉,一息二至之损脉,一息一至之败脉,两息一至之夺精脉。③脉律不整型心悸:脉象可见有数时一止,止无定数之促脉;缓时一止,止无定数之结脉;脉来更代,几至一止之代脉,或见脉象乍疏乍数,忽强忽弱。

(2)心律失常分级标准。期前收缩:采用动态心电图或每天固定时间心电示波或监测观察30分钟。

轻度:患者无明显症状,平均每天期前收缩≤5次。

中度:平均每分钟5次以上,或呈二、三联律。

重度:有多源性,或连续2次以上期前收缩,或R波在T波上,而Q-T间期延长者。

阵发性室上性心动过速或阵发性心房纤维颤动。①偶发:每月1~2次,每次发作少于1小时休息后即可消失。②多发:每月发作2次以上,每次发作1小时以上少于24小时,或需要药物控制者。③频发:每天发作,短暂多次,或每周发作1次以上,每次发作24小时以上,或需药物控制。

(二)鉴别诊断

1.胸痹心痛

胸痹心痛常可与心悸合并出现,其鉴别要点为:胸痹心痛除可见心慌不安,脉结或代外等心悸症状外,必以心痛为主症,多呈心前区或胸骨后刺痛、闷痛,常因劳累、感寒、饱餐或情绪波动而诱发,多呈短暂发作。但甚者心痛剧烈不止,唇甲发绀或手足青冷至节,呼吸急促,大汗淋漓,直至晕厥,病情危笃。

2.奔豚

奔豚发作之时,也觉心胸躁动不安。奔豚病症状为"从少腹起,上冲咽喉,发作欲死,复还止,皆从惊恐得之"。故本病与心悸的鉴别要点为心悸为心中剧烈跳动,发自于心;奔豚乃上下冲逆,发自少腹。

3.卑愫

卑愫症状为"痞塞不欲食,心中常有所歉,爱处暗室,或倚门后,见人则惊避,似失志状"。卑愫病因为"心血不足",虽有心慌,一般无促、结、代、疾、迟等脉象出现,是以神志异常为主的疾病,与心悸不难鉴别。

4.心下悸、心下痞

心下指胃脘,心下悸指心下(胃脘处)惕惕然跳动而言。心下痞指胃脘满闷不舒,按之柔软不痛的症状。其与心悸的鉴别要点在于:心下悸与心下痞病位皆在胃,而心悸病位在心。

(三)证候诊断

1.心虚胆怯

主症:心悸不宁,善惊易恐,稍惊即发,劳则加重。

次症:胸闷气短,自汗,坐卧不安,恶闻声响,少寐多梦而易惊醒,舌质淡红,苔薄白,脉动数,或细弦。

2.心脾两虚

主症:心悸气短,失眠多梦,思虑劳心则甚。

次症:神疲乏力,眩晕健忘,面色无华,口唇色淡,纳少腹胀,大便溏薄,舌质淡,苔薄白,脉细弱。

3.肝肾阴亏

主症:心悸失眠,眩晕耳鸣。

次症:形体消瘦,五心烦热,潮热盗汗,腰膝酸软,视物昏花,两目干涩,咽干口燥,筋脉拘急,肢体麻木,急躁易怒,舌质红,少津,苔少或无,脉象细数。

4.心阳不振

主症:心悸不安,动则尤甚,形寒肢冷。

次症:胸闷气短,面色㿠白,自汗,畏寒喜温,或伴心痛,舌质淡,苔白,脉虚弱,或沉细无力。

5.水饮凌心

主症:心悸眩晕,肢面水肿,下肢为甚,甚至咳喘,不能平卧。

次症:胸脘痞满,纳呆食少,渴不欲饮,恶心呕吐,形寒肢冷,小便不利,舌质淡胖,苔白滑,脉弦滑,或沉细而滑。

6.血瘀气滞

主症:心悸,心胸憋闷,心痛时作。

次症:两胁胀痛,善太息,形寒肢冷,面唇紫暗,爪甲青紫,舌质紫黯,或有瘀点、瘀斑,脉涩,或结,或代。

7.痰浊阻滞

主症:心悸气短,胸闷胀满。

次症:食少腹胀,恶心呕吐,或伴烦躁失眠,口苦口干,纳呆,小便黄赤,大便秘结,舌苔白腻或黄腻,脉弦滑。

8.邪毒犯心

主症:心悸,胸闷,气短,左胸隐痛。

次症:发热,恶寒,咳嗽,神疲乏力,口干渴,舌质红,少津,苔薄黄,脉细数,或结代。

二、病因病机

(一)病因

心悸的病因较复杂,既有体质因素、饮食劳倦或情志所伤,亦有感受外邪或药物中毒所致。其虚证者,多因气血阴阳亏虚,引起心神失养;实证者常见痰浊、瘀血、水饮,而致心神不宁。

1.体虚久病

禀赋不足,素体亏虚,或脾胃虚弱,化源不足,或久病失养,劳欲过度,皆可使气血不足,心失所养,发为心悸。气虚及阳或失治误治,心阳受损,失其温煦,可致心悸;阳气虚衰,无力鼓动血行,血脉瘀滞,亦致心悸。若虚及脾肾之阳,水湿不得运化,成痰成饮,上逆于心,亦成心悸。血虚日久,心阴损耗,或年老体弱,调摄不当,肝肾阴亏,均致心失滋养,而成心悸。且肝阴不足,失其条达,易致肝阳上亢,肝火内扰,或肾阴不足,水不济火,心火独亢,火扰心神,皆可扰乱心神而致心悸。此外,肺朝百脉,主治节,若肺气亏虚,不能助心以治节,则心脉运行不畅,心悸不安。

2.饮食劳倦

嗜食膏粱厚味,煎炸炙烤,蕴热化火生痰,痰火扰心,发为心悸。或饮食不节,损伤脾胃,运化失施,水液输布失常,滋生痰浊,痰阻心气,而致心悸,

3.情志所伤

惊则气乱,恐则气下,平素心虚胆怯,暴受惊恐,易使心气不敛,心神动摇,而心慌不能自主,惊悸不已,渐次加剧,直至稍遇惊恐,即作心悸,甚或外无所惊,时发怔忡。思虑过度,劳伤心脾,不仅暗耗阴血,又能影响脾胃功能,致生化之源不足,气血两虚,心失所养,发生心悸。长期抑郁,肝气郁结,气滞血瘀,心脉不畅,心神失养,引发心悸。大怒伤肝,肝火上炎,气血逆乱,且可夹痰,上扰于心,而出现心神不宁,心脉紊乱。

4.感受外邪

心气素虚,风湿热邪,合而为痹,痹证日久,内舍于心,痹阻心脉,心血瘀阻,发为心悸。或风寒湿热之邪,由血脉内侵于心,耗伤心气之阴,也可引起心悸。温病、疫毒均可灼伤营阴,心失所养,或邪毒内扰心神,如春温、风温、暑湿、白喉、梅毒等病,往往伴见心悸。

5.药物中毒

药物过量或毒性较剧,损及于心,可致心悸,如附子、乌头,或西药锑剂、洋地黄、奎尼丁、肾上腺素、阿托品等用药过量或不当时,均能引发心动悸、脉结代一类证候。

(二)病机

1.发病

心悸的发病,或由惊恐恼怒,动摇心神,致心神不宁而为心悸;或因久病体虚,劳累过度,耗伤气血,心神失养,若虚极邪盛,无惊自悸,悸动不已,则谓之怔忡。本病起病多为突发突止,或为反复发作,轻者数天或数月一发,可无明显症状或轻度不适,重则一天数发,或持续发作,多伴有气短乏力,胸闷头昏汗出,自觉怔忡不已,甚则晕厥昏迷。

2.病位

心悸病位主要在心,或为心神失养,或为心神不宁,引起心神动摇,悸动不安。但本病发病亦与脾、肾、肺、肝四脏功能失调相关。如脾不生血,心血不足,心神失养则动悸。脾失健运,痰湿内生,扰动心神,或肾阴不足,不能上制心火,肾阳亏虚,心阳失于温煦,均可发为心悸。肺气亏虚,不能助心以治节,心脉运行不畅则心悸不安。肝气郁滞,气滞血瘀,或气郁化火,致使心脉不畅,

心神受扰,也可进而引发心悸。

3.病性

心悸的病性主要有虚实两方面。虚者为气血阴阳亏损,心神失养而致。实者多由痰火扰心、水饮凌心及瘀血阻脉,气血运行不畅而引起。临床常表现为虚多实少,虚实夹杂。总之,本病多为本虚标实证,其本为气血不足,阴阳亏损,其标是气滞、血瘀、痰浊、水饮。

4.病势

本病虚多实少,或虚实兼夹。病情的演变多始于心血不足,进而心气亦虚,脏腑亏损。本病常继发于真心痛(胸痹心厥)、痰饮病、外感之后,辨证时要注意病因与宿疾之间的关系。某些心悸重症,进一步可以发展为气虚及阳或阴虚及阳而出现心(肾)阳衰,甚则心阳欲脱。更甚者心阳暴脱而成厥、脱之变。

5.病机转化

心悸的病机转化决定于邪热、痰浊、瘀血等病邪与人体正气相争的消长变化,虚实之间可以互相夹杂或转化。实证日久,正气亏耗,可兼见气、血、阴、阳之亏损,而虚证则又往往兼见实象。如阴虚可致火旺,阳虚易夹水饮、痰湿,气虚也易伴血瘀,痰火互结易伤阴,瘀血可兼痰浊。

心悸变证早期伴有心痛、胸闷、憋气、头昏欲呕者,要考虑是气滞血瘀、血脉瘀阻或痰湿阻络,痰饮溃心。若证见心悸,喘促水肿,起卧不安,甚者迫坐,脉疾数而微,多为心肾阳虚之危证。若见颜面苍白,大汗淋漓,四肢厥冷,喘促欲脱,甚则遗溺,脉微细欲绝,神志淡漠,此乃心悸加重,转入厥脱之危候,正气衰惫,元气败脱。若兼见脉搏极乱、极疾、极迟,面色苍白,口唇发绀,意识突然丧失,或时清时昧等,或并发抽搐、昏厥等症,属阴阳离决之候。

心悸的病机较为复杂,可因外邪、气滞、痰饮、瘀血、脏器虚衰等致病,在病机转化中又可因宿疾变化使病情加重,故辨清虚实兼夹、所在脏腑,才能做出相应的有效处理。

6.证类病机

心虚胆怯证:心气不足,神浮不敛,心神动摇;胆气怯弱,善惊易恐。心胆俱虚,易为惊恐所伤而发心悸。

心脾两虚证:思虑过度,劳伤心脾,心血暗耗,生化乏源,导致气血两虚,心神失养,而发心悸。

肝肾阴亏证:肾水亏耗,肝阴不足,水不济火,心火偏亢,心神不宁,导致心悸。

心阳不振证:久病体虚,损伤心阳,心失温养,神舍失守,而发心悸。

水饮凌心证:阳虚不能化水,水饮内停,上凌于心,故见心悸。

血瘀气滞证:阳虚鼓动无力,寒邪凝滞经脉,肝郁气滞血瘀,均可引起心血瘀阻,心脉不畅,而见心悸不安。

痰浊阻滞证:痰浊阻滞心气,痰火扰动心神,导致心神不宁,而发心悸。

邪毒犯心证:外感风热邪毒,表证未及发散,邪毒犯心,损伤阴血,耗伤气阴,心神失养,故见心悸。

三、临床治疗

(一)分证论治

1.辨证思路

(1)分清虚实:心悸证候特点多为虚实相兼,故当首辨虚实,虚当审脏腑气、血、阴、阳何者偏虚,实当辨痰、饮、瘀、火何邪为主。其次,当分清虚实之程度,正虚程度与脏腑虚损情况有关,即一脏虚损轻者,多脏虚损重者。在邪实方面,一般来说,单见一种夹杂轻者,多种合并夹杂者重。

(2)详辨脉象变化:脉搏的节律异常为本病的特征性征象,故尚需辨脉象,如脉率快速型心悸,可见数脉、疾脉、极脉、脱脉、浮合脉。脉率过缓型心悸,可见缓脉、迟脉、损脉、败脉、夺精脉。脉率不整型心悸,脉象可见促脉、结脉、代脉,或见脉象乍疏乍数,忽强忽弱。临床应结合病史、症状,推断脉症从舍。一般认为,阳盛则促,数为阳热,若脉虽数、促而沉细、微细,伴有面浮肢肿,动则气短,形寒肢冷,舌质淡者,为虚寒之象。阴盛则结,迟而无力为虚寒,脉象迟、结、代者,一般多属虚寒,其中结脉表示气血凝滞,代脉常表示元气虚衰、脏气衰微。凡久病体虚而脉象弦滑搏指者为逆,病情重笃而脉象散乱模糊者为病危之象。

(3)结合辨病辨证:对心悸的临床辨证应结合引起心悸原发疾病的诊断,以提高辨证准确性,如功能性心律失常所引起的心悸,常表现为心率快速型心悸,多属心虚胆怯,心神动摇;冠心病心悸,多为气虚血瘀,或由痰瘀交阻而致;病毒性心肌炎引起的心悸,初起多为风温干犯肺卫,继之热毒逆犯于心,随后呈气阴两虚,瘀阻络脉证;风心病引起的心悸,多由风湿热邪杂至,合而为痹,痹阻心脉所致。病态窦房结综合征多由心阳不振,心搏无力所致。慢性肺源性心脏病所引起的心悸,则虚实兼夹为患,多心肾阳虚为本,痰饮内停为标。

(4)辨明惊悸怔忡:大凡惊悸发病,多与情绪因素有关,可由骤遇惊恐,忧思恼怒,悲哀过极或过度紧张而诱发,多为阵发性,实证居多,但也存在内虚因素。病来虽速,病情较轻,可自行缓解,不发时如常人。怔忡多由久病体虚、心脏受损所致,无精神因素也可发生,常持续心悸,心中惕惕,不能自控,活动后加重。病情较重,每属虚证,或虚中夹实,病来虽渐,不发时也可见脏腑虚损症状。惊悸日久不愈,也可形成怔忡。

心悸由脏腑气血阴阳亏虚、心神失养所致,治当补益气血,调理阴阳,以求气血调畅,阴平阳秘,配合应用养心安神之品,促进脏腑功能的恢复。心悸由于痰饮、瘀血等邪实所致者,治当化痰、涤饮、活血化瘀,配合应用重镇安神之品,以求邪去正安,心神得宁。心悸临床上常表现为虚实夹杂,当根据虚实轻重之多少,灵活应用益气养血、滋阴温阳、化痰涤饮、行气化瘀及养心安神、重镇安神之法。

2.分证论治

(1)心虚胆怯:心悸不宁,善惊易恐,稍惊即发,劳则加重。胸闷气短,自汗,坐卧不安,恶闻声响,少寐多梦而易惊醒,舌质淡红,苔薄白,脉动数,或细弦。

病机分析:心为神舍,心气不足易致神浮不敛,心神动摇,少寐多梦;胆气怯弱则善惊易恐,恶闻声响。心胆俱虚则更为惊恐所伤,稍惊即悸。心位胸中,心气不足,胸中宗气运转无力,故胸闷气短。气虚卫外不固则自汗;劳累耗气,心气益虚,故劳则加重。脉象动数或细弦为气血逆乱之象。

治法:镇惊定志,养心安神。

常用方:安神定志丸(《医学心悟》)加减。龙齿先煎、琥珀先煎、磁石先煎、朱砂冲服、茯神、石菖蒲、远志、人参。

加减:心悸气短,动则益甚,气虚明显时,加黄芪以增强益气之功;气虚自汗加麻黄根、浮小麦、瘪桃干、乌梅;气虚夹瘀者,加丹参、桃仁、红花;气虚夹湿,加泽泻,重用白术、茯苓;兼见心阳不振,加附子、桂枝;兼心血不足,加熟地、阿胶;心气不敛,加五味子、酸枣仁、柏子仁,以收敛心气,养心安神;如睡眠易惊醒,可加重镇摄之品,如龙骨先煎、牡蛎先煎等;若心气郁结,心悸烦闷,精神抑郁,胸胁胀痛,加柴胡、郁金、合欢皮、绿萼梅、佛手。

83

常用中成药:黄芪注射液肌内注射,每次 2～4 mL,每天 1～2 次。静脉滴注,每次 10～20 mL,每天 1 次。益气养元,扶正祛邪,养心通脉,用于心气虚损所致的神疲乏力,心悸气短。

针灸:①治法。益气安神。②配穴。心俞、巨阙、间使、神门、胆俞。③方义。心俞、巨阙俞募配穴,功在调补心气,定悸安神。胆俞可以壮胆气而定志。间使、神门宁心安神。针用补法。善惊者,加大陵。自汗、气短甚者,加足三里、复溜。

临证参考:心悸心虚胆怯症多见于先天禀赋不足,久病体虚之人,常用镇静定志,养心安神之法。若临床表现心阳不振、心气不足或心气郁结时当随证如上加减。

(2)心脾两虚:心悸气短,失眠多梦,思虑劳心则甚。神疲乏力,眩晕健忘,面色无华,口唇色淡,纳少腹胀,大便溏薄,舌质淡,苔薄白,脉细弱。

病机分析:心脾两虚主要指心血虚、脾气弱之气血两虚证。思虑劳心,暗耗心血,或脾气不足,生化乏源,皆可致心失血养,心神不宁,而见心悸、失眠多梦。思虑过度可劳伤心脾,故思虑劳心则甚。血虚则不能濡养脑髓,故眩晕健忘;不能上荣肌肤,故面色无华,口唇色淡。纳少腹胀,大便溏薄,神疲乏力,均为脾气虚之表现。气血虚弱,脉道失充,则脉细弱。

治法:补血养心,益气安神。

常用方:归脾汤(《济生方》)加减。当归、龙眼肉、黄芪、人参、白术、茯神、远志、酸枣仁、木香、炙甘草。加减:气虚甚者重用人参、黄芪、白术、炙甘草,少佐肉桂,取少火生气之意;血虚甚者加熟地、白芍、阿胶;阳虚甚而汗出肢冷,脉结或代者,加附片先煎、桂枝、煅龙骨先煎、煅牡蛎先煎;阴虚甚而心烦、口干、舌质红,少苔者,加玉竹、麦冬、生地、沙参、石斛;自汗、盗汗者,可选加麻黄根、浮小麦、五味子、山萸肉、煅龙骨先煎、煅牡蛎先煎、稻根;纳呆腹胀,加陈皮、谷芽、麦芽、神曲、山楂、鸡内金、枳壳;神疲乏力,气短,失眠多梦,加合欢皮、夜交藤、五味子、柏子仁、莲子心等。

常用中成药:归脾丸浓缩丸,每次 8～10 丸,每天 3 次,口服。益气健脾,养心安神,用于心脾两虚,心悸气短,失眠多梦。益气养血口服液:每次 15～20 mL,每天 3 次。益气养血,用于气血不足所致的心悸气短,面色不华,体虚乏力。稳心颗粒:每次 9 g,每天 3 次。益气养阴,活血化瘀,用于气阴两虚,心脉瘀阻所致心悸不宁,气短乏力,胸闷胸痛。

针灸:①治法。养血益气,定悸安神。②配穴。心俞、巨阙、膈俞、脾俞、足三里。③方义。心俞、巨阙俞募配穴,功在调补心气,定悸安神。血之会膈俞可补血养心。气血的生成,赖水谷精微所化,故取脾俞、足三里健中焦以助气血化生。针用补法。腹胀、便溏者,加巨阙、足三里。

临证参考:本病多由思虑劳倦过度,脾虚气血生化乏源及心血暗耗、心神失养所致,故治疗时应注意起居有节,劳逸适度,调畅情志。此外,热病后期,心阴受灼而心悸者,以加味生脉散。若心悸气短,神疲乏力,心烦失眠,五心烦热,自汗盗汗,胸闷,面色无华,舌质淡红少津,苔少或无,脉细数,为气阴两虚;治以益气养阴,养心安神,用炙甘草汤。

(3)肝肾阴亏:心悸失眠,眩晕耳鸣。形体消瘦,五心烦热,潮热盗汗,腰膝酸软,视物昏花,两目干涩,咽干口燥,筋脉拘急,肢体麻木,急躁易怒,舌质红,少津,苔少或无,脉象细数。

病机分析:肾水亏虚,水不济火,心火偏亢,心神不宁,故心悸失眠。肾主骨生髓,肾阴不足,骨骼失养,故腰膝酸软;脑海失充,则眩晕耳鸣。肝开窍于目,主筋,肝阴不足,不能濡目,故视物昏花,两目干涩;筋失所养,故筋脉拘急,肢体麻木。阴虚火旺,虚火内蒸,则五心烦热,潮热盗汗;肝火内盛,故急躁易怒。阴液亏虚,不能上润,故咽干口燥。舌质红,脉细数皆为阴虚之证。

治法:滋补肝肾,养心安神。

常用方:一贯煎(《柳州医话》)合酸枣仁汤(《金匮要略》)加减。山萸肉、熟地、枸杞子、沙参、麦冬、知母、酸枣仁、茯神、川楝子、甘草。加减：口渴心烦，重用麦冬、沙参，加石斛、玉竹；阴虚火旺，热象偏重者，加黄连、栀子、淡竹叶等以清心火、宁心神；潮热盗汗，加麻黄根、地骨皮、浮小麦、白薇；便秘，加瓜蒌仁；善惊易恐，可加珍珠母先煎、生龙骨先煎、生牡蛎先煎等以加强重镇安神之功；阴虚夹痰热者，加用黄连温胆汤；阴虚夹瘀热者，加用丹参、牡丹皮、生地、赤芍等。

常用中成药：天王补心丹浓缩丸，每次 8 丸，每天 3 次。滋阴养血，补心安神，用于阴血不足，心悸健忘，失眠多梦。养血安神片每次 5 片，每天 3 次。滋阴养血，宁心安神，用于阴虚血少所致头晕心悸，失眠健忘。

针灸：①治法。滋阴降火，养心安神。②配穴。心俞、肾俞、三阴交、太溪、太冲、阴郄、神门。③方义。心俞、肾俞、阴郄、神门可交通心肾，养心安神定悸。三阴交为足三阴经的交会穴，补之可滋阴安神。补太溪以滋肾阴，泻太冲以清虚火。

临证参考：阴虚而火不旺者，也可用天王补心丹加减；若口苦咽燥，热象较著，而阴虚不甚者，宜用朱砂安神丸养阴清热，镇心安神。

(4)心阳不振：心悸不安，动则尤甚，形寒肢冷。胸闷气短，面色㿠白，自汗，畏寒喜温，或伴心痛，舌质淡，苔白，脉虚弱，或沉细无力。

病机分析：久病体虚，损伤心阳，心失温养，则心悸不安；不能温煦肢体，故面色㿠白，肢冷畏寒。胸中阳气虚衰，宗气运转无力，故胸闷气短。阳气不足，卫外不固，故自汗出。阳虚则寒甚，寒凝心脉，心脉痹阻，故心痛时作。阳气虚衰，无力推动血行，故脉象虚弱无力。

治法：温补心阳。

常用方：桂枝甘草龙骨牡蛎汤(《伤寒论》)加减。桂枝、生龙齿先煎、生牡蛎先煎、炙甘草。加减：心阳不足，形寒肢冷者，加黄芪、人参、附子益气温阳；大汗出者，重用人参、黄芪，加煅龙骨先煎、煅牡蛎先煎，或加山萸肉，或用独参汤煎服；兼见水饮内停者，选加葶苈子、五加皮、大腹皮、车前子、泽泻、猪苓；夹有瘀血者，加丹参、赤芍、桃仁、红花等；兼见阴伤者，加麦冬、玉竹、五味子。

常用中成药：心宝丸温补心肾，活血通脉，用于病态窦房结综合征表现为心肾阳虚，心脉瘀阻所致心悸，气短，脉结代。病态窦房结综合征，每次 300～600 mg，每天 3 次，疗程 3～6 月。期外收缩及房颤，每次 120～240 mg，每天 3 次，疗程 1～2 月。宁心宝胶囊每次 2 粒，每天 3 次。提高心率，改善窦房结房室传导功能，用于房室传导阻滞、缓慢性心律失常表现为心肾阳虚，心悸、胸闷、气短。参附注射液 5～20 mL 加入 5%～10% 葡萄糖注射液 20 mL，静脉推注；20～100 mL 加入 5%～10% 葡萄糖注射液或 0.9% 氯化钠注射液 250～500 mL，静脉滴注。回阳救逆，益气固脱，用于阳虚或气虚所致惊悸怔忡。

针灸：①治法。温补心阳，安神定悸。②配穴。心俞、厥阴俞、内关、神门、关元。③方义。心俞、厥阴俞相配可助心阳、益心气。内关、神门安神定悸。关元针后加灸，以振奋阳气。针用补法，针后加灸。腹胀、便溏者，加公孙、天枢。

临证参考：若心阳不振，心中空虚而悸，心动过缓为著者，可以麻黄附子细辛汤加补骨脂、桂枝、炙甘草。如大汗淋漓，面青唇紫，肢冷脉微，喘憋不能平卧，为亡阳征象，当急予独参汤或参附汤，送服黑锡丹；或参附注射液静脉推注或静脉滴注，以回阳救逆。

(5)水饮凌心：心悸眩晕，肢面水肿，下肢为甚，甚至咳喘，不能平卧。胸脘痞满，纳呆食少，渴不欲饮，恶心呕吐，形寒肢冷，小便不利，舌质淡胖，苔白滑，脉弦滑，或沉细而滑。

病机分析：阳虚不能化水，水饮内停，上凌于心，故见心悸；饮溢肢体，故见水肿。饮溢肢体，故见水肿。饮阻于中，清阳不升，则见眩晕；阻碍中焦，胃失和降，则脘痞，纳呆食少，恶心呕吐。

阳气虚衰,不能温化水湿,膀胱气化失司,故小便不利。舌质淡胖,苔白滑,脉弦滑或沉细而滑,皆为水饮内停之象。

治法:振奋心阳,化气利水。

常用方:苓桂术甘汤(《金匮要略》)加减。桂枝、茯苓、白术、炙甘草。加减:兼见纳呆食少,加谷芽、麦芽、神曲、山楂、鸡内金;恶心呕吐,加半夏、陈皮、生姜;尿少肢肿,加泽泻、猪苓、茯苓、防己、葶苈子、大腹皮、车前子;兼见瘀血者,加当归、川芎、刘寄奴、泽兰叶、益母草。

常用中成药:五苓散片每次4～5片,每天3次。温阳化气,利湿行水。用于膀胱气化不利,水湿内聚引起小便不利等。

针灸:①治法。振奋阳气,化气行水。②配穴。关元、肾俞、内关、神门、阴陵泉。③方义。关元、肾俞壮肾阳以行水气。内关、神门宁心定悸。阴陵泉健脾以化水饮。针用平补平泻法。伴胸闷气喘甚而不能平卧者,加刺膻中。

临证参考:心悸水饮凌心证临床多见于心功能不全,若兼见水饮射肺,肺气不宣者,表现胸闷、咳喘,夜间阵发性短促呼吸或夜间阵发性咳嗽,可加杏仁、前胡、桔梗以宣肺,加葶苈子、五加皮、防己以泻肺利水。若肾阳虚衰,不能制水,水气凌心,症见心悸、咳喘,不能平卧,尿少水肿,可用真武汤。

(6)血瘀气滞:心悸,心胸憋闷,心痛时作。两胁胀痛,善太息,面唇紫黯,爪甲青紫,舌质紫黯,或有瘀点、瘀斑,脉涩,或结,或代。

病机分析:阳气不足,无力鼓动血行,或寒凝经脉,或情志抑郁,气机郁滞等,皆可致心血瘀阻,心脉不畅,而心悸不安。气机阻滞,不痛则痛,故心痛时作。血瘀气滞,心阳被抑,故心胸憋闷。脉络瘀阻,故面唇爪甲青紫,舌质紫黯,有瘀点、瘀斑,脉涩、结、代。两胁胀痛、善太息为气郁不舒之证。

治法:活血化瘀,理气通络。

常用方:桃仁红花煎(《素庵医案》)加减。桃仁、红花、丹参、赤芍、川芎、延胡索、香附、青皮、生地、当归。加减:气滞血瘀者,加柴胡、枳壳、木香;因虚致瘀者,去理气之品,气虚加黄芪、党参、白术、山药;血虚加何首乌、熟地、阿胶;阴虚加麦冬、玉竹、枸杞子、女贞子;阳虚寒凝加附子、肉桂、淫羊藿;络脉痹阻,胸部窒闷,去生地,加沉香、檀香、降香;夹有痰浊,胸满闷痛,苔浊腻,加瓜蒌、薤白、半夏;胸痛甚,加人工麝香冲服、乳香、没药、五灵脂、蒲黄、三七粉等。

常用中成药:七叶神安片每次50～100 mg,每天3次。益气安神,活血止痛。用于心气不足,心血瘀阻所致心悸失眠、胸闷胸痛。

针灸:①治法。活血化瘀,理气通络。②配穴。内关、膻中、心俞、气海、膈俞、血海。③方义。内关、膻中、心俞可强心定悸止痛。灸气海助阳益气,气推血行。膈俞、血海活血化瘀。针用平补平泻法,气海加灸。失眠健忘者,加神门。气短自汗者,加复溜。

临证参考:心悸由血瘀气滞所致者,轻症可选用丹参饮,重症也可选用血府逐瘀汤。

(7)痰浊阻滞:心悸气短,胸闷胀满。食少腹胀,恶心呕吐,或伴烦躁失眠,口苦口干,纳呆,小便黄赤,大便秘结,舌苔白腻或黄腻,脉弦滑。

病机分析:痰浊阻滞心气,故心悸气短。气机不畅,故见胸闷胀满。痰阻气滞,胃失和降,故食少腹胀,恶心呕吐。痰郁化火,则见口苦口干,小便黄赤,大便秘结,苔黄腻等热象;痰火上扰,心神不宁,故烦躁失眠。痰多、苔腻、脉弦滑为内有痰浊之象。

治法:理气化痰,宁心安神。

常用方:导痰汤(《校注妇人良方》)加减。半夏、陈皮、制南星、枳实、茯苓、安神、远志、酸枣仁。加减:纳呆腹胀,兼脾虚者,加党参、白术、谷芽、麦芽、鸡内金;痰火伤津,大便秘结,加大黄、瓜蒌;痰火伤阴,口干盗汗,舌质红,少津,加麦冬、天冬、沙参、玉竹、石斛;烦躁不安,惊悸不宁,加生龙骨先煎、生牡蛎先煎、珍珠母先煎、石决明先煎以重镇安神。

常用中成药:竹沥达痰丸每次 6~9 g,每天 2~3 次。豁除顽痰,清火顺气。用于痰热上壅,咳喘痰多等。

针灸:①治法。行气化痰,宁心安神。②配穴。丰隆、膻中、巨阙、心俞、神门。③方义。脾胃为生痰之源,痰浊壅遏,气机失宣,丰隆为足阳明经别络,属足阳明而络脾经。膻中为气会,可行气化痰。以上两穴针用泻法可宣通气机,蠲化痰浊。心俞、巨阙俞募配穴,配以神门,针用补法,功在调益心气,宁心定悸安神。

临证参考:心悸属痰火内扰,心神不宁者,伴有烦躁口苦,苔黄,脉滑数,可用黄连温胆汤加茵陈、苦参。属于气虚夹痰者,治以益气豁痰,养心安神,可用定志丸。

(8)邪毒犯心:心悸,胸闷,气短,左胸隐痛。发热,恶寒,咳嗽,神疲乏力,口干渴,舌质红,少津,苔薄黄,脉细数,或结代。

病机分析:外感风热,侵犯肺卫,故咳嗽,发热恶寒。表证未及发散,邪毒犯心,损及阴血,耗伤气阴,心神失养,故见心悸,胸闷痛;阴液耗损,口舌失润,故口干渴,舌少津;气短,神疲乏力乃气虚表现。舌质红,苔薄黄为感受风热之象,脉细数或结代为气阴受损之证。

治法:清热解毒,益气养阴。

常用方:银翘散(《温病条辨》)合生脉散(《备急千金要方》)加减。金银花、连翘、薄荷后下、牛蒡子、芦根、淡竹叶、桔梗、人参、麦冬、五味子。

加减:热毒甚者,加大青叶、板蓝根;若夹血瘀,症见胸痛不移,舌质紫暗有瘀点、瘀斑者,加牡丹皮、丹参、益母草、赤芍、红花;若夹湿热,症见纳呆,苔黄腻者,加茵陈、苦参、藿香、佩兰;若兼气滞,症见胸闷、喜叹息者,可酌加绿萼梅、佛手、香橼等理气而不伤阴之品;口干渴,加生地、玄参。

常用中成药:维 C 银翘片每次 2 片,每天 3 次。疏风解表,清热解毒。用于风热感冒,发热头痛,口干等。银翘解毒胶囊每次 4 粒,每天 2~3 次。疏风解表,清热解毒。用于风热感冒,发热头痛,口干等。生脉注射液益气养阴,复脉固脱,用于气阴两虚所致脱证、心悸胸痹。20~60 mL加入 5%~10% 葡萄糖注射液 250~500 mL,静脉滴注。参麦注射液益气固脱,养阴生津,生脉,用于病毒性心肌炎表现为气阴两虚者。10~60 mL 加入 5%~10% 葡萄糖注射液 250~500 mL,静脉滴注。

针灸:①治法。泻热解毒,益气养阴。②配穴。曲池、大椎、外关、合谷、足三里、三阴交、心俞、厥阴俞。③方义。曲池、大椎、外关、合谷可清热泻火解毒,以针泻之可泻热解毒。足三里健脾益气,三阴交滋阴安神,心俞、厥阴俞益心气,宁心神,针用补法可起益气养阴之效。

临证参考:该证常见于病毒性心肌炎。若热毒炽盛,而正虚不著者,可以银翘散加味;如邪毒已去,气阴两虚为主者,用生脉散加味。

(二)按心律失常类型辨证论治

1.期前收缩

偶发室早、结早常无症状,无须治疗。对伴发于器质性心脏病的室早,治疗目的是预防室性心动过速、心室颤动和心性猝死。对于恶性室早(器质性改变室性期前收缩)应酌用抗心律失常药。

治疗以"调节气血阴阳平衡"为原则,"补其不足泻其有余",气虚则补益,血虚则养血,痰浊内扰,则豁痰开窍,瘀血内阻可化瘀通络等。

(1)辨证要点:①心律失常(期前收缩)的病位在心,属本虚标实,虚多于实。首分虚实尤为重要,虚是由气、血、阴、阳亏虚;实多由痰火、瘀血、水饮所致。②期前收缩属"心悸""怔忡"范畴。要区别心悸与怔忡之不同。大凡惊悸的发病,多由情绪因素有关,可由骤遇惊恐。情绪过用而诱发,多为阵发性,病情较轻,实证居多;怔忡多由久虚体病,心脏受损所致,无精神因素也可发生。常持续心悸,不能自控,活动后加重,每属虚证或虚中兼实。③心悸多伴脉结代等脉律失常症,要品味结、代、迟、涩、促脉及其临床意义,结合病史、症状,推断脉证从舍。首先要对结、代进行鉴别,然后再注意相兼脉。结脉为无规律的间歇脉,代脉为有规律的间歇脉。结脉主实,代脉主虚。沉结为气滞血瘀,弦结为寒凝气滞,滑而结为痰郁气结;涩而结为寒凝气滞或气滞血瘀;结代为气阴俱虚,阳虚气滞。凡久病本虚而脉象弦滑搏指者为逆;病情重笃而脉象散乱模糊者危。④临证应四诊合参,结合体检及有关现代仪器检查(特别是心电图一般不应缺少),明确心悸病因,对辨证分型和辨病治疗,实属必要。

(2)分证论治:①心气不足。临床表现:心悸、气短乏力,头晕自汗,动则加剧,胸闷,舌质淡红,苔薄白,脉细弱或结代。治法:益气安神。常用方:炙甘草汤(《伤寒论》)加减。炙甘草、人参、黄芪、大枣、干地黄、麦冬、阿胶、麻仁、生姜。②心血不足。临床表现:心悸眩晕,倦怠乏力,面色不华,唇舌色淡,脉虚细成结代。治法:养血安神。常用方:四物汤(《太平惠民和剂局方》)加减。熟地、当归、白芍、川芎、酸枣仁、龙眼肉、柏子仁、党参、鸡血藤、炙甘草。③心阳不振。临床表现:心悸不安,胸闷气短,面色㿠白,形寒肢冷,乏力气短。舌淡苔白,脉沉细或结代。治法:温补心阳。常用方:桂枝甘草龙骨牡蛎汤(《伤寒论》)加减。桂枝、甘草、附片、龙骨先煎、牡蛎先煎、人参、白术、丹参。加减:若瘀血明显者,加当归、鸡血藤等活血之品;若饮邪上犯,恶心呕吐,眩晕加半夏、细辛、干姜以化饮降逆;若阳虚水泛,小便短少,肢体水肿者,加泽泻、茯苓、车前子,益母草。④心脉瘀阻。临床表现:心悸不安,胸闷不舒,心前区刺痛,入夜尤甚,或见唇甲青紫,舌质紫黯或瘀斑,脉涩或结代。治法:活血化瘀,理气通络。常用方:桃仁红花煎(《素庵医案》)加减。桃仁、红花、丹参、赤芍、当归、制香附、延胡索、青皮、川芎、生地。加减:气虚加黄芪、党参、黄精;血虚加何首乌、枸杞子、熟地;阴虚加麦冬、玉竹、女贞子;阳虚加熟附片、肉桂、淫羊藿;痰浊者加半夏、薤白、瓜蒌。⑤痰扰心神。临床表现:心悸胸闷,眩晕恶心,失眠多梦,痰多口苦,苔腻稍黄,脉滑或结代。治法:化痰定悸。常用方:温胆汤(《三因极一病证方论》)加减。法半夏、陈皮、枳实、竹茹、茯苓、生姜、大枣、生龙齿先煎、远志。加减:痰郁化热,加黄连、栀子、黄芩;心悸重症,加珍珠母先煎、酸枣仁、石决明先煎;火郁伤阴,加沙参、麦冬、生地、石斛;兼见脾虚加山药、白术、党参。

2.阵发性室上性心动过速

中医学认为室上速病位在心,可直接发病,也可与其他疾病并发。常与体质虚弱,情志所伤、饮食劳倦、外邪侵袭等因素有关。病机多属心气阴两虚、阴虚火旺或肾阳虚弱,此外,尚与瘀滞化热有关。热可致急,瘀可致乱,心体失健,心用失常而见心悸脉促。

(1)辨证要点:①室上性心动过速病位在心,病机多属心气阴两虚、阴虚火旺或肾阳虚衰,此外,尚与瘀滞化热有关。热可致急,瘀可致乱,心体失健,心用失常而心悸脉促,组方用药时应注意益气通脉、凉血养心。②脉症不符时,应舍症从脉用药。从脉用药规律遵循《濒湖脉学》"涩脉血少或精伤""促脉惟将火病医",适当加入补血养阴之品,加重凉血补气之药,每能获效。③治疗原则:短暂发作,可不治疗;急性发作期首选兴奋刺激迷走神经的物理方法:深吸气后屏气,再用力作呼气动作;或刺激咽喉引起恶心;或压迫一侧眼球或颈动脉窦。

(2)分证论治:治疗本病以"补虚泻实"为原则,虚者心气虚者补气养心安神,心阴虚者滋阴养心;实者,心火旺以清心降火,痰浊扰心以化痰开窍,血瘀治以活血化瘀等。

阴虚火旺:心悸不宁,头晕目眩,口干盗汗,腰膝酸软,虚烦不宁,失眠多梦,头痛耳鸣,舌质红,苔薄少津,脉弦细数。

治法:滋阴降火,养心安神。

常用方:黄连阿胶汤(《伤寒论》)加减。

黄连、黄芩、阿胶、芍药、鸡子黄、炒枣仁、生龙牡先煎、桑寄生、牛膝。

加减:阴虚而火热不显者,可改用天王补心丹;热象较著,可改服朱砂安神丸;肝肾阴虚者加熟地、山萸肉;眩晕明显者加枸杞子、菊花、天麻、钩藤后下。

气虚血瘀:心悸气短,神虚乏力,胸闷或心痛。舌黯红,舌体胖边有齿痕,或有瘀点,脉细数。

治法:益气通脉,凉血养心。

常用方:生脉散(《内外伤辨惑论》)合四物汤(《太平惠民和剂局方》)加减。

太子参、麦冬、五味子、生地、赤芍、当归、川芎。

加减:兼胸闷不舒者,加郁金、香附、乌药;兼心悸易惊、失眠多梦者加酸枣仁、炙远志、生龙牡先煎;兼痰多、头重如裹者加姜半夏、陈皮、石菖蒲;出现代脉者加黄芪或人参;见涩脉加阿胶、郁金、丹参、三七粉。

心神不宁:心悸阵发,喜惊易恐,坐卧不安,多梦易醒,饮食少思。舌淡苔薄白,脉象小数。

治法:镇惊定志,养心安神。

常用方:安神定志丸(《医学心悟》)加减。

龙齿先煎、琥珀先煎、磁石先煎、朱砂冲服、茯神、人参、石菖蒲、远志。

加减:若气虚明显者加黄芪、柏子仁、蒸黄精;兼心阳不振者加桂枝、熟附片;兼心血不足者加阿胶、熟地、夜交藤;兼心气郁结者加合欢花、绿萼梅、郁金、柴胡。

心血不足:心悸怔忡,面色不华,头晕目眩,舌质淡,脉细弱。

治法:补血养心,益气安神。

常用方:归脾汤(《济生方》)加减。

当归、龙眼肉、黄芪、人参、白术、茯神、远志、酸枣仁、煨木香、炙甘草。

加减:若气阴两虚,脉细数疾者可用炙甘草汤益气滋阴、补血复脉;气虚甚者加生脉散;阴虚甚者加麦冬、沙参、玉竹、石斛;失眠多梦者加合欢皮、夜交藤、五味子、莲子心。

痰火扰心:心悸怔忡,眩晕恶心,胸闷,心烦不得眠,舌苔黄腻,脉滑数。

治法:清火化痰,宁心安神。

常用方:黄连温胆汤(《备急千金要方》)加减。

黄连、竹茹、枳实、半夏、陈皮、茯苓、甘草、大枣、苦参、紫石英。

加减:痰火热甚者加炒栀子、黄芩、陈胆星、贝母、全瓜蒌以加强化痰清火之功;痰火互结、大便秘结者加大黄;心悸重症加远志、石菖蒲、生龙牡先煎、石决明先煎、酸枣仁、茯神;火郁伤阴者加南北沙参、麦冬、玉竹、生地;若脾虚便溏者加党参、炒白术、山药、谷麦芽。

3.心房颤动(房颤)

(1)辨证要点:①房颤主要病机是心阴阳两虚。房颤患者出现胸闷胸痛,心悸气短。多汗易惊等气虚气滞、心阳浮越等表现,根据《难经》"损其心者,调其营卫"的古训,应在精确辨证的基础上,施以益气养心安神定惊之法,加用桂枝龙骨牡蛎汤。无论房颤有无病因诊断,重镇安神法贯穿治疗始终。重用金石介质,既可安神,又可潜敛浮越之心阳。②房颤辨证的关键是脉象。常见的脉象有:促、结、代、疾、散,并常和沉、滑、虚、微、细、弱、弦等合并出现。但必须详细审察,反复验证,不可混淆。否则以代作结,以虚为实,必然戕害元气,形成不救。

治疗原则:①病因治疗。②控制心室率。③复律:经治疗 3～5 天,心室率稳定而房颤持续者,酌情选用电复律或药物复律。

虚证当益气养血安神为主,实证血瘀者活血化瘀;痰浊者健脾化痰,久病入络,则虚实夹杂,可攻补兼施。

(2)分证沦治:中医学认为脏腑虚损为房颤的发病基础,常因先天禀赋不足,劳欲过度、后天失养等,使心气耗伤而心气不足,血运无力,血脉瘀阻;七情内伤,气机郁滞,瘀久化热,暗耗阴血,气阴两虚;心气不足,痰浊内生,凝聚心脉,阳气亏耗,气不行水,水湿内停而发病。

心血不足:心悸(或怔忡),失眠健忘,寐少多梦,恍惚不安,眩晕。舌质淡苔薄白,脉细数结代。

治法:养血宁心,安神和络。

常用方:桂枝龙骨牡蛎汤(《伤寒论》)合四物汤(《太平惠民和剂局方》)加减。

生龙牡、桂枝、炙甘草、紫贝、当归、琥珀末、辰砂末、炒枣仁、柏子仁、首乌藤、远志、合欢皮、炙百合、丹参、鸡血藤、白芍。

气虚瘀阻:心悸气短,胸闷而痛,胁痛,失眠,多梦。舌质黯苔薄白,脉弦细结代。

治法:益气宣痹和络。

常用方:生脉散(《医学启源》)合金铃子散(《素问病机气宜保命集》)加减。

人参、麦冬、五味子、川楝子、延胡索、黄芪、赤白芍、丹参、煅龙牡、紫石英、紫贝齿、当归、檀香、三七粉。

气虚水停:心悸(或怔忡),气短,失眠多梦,五心烦热,咽干,自汗或盗汗,下肢沉重而肿。舌红苔薄少,脉细结代。

治法:益气养阴、兼以利水。

常用方:生脉散(《医学启源》)合五苓散(《伤寒论》)加减。

人参、麦冬、五味子、玉竹、桂枝、猪苓、茯苓、车前子、白术、生黄芪、泽泻、当归、仙鹤草、地锦草、琥珀粉、葶苈子。

阴虚阳亢:头晕目眩,腰膝酸软,失眠多梦,心中烦热,口干头痛,肢体麻木。舌红苔少,脉细弦结代。

治法:滋补肝肾、平肝潜阳。

常用方:镇肝息风汤(《医学衷中参西录》)加减。

怀牛膝、赭石、生龙牡、生龟甲、生白芍、玄参、天冬、川楝子、生麦芽、菊花、桑寄生、夏枯草、黄芩。

气虚痰痹:心悸气短,胸闷乏力,面色㿠白,舌体胖,舌质淡黯,苔白腻,脉滑或结代。

治法:益气化痰、宣痹和络。

常用方:六君子汤(《太平惠民和剂局方》)合温胆汤(《金匮要略》)加减。

党参、白术、茯苓、甘草、陈皮、竹茹、枳实、黄芪、当归、丹参、红花。

4.房室传导阻滞

(1)辨证要点:本病病位在心,心阳不足,心气虚损,血脉鼓动无力为其主要病机。但也见于心阴不足,心失濡养而致心脉搏动徐缓者。然"心本乎肾",肾为阴阳之根先天之本。若肾阳亏虚则不能助心阳搏动;肾阳强壮,心阳当然也可扶植。所以心脉正常运行也"资始于肾"。由于临床上房室传导阻滞多见于心肾阳气不足型,故大多医家主张心肾同治,气血兼顾。

治疗原则:①首先应针对病因治疗。②改善症状,防止阿-斯综合征的发作。Ⅰ型房室传导阻滞如心室率>50次/分,则传导阻滞本身无须治疗。二度Ⅱ型、三度房室传导阻滞,心室率多缓慢并影响血流动力学,应积极提高心室率以改善症状,并防止阿-斯综合征发作。内科药物治疗无效或阿-斯综合征反复发作者,应安装人工心脏起搏器。

中医治疗本病多用温阳益气活血法。重用辛温之品可使心率提高,配以活血祛瘀可改善房室传导。审证求因,施以温补脾肾、养心安神、化痰祛痰之剂。

(2)分证论治:①气虚瘀阻。心悸气短懒言,面色不华,肌肤甲错或唇甲青紫,头晕乏力,舌质淡黯有瘀斑,脉沉迟细涩或结代。治法:益气化瘀,温通和络。常用方:补阳还五汤合血府逐瘀汤(《医林改错》)加减。黄芪、赤白芍、川芎、当归尾、地龙、红花、桃仁、熟地、牛膝、桔梗、桂枝、枳壳、炙甘草。加减:气阴亏虚者加人参或西洋参、太子参、黄精;若血虚明显者加阿胶、何首乌、枸杞子;血瘀明显者加丹参、三棱;气滞者加沉香、甘松。②气阴两虚证。临床表现:心悸怔忡,心烦不寐,乏力气短,自汗口干,手足心热,舌红少津,脉虚细或结代。治法:益气养阴。常用方:炙甘草汤(《伤寒论》)合生脉散(《内外伤辨惑论》)加减。炙甘草、党参、丹参、生龙牡、生地、五味子、麦冬、肉桂。加减:若血瘀明显、兼胸闷痛、舌有瘀斑者,加川芎、红花、赤芍、降香以活血化瘀;若兼有痰湿、头晕目眩、呕吐痰涎者,加瓜蒌、半夏、竹茹、胆南星、茯苓等祛痰化浊。③心肾阳虚。临床表现:心悸气短,动则尤甚,神倦怯寒,面色㿠白,形寒肢冷,水肿,舌淡苔白厚,脉沉弱或结代。治法:温补心肾。常用方:参附汤(《校注妇人良方》)合右归丸(《景岳全书》)加减。人参、黄芪、熟地、补骨脂、淫羊藿、制附片、枸杞子、桂枝、鹿角胶。加减:有血瘀者加丹参、红花、川芎、桃仁;痰湿重者加半夏、干姜、苍术;兼水肿者加茯苓、防己、大腹皮。④阳虚欲脱。临床表现:心悸,汗出如珠,面色灰白,呼吸气微,四肢厥冷,精神委顿,甚或昏厥,舌质淡,脉微欲绝。治法:益气回阳救脱。常用方:独参汤(《景岳全书》)或参附汤(《校注妇人良方》)加味。红参10~20 g,煎服或切片咀嚼;炙党参、熟附片、炙黄芪、肉桂、山萸肉、煅龙牡。加减:偏阴虚者加玉竹、天冬、太子参;若心阳不振者,以心动过缓为著者酌加炙麻黄、桂枝、补骨脂;若兼痰湿血瘀者可加枳实、半夏、陈皮、丹参、红花。

5.病态窦房结综合征

本病为窦房结功能减退,窦房结的自律性下降,出现窦缓、窦性停搏、房室交界区逸搏;由于窦房结及周围组织的病变使窦性冲动向心房传导障碍引起窦房传导阻滞;窦房结衰竭往往导致室上性心动过速,心房颤动的发生,引起心动过缓过速综合征。

(1)辨证要点:本病的中医辨证首分虚实。虚证当分气、血、阴、阳之虚,实证当分清痰浊、瘀血之实。中医通过诊脉,认识病窦患者的心率或节律的异常改变,如迟脉、涩脉、结脉、代脉。概括其病机为阳虚阴虚气血虚损、气滞血瘀。其病在心,其本在肾,脾为次之。主要病理为心阳虚、心肾阳虚或兼脾阳不足。在阳虚的基础上夹有血瘀、痰凝之标证。病程迁延日久,阳损及阴,出现阴阳两虚之重证。

治疗原则:①病因治疗,宜积极治疗原发病。②对于窦性心动过缓(心率>50次/分),无明显症状者,不需治疗。③对于心动过缓明显且有症状者,可试用提高窦房结兴奋性及促进传导的药物。④对治疗效果不满意屡有阿-斯综合征发作者,可安装人工心脏起搏器。

中医辨证治疗的原则守"虚则补元,实则泻之",以补气养血,调节阴阳平衡,以及活血化瘀化痰为法。

(2)分证论治:①心阳虚弱。临床表现:心悸气短,动则加剧,突然昏仆,汗出倦怠,面色㿠白,或形寒肢冷。舌淡苔白,脉沉弱或沉迟。治法:温阳益气。常用方:人参四逆汤(《伤寒论》)合苓桂术甘汤(《金匮要略》)加减。红参、制附片、干姜、炙甘草、桂枝、白术、茯苓。加减:若见水肿者,加防己、泽泻、车前子、益母草、丹参以活血利水。若有血瘀者,加丹参、赤芍、红花、枳壳以活血化瘀。②心肾阳虚。临床表现:心悸气短,动则加剧,面色㿠白,形寒肢冷,腰膝酸软,眩晕耳鸣,小便清长,舌质淡苔白,脉迟结代。治法:温补心肾。常用方:参附汤(《校注妇人良方》)合右归丸(《景岳全书》)加减。人参、黄芪、熟地、制附片、枸杞子、杜仲、桂枝、鹿角胶。加减:若水肿较甚者,加猪苓、茯苓、椒目、大腹皮以利水消肿。若血瘀内阻者,加益母草、泽兰、红花以活血化瘀。③气阴两虚。临床表现:心悸气短,乏力,失眠多梦,自汗盗汗,口干,五心烦热,舌红少津,脉虚细或结代。治法:益气养阴。方剂:生脉散(《内外伤辨惑论》)合炙甘草汤(《伤寒论》)加减。党参、炙甘草、麦冬、五味子、丹参、龙骨、牡蛎、生地、肉桂。加减:若血瘀重,兼有胸闷而痛,舌有瘀斑者,加川芎、红花、赤芍、降香以活血化瘀;若兼有痰湿,出现头晕目眩,呕吐痰涎或胸脘痞闷者,加瓜蒌、半夏、竹茹、南星等除痰化浊。④痰湿阻络。临床表现:心悸气短,咳嗽有痰,胸痛彻背,头晕目眩,舌质淡,苔白腻,脉弦滑或结代。治法:化痰除湿,理气通络。常用方:瓜蒌薤白半夏汤(《金匮要略》)合六君子汤(《校注妇人良方》)加减。瓜蒌、薤白、半夏、茯苓、白术、党参、陈皮、桂枝、炙甘草、砂仁。加减:若血瘀明显者,加丹参、枳实、郁金、延胡索以活血化瘀;若痰多而有寒象者,加附片等以温阳化痰;若痰多而眩晕者,加天麻、菊花等清利头目。⑤心脉瘀阻。临床表现:心悸气短,胸闷憋气,或刺痛阵作,牵引肩背,自汗,四肢厥冷,唇甲青紫,舌质紫黯,或有瘀点,脉涩或结代。治法:温阳益气、活血化瘀。常用方:参附汤(《校注妇人良方》)合冠心Ⅱ号方(郭士魁方)加减。人参、附片、桃仁、川芎、红花、当归、麻黄、细辛。加减:若阳损及阴,阴阳两虚者,加枸杞子、麦冬、生地以滋补阴血。⑥元阳欲脱。临床表现:汗出如珠,面色青灰、呼吸气微、四肢厥冷,精神萎靡,或昏厥。舌质淡,脉结代或微欲绝。治法:回阳固脱。常用方:参附龙桂汤(《经验方》)。人参、黄芪、附片、炙甘草、山萸肉、煅龙骨、肉桂。加减:若兼有阴虚者,加玉竹、天冬、太子参以养阴生津。若夹痰浊血瘀者。可分别加陈皮、枳壳、半夏、丹参、红花、郁金以理气化湿或活血化瘀。

(三)急证、变证治疗

心悸病常见的变证有厥脱、心阳虚衰、昏迷、抽搐等。

1.厥脱

心悸若因某种诱因,阳气暴脱,见颜面苍白,大汗淋漓,四肢厥冷,喘气欲脱,甚或遗溺,脉微细欲绝,神志淡漠;或气阴耗竭见神恍惊悸,面色潮红,汗出如油,口渴欲饮,身热心烦,四肢温暖,舌光、干枯无苔,脉虚数或结代,此乃心悸加重,转入厥脱之危候。

厥脱西医属心源性休克范畴。应在常规抗休克治疗的基础上根据病情酌选参麦注射液、参附注射液等以回阳救逆、固脱生津,用法同前。

西医治疗:大剂量多巴胺和小剂量硝普钠以升高血压、改善循环、降低左心室充盈压和外周阻力。用法:先给予多巴胺 10 mg 静脉推注以尽快升高血压,然后从 300 μg/min[(约

6 μg/（kg·min）]开始静脉滴注，根据血压逐渐上调多巴胺量，在 500 μg/min［约 10 μg/（kg·min）]左右开始加硝普钠从 5 μg/min 开始，随多巴胺增量而上调，至血压稳定、病情改善，逐渐减小两药剂量直到完全停用。多巴胺最大量可至 1 600 μg/min［约 32 μg/（kg·min）]，硝普钠最大量可至 25 μg/min。

中医治疗：阳气暴脱型用参附注射液，气阴耗竭者用参麦注射液，用法同前。

在抗休克基础上，需积极应用药物、电复律、人工心脏起搏器等积极纠治或控制心律失常原发病。

在厥脱的救治过程中，若遇血压回升不满意，应考虑伤阴是否纠正，以及瘀血和心阳虚衰等问题是否及时得以处理。

2.心阳虚衰

在心悸伴有心痛、胸闷、气短，头昏欲呕者，为变证的早期表现，应特别警惕进一步发展。若见喘息水肿，起卧不安，甚者迫坐，脉疾数而微，多为心肾阳虚之危证。

心阳虚衰症状多见于严重的心律失常导致的急性心功能不全或早期左心衰竭。

具体急救治疗措施如下。

（1）使患者取坐位或半卧位，两腿下垂，使下肢静脉回流减少。

（2）给氧。

（3）镇静：静脉注射 3～5 mg 吗啡。

（4）舌下或静脉滴注硝酸甘油：但有引起低血压可能。确定收缩压在 13.3 kPa（100 mmHg）或以上后，舌下首剂 0.3 mg，5 分钟后复查血压，再给 0.3～0.6 mg，5 分钟后再次测血压。如收缩压降低至 12.0 kPa（90 mmHg）或以下，应停止给药。静脉滴注硝酸甘油的起始剂量为 10 μg/min，在血压测定监测下，每 5 分钟增加 5～10 μg/min，直至症状缓解或收缩压下降至 12.0 kPa（90 mmHg）或以下。继续以有效剂量维持静脉滴注，病情稳定后逐步减量至停用，突然中止静脉滴注可能引起症状反跳。

（5）静脉注射呋塞米 40 mg 或依他尼酸钠 50 mg（以 50% 葡萄糖液稀释），对血压偏低的患者应慎用，以免引起低血压或休克。

（6）其他辅助治疗：①静脉注射氨茶碱 0.25 g，以 50% 葡萄糖 40 mL 稀释，15～20 分钟注完。②洋地黄制剂：对室上性快速心律失常引起的肺水肿有显著疗效。静脉注射毛花苷 C（地高辛），对 1 周内未用过者首次剂量毛花苷 C 0.6 mg，1 周内用过者则宜从小量开始。③伴低血压的肺水肿患者，宜先静脉滴注多巴胺 2～10 μg/（kg·min），保持收缩压在 13.3 kPa（100 mmHg），再进行扩血管药物治疗。

并发心阳虚衰时可选中药强心剂足量静脉推注：黄夹苷，1 次 0.25 mg，根据病情，可重复 1 次。铃兰毒苷，饱和量 0.2～0.3 mg，在 24 小时内分 2～3 次注入；维持量：每天 1 次 0.05～ 0.1 mg。万年青总苷，1 次0.1～0.4 g。

3.昏厥、抽搐

此类并发症常继发于心肌梗死，严重的心动悸，心失所养，脏腑衰竭所致。若见脉搏散乱无根，游移不定，唇绀、意识突然丧失，或时清时昧等，常易并发昏厥、抽搐。

严重心悸导致的短暂意识丧失，西医称为心源性昏厥。昏厥发作持续数秒钟时可有四肢抽搐、呼吸暂停、发绀等表现，称为阿-斯综合征。心源性昏厥、抽搐大多数较短暂，但有反复发作可能，治疗重在迅速控制心律失常，预防发作，具体参照本章节西医治疗部分。

中医常用急救措施如下。

参麦注射液或参附注射液大剂量静脉推注,后改为滴注维持治疗,疗效较好。

若为痰湿阻窍的昏迷,清开灵注射液 10 mL 加入 50％葡萄糖注射液 20～40 mL 中,静脉滴注,连续1～2 次。

若为痰火扰心,醒脑静注射液 10 mL 加入 50％葡萄糖注射液 40 mL 中,静脉滴注,连续 2～3 次。然后再改用静脉滴注。

(四)疗效评定标准

临床痊愈:症状全部消失,心电图检查或动态心电图检查恢复正常。

显效:心悸症状消失,心电图检查或动态心电图明显改善;期前收缩消失;阵发性室上性心动过速或心房颤动发作基本控制或频发转为偶发。

有效:心悸症状大部分消失,心电图检查或动态心电图有所改善;期前收缩次数较治疗前缩减 50％以上,或频发转为多发,或多发转为偶发。

无效:心悸症状和心电示波观察或动态心电图无改变或加重。

(五)护理与调摄

1.明确病因,加强预防

护理工作者对心悸患者要做到了解病因,进行思想疏导,使患者保持精神愉快;要注意天气变化,当天气由热转寒时,应及时加衣保暖,以防情志不舒,或感受外邪等因素诱发心悸。

2.观脉症,警惕突变

若脉搏过于疾数,或过于迟缓,或紊乱不齐,乍疾乍疏,良久复来,又觉胸闷加剧,短气懒言,头昏眩加重,应特别警惕,这是发生厥脱的先兆表现。应结合心电监护判断心律失常的性质。

3.查变证,挽救危候

本病极易发生厥脱、心阳虚衰、抽搐、昏迷等危候,应及时报告医师,并准备好急救药车,以便抢救。

4.明宜忌,帮助康复

心悸之证,若不发生变证,仍属病情较轻,此时要注意治疗原发病,如真心痛(胸痹心厥)、胸痹心痛、风湿病、痰饮病,加之适当注意锻炼,少食肥甘,多食易消化清淡之饮食,防止感冒,忌烟酒,饮茶不宜过浓,可减少病情复发,预后较好。

5.识药性,安全第一

本病多因虚极而并发虚脱、昏厥、抽搐,治疗时常用附子、草乌等有毒之品,应用时一定要密切观察,要求安全第一,过量、煎法不当,都可能有中毒反应。

6.重症护理

对严重心律失常需要电复律的患者,复律前要准备好各种药品,包括抗心律失常药、升压药、氧气及其他急救设备等,保持良好的备用状态,以保证电击和抢救无误,建立通畅的静脉输液通道。在电复律过程中及电复律后观察期间,密切观察心电示波器上的心律、心率变化,并注意血压变化,定时复查心电图,测量 QRS、QT 及 P-R 期间的动态变化,当发现心率低于 50 次/分,或有各种类型的传导阻滞或原有传导阻滞加重,Q-T 间期明显延长,或出现新类型的心律失常,应立即通知医师,查找原因,并给予相应的处理。

(六)预后与转归

心悸仅为偶发、短暂阵发者,一般易治或不药而解;反复发作或长时间持续发作者,较为难治,但其预后主要取决于本虚标实的程度,邪实轻重,脏损多少,治疗当否及脉象变化等情况。如患者气血阴阳虚损程度较轻,未兼瘀血,痰饮,病损脏腑单一,治疗及时得当,脉象变化不显著,病证多能痊愈。反之,脉象过速、过迟、频繁结代或乍疏乍数者,治疗颇为棘手,预后较差,甚至出现喘促、水肿、胸痹心痛、厥脱等变证、坏证,若不及时抢救,预后极差,甚至猝死。心悸初起,病情较轻,此时如辨证准确,治疗及时,且患者能遵医嘱,疾病尚能缓解,甚至恢复。若病情深重,特别是老年人,肝肾本已渐亏,阴阳气血也不足,如病久累及肝肾,致真气亏损越重,或者再虚中夹实,则病情复杂,治疗较难。

（张燕蕾）

第二节　胸痹心痛

一、定义

胸痹心痛简称心痛,是指因胸阳不振,阴寒、痰浊留居胸廓,或心气不足,鼓动乏力,使气血痹阻,心失所养致病,以发作性或持续性心胸闷痛为主要表现的内脏痹证类疾病。轻者仅感胸闷、短气,心前区、膺背肩胛间隐痛、刺痛、绞痛,历刚傲秒钟至数分钟,经休息或治疗后症状可迅速缓解,但多反复发作;重者胸膺窒闷,痛如锥刺,痛彻肩背,持续不能缓解,伴心悸、短气、喘不得卧;甚至大汗淋漓,唇青肢厥,脉微欲绝。病位在"两乳之间,鸠尾之间",即膻中部及左胸部。

据历代文献所载,心痛有广义、狭义之不同。广义胸痹心痛,有"九心痛"等多种分类法,范围甚广,可涉及胃脘痛等许多疾病。同时,又有将胸痹心痛作为胸痛加以论述者。鉴于广义胸痛所涉及的许多疾病在有关篇章中已有论述,故均不列入本节讨论范围。本节专论由心脏病损引起疼痛的辨证论治。

二、历史沿革

"心痛"病名最早见于马王堆古汉墓出土的《五十二病方》,《黄帝内经》对之有明确的论述。如《素问·标本病传论篇》有"心病先心痛"之谓,《素问·缪刺论篇》又有"卒心痛""厥心痛"之称;《灵枢·厥病》把心痛严重,并迅速造成死亡者称为"真心痛",谓:"真心痛,手足青至节,心痛甚,旦发夕死,夕发旦死。"对于本症的临床表现和病因,《黄帝内经》中也有较为明确的记载。如《素问·厥论篇》云:"手心主少阴厥逆,心痛引喉,身热,死不可治。"《素问·脏气法时论篇》云:"心病者,胸中痛,胁支满,胁下痛,膺背肩胛间痛,两臂内痛。"《素问·痹论篇》云:"心痹者,脉不通,烦则心下鼓,暴上气而喘。"《灵枢·厥病》把厥心痛分为肾心痛、肺心痛、肝心痛、脾心痛,而其中如"心痛间,动作痛益甚""色苍苍如死状""终日不得太息""痛如以锥针刺其心"等描述,与临床表现颇相符合。至于本症的病因,《素问·举痛论篇》指出:"经脉流行不止,环周不休。寒气入经而稽迟,泣而不行。客于脉外则血少,客于脉中则气不通,故猝然而痛。"此虽非专指心痛而论,但若结合《素问·痹论篇》"心痹者,脉不通"之说,显然可以认为本症与寒凝、气滞、血瘀有关。此外,《素问·刺热篇》又有"心热病者,先不乐,数天乃热,热争则卒心痛"之说,提示本症与热邪也有关系。在治疗方面,《黄帝内经》则较少药物治疗,而对针刺治疗有较系统的论述。总之,《黄帝内经》有关本证的记述,为后世对心痛的辨证论治奠定了基础。

汉代张仲景首先明确提出了"胸痹"这个病名,并在《金匮要略》一书中以"胸痹心痛短气病脉证治"篇进行了专门论述,且把病因病机归纳为"阳微阴弦",即上焦阳气不足,下焦阴寒气盛,认为乃本虚标实之证。症状描写也比《黄帝内经》更为具体明确,可见到胸背痛、心痛彻背、背痛彻心、喘息咳嗽、短气不足以息、胸满、气塞、不得卧、胁下逆抢心等症,并指出"胸痹缓急",即心痛有时缓和,有时剧烈的发病特点。在治疗上,根据不同证候,制定了瓜蒌薤白白酒汤等九张方剂,如"胸痹之病,喘息咳嗽,胸背痛,短气,寸口脉沉而迟,关上小紧数,栝楼薤白白酒汤主之"。轻症则予清轻宣气之法,"胸痹,胸中气塞,短气,茯苓杏仁甘草汤主之;橘枳姜汤亦主之"。重症则予温补胸阳,峻逐阴寒之法,"胸痹缓急者,薏苡附子散主之","心痛彻背,背痛彻心,乌头赤石脂丸生之"等,体现了辨证论治的特点。

隋代巢元方在其《诸病源候论》中对本证的认识又有进一步发展。巢氏认为"心病"可有心痛证候,心痛中又有虚实两大类,治法当异;并指出临床上有"久心痛"证候,伤于正经者病重难治。该书载:"心痛者,风冷邪气乘于心也,其痛发有死者,有不死者,有久成疹者。""久心痛候"称:"心为诸脏主,其正经不可伤,伤之而痛者,则朝发夕死,夕发朝死,不暇展治。其久心痛者,是心之支别络,为风邪冷热所乘痛也,故成疹,不死,发作有时,经久不瘥也。"还指出有的心痛胸痹者可有"不得俯仰"的表现,观察颇为细致。此外,在"心悬急懊痛候"中提出"是邪迫于阳气,不得宣畅,壅瘀生热"的病机转归。可见在病机的阐发上,较张仲景又有所提高。

唐代孙思邈在其《备急千金要方》和《千金翼方》中也列举了心痛胸痹证候的表现特点和治法,指出"心痛暴绞急欲绝,灸神府百壮……""心痛如锥刀刺气结,灸膈腧七壮";"心痛短气不足以息,刺手太阴";"胸痹引背时寒,间使主之;胸痹心痛,天井主之"等,在针灸治疗心痛方面,积累了许多有效的经验。

宋金元时代有关心痛的论述更多,治疗方法也十分丰富。《圣济总录·心痛总论》继续阐发了《黄帝内经》中关于心痛的脏腑分类特点,并指出此证疼痛的发生与"从于外风,中脏既虚,邪气客之,痞而不散,宜通而塞"有关。另如在"胸痹门"中,还有"胸膺两乳间刺痛,甚则引肩胛"的症状记载。《太平圣惠方》在"治卒心痛诸方""治久心痛诸方""治心痛彻背诸方""治胸痹诸方""治胸痹心背痛诸方""治心痹诸方"等篇中,收集治疗本证的方剂甚丰,观其制方,具有温通理气、活血通窍的显著特点;观其所论,多将本证的病因病机归之为脏腑虚弱,风邪冷热之气所客,正气不足,邪气亢盛,特别是在"治心痹诸方"中指出:"夫思虑繁多则损心,心虚故邪乘之,邪积不去,则时害饮食,心中幅幅如满,蕴蕴而痛,是谓之心痹。"是很有见地的。又如《太平惠民和剂局方》之苏合香丸,主治卒心痛等病证,经现代医疗实践验证,颇有效果。杨士瀛《仁斋直指方附遗·方论》指出真心痛也可由"气血痰水所犯"而起;陈无择《三因极一病证方论·九痛叙论》中统论各种心痛的三类病因,其所论的内因与本证关系较为密切,强调"皆脏气不平,喜怒忧郁所致",使得在本证的病因认识方面又有所发展。金代刘完素《素问病机气宜保命集·心痛论》中,根据临床表现不同,将本证分为"热厥心痛""大实心中痛""寒厥心痛"三种不同类型,并分别运用"汗""敝""利""温"等法及有关方药治疗,并提出"久痛无寒而暴痛非热"之说,对本证的辨证论治具有一定指导意义。

迨明清时期,对心痛的辨证更为细腻。如《玉机微义·心痛》中特别提出本证之属于虚者:"然亦有病久气血虚损及素作劳羸弱之人患心痛者,皆虚痛也。"补前人之未备。尤为突出的是,明清时期对心痛与胃脘痛、厥心痛与真心痛等,有了明确的鉴别。明代以前的医家多将心痛与胃脘痛混为一谈,如《丹溪心法·心脾痛》说:"心痛,即胃脘痛。"而明清不少医家均指出两者需加以区别。如《证治准绳·心痛胃脘痛》云:"或问:丹溪言心痛即胃脘痛然乎?曰:心与胃各一脏,其病形不同。因胃脘痛处在心下,故有当心而痛之名,岂胃脘痛即心痛者哉。历代方论,将两者混同,叙于一门,误自此始",然而,又指出:"……胃脘之受邪,非止其自病者多;然胃脘逼近于心,移其邪上攻于心,为心痛者亦多。"说明心痛与胃脘痛既有区别,又有联系。《临证指南医案·心痛》徐灵胎评注也说:"心痛、胃痛确是二病,然心痛绝少,而胃痛极多,亦有因胃痛而及心痛者,故此二症,古人不分两项,医者细心求之,自能辨其轻重也。"关于厥心痛和真心痛的区别,明代李梴《医学入门·心痛》称:"真心痛,因内外邪犯心君,一天即死;厥心痛,因内外邪犯心之包络,或它脏邪犯心之支络。"清代喻嘉言《医门法律·卷二》也谓:"厥心痛……去真心痛一间耳。"对于厥心痛的病因,继《难经·五十六难》"其五脏相干,名厥心痛"及《圣济总录·卷第一十五》"……阳虚而阴厥,致令心痛,是为厥心痛"之说以后,明清医家也多有论述,如《医学入门·心痛》主以七情,曰:"厥心痛……或因七情者,始终是火。"清代潘楫《医灯续焰·心腹脉证》则认为是由寒邪乘虚内袭,荣脉凝泣所致;《医门法律·卷二》则强调"寒逆心包"等。真心痛的病因,明代之前有因于寒,因于气、血、痰、水之论,而明代虞搏《医学正传》又指出与"污缸冲心"(即瘀血)有关;清代陈士铎《辨证录·心痛门》则补充"火邪犯心"这一病因。值得重视的是明清时期不少医家,如方隅《医林绳墨》、陈士铎《辨证录》、虞搏《医学正传》、林佩琴《类证治裁》等,皆摆脱了真心痛不能救治的成说,结合他们的经验,提出"亦未尝不可生"的卓见,且列出救治方药。显然,这是本病治疗上的一大进步。

三、范围

根据本证的临床特点,可见于西医学冠状动脉粥样硬化性心脏病之心绞痛及心肌梗死,其他如心包炎等疾病引起的心前区疼痛,其临床表现与本证的特点相符者,均可参照本节辨证论治。

四、病因病机

胸痹心痛的病位在心,但其发病与心、肾、肝、脾诸脏的盛衰有关,可在心气、心阳、心血、心阴不足,或肝、肾、脾失调的基础上,兼有痰浊、血瘀、气滞、寒凝等病变,总属本虚标实之证。其病因病机可归纳如下。

(一)寒邪犯心

气候骤变,风寒暑湿燥火六淫邪气均可诱发或加重心之脉络损伤,发生本病。然尤以风寒邪气最为常见。素体心气不足或心阳不振,复因寒邪侵袭,"两虚相得",寒凝胸中,胸阳失展,心脉痹阻。《素问·调经论篇》曰:"寒气积于胸中而不泻,不泻则温气去,寒独留则血凝泣,凝则脉不通。"故患者常易于气候突变,特别是遇寒冷,则易卒然发生心痛。

(二)七情内伤

清代沈金鳌《杂病源流犀烛·心病源流》认为七情"除喜之气能散外,余皆足令心气郁结而为痛也"。由于忧思恼怒,心肝之气郁滞,血脉运行不畅,而致心痛。《灵枢·口问》谓:"忧思则心系急,心系急则气道约,约则不利。"《薛氏医案》认为肝气通于心气,肝气滞则心气乏。所以,七情太过,是引发心痛的常见原因。

(三)饮食失节

恣食膏粱厚味,或饥饱无常,日久损伤脾胃,运化失司,饮食不能生化气血,聚湿生痰,上犯心胸清旷之区,清阳不展,气机不畅,心脉闭阻,遂致心痛。痰浊留恋日久,则可成痰瘀交阻之证,病情转顽,故明代龚信《古今医鉴》亦云:"心脾痛者,亦有顽痰死血……种种不同。"

(四)气血不足

劳倦内伤或久病之后脾胃虚弱,气血乏生化之源,以致心脏气血不足,即所谓心脾两虚之证;或失血之后,血脉不充,心失所养。心气虚可进而导致心阳不足,阳气亏虚,鼓动无力,清阳失展,血气行滞,发为心痛。心脏阴血匮乏,心脉失于濡养,拘急而痛。此外,心气心血不足也可由七情所致,"喜伤心"、思虑过度、劳伤心脾等,皆属此例。

(五)肾阳不足

不能鼓舞心阳,心阳不振,血脉失于温运,痹阻不畅,发为心痛;肾阴不足,则水不涵木,又不能上济于心,因而心肝火旺,更致阴血耗伤,心脉失于濡养,而致心痛,而心阴不足,心火燔炽下汲肾水,又可进一步耗伤肾阴。同时心肾阳虚,阴寒痰饮乘于阳位,阻滞心脉,而作心痹,即仲景"阳微阴弦"之谓,这也是心痛的重要病机之一。

总之,胸痹心痛的主要病机为心脉痹阻,其病位以心为主,然其发病多与肝、脾、肾三脏功能失调有关,表现为本虚标实,虚实夹杂。其本虚可有阳虚、气虚、阴虚、血虚,且又多阴损及阳,阳损及阴,而见气阴不足、气血两亏、阴阳两虚,甚或阳微阴竭,心阳外越;其标实有痰、饮、气滞、血瘀之不同,同时又有兼寒、兼热的区别。而痰浊可以引起或加重气滞、血瘀,痰瘀可以互结;阴虚与痰热常常互见,痰热也易于伤阴;阳虚与寒痰、寒饮常常互见,寒痰、寒饮又易损伤阳气等,复杂多变,临床必须根据证候变化,详察细辨。

五、诊断与鉴别诊断

(一)诊断

1.发病特点

本证每卒然发生,或发作有时,经久不瘥。且常兼见胸闷、气短、心悸等症。七情过极、气候变化、饮食劳倦等因素常可诱发本证。

2.临床表现

左侧胸膺或膻中处突发憋闷而痛,疼痛性质表现为压榨样痛、绞痛、刺痛或隐痛等不同。疼痛常可引及肩背、前臂、胃脘部等,甚至可沿手少阴、手厥阴经循行部放射至中指或小指,并兼心悸。疼痛移时缓解,或痛彻肩背,持续不解。

心电图应列为必备的常规检查,必要时可做动态心电图、运动试验心电图、标测心电图和心功能测定等。休息时心电图明显心肌缺血(R 波占优势的导联上有缺血型 ST 段下降超过0.05 mV或正常,不出现 T 波倒置的导联上倒置超过 2 mm,心电图运动试验阳性)。

参考检查项目有血压、心率、心律、白细胞总数、血沉、血脂分析、空腹血糖。必要时可做血清酶学、血黏度、血小板功能、睾酮、雌二醇、血管紧张素测定。

(二)鉴别诊断

1.胃脘痛

多因长期饮食失节,饥饱劳倦,情志郁结,或外感寒邪,或素体阳虚,脾胃虚寒所致。但其疼痛的发生,多在食后或饥饿之时,部位主要在胃脘部,多有胃脘或闷或胀,或呕吐吞酸,或不食,或便难,或泻痢,或面浮黄、四肢倦息等证,与胃经本病参杂而见。而心痛则少有此类症状,多兼见胸闷、气短、心悸等症。

2.胁痛

胁痛部位主要在两胁部,且少有引及后背者,其疼痛特点或刺痛不移,或胀痛不休,或隐痛悠悠,鲜有短暂即逝者;其疼痛诱因常由情绪激动;而缘于劳累者多属气血亏损,病久体弱者。常兼见胁满不舒,善太息,善嗳气,纳呆腹胀或口干、咽干、目赤等肝胆经症状及肝郁气结乘脾之症状,这些都是心痛少见的伴随症状。

3.胸痛

凡岐骨之上的疼痛称为胸痛,可由心肺两脏的病变所引起。胸痛之因于肺者,其疼痛特点多呈持续不解,常与咳嗽或呼吸有关,而且多有咳唾、发热或吐痰等。心痛的范同较局限,且短气、心悸多与心痛同时出现,心痛缓解,短气、心悸等亦随之而减。

4.结胸

《伤寒论·辨太阳病脉证并治》:"病有结胸,有藏结,其状何如;答曰:按之痛,寸脉浮,关脉沉,名曰结胸也。"指邪气结于胸中,胸胁部有触痛,颈项强硬,大便秘结或从心下到少腹硬满而痛。发病原因多由太阳病攻下太早,以致表热内陷,与胸中原有水饮互结而成。胸胁有触痛者为"水结胸";心下至少腹硬痛拒按,便秘,午后微热者为"实热结胸"。结胸虽有痛,但其特点为触痛,或疼痛拒按,与心痛不同,且其伴随症亦与心痛有异。

5.胸痞

《杂病源流犀烛·胸膈脊背乳病源流》:"至如胸痞与结胸有别……大约胸满不痛者为痞。"指胸中满闷而不痛。多由湿浊上壅,痰凝气滞,胸阳不展所致。心痛亦有胸闷,但因胸痞无痛,故易于鉴别。

六、辨证论治

心痛一证多突然发生,忽作忽止,迁延反复。日久之后,正气益虚,加之失治或治疗不当,或不善调摄,每致病情加重,甚至受某种因素刺激而卒然发生真心痛,严重者可危及生命。治疗应根据患者的不同临床表现,把握病情,分别进行处理,以求病情缓解,杜其发展。

(一)辨证

1.辨证要点

(1)辨心痛性质:心痛有闷痛、灼痛、刺痛、绞痛之别,临床中须结合伴随症状,辨明心痛的属性。①闷痛:是临床最常见的一种心痛。闷重而痛轻,无定处,兼见胁胀痛,善太息者属气滞者多;若兼见多唾痰涎,阴天易作,苔腻者,属痰浊为患;心胸隐痛而闷,由劳引发,伴气短心慌者,多属心气不足之证。②灼痛:总由火热所致。若伴有烦躁,气粗,舌红苔黄,脉数,而虚象不明显者,由火邪犯心所致;痰火者,多胸闷而灼痛阵作,痰稠,苔黄腻;灼痛也可见于心阴不足,虚火内炽的患者,多伴有心悸、眩晕、升火、舌红少津等阴虚内热之症。③刺痛:《素问·脉要精微论篇》云:"夫脉者,血之府也……涩则心痛。"由血脉瘀涩所致的心痛,多为刺痛,固定不移,或伴舌色紫暗、瘀斑。但是,由于引起血瘀心脉的原因很多,病因不同,心痛的性质也常有不同,故血瘀之心痛又不限于刺痛。④绞痛:疼痛如绞,遇寒则发,得冷则剧,多伴畏寒肢冷,为寒凝心脉所致;若兼有阳虚见症,则为阳虚,乃阴寒内盛,乘于阳位。另外,这种剧烈的心痛也常因劳累过度、七情过极、过食饮酒等因素而诱发,所以临床见心胸绞痛,又不可为"寒"所囿。

(2)辨心痛轻重顺逆:一般情况下,心痛病情轻重的判别,大致可根据以下几点。①心痛发作次数:发作频繁者重;偶尔发作者轻。②每次心痛发作的持续时间:瞬息即逝者轻;持续时间长者重;若心痛持续数小时或数目不止者更重。③心痛发作部位固定与否:疼痛部位固定,病情较深、较重;不固定者,病情较浅、较轻。④心痛证候的虚实:证候属实者较轻;证候虚象明显者较重。⑤病程长短:一般说来,初发者较轻;病程迁延日久者较重。

总之,判断心痛一证病情的轻重,应把心痛的局部表现与全身状况结合起来进行综合分析,才能得出正确的结论。

心痛一旦发展成为"真心痛",属于重症,临床须辨其顺逆,以便及时掌握病情发展变化的趋势,采取有效的救治措施。有以下情况出现时,须警惕是真心痛:心胸疼痛持续不止,达数小时乃至数目,有的疼痛剧烈,可引及肩背、左臂、腮、咽喉、脘腹等处,可伴有气短、喘息、心悸慌乱,手足欠温或冷,自汗出,精神委顿,或有恶心呕吐,烦躁,脉细或沉细,或有结代。追溯既往,大多有心痛反复发作的病史。同时,常有过度疲劳、情志刺激、饱食、寒温不调及患其他疾病,如外感热病、失血、肝胆胃肠疾病等诱发因素。

辨真心痛的顺逆,关键在防厥、防脱,重点应注意以下几个方面:①无论阴虚或阳虚的真心痛都可有厥脱之变;但阳虚者比阴虚者更容易发生厥脱变化。②神委和烦躁是真心痛常见的精神表现。如果精神委顿逐渐有所发展,或烦躁不安渐见加重,应引起充分注意。如出现神志模糊或不清,则病已危重。③真心痛患者大多有气短见症,要注意观察其变化。若气短之症逐渐有加重趋势,应提高警惕,迫见喘促之症,则病情严重。④动辄汗出或自汗也是真心痛的常见症。如果汗出增多,须防止其发生厥脱之变。⑤剧烈的疼痛可以致厥,于真心痛尤其如此。所以,若见心胸疼痛较剧烈而持续不缓解者,应谨防其变。⑥手足温度有逐渐下降趋势者,应充分重视,若四肢逆冷过肘而青紫者,表明病已垂危。正如方隅《医林绳墨》中说:"或真心痛者,手足青不至节,或冷未至厥,此病未深,犹有可救……"⑦舌苔变化可帮助我们分析正邪2方面的发展情况。不少真心痛患者,在发生厥脱之前,先有舌质越变越胖,舌苔越来越腻或越滑等变化,也有的变得越来越光红而干,对于这些舌苔变化,都应仔细观察。相反,这些舌象逐渐好转,则往往提示病情在向好的方面发展。⑧在真心痛中,下列脉象变化应引起高度重视:脉象变大或越来越细,越来越无力,或越变越速,越变越迟,或脉象由匀变不匀,由没有结代脉变为有结代脉等,都表示正气越来越弱,心气越来越不足。

以上这几方面,如果观察细致,则能帮助我们及时掌握病情发展的顺逆趋势,也有利于及时发现厥脱的征象,以便及时用药,这对防脱防厥是有益的。

2.证候

根据心痛的临床表现,按标本虚实大致可分为如下几种证候。

(1)寒凝心脉:卒然心痛如绞,形寒,天气寒冷或迎寒风则心痛易作或加剧,甚则手足不温,冷汗出,短气心悸,心痛彻背,背痛彻心。苔薄白,脉紧。

病机分析:诸阳受气于胸中,心阳不振,复受寒邪,以致阴寒盛于心胸,阳气失展,寒凝心脉,营血运行失畅,发为本证。心脉不通故心痛彻背;寒为阴邪,本已心阳不振,感寒则阴寒益盛,故易作心痛;阳气失展,营血运行不畅,故见心悸气短,手足不温,冷汗出等症。苔白脉紧为阴寒之候。本证候的辨证关键在于心痛较剧,遇寒易作,苔白脉紧。

(2)气滞心胸:心胸满闷,隐痛阵阵,痛无定处,善太息,遇情志不畅则诱发、加剧,或可兼有脘胀,得嗳气、矢气则舒等症。苔薄或薄腻,脉细弦。

病机分析:情志抑郁,气滞上焦,胸阳失展,血脉不和,故胸闷隐痛,善太息;气走无着,故痛无定处;肝气郁结,木失条达,每易横逆犯及中焦,故有时可兼有脾胃气滞之症。本证候的主症是胸闷隐痛,痛无定处,脉弦,为临床所常见,正如清代沈金鳌《杂病源流犀烛·心病源流》云:"心痛之不同如此,总之七情之由作心痛。"

(3)痰浊闭阻:可分为痰饮、痰浊、痰火、风痰等不同证候。痰饮者,胸闷重而心痛轻,遇阴天易作,咳唾痰涎,苔白腻或白滑,脉滑;兼湿者,则可见口黏,恶心,纳呆,倦怠,或便软等症。痰浊者,胸闷而兼心痛时作,痰黏,苔白腻而干,或淡黄腻,脉滑;若痰稠,色黄,大便偏干,苔腻或干,或黄腻,则为痰热。痰火者,胸闷,心胸时作灼痛,痰黄稠厚,心烦,口干,大便干或秘,苔黄腻,脉滑数。风痰者,胸闷时痛,并见舌謇偏瘫,眩晕,手足震颤麻木之症,苔腻,脉弦滑。

病机分析:痰为阴邪,其性黏滞,停于心胸,则窒塞阳气,络脉阻滞,酿成是证。痰饮多兼寒,故其痰清稀,遇阴天易作;"脾为生痰之源",脾虚运化无权,既能生痰,又多兼湿。浊者,厚浊之义,故病痰浊者,其胸闷心痛可比痰饮者重。痰浊蕴久;则可生热,见痰稠、便干、苔黄腻等痰热之象。痰之兼有郁火或阴虚火旺者,可为痰火之证,伤于络脉则灼痛,扰乱神明则心烦,热伤津液则口干、便秘。阳亢风动,与痰相并而为风痰,闭阻络脉而为偏瘫、麻木,风邪入络而见舌謇、震颤,扰于心胸则为闷痛。此外,痰之为患,也常可因恼怒气逆,而致痰浊气结互阻胸中,猝然而作心胸剧痛。痰浊闭阻一证,变化多端,必须据证详析。

(4)瘀血痹阻:心胸疼痛较剧,如刺如绞,痛有定处,伴有胸闷,日久不愈,或可由暴怒而致心胸剧痛。苔薄,舌暗红、紫暗或有瘀斑,或舌下血脉青紫,脉弦涩或结代。

病机分析:因于寒凝、热结、痰阻、气滞、气虚等因素,皆可致血脉郁滞而为瘀血。血瘀停着不散,心脉不通,故作疼痛如刺如绞,而痛处不移。故《素问·脉要精微论篇》云:"夫脉者,血之府也……涩则心痛。"血为气母,瘀血痹阻,则气机不运,而见胸闷;暴怒则肝气上逆,气与瘀交阻,闭塞心脉,故作卒然剧痛;痛则脉弦,舌紫暗、瘀斑,均瘀血之候,瘀血蓄积,心阳阻遏则脉涩或结代。由于致瘀原因有别,故又有寒凝血瘀、热结血瘀、气滞血瘀、痰瘀互结、气虚血瘀等不同,临床辨证应将各有关证候与本证候,互相参照,以资鉴别。此外,尚须提及的是,无论何因所引起之心痛,即使临床上血瘀的证候不明显,但由于"心主血脉",《素问·痹论篇》云:"心痹者,脉不通。"故总与"心脉痹阻"的病机攸关,在辨证时,对病程短者,应考虑其伴有血脉涩滞的一面;对病程长者,则应顾及其伴有瘀痹心脉的一面。

(5)心气不足:心胸阵阵隐痛,胸闷气短,动则喘息,心悸且慌,倦怠乏力,或懒言,面色白,或易汗出。舌淡红胖,有齿痕,苔薄,脉虚细缓或结代。

病机分析:思虑伤神,劳心过度,损伤心气。盖气为血帅,心气不足,胸阳不振,则运血无力,血滞心脉,即《灵枢·经脉》谓:"手少阴气绝则脉不通,脉不通则血不流。"故发心痛、胸闷、短气、喘息;心气鼓动无力,则心悸且慌,脉虚细缓结代;汗为心之液,气虚不摄,故易自汗;劳则气耗,故心气不足诸证,易由劳而诱发。若兼见食少乏力,腹胀便溏,或食后易作心痛且慌、气短等,为心脾气虚之证。

(6)心阴不足:心胸疼痛时作,或灼痛,或兼胸闷,心悸怔忡,心烦不寐,头晕,盗汗,口干,大便不爽,或有面红升火之象。舌红少津,苔薄或剥,脉细数,或结代。

病机分析:素体阴虚,或思虑劳心过度,耗伤营阴,或火热、痰火灼伤心阴,以致心阴亏虚,心失所养,虚火内炽,营阴涸涩,心脉不畅,故心胸灼痛,心悸怔忡,脉细数或结代;阴不敛阳,心神不宁,故心烦不寐,或有面红升火之象;心火伤津,则口干,大便不爽,舌红而剥;汗为心液,阴虚火劫,迫津外泄而盗汗;虚火上扰,则为眩晕。若素有肝肾阴亏,或心阴亏虚日久,下汲肾阴,以致肾阴不足,不能上济于心,阴虚火旺加重,可更见眩晕耳鸣,五心烦热,颧红升火,舌光绛少苔等症;

若心肾真阴亏竭,阴阳之气不相顺接,则可发生心痛增剧,烦躁不安,气短喘息,手足不温,脉微细等厥逆之症。

此外,临床又多见阴伤与气及气阴两虚之证,若本证兼见嗜睡、乏力等症,为阴伤及气;若见胸闷痛,心悸心慌,气短乏力,心烦口干,舌红胖苔薄,或淡胖少苔,脉虚细数,内热不甚明显,则为气阴两虚。另有心脾血虚证,由失血之后,心血不足,或思虑伤脾,脾乏生化之能所致,可见心悸不安,心胸隐痛阵作,头晕目眩,多梦健忘,面色不华,饮食无味,体倦神疲,舌淡苔薄,脉象细弱,皆血虚失荣之故。血为阴类,常称阴血,然心阴虚与心血不足的临床表现尚有区别,不可不辨。

(7)心阳亏虚:心悸动而痛,胸闷,神倦怯寒,遇冷则心痛加剧,气短,动则更甚,四肢欠温,自汗。舌质淡胖,苔白或腻,脉虚细迟或结代。

病机分析:素体阳气不足,或心气不足发展,为阳气亏虚,或寒湿饮邪损伤心阳,均可罹致本证。心阳亏虚,失于温振鼓动,故心悸动而胸闷,神倦气短,脉虚细迟或结代;阳虚则生内寒,寒凝心脉,不通则痛,故见心痛,遇冷加剧;阳气不达于四末,不充于肌表,故四肢欠温而畏寒;舌淡胖,苔白或腻,为阳虚寒盛之象。若肾阳素亏,不能温煦心阳,或一心阳不能下交于肾,日久均可成为心肾阳虚之证。心肾阳虚,命门火衰,阳不化阴,阴寒弥漫胸中,饮邪痹阻心脉,以致心胸剧痛,胸脘满闷,四肢不温而汗出;肾不纳气,肺气上逆,或阳虚水泛饮邪上凌心肺,则见喘息不得卧,甚则可出现气喘,鼻翼翕动,张口抬肩,四肢逆冷青紫,大汗淋漓,尿少,水肿,烦躁或神志不清,唇舌紫黯,脉微细欲绝等阳气外脱的危重证候。

此外,若本证候兼见腹胀便溏,食少乏力,夜尿频多,腰膝酸软等症,为心阳不足兼脾肾阳虚,其舌苔淡白,脉多沉细无力。

由上可见,心痛的临床表现十分复杂而多变。且上述各种证候也不是孤立的,常可几种虚实证候相兼出现,而各证候之间也可相互转化,临床辨证须灵活掌握,不可拘泥。

(二)治疗

1.治疗原则

基于本证的病机是本虚而标实,故治疗原则总不外"补""通"二法。然而具体运用时,则又须根据症情的虚实缓急而灵活掌握。实证者,当以"通脉"为主,当审其寒凝、热结、气滞、痰阻、血瘀等不同而分别给予温通、清热、疏利、化痰、祛瘀等法;虚证者,权衡心脏阴阳气血之不足,有否兼肝、脾、肾等脏之亏虚,调阴阳,补不足,纠正有关脏腑之偏衰。本证多虚实夹杂,故在治疗上尤须审度证候之虚实偏重,抑或虚实并重,而予补中寓通、通中寓补、通补兼施等法,此时不可一味浪补,或一味猛攻,总以祛邪而不伤正,扶正而不留邪为要务。如张璐在《张氏医通·诸血门》中所云:"但证有虚中挟实,治有补中寓泻,从少从多之治法,贵于临床处裁。"同时,在心痛特别是真心痛的治疗中,防脱防厥是减少死亡的关键。必须辨清症情的顺逆,一旦见到有厥脱迹象者,即应投以防治厥脱的药物,以防止其进一步恶化。若俟厥脱见证明显,始治其厥脱,则必然被动,颇难应手。

2.治法方药

(1)寒凝心脉。①治法:祛寒活血,宣痹通阳。②方药:以当归四逆汤为主方。本方以桂枝、细辛温散寒邪,通阳止痛;当归、芍药养血活血,芍药与甘草相配,能缓急止痛;通草入经通脉;大枣健脾和营,共奏祛寒活血,通阳止痛之功。若疼痛发作较剧而彻背者,可用乌头赤石脂丸。方以乌头雄烈刚燥,散寒通络止痛;附子、干姜温阳以逐寒;蜀椒温经下气而开其郁;因恐过于辛散,故用赤石脂入心经固涩而收阳气也;若痛剧而见四肢不温、冷汗出等症者,可即予含化苏合香丸,以芳香化浊,温开通窍,每能获瞬息止痛之效。同时,由于寒邪易伤阳,而阳虚又易生阴寒之邪,故临床如见有阳虚之象,宜与温补阳气之剂合用,以取温阳散寒之功,若一味辛散寒邪,则有耗伤阳气之虞。

(2)气滞心胸。①治法:疏调气机,理脾和血。②方药:用柴胡疏肝散。本方由四逆散(枳实改枳壳)加香附、川芎组成。四逆散能疏肝理气而解胸胁气机郁滞,其中柴胡与枳壳相配可调畅气机;白芍与甘草同用可缓急舒挛止痛;加香附以增强理气解郁之功;川芎为气中血药,盖载气者血也,故以活血而助调气。如胸闷心痛较明显,为气滞血瘀之象,可合失笑散,以增强活血行瘀、散结止痛之功;若兼有脾胃气滞之症,可予逍遥散,疏肝行气,理脾和血;苔腻者为兼脾湿,合丹参饮,调气行瘀、化湿畅中。二方共奏疏调气机、理脾止痛之效;气郁日久而化热者,可与丹栀逍遥散以疏肝清热,见有大便秘结者,可适当配合应用当归龙荟丸,以泻郁火。至如芳香理气及破气之品,只可根据病情的需要,权宜而用,不宜久用,以免耗散正气。

(3)痰浊闭阻。①治法:温化痰饮,或化痰清热,或泻火逐痰,或息风化痰等法为主,佐以宣痹通阳。②方药:痰饮者以瓜蒌薤白半夏汤或枳实薤白桂枝汤,合苓甘五味姜辛汤去五味子治疗。瓜蒌、薤白化痰通阳,行气止痛;半夏、厚朴、枳实辛苦温行气而破痰结;桂枝温阳化气通脉;茯苓、甘草健脾利水化饮;干姜、细辛温阳化饮,散寒止痛。痰饮之为心痛,常兼有心肾阳虚,治疗亦须顾及。痰浊者,用温胆汤,方以二陈汤的半夏、茯苓、橘红、甘草化痰理气;竹茹、枳实清泄痰热,可加入瓜蒌以助通阳宣痹之力。痰浊化热者,可用黄连温胆汤加郁金,清热而解痰郁血滞;痰火为患,则加海浮石、海蛤壳化痰火之胶结;若心烦不寐,可合朱砂安神丸清心宁神;痰火耗伤阴津则加生地、麦门冬、玄参之属;大便秘结加生大黄或礞石滚痰丸。证属风痰者,选用涤痰汤,方在温胆汤的基础上加胆南星、石菖蒲化痰息风通窍;人参益气补虚,斟酌而用;其他如天竺黄、竹沥、生姜汁、僵蚕、地龙、天麻等清热化痰息风之品也可选用。

由于痰性黏腻,阻于心胸,易于窒阳气,滞血运,甚至痰瘀互结,故于祛痰的同时,还宜适当配合应用活血行瘀之品,如丹参、当归、益母草、桃仁、泽兰叶、红花、赤芍、牡丹皮等。若痰闭心脉,卒然剧痛,因于痰浊者用苏合香丸;因于痰热、痰火、风痰者用行军散,以取即刻启闭、化浊、止痛之效。

(4)瘀血痹阻。①治法:活血化瘀,通脉止痛。②方药:可选用血府逐瘀汤。本方由桃红四物汤合四逆散加牛膝、桔梗而成。当归、川芎、桃仁、红花、赤芍活血祛瘀而通血脉;柴胡、桔梗与枳壳、牛膝同伍,一升一降,调畅气机,开胸通阳,行气而助活血;生地一味,《神农本草经》谓其能"逐血痹",《本草求真》认为有"凉血消瘀"之功,且又能养阴而润血燥。诸药共成祛瘀通脉、行气止痛之剂。若心痛较剧,可加乳香、没药,或合失笑散,以增强祛瘀止痛的效果。由于瘀血这一病机变化,又可在其他有关证候中相兼而出现,故活血化瘀药的选择,应随临床证候表现的不同而有所区别,如寒凝或阳气亏虚兼血瘀,宜选温性活血之品;热结、阴虚火旺兼血瘀,宜选凉性活血药;气血不足而兼血瘀,宜选养血活血之品;痰瘀互结者,又需根据寒痰、痰热(火)、风痰等不同而分别选用不同性味的活血药,凡此,均应仔细斟酌。此外,心痛与真心痛,标实而本虚,且心痛一证常迁延难愈,故破血之品应慎用,以免多用、久用耗伤正气。瘀血较重须用破血药时,一俟症情有所减轻,即应改用其他活血化瘀的药物。

(5)心气不足。①治法:补养心气而振胸阳。②方药:用保元汤合甘麦大枣汤加减。方以人参、黄芪大补元气,以扶心气;甘草炙用,甘温益气,通经脉,利血气而治心悸;肉桂辛热补阳,散寒而治心痛,又能纳气归肾,而缓短气、喘息之症,或可以桂枝易肉桂,《本经疏证》谓桂枝有通阳、行瘀之功,故可用以治疗心气不足、血滞心脉之证;生姜可以除去不用,加丹参或当归,养血行瘀;甘麦大枣汤益心气,宁心神,甘润缓急。若胸闷明显而伴心痛者,可加旋覆花、桔梗、红花,以补中下气,宽胸活血。凡心气不足,兼有气滞、血瘀、痰浊者,补心气的药应先择和平轻补之品,视服药胹的反应,再考虑是否加重补气之力,而活血理气化痰总应以不伤心气为准绳,破气、破血、泄痰之品应慎用或不用。心脾气虚之证,可用养心汤。此方在保元汤(去生姜)的基础上,加茯苓、茯神、远志、半夏曲,健脾和胃,补心安神;柏子仁、酸枣仁、五味子,养心而敛心气;当归、川芎,行气活血,全方有补养心脾以生气血之功。

(6)心阴不足。①治法:滋阴养心,活血清热。②方药:用天王补心丹。本方以生地、玄参、天门冬、麦门冬,滋水养阴而泻虚火;人参、炙甘草、茯苓益心气,也寓有从阳引阴之意;柏子仁、酸枣仁、远志、五味子养心安神,化阴敛汗;丹参、当归身养心活血而通心脉;桔梗、辰砂为佐使之品,全方能使心阴复,虚火平,血脉利而使心胸灼痛得解。若阴不敛阳,虚火内扰心神,心烦不寐,舌光红少津者,可予酸枣仁汤清热除烦安神。不效者,可再予黄连阿胶汤,滋阴清火宁神。若脉结代、心悸怔忡之症明显者,用炙甘草汤,方中惟地用量独重,配以阿胶、麦门冬、火麻仁滋阴补血,以养心阴;人参、大枣补气益胃,资脉之本源;桂枝、生姜以行心阳,入酒煎煮,与生地相得,其滋阴活血复脉之力益著,即"地黄得酒良"之谓。诸药同用,使阴血得充,阴阳调和,心脉通畅,则心悸、脉结代得以纠正。心肾阴虚者,可合左归饮补益肾阴,或河车大造丸滋肾养阴清热;眩晕心悸明显者,加镇潜之品,如珍珠母、灵磁石之类。如心肾真阴欲竭,亟宜救阴,用大剂西洋参、鲜生地、石斛、麦门冬、山茱萸,参以生牡蛎、五味子、甘草酸甘化阴而敛真阴;心痛甚者,宜兼行血通脉,应择牡丹皮、芍药、丹参、益母草、郁金、凌霄花等性凉、微寒的活血之品。心胸痛剧不止者,可选用至宝丹。在阴液有渐复之机时,又应及时结合针对病因的治疗,如有火热实邪者,结合清热泻火凉血;有痰火、痰热者,结合清热化痰或泻火逐痰等,方药参见有关证候。心阴不足若夹有气滞者,理气忌用温燥之品,瓜蒌、郁金、枳实、绿萼梅、玫瑰花、合欢花、金铃子、延胡索等,可供选用。

临床见到阴伤及气者,于养阴之剂中加人参,或天王补心丹中加重人参的用量。气阴两虚者,治当益气养阴并施,可用生脉散,症状较重者可在天王补心丹的基础上,加黄芪、黄精之类。

心脾两虚之证,可用归脾汤,益气补血,心脾双调;或可合用四物汤,以增强归脾汤补血之功。

(7)心阳亏虚。①治法:补益阳气,温振心阳。②方药:方用人参汤。本方由人参、甘草、干姜、白术四味组成,《金匮要略》用本方治胸中阳微,正气虚寒之胸痹,以温补其阳而逐其寒,正如魏念庭《金匮要略方论本义》谓:"以温补其阳,使正气旺而邪气自消,又治胸痹从本治之一法也。"尤在泾《金匮要略心典》亦云:"养阳之虚,即以逐阴。"另可加桂枝、茯苓,温阳化气,助逐阴散寒之力,振奋心阳。若心肾阳虚,呵合肾气丸,以附子、桂枝(后世多用肉桂)补水中之火;以六味地黄丸壮水之主,从阴引阳,合为温补肾阳之剂,两方合用则温补心肾而消阴翳。若心肾阳虚而兼水饮上凌心肺、喘促水肿者,可与真武汤合用。真武汤以附子之辛热,温补肾阳而驱寒邪,且与芍药同用,能入阴破结,敛阴和阳;茯苓、白术健脾利水;生姜温散水气。两方合用则可温补心肾而化寒饮。阳虚寒凝心脉、心痛较明显者,可选择加入鹿角片、川椒、吴茱萸、荜茇、良姜、细辛、川乌、赤石脂等品。若因寒凝而兼气血滞涩者,可选用薤白、沉香、檀香、降香、香附、鸡血藤、泽兰、川芎、桃仁、红花、延胡索、乳香、没药等偏于温性的理气活血药。如突然心胸剧痛,四肢不温而汗出者,宜即含服苏合香丸,温开心脉,痛减即止,不宜多服久服,以免耗散阳气。至如心肾阳虚而见虚阳欲脱的厥逆之证时,则当回阳救逆,用参附汤或四逆加人参汤回阳救逆;或予六味回阳饮(炮姜改干姜），此方用四逆加人参汤回阳救逆，熟地从阴引阳，当归和血活血，为救治厥逆的有效之剂；若兼大汗淋漓，脉微细欲绝等亡阳之证，应予同阳固脱，用参附龙牡汤，重加山茱萸。

此外，对心阳不足兼脾肾阳虚者，可用人参汤合右归饮治疗，兼补心脾肾之阳气。

3.其他治法

(1)中成药：①复方丹参滴丸：每次 3 粒，每天 3 次。功效：活血化瘀，理气止痛。适用于心绞痛发作，辨证属气滞血瘀者。②麝香保心丸：每次 1～2 粒，每天 3 次。功效：芳香温通，益气强心。适用于心绞痛发作，辨证属寒凝血瘀者。③冠心苏合丸：嚼碎服，1 次 1 丸，每天 1～3 次。功效：理气，宽胸，止痛。适用于心痛有寒者。④速效救心丸：含服每次 4～6 粒，每天 3 次。功效：行气活血，祛瘀止痛。适用于心痛有瘀者。

(2)针刺：①针刺膻中、内关，每天 1 次。留针 20～30 分钟，捻转 3～5 分钟。②心包经及心经两经俞穴（厥阴俞透心俞）及募穴（膻中透巨阙）为主穴，心包经的经穴内关为配穴。③主穴：华佗夹脊，第 4、第 5 胸椎，内关；配穴：膻中，三阴交。④主穴：膻中透鸠尾，内关，足三里；配穴：通里，神门，曲池，间使，乳根，命门。⑤主穴：心俞，厥阴俞；配穴：内关，足三里，间使。⑥针刺内关、膻中，或内关、间使。⑦针刺心俞，厥阴俞配神门、后溪、大陵。⑧耳针：主穴：心，神门，皮质下；配穴：交感，内分泌，肾，胃。⑨耳针：主穴：心，皮质下，神门，肾；配穴：肾上腺等。

(3)膏药穴位敷贴：通心膏(徐长卿、当归、丹参、王不留行籽、鸡血藤、葛根、延胡索、红花、川芎、桃仁、姜黄、郁金、参三七、血竭、椿皮、穿山甲、乳香、没药、樟脑、冰片、木香、人工麝香、硫酸镁、透骨草)，敷心俞、厥阴俞或膻中。

(4)推拿疗法：据报道，按摩腹部上脘、中脘、下脘、神阙、关元、心俞、厥阴俞或华佗夹脊压痛点等治疗心痛有效。

总之，胸痹心痛发作时均要立即口服速效治疗药物，待病情缓解后再按具体病情，辨证论治。真心痛亦称心厥，属临床危急重症，需要及时诊断及救治。

七、转归及预后

胸痹心痛一证，以膻中或左胸部反复发作疼痛为特点。可分为虚、实两端，但实证可转为虚证，虚证也可兼有邪实，以致虚实夹杂，变化多端。尽管如此，只要辨证论治正确、及时，克服一方一药统治胸痹心痛的倾向，一般都能使病情得到控制或缓解。有些患者可因各种因素导致心胸剧痛，持续不解，伴见气短喘息，四肢不温或逆冷青紫，烦躁，神志不清，尿少水肿，脉微细等阳虚阴竭之证，古代医家称为"真心痛"，为胸痹心痛中的危重不治证候。但是随着医疗经验的不断丰富，早有医家对此提出异议，如陈士铎《辨证录·心痛门》曰："人有真正心痛，法在不救。然用药得宜，亦未尝不可生也。"虞搏《医学正传》也云："有真心痛者……医者宜区别诸证而治之，无有不理也。"中华人民共和国成立以后，特别是近年来，加强了中医药治疗真心痛的研究，使治疗方法日趋完善，因此病死率明显下降。但真心痛病情危急，临床诊治必须仔细、果断、正确，稍有疏忽，则易于贻误生命。

（张燕蕾）

第三节 肥　胖

肥胖是指以体内膏脂堆积过多,体重异常增加为主要临床表现的一种病证,常伴有头晕乏力、神疲懒言、少动气短等症。

肥胖病早在《黄帝内经》中就有记载,《素问·阴阳应象大论》有"肥贵人"及"年五十,体重,耳目不聪明"的描述。《灵枢·逆顺肥瘦》记载了"广肩腋项,肉薄厚皮而黑色,唇临临然,其血黑以浊,其气涩以迟"的证候。

《素问·奇病论》中认为本病的病因是"喜食甘美而多肥"。《灵枢·卫气失常》将肥胖病分为"有肥,有膏,有肉"三种证型。

在此基础上,后世医家认识到肥胖的病机还与气虚、痰湿、七情及地理环境等因素有关。如《景岳全书·杂证谟·非风》认为肥人多气虚,《丹溪心法》《医门法律》则认为肥人多痰湿。

在治疗方面,《丹溪心法·中湿》认为肥胖应从湿热及气虚两方面论治。《石室秘录·肥治法》认为治痰须补气兼消痰,并补命火,使气足而痰消。此外,前人还认识到肥胖与消渴、仆击、偏枯、痿厥、气满发逆等多种疾病有关。《女科切要》中指出:"肥白妇人,经闭而不通者,必是痰湿与脂膜壅塞之故也。"

现代医学的单纯性(体质性)肥胖病、继发性肥胖病(如继发于下丘脑及垂体病、胰岛病及甲状腺功能低下等的肥胖病),可参考本节进行辨证论治。

一、病因病机

肥胖多由年老体弱、过食肥甘、缺乏运动、先天禀赋等病因,导致气虚阳衰、痰湿瘀滞形成。

(一)年老体弱

中年以后,阴气自半,脏气功能减退;或过食肥甘,脾之运化不及,聚湿生痰;或脾虚失治,阳气衰弱,久之损及肾阳,而致脾肾阳虚,脾虚不能运化水湿,肾虚不能化气行水,水湿痰浊内停,浸淫肌肤而成肥胖。

(二)饮食不节

饮食不节,或暴饮暴食,或饥饱失常,损伤脾胃,中焦失运,积热内滞;或嗜食辛辣煎炸之品,助阳助火,心肝火旺,横犯中土,胃热偏盛则食欲亢进,脾失健运则水湿不化;或喜食肥甘厚腻,困遏脾气,湿聚成痰,留滞机体而成肥胖。或妇女孕期产后,脾气不足,过食鱼肉,营养过剩,加之活动减少,运化不及,食物难消,水湿停积,脂膏内生,留滞肌肤,亦容易发生肥胖。

(三)运动缺乏

喜卧好坐,缺乏运动,气血运行不畅,脾胃呆滞,运化失常,不能布散水谷精微及运化水湿,致使湿浊内生,蕴酿成痰,化为膏脂,聚于肌肤、脏腑、经络而致肥胖证候。

(四)先天禀赋

禀赋不同,体质有异。若阳热体质,胃热偏盛者,食欲亢进,食量过大,脾胃运化不及,易致痰湿膏脂堆积,而成肥胖。

此外,肥胖的发生与性别、地理环境等因素都有关,由于女性活动量少于男性,故女性肥胖者较男性为多。

肥胖之病位主要在脾与肌肉,而与心、肺、肝、肾有关。肾虚不能化气行水,易酿水湿痰浊;心肺功能失调,肝失疏泄,亦每致痰湿瘀滞。病机总属气虚阳衰,痰湿偏盛,膏脂内停。

肥胖之病性属本虚标实之候。本虚多为脾肾气虚,标实为痰湿膏脂内停,临床常有偏于本虚及标实之不同。虚实之间常可发生转化,如食欲亢进,过食肥甘,湿浊积聚体内,化为膏脂,形成肥胖,但长期饮食不节,可损伤脾胃,致脾虚不运,甚至脾病及肾,导致脾肾两虚,从而由实转虚;而脾虚日久,运化失司,湿浊内生,或土塞木郁,肝失疏泄,气滞血瘀,或脾病及肾,肾阳虚衰,不能化气行水,而致水湿内停,泛溢于肌肤,阻滞于经络,使肥胖加重,从而由虚转实或呈虚实夹杂之证。

二、诊断

(一)症状

体重超出标准体重{标准体重(kg)=[身高(cm)-100]×0.9}(Broca 标准体重)20%以上,或体重质量指数[体重质量指数=体重(kg)/身高(m)^2](正常为 18.5~23.9)超过 24 为超重,大于或等于 28 为肥胖。排除肌肉发达或水分潴留因素,即可诊断为本病。男性腰围大于或等于85 cm,女性腰围大于或等于80 cm 为腹部肥胖标准。轻度肥胖仅体重增加 20%~30%,常无自觉症状。中重度肥胖常见伴随症状,如神疲乏力,少气懒言,气短气喘,腹大胀满等。

(二)检查

肥胖患者一般应做相关检查,如:身高、体重、血压;血脂;空腹血糖、葡萄糖耐量试验、血清胰岛素、皮质醇;抗利尿激素;雌二醇、睾酮、黄体生成素;心电图、心功能、眼底及微循环;以及 T_3、T_4、TSH、头颅X线摄片或头颅、双肾上腺 CT 扫描等测定,以排除内分泌功能异常引起肥胖的可能性。

(三)世界卫生组织的肥胖诊断标准

世界卫生组织(WHO)近年来制定了新的肥胖诊断标准,新的肥胖症诊断标准把体重指数(BMI)为 25 以上者定为肥胖。内脏脂肪型肥胖的诊断标准是,经 CT 检查内脏脂肪面积达100 cm^2 以上者。

WHO 规定,BMI 把体重划为 6 类,BMI<18.5、18.5~25.5、25.5~30、30~35、35~40、≥40,分别定为低体重、普通体重、肥胖 1、2、3、4 度。

肥胖症的诊断,首先 BMI 达 25 以上,如合并有与肥胖有关联的健康障碍 10 项(2 型糖尿病、脂质代谢异常、高血压、高尿酸血症、冠心病、脑梗死、睡眠呼吸暂停综合征、脂肪肝、变形性关节炎、月经异常)中的一项以上,即可诊断为肥胖症。

作为预测合并危险因子的指标,已明确用腰围作为指标。WHO 的标准是因肥胖而伴有危险因子增加者,男性为 94 cm,女性为 80 cm 以上。

三、鉴别诊断

(一)水肿

水肿严重时,体重亦增加,也可出现肥胖的伴随症状,但水肿以颜面及四肢水肿为主,严重者可出现腹部胀满,甚至全身皆肿,与本病症状有别。水肿经治疗病理性水湿排出体外后,体重可迅速减轻,降至正常,而肥胖患者体重减轻则相对较缓。

(二)黄胖

黄胖由肠道寄生虫与食积所致,以面部黄胖肿大为特征,与肥胖迥然有别。

四、辨证

本虚标实为本病之候。本虚有气虚、阳虚之别,标实有痰湿、水湿及瘀血之异,临证当辨明。本病有在脾、在胃、在肾、在肝、在心、肺的不同,临证时需详加辨别。

肥胖病变与脾胃关系最为密切,临床症见身体重着,神疲乏力,腹大胀满,头沉胸闷,痰多者,病变主要在脾。若食欲旺盛,口渴恶心者,病变在胃;症见腰膝酸软疼痛,动则气喘,嗜睡,形寒肢冷,夜尿频多,下肢水肿,病在肾;若心烦善怒,失眠多梦,病在心、肝;症见心悸气短,少气懒言,神疲自汗,病在心、肺。

(一)胃热滞脾

证候:多食易饥,形体肥胖,脘腹胀满,面色红润,心烦头昏,嘈杂,得食则缓,舌红苔黄腻,脉弦滑。

分析:胃火亢盛则消谷善饥,多食,嘈杂,得食则缓;食积气滞中焦则脘腹胀满;脾失健运,痰湿内停则形体肥胖;胃火上冲扰心则面色红润,头昏心烦;舌红苔黄腻,脉弦滑为湿热内盛之象。

(二)痰湿内盛

证候:形盛体胖,身体重着,肢体困倦,胸膈痞满,痰涎壅盛,头晕目眩,口干而不欲饮,嗜食肥甘厚味,神疲嗜卧,苔白腻或白滑,脉滑。

分析:痰湿内盛,充斥肌肤则形盛体胖,内阻气机则胸膈痞满,痰涎壅盛,上蒙于头则头晕目眩;湿困脾阳,则身体重着,肢体困倦,神疲嗜卧;痰湿中阻,津不输布则口干而不欲饮;苔白腻或白滑,脉滑为痰湿内盛之象。

(三)脾虚不运

证候:肥胖臃肿,神疲乏力,身体困重,胸腹胀闷,四肢轻度水肿,晨轻暮重,劳累后明显,饮食如常或减少,既往多有暴饮暴食史,小便不利,大便秘结或溏薄,舌淡胖,边有齿印,苔薄白或白腻,脉濡细。

分析:脾气虚弱,运化失健,水湿流溢肌肤,则肥胖臃肿,四肢轻度水肿,晨轻暮重;气虚则神疲乏力,劳则耗气,则诸症劳累后明显;湿困中焦则身体困重,胸腹胀闷;津液不布则饮食偏少,便秘;水湿趋下则小便不利,便溏;舌淡胖,边有齿印,苔薄白或白腻,脉濡细为气虚湿盛之象。

(四)脾肾阳虚

证候:形体肥胖,颜面水肿,神疲嗜卧,气短乏力,腹胀便溏,气喘自汗,动则更甚,形寒肢冷,下肢水肿,小便昼少夜频,舌淡胖,苔薄白,脉沉细。

分析:脾肾阳虚,不能化气行水,水液泛溢肌肤则形体肥胖,颜面水肿,下肢水肿;阳气不足则神疲嗜卧,气短乏力;肾阳不能温煦脾阳,水谷不化则腹胀便溏;肾不纳气则自汗气喘,动则更甚;阳虚肢体失温则形寒肢冷;肾阳虚弱则小便昼少夜频;舌淡胖,苔薄白,脉沉细为阳虚之象。

五、治疗

肥胖具有本虚标实的特点,治疗当以补虚泻实为原则。补虚常用健脾益气;脾病及肾,结合益气补肾。泻实常用祛湿化痰,结合行气、利水、通腑、消导、化瘀等法,以祛除体内病理性痰浊、水湿、膏脂、瘀血等。其中祛湿化痰法是治疗肥胖的最常用的方法,贯穿于肥胖治疗过程的始终。

（一）中药治疗

1.胃热滞脾

治法：清泻胃火，佐以消导。

处方：小承气汤合保和丸加减。

前方通腑泄热，行气散结，用于胃肠积热，热邪伤津而见肠有燥屎者；后方重在消食导滞，用于食积于胃而见胃气不和者。两方合用，有清热泻火、消食导滞之功，使胃热除，脾湿化，水谷精微运化归于正化。

方中大黄泻热通腑；连翘、黄连清泻胃火；枳实、厚朴行气散结；山楂、神曲、莱菔子消食导滞；陈皮、半夏理气和胃化痰；茯苓健脾利湿。

若肝胃郁热，症见胸胁苦满，急躁易怒，口苦舌燥，腹胀纳呆，月经不调，脉弦，可加柴胡、黄芩、栀子；肝火旺致便秘者，加更衣丸；食积化热，形成湿热，内阻肠胃，而致脘腹胀满，大便秘结，或泄泻，小便短赤，苔黄腻，脉沉有力，可用枳实导滞丸或木香槟榔丸；湿热郁于肝胆，可用龙胆泻肝汤；风火积滞壅积肠胃，表里俱实者，可用防风通圣散。

2.痰湿内盛

治法：燥湿化痰，理气消痞。

处方：导痰汤加减。

方中半夏、制南星、生姜燥湿化痰和胃；枳实、橘红理气化痰；冬瓜皮、泽泻淡渗利湿；决明子润肠通便；莱菔子消食化痰；白术、茯苓健脾化湿；甘草调和诸药。

若湿邪偏盛者，可加苍术、薏苡仁、防己、赤小豆、车前子；痰湿化热，症见心烦少寐，食少便秘，舌红苔黄，脉滑数，可酌加竹茹、浙贝母、黄连、黄芩、瓜蒌仁等，并以胆南星易制南星；痰湿郁久，壅阻气机，以致痰瘀交阻，伴见舌暗或有瘀斑者，可酌加当归、赤芍、川芎、桃仁、红花、泽兰、丹参等。

3.脾虚不运

治法：健脾益气，渗湿利水。

处方：参苓白术散合防己黄芪汤加减。

前方健脾益气渗湿，适用于脾虚不运之肥胖；后方益气健脾利水，适用于气虚水停之肥胖。两方相合，健脾益气作用加强，以助恢复脾的运化功能，杜生湿之源，同时应用渗湿利水之品，祛除水湿以减肥。

方中黄芪、党参、白术、茯苓、大枣健脾益气；桔梗性上浮，兼补益肺气；山药、扁豆、薏苡仁、莲子肉健脾渗湿；陈皮、砂仁理气化滞，醒脾和胃；防己、猪苓、泽泻、车前子利水渗湿。

若脾虚湿盛，肢体肿胀明显者，加大腹皮、桑白皮、木瓜，或加五皮饮；腹胀便溏者，加厚朴、陈皮、广木香以理气消胀；腹中畏寒者，加干姜、肉桂等以温中散寒。

4.脾肾阳虚

治法：温补脾肾，利水化饮。

处方：真武汤合苓桂术甘汤加减。

前方温肾助阳，化气行水，适用于肾阳虚衰，水气内停之肥胖；后方健脾利湿，温阳化饮，适用于脾虚湿聚饮停之肥胖。两方合用，共奏温补脾肾，利水化饮之功。

方中附子、桂枝温补脾肾之阳，助阳化气；茯苓、白术健脾利水化饮；白芍敛阴；甘草和中；生姜温阳散寒。

若气虚明显,伴见气短、自汗者,加人参、黄芪;水湿内停明显,症见尿少水肿,加五苓散,或泽泻、猪苓、大腹皮;若见形寒肢冷者,加补骨脂、仙茅、淫羊藿、益智仁,并重用肉桂、附子以温肾祛寒。

临床本型肥胖多兼见合并症,如胸痹、消渴、眩晕等,遣方用药时亦可参照相关疾病辨证施治。

(二)针灸治疗

1.基本处方

中脘、曲池、天枢、上巨虚、大横、丰隆、阴陵泉、支沟、内庭。

中脘乃胃募、腑会,曲池为手阳明大肠经的合穴,天枢为大肠的募穴,上巨虚为大肠的下合穴,四穴合用可通利肠腑,降浊消脂;大横健脾助运;丰隆、阴陵泉分利水湿、蠲化痰浊;支沟疏调三焦;内庭清泻胃腑。

2.加减运用

(1)胃热滞脾证:加合谷、太白以清泻胃肠、运脾化滞。诸穴针用泻法。

(2)痰湿内盛证:加水分、下巨虚以利湿化痰。诸穴针用平补平泻法。

(3)脾虚不运证:加脾俞、足三里以健脾助运,针用补法,或加灸法。余穴针用平补平泻法。

(4)脾肾阳虚证:加肾俞、关元以益肾培元,针用补法,或加灸法。余穴针用平补平泻法。

(5)少气懒言:加太白、气海以补中益气。诸穴针用平补平泻法。

(6)心悸:加神门、心俞以宁心安神。诸穴针用平补平泻法。

(7)胸闷:加膻中、内关以宽胸理气。诸穴针用平补平泻法。

(8)嗜睡:加照海、申脉以调理阴阳。诸穴针用平补平泻法。

3.其他

(1)皮肤针疗法:按基本处方及加减选穴,或取肥胖局部穴位,用皮肤针叩刺。实证重力叩刺,以皮肤渗血为度;虚证中等力度刺激,以皮肤潮红为度。2天1次。

(2)耳针疗法:取口、胃、脾、肺、肾、三焦、饥点、内分泌、皮质下等穴。每次选3~5穴。毫针浅刺,中强刺激,留针30分钟,每天或隔天1次;或用埋针法、药丸贴压法,留置和更换时间视季节而定,其间嘱患者餐前或有饥饿感时,自行按压穴位2~3分钟,以增强刺激。

(3)电针疗法:按针灸主方及加减选穴,针刺得气后接电针治疗仪,用疏密波强刺激25~35分钟。2天1次。

六、预防及护理

在药物治疗的同时,积极进行饮食调摄,饮食宜清淡,忌肥甘醇酒厚味,多食蔬菜、水果等富含纤维、维生素的食物,适当补充蛋白质,宜低糖、低脂、低盐,养成良好的饮食习惯,忌多食、暴饮暴食,忌食零食,必要时有针对性地配合药膳疗法。

适当参加体育锻炼或体力劳动,如根据情况可选择散步、快走、慢跑、骑车、爬楼、拳击等,也可做适当的家务等体力劳动。运动不可太过,以防难以耐受,贵在持之以恒,一般勿中途中断。

减肥须循序渐进,使体重逐渐减轻接近或达到正常体重,而不宜骤减,以免损伤正气,降低体力。

(张燕蕾)

第四节　虚　劳

虚劳是指以五脏虚证为主要临床表现的多种慢性虚弱证候的总称。又称虚损。

历代医籍对虚劳的论述甚多。《素问·通评虚实论》提出的"精气夺则虚"是虚证的提纲。而《素问·调经论》所谓"阳虚则外寒,阴虚则内热",进一步说明虚证有阴虚、阳虚之别,并明确了阴虚、阳虚的主要特点。《难经·十四难》论述了"五损"的症状及病势传变,并根据五脏的所主及其特性提出相应的治疗大法,如"损其肺者益其气,损其心者调其营卫,损其脾者调其饮食、适其寒温,损其肝者缓其中,损其肾者益其精。"汉·张仲景在《金匮要略·血痹虚劳病脉证并治》篇首先提出了"虚劳"的病名,分阳虚、阴虚、阴阳两虚三类,详述症、因、脉、治,治疗着重于温补脾肾,并提出扶正祛邪、祛瘀生新等治法,首倡补虚不忘治实的治疗要点。《诸病源候论·虚劳病诸候》比较详细地论述了虚劳的原因及各类症状,对五劳(心劳、肝劳、肺劳、脾劳、肾劳)、六极(气极、血极、筋极、骨极、肌极、精极)七伤(大饱伤脾,大怒气逆伤肝,强力举重、久坐湿地伤肾,形寒、寒饮伤肺,忧愁思虑伤心,风雨寒暑伤形,大恐惧不节伤志)等内容做了具体阐释。金元以后,对虚劳的理论认识及临床治疗都有较大的发展。如李东垣重视脾胃,长于甘温补中。朱丹溪重视肝肾,善用滋阴降火。明·张景岳深刻地阐发了阴阳互根的理论。提出"阴中求阳,阳中求阴"的治则,在治疗肾阴虚、肾阳虚的理论及方药方面有新的发展。汪绮石重视肺、脾、肾在虚劳中的重要性,所著《理虚元鉴》中明确指出:"治虚有三本,肺、脾、肾是也。肺为五脏之天,脾为百骸之母,肾为性命之根,治肺、治脾、治肾,治虚之道毕矣。"清·吴澄的《不居集》系统汇集整理了虚劳的资料,是研究虚劳的一部有价值的参考书。

虚劳所涉内容很广,是中医内科中范围最广的一种病证。凡先天禀赋不足,后天调护失当,病久体虚,积劳内伤,久虚不复等导致的多种以脏腑气血阴阳亏损为主要表现的病证,均属于本病证的范畴。

现代医学中多系统的众多慢性消耗性疾病及功能衰退性疾病,出现虚劳的临床表现时,可参考本节进行辨证论治。

一、病因病机

引起虚劳的原因很多。《理虚元鉴·虚证有六因》全面归纳了虚劳之因,提出"有先天之因,有后天之因,有痘疹及病后之因,有外感之因,有境遇之因,有医药之因",表明多种病因作用于人体,引起脏腑亏损,气血阴阳亏虚,日久不复,皆可发展为虚劳。概言之,其病因不外先天、后天两大因素。以脏腑亏损、气血阴阳虚衰为主要病机。

(一)禀赋不足

因父母体虚,禀赋薄弱,或孕育不足,胎中失养,或后天喂养不当,水谷精气不充,均可导致先天禀赋不足,体质不强,易于患病,病后久虚不复,脏腑气血阴阳日渐亏虚,发为虚劳。

(二)烦劳过度

烦劳过度,因劳致虚,损伤五脏。如《素问·宣明五气》篇指出:"久视伤血,久卧伤气,久坐伤肉,久立伤骨,久行伤筋。"《医家四要·病机约论》也说:"曲运神机则劳心,尽心谋虑则劳肝,意外

111

过思则劳脾,预事而忧则劳肺,色欲过度则劳肾。"在各种劳损中,尤以劳神过度及恣情纵欲较为常见。

(三)饮食不节

暴饮暴食,饥饱无常,或嗜欲偏食,营养不良,或饮酒过度,均会损伤脾胃,久则气血无以生化,内不能和调于五脏六腑,外不能洒陈于营卫经脉,形成虚劳。

(四)大病久病

邪气强盛,正气短时难复,损伤脏气,耗伤气血阴阳,复以病后失于调养,每易发展为虚劳;或久病迁延失治,邪气留恋,病情传变日深,损耗人体的气血阴阳;或妇人产后调理失当,正虚难复,均可演变为虚劳。

(五)误治失治

因误诊误治,或遣方用药不当,以致精气耗损,既延误治疗,又损及阴精或阳气,从而发为虚劳。

虚劳之病位主要在五脏,尤以脾肾为主。由于五脏相关,气血同源,阴阳互根,所以一脏受病,可以累及他脏,互相影响和转化。虽病因各异,或是因虚致病,因病致劳,或是因病致虚,久虚不复成劳,但究其病理性质,主要为气、血、阴、阳的亏耗。气虚不能生血,血虚无以载气。气虚日久阳亦渐衰,血虚日久阴也不足。阳损日久,累及于阴;阴亏日久,累及于阳。病势日渐发展,而病情趋于复杂。

二、诊断要点

(一)症状

多见于形神衰败,身体瘦弱,大肉尽脱,心悸气短,自汗盗汗,面容憔悴,食少厌食,或五心烦热,或畏寒肢冷,脉虚无力等症。具有引起虚劳的致病因素及较长的病史。

(二)检查

虚劳涉及的病种甚多,必须结合患者的具体情况,针对主要症状有选择地做相应的检查,以便重点掌握病情。一般常选用血常规、血生化、心电图、X线摄片、免疫功能测定等检查。特别要结合原发病做相关检查。

三、鉴别诊断

(一)肺结核

宋代严用和在《济生方·五劳六极论治》中指出:"医经载五劳六极之证,非传尸、骨蒸之比,多由不能卫生施于过用,逆于阴阳,伤于荣卫,遂成五劳六极之病焉。"两者鉴别的要点是:肺结核乃因正气不足而被痨虫侵袭所致,病位主要在肺,具有传染性,以阴虚火旺为其病理特点,以咳嗽、咳痰、咯血、潮热、盗汗、消瘦为主要临床症状;而虚劳由多种原因所导致,久虚不复,病程较长,一般无传染性,以脏腑气、血、阴、阳亏虚为其基本病机,可分别出现五脏气、血、阴、阳亏虚的多种临床症状。

(二)其他疾病中的虚证

虚劳与内科其他病证中的虚证证型虽然在临床表现、治疗方药方面有类似之处,但两者仍有区别:虚劳的各种证候,均以出现一系列精气亏虚的症状为特征;而其他病证的虚证则各以其病证的主要症状为突出表现。例如眩晕一证的气血亏虚型,虽有气血亏虚的症状,但以眩晕为最突出、最基本的表现;水肿一证的脾阳不振型,虽有脾阳亏虚的症状,但以水肿为最基本、最突出的表现。此外,虚劳一般都有比较长的病程,且病势缠绵,往往涉及多脏甚至整体。而其他病证的虚证类型虽然也以久病属虚者居多,但亦有病程较短而表现虚证者。例如泄泻一证的脾胃虚弱型,以泄泻为主要临床表现,有病程长者,亦有病程短者。

四、辨证

《杂病源流犀烛·虚损劳瘵源流》说:"虽分五脏,而五脏所藏无非精气,其所以致损者有四,曰气虚,曰血虚,曰阳虚,曰阴虚""气血阴阳各有专主,认得真确,方可施治"。一般说来,病情单纯者,病变比较局限,容易辨清受累脏腑及其气、血、阴、阳亏虚的属性。但由于气血同源,阴阳互根,五脏相关,所以各种原因所致的虚损往往相互影响,由一虚而渐致多虚,由一脏而累及他脏,使病情趋于复杂和严重,辨证时应加以注意。

虚劳的证候虽繁,但总离不开五脏,而五脏之虚损,又不外乎气、血、阴、阳。因此,现以气、血、阴、阳为纲,五脏虚证为目,分类列述其证治。

(一)气虚

症见面色㿠白或萎黄,少气懒言,声音低怯,头昏神疲,肢体无力,舌苔淡白,脉细软弱。

1.肺气虚

证候:咳嗽无力,痰液清稀,自汗气短,语声低微,时寒时热,平素易于感冒,面白,舌质淡,脉弱。

分析:肺气不足,则咳嗽无力,痰液清稀;表卫不固,故自汗气短,语声低微;肺气亏虚,营卫失和则时寒时热;肺主皮毛,肺虚则腠理疏松,故易感受外邪;肺气亏虚,不能朝百脉,故见面白、舌淡、脉弱。

2.心气虚

证候:心悸,气短,动则尤甚,神疲体倦,自汗,面色㿠白,舌质淡,脉弱。

分析:心气虚弱,心失所养,则心悸、气短;因心开窍于舌,其华在面,故心气不足则面色㿠白,舌质淡;心主血脉,故心气虚则脉道空虚;汗为心之液,故心气不足则摄津无力,而见自汗;心主神志,心气不足,则神疲体倦,劳则尤甚,舌淡、脉弱。

3.脾气虚

证候:纳食减少,食后胃脘不适,神疲乏力,大便溏薄,面色萎黄,舌淡苔薄,脉弱。

分析:脾虚不能健运,胃肠受纳及传化功能失常,故纳食减少,食后胃脘不适,大便溏薄;脾虚不能化生水谷精微,气血来源不充,形体失养,故倦怠乏力,面色萎黄,舌淡、脉弱。

4.肾气虚

症状:神疲乏力,腰膝酸软,小便频数而清长,白带清稀,舌质淡,脉弱。

分析:肾气亏虚则固摄无力,故小便频数而清长,白带清稀;腰为肾之府,故肾虚则腰膝酸软;神疲乏力,舌质淡,脉弱,均为气虚之征。

(二)血虚

症见面色淡黄或淡白无华,唇、舌、指甲色淡,头晕目眩,肌肤枯燥,舌质淡红,苔少,脉细。心主血,脾统血,肝藏血,故血虚之中以心、脾、肝的血虚较为多见。

1.心血虚

症状:心悸怔忡,健忘,失眠,多梦,面色不华,舌质淡,脉细或结代。

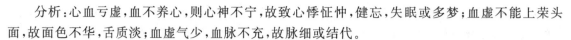

分析:心血亏虚,血不养心,则心神不宁,故致心悸怔忡,健忘,失眠或多梦;血虚不能上荣头面,故面色不华,舌质淡;血虚气少,血脉不充,故脉细或结代。

2.肝血虚

症状:头晕目眩,胁肋疼痛,肢体麻木,筋脉拘急,或惊惕肉眴,妇女月经不调甚则闭经,面色无华,舌质淡,脉弦细或细涩。

分析:肝血亏虚,不能上养头目,故致头晕目眩;血不养肝,肝气郁滞故胁肋疼痛;由于血虚生风,筋脉失养,以致肢体麻木,筋脉拘急,或惊惕肉眴;肝血不足,妇女冲任空虚,则月经不调甚或闭经;面色无华,舌淡,脉弦细或细涩,为肝血不足,血脉不充之象。

(三)阴虚

症见面赤颧红,唇红,手足心热,虚烦不安,潮热盗汗,口干,舌质光红少津,脉细数无力。五脏的阴虚在临床上均较常见,而以肾、肝、肺为主,且以肝肾为根本。病情较重时,可出现气阴两虚或阴阳两虚。

1.肺阴虚

症状:咳嗽,咽干,咯血,甚或失声,潮热盗汗,颧红如妆,舌红少津,脉细数。

分析:肺阴亏耗,肺失濡润,故干咳;肺络损伤,则咯血;阴虚津不上承,故咽干,甚则失声;阴虚火旺,虚热迫津外泄,则潮热盗汗;颧红如妆,舌红少津,脉细数,均为阴虚有热之象。

2.心阴虚

症状:心悸,失眠,烦躁,潮热,盗汗,面部潮红,口舌生疮,舌红少津,脉细数。

分析:心阴亏虚,心失濡养,故心悸,失眠;阴虚生内热,虚火亢盛,故烦躁,面部潮红,口舌生疮;虚热迫津外泄,则盗汗;舌红少津,脉细数,为阴虚内热,津液不足之象。

3.胃阴虚

症状:口干唇燥,不思饮食,大便秘结,甚则干呕,呃逆,面部潮红,舌干,少苔或无苔,脉细数。

分析:脾胃阴虚,运化失常,故不思饮食;津亏不能上承,故口干;胃肠失于滋润则大便秘结;若阴亏较甚,胃气失于和降,上逆为患,则干呕、呃逆;面部潮红,舌红,苔少,脉细数,均为阴虚内热之象。

4.肝阴虚

症状:头痛,眩晕,耳鸣,视物不明,目干畏光,急躁易怒,或肢体麻木,筋惕肉眴,面部潮红,舌干红,脉弦细数。

分析:肝阴不足,肝阳偏亢,上扰清窍,故头痛,眩晕,耳鸣;肝阴不能上荣于目,故视物不明,目干畏光;阴血不能濡养筋脉,虚风内动,故肢体麻木,筋惕肉眴;阴虚火旺,肝火上炎,则面部潮红;舌红少津,脉弦细数为阴虚肝旺之象。

5.肾阴虚

症状:腰酸,遗精,两足痿软,眩晕,耳鸣,甚则耳聋,口干,咽痛,颧红,舌红少津,脉沉细数。

分析:肾虚失养,故感腰酸;肾阴亏损,相火妄动,精关不固,则遗精;肾阴亏虚,髓海不充,脑失濡养,则眩晕,耳鸣;虚火上炎,故口干、咽痛、颧红;舌红少津、脉沉细数,均为肾阴亏虚之征。

(四)阳虚

症见面色苍白或晦暗,畏寒肢冷,出冷汗,神疲乏力,气息微弱,或水肿,下肢较甚,舌质胖嫩,边有齿印,苔淡白而润,脉沉迟或虚大。阳虚常由气虚进一步发展而成,阳虚则寒,其症比气虚更重,并出现里寒的征象。阳虚之中,以心、脾、肾的阳虚为多见。由于肾阳为人身之元阳,所以心、脾阳虚日久,必累及于肾,而出现心肾阳虚或脾肾阳虚的病变。

1.心阳虚

症状:心悸,自汗,神倦嗜卧,形寒肢冷,心胸憋闷疼痛,面色苍白,舌淡或紫黯,脉细弱或沉迟。

分析:心阳不足,心气亏虚,故心悸、自汗、神倦嗜卧;阳虚不能温养四肢百骸,故形寒肢冷;阳虚气弱,不能推动血液运行,心脉瘀阻,气机滞塞,故心胸憋闷疼痛,舌质紫黯;面色苍白,舌淡,脉沉迟,均属心阳亏虚,运血无力之征。

2.脾阳虚

症状:面色萎黄,形寒,食少,神倦乏力,少气懒言,大便溏泄,肠鸣腹痛,每因遇寒或饮食不慎而加剧,舌质淡,苔白,脉弱。

分析:脾阳亏虚,不能运化水谷,充养四肢百骸,故形寒,食少,神倦乏力,少气懒言;气虚中寒,清阳不升,寒凝气滞则腹痛肠鸣,大便溏泄;感受寒邪或饮食不慎,以致中阳更虚,更易加重病情;面色萎黄,舌淡,苔白,脉弱均为中阳虚衰之征。

3.肾阳虚

症状:腰背酸痛,遗精,阳痿,多尿或尿失禁,面色苍白,形寒肢冷,下利清谷或五更泄泻,舌质淡胖,有齿痕,苔白,脉沉迟。

分析:肾阳不足,失于温煦,故腰背酸痛,形寒肢冷;阳气衰微,精关不固,故遗精,阳痿;肾气不固,则小便失禁;气化不及,则尿多;命门火衰,火不生土,不能蒸化腐熟水谷,故下利清谷或五更泄泻;面色苍白,舌淡胖有齿痕,脉沉迟,均为阳气亏虚,阴寒内盛之象。

五、治疗

对于虚劳的治疗,根据"虚则补之""损者益之"的理论,当以补益为原则。在进行补益的时候,一是必须根据病理属性的不同,分别采取益气、养血、滋阴、温阳的治疗方药;二是要密切结合五脏病位的不同而选用方药,以加强治疗的针对性。此外,由于脾为后天之本,是水谷、气血生化之源;肾为先天之本,寓元阴元阳,是生命的本源,所以补益脾肾在虚劳的治疗中具有比较重要的意义。

(一)气虚

1.中药治疗

(1)肺气虚。

治法:补益肺气。

处方:补肺汤。

方中人参、黄芪益气补肺固表;因肺气根于肾,故以熟地、五味子益肾固元敛肺;桑白皮、紫菀清肃肺气。

若自汗较多者,加牡蛎、麻黄根固表止汗;若气阴两虚,而兼见潮热盗汗者,加鳖甲、地骨皮、秦艽等养阴清热;肺气虚损,卫阳不固,易感外邪,症见发热恶寒,身重,头目眩冒,治宜扶正祛邪,可仿《金匮要略》薯蓣丸意,佐防风、豆卷、桂枝、生姜、杏仁、桔梗之品,以疏风散表。

(2)心气虚。

治法:益气养心。

处方:七福饮。

方中人参、白术、炙甘草益气养心；熟地、当归滋阴补血；酸枣仁、远志养心安神。

若自汗多者，加黄芪、五味子益气敛汗；不思饮食，加砂仁、茯苓开胃健脾。

（3）脾气虚。

治法：健脾益气。

处方：加味四君子汤。

方中以人参、黄芪、白术、甘草益气健脾；茯苓、扁豆健脾除湿。

若兼胃脘胀满，嗳气呕吐者，加陈皮、半夏理气和胃降逆；腹胀脘闷，嗳气，苔腻者，证属食积停滞，酌加神曲、麦芽、山楂、鸡内金消食健胃；若气虚及阳，脾阳渐虚而兼见腹痛泄泻，手足欠温者，加肉桂、炮姜温中散寒止痛；若脾气虚损而主要表现为中气下陷，症见脘腹坠胀，气短，脱肛者，可改用补中益气汤以补益中气，升阳举陷。

（4）肾气虚。

治法：益气补肾。

处方：大补元煎。

方中用人参、山药、炙甘草益气强肾固本；杜仲、山茱萸温补肾气；熟地、枸杞、当归补精养血。

若神疲乏力较甚者，加黄芪补气；尿频较甚及小便失禁者，加菟丝子、五味子、益智仁补肾摄精；脾失健运而兼见大便溏薄者，去熟地、当归，加肉豆蔻、补骨脂以温补脾肾，涩肠止泄。

在气、血、阴、阳的亏虚中，气虚是临床最常见的一类，尤以肺、脾气虚为多见，而心、肾气虚亦不少。肝病而出现神疲乏力，纳少便溏，舌质淡，脉弱等气虚症状时，多在治肝的基础上结合脾气亏虚论治。

2.针灸治疗

（1）基本处方：膻中、中脘、气海。膻中补上焦肺气；中脘补中焦水谷之气；气海补下焦元气。

（2）加减运用。①肺气虚证：加肺俞、膏肓俞以培补肺气。诸穴针用补法，或加灸法。②心气虚证：加心俞、内关以培补心气。诸穴针用补法，或加灸法。③脾气虚证：加百会、足三里以升阳举陷。诸穴针用补法，或加灸法。③肾气虚证：加肾俞关元以补肾纳气。诸穴针用补法，或加灸法。

（二）血虚

1.中药治疗

（1）心血虚。

治法：养血宁心。

处方：养心汤。

方中人参、黄芪、茯苓、甘草益气养血；当归、川芎、五味子、柏子仁、酸枣仁、远志养血宁心安神；肉桂、半夏曲温中健脾，以助气血之生化。

若失眠、多梦，加夜交藤、合欢花养心安神。

脾血虚常与心血虚同时并见，临床常称心脾血虚。除养心汤外，还可选用归脾汤。归脾汤为补脾与养心并进，益气与养血相融之剂，具有补益心脾、益气摄血的功能，是治疗心脾血虚的常用方剂。

（2）肝血虚。

治法：补血养肝。

处方：四物汤。

方中熟地、当归补血养肝;芍药、川芎调和营血。

血虚甚者,加制首乌、枸杞子、鸡血藤以增强补血养肝的作用;胁痛,加丝瓜络、郁金、香附理气通络止痛;肝血不足,目失所养所致视物模糊,加枸杞子、决明子养肝明目。

若肝郁血瘀,新血不生,羸瘦,腹满,腹部触有痃块,质硬而痛,拒按,肌肤甲错,状如鱼鳞,妇女经闭,两目黯黑,舌有青紫瘀点、瘀斑,脉细涩者,可同服大黄䗪虫丸祛瘀生新。

2.针灸治疗

(1)基本处方:膈俞、肝俞、足三里、三阴交。血会膈俞,辅以肝俞,养血补血;足三里、三阴交健脾养胃,补气养血。

(2)加减运用。①心血虚证:加心俞、内关、神门以养血安神。诸穴针用补法。②肝血虚证:加期门、太冲、阳陵泉以补血养肝、柔筋缓急。诸穴针用补法。

(三)阴虚

1.中药治疗

(1)肺阴虚。

治法:养阴润肺。

处方:沙参麦冬汤。

方中用沙参、麦冬、玉竹滋补肺阴;天花粉、桑叶、甘草清热润燥生津。

咳甚者,加百部、款冬花肃肺止咳;咯血,酌加白及、仙鹤草、鲜茅根凉血止血;潮热,加地骨皮、银柴胡、秦艽、鳖甲养阴清热;盗汗,加五味子、乌梅、瘪桃干敛阴止汗。

(2)心阴虚。

治法:滋阴养心。

处方:天王补心丹。

方中以生地、玄参、麦冬、天冬养阴清热;人参、茯苓、五味子、当归益气养血;丹参、柏子仁、酸枣仁、远志养心安神;桔梗载药上行。本方重在滋阴养心,适用于阴虚较甚而火热不亢者。

若火热旺盛而见烦躁不安,口舌生疮者,去当归、远志之辛温,加黄连、木通、淡竹叶清泻心火,导热下行;若见潮热,加地骨皮、银柴胡清虚热;盗汗,加牡蛎、浮小麦固表敛汗。

(3)胃阴虚。

治法:养阴和胃。

处方:益胃汤。

方中以沙参、麦冬、生地、玉竹滋阴养液;配伍冰糖养胃和中。

若口唇干燥,津亏较甚者,加石斛、天花粉养阴生津;不思饮食者,加麦芽、扁豆、山药益胃健脾;呃逆,加刀豆、柿蒂、竹茹和胃降逆止呃;大便干结者,用蜂蜜润肠通便。

(4)肝阴虚。

治法:滋养肝阴。

处方:补肝汤。方中以四物汤养血柔肝;木瓜、甘草、酸枣仁酸甘化阴。

若头痛、眩晕、耳鸣较甚,或筋惕肉瞤,为肝风内动之征,加石决明、菊花、钩藤、刺蒺藜镇肝熄风潜阳;目干涩畏光,或视物不明者,加枸杞子、女贞子、决明子养肝明目;若肝火亢盛而见急躁易怒,尿赤便秘,舌红脉数者,加夏枯草、龙胆草、山栀清肝泻火。若肝阴虚证而表现为以胁痛为主要症状者,可改用一贯煎。

（5）肾阴虚。

治法：滋补肾阴。

处方：左归丸。

方中以熟地、龟甲胶、枸杞、山药、牛膝滋阴补肾；山茱萸、菟丝子、鹿角胶补肾填精。

若精关不固，腰酸遗精，加牡蛎、金樱子、芡实、莲须固肾涩精；虚火较甚，而见潮热，口干，咽痛，舌红，脉细数者，去鹿角胶、山茱萸，加知母、黄檗、地骨皮滋阴泻火。

2.针灸治疗

（1）基本处方：肾俞、足三里、三阴交。肾俞、足三里补先后天而益阴；三阴交为精血之穴，益肝脾肾之阴。

（2）加减运用：①肺阴虚证，加肺俞、膏肓、太渊以养阴润肺。诸穴针用补法。②心阴虚证：加心俞、神门以滋阴养心。诸穴针用补法。③胃阴虚证：加胃俞、中脘以养阴和胃。诸穴针用补法。④肝阴虚证：加肝俞、期门、太冲以滋养肝阴。诸穴针用补法。⑤肾阴虚证：加志室、太溪以滋补肾阴。诸穴针用补法。

（四）阳虚

1.中药治疗

（1）心阳虚。

治法：益气温阳。

处方：保元汤。

方中以人参、黄芪益气扶正；肉桂、甘草、生姜温通心阳。

若血脉瘀阻，而见心胸疼痛者，酌加郁金、丹参、川芎、三七活血定痛；阳虚较甚，而见形寒肢冷，脉迟者，酌加附子、巴戟天、仙茅、淫羊藿、鹿茸温补阳气。

（2）脾阳虚。

治法：温中健脾。

处方：附子理中汤。

方中以党参、白术、甘草益气健脾，燥湿和中；附子、干姜温中祛寒。若腹中冷痛较甚，为寒凝气滞，可加高良姜、香附或丁香、吴茱萸温中散寒，理气止痛；食后腹胀及呕逆者，为胃寒气逆，加砂仁、半夏、陈皮温中和胃，降逆止呃；腹泻较甚，为阳虚寒甚，加肉豆蔻、补骨脂、薏米温补脾肾，涩肠止泻。

（3）肾阳虚。

治法：温补肾阳。

处方：右归丸。

方中以附子、肉桂温肾补阳；杜仲、山茱萸、菟丝子、鹿角胶补益肾气；熟地、山药、枸杞、当归补益精血，滋阴以助阳。

若精关不固而见遗精，加金樱子、桑螵蛸、莲须，或金锁固精丸以收涩固精；若脾虚而见下利清谷，则去熟地、当归等滋腻滑润之品，加党参、白术、薏苡仁补气健脾，渗湿止泻；若命门火衰而见五更泄泻，宜合四神丸（《证治准绳》）温补脾肾，固肠止泻；若阳虚水泛而见水肿、尿少者，加茯苓、泽泻、车前子，白术利水消肿；若肾阳虚衰，肾不纳气而见喘促短气，动则尤甚，加补骨脂、五味子、蛤蚧补肾纳气。

2.针灸治疗

(1)基本处方:关元、命门、肾俞。关元、命门温肾固本,培养下元;肾为水火之宅,肾俞温阳化气。

(2)加减运用。①心阳虚证:加心俞、内关、少海、膻中以益气温阳。诸穴针用补法,或加灸法。②脾阳虚证:加脾俞、胃俞、中脘以温中健脾。诸穴针用补法,或加灸法。③肾阳虚证:加志室、神阙以温补肾阳。诸穴针用补法,或加灸法。

(孙玉红)

第五章

神经科病证的针灸治疗

第一节 头 痛

一、偏头痛

偏头痛是一种反复发作性的头痛,发病常有季节性,有遗传倾向,女性多发,首次发病多在青春期前后。病因复杂,至今尚不十分清楚。有人认为颈交感神经反应性激惹、过敏、短暂性脑水肿、短暂性垂体肿胀、内分泌障碍、精神因素与本病的发生有一定关系。

(一)临床表现

(1)常在疲劳、紧张、情绪激动、睡眠欠佳、月经期、特定季节发病。

(2)部分患者有短暂的前驱症状:嗜睡、精神不振或过分舒适、视物模糊、畏光、闪光、彩色火星、流泪、盲点、偏盲,或有肢体感觉异常、运动障碍等。

(3)头痛大多位于额、颞、眼区周围,局限于一侧,个别为双侧,呈剧烈跳痛、钻痛、胀裂痛,持续数小时至 2 天,间隔数天或数月后再发。

(4)可伴有胃肠道及自主神经症状:恶心、呕吐、腹胀、腹泻、多汗、流泪、面色苍白、皮肤青紫、心率加快或减慢。

(5)还有特殊类型的偏头痛。①眼肌麻痹型偏头痛:发作时伴有眼肌的麻痹,眼肌麻痹常在数天内恢复。②内脏型偏头痛:发作时伴有消化道症状或盆腔内疼痛。③基底动脉型偏头痛:枕颈部的发作性头痛,伴有共济失调、眩晕、耳鸣、口舌麻木等。

(二)辅助检查

可根据不同原因或不同的类型选用不同的检查项目,但多无特异性。

(三)体针疗法

1.处方

取穴分为六组,第一组取鱼腰、太阳、阳白;第二组取百会、风池等;第三组取相关节段内远隔部位的穴位,如膻中、紫宫、内关、神门等;第四组取相关节段内远隔部位的穴位,如胸1~5夹脊穴、大杼、肺俞、厥阴俞;第五组取足三里、内庭;第六组取三阴交、太溪。

第一组、第三组、第五组穴位为一处方；第二组、第四组、第六组穴位为一处方。两种处方交替使用，每次取用7～8穴即可（指取用的穴位总个数，下同）。患侧取穴为主。

2.操作方法

常规消毒后，选用28～30号毫针，向下平刺阳白0.7±0.1寸，向后平刺太阳1.2±0.2寸；横向平刺鱼腰0.7±0.1寸。向前平刺百会1.2±0.2寸；向鼻尖方向斜刺风池1.0±0.2寸。向脊柱方向45°斜刺胸1～5夹脊穴、大杼、肺俞、厥阴俞0.6±0.2寸。向下平刺膻中、紫宫1.2±0.2寸；直刺内关1.2±0.2寸；直刺神门0.4±0.1寸。直刺足三里2.0±0.5寸，直刺内庭0.8±0.2寸。直刺三阴交1.4±0.2寸，直刺太溪0.8±0.2寸。

每天针刺1～2次，每次留针30分钟，留针期间行针3～5次。均用中等强度捻转手法，捻转的幅度为2～3圈，捻转的频率为每秒2～4个往复，每次行针10～30秒。

3.按语

本病的发病原因虽不十分清楚，但被认为是一种血管舒缩功能障碍性疾病，而血管的运动障碍又与支配神经的功能异常有关，因而又有人将本病称为血管舒缩性头痛、血管神经性头痛。在针刺治疗本病时，应考虑到这两个方面的病理机制。头部血管分布着来自 $T_{1～5}$ 的自主神经，所以主要穴位应选在 $T_{1～5}$ 节段区内。通过调节相应节段的自主神经的功能来恢复血管的正常舒缩活动，选用第二组、第四组穴位的目的就在于此。因自主神经的功能又是由高位中枢控制的，而头部的一些穴位对高位中枢的功能有良好的调节作用，故而取用第一组、第二组穴位。取用第五组、第六组穴位，目的在于调节患者的内分泌功能和5-羟色胺的水平，此外，针刺这几个穴位对自主神经的功能或消化道功能也有调节作用。

因偏头痛的发生是由于头皮或硬脑膜血管的反应性扩张而发生局限性水肿所致，所以针刺时使用中等强度刺激手法为宜，这样既可以通过调节自主神经的功能而间接调节血管的舒缩功能，又可起到一定的镇痛作用。如果单纯地为了追求镇痛效果，而采用强烈的刺激手法，有可能抑制交感神经的功能，使已经处于扩张状态的血管受到进一步抑制，反而事与愿违。

需要说明一点，有的患者有明显的前驱症状，如果恰在前驱症状期就诊，则可先用较强的刺激手法针刺，前驱症状期过后再用中等强度刺激手法针刺。因为前驱症状的出现是由于颈内动脉分支的一过性痉挛引起脑局限性缺血所致，此时应首先缓解动脉的痉挛，故而先采用较强的刺激手法为宜。

（四）电针体穴疗法

1.处方

与体针疗法的选穴相同。取穴分为六组，第一组取印堂、鱼腰、太阳、阳白；第二组取百会、风池等；第三组取相关节段内远隔部位的穴位，如膻中、玉堂、紫宫、华盖、内关、神门等；第四组取相关节段内远隔部位的穴位，如 $T_{1～5}$ 夹脊穴、大杼、风门；第五组取足三里、内庭；第六组取三阴交、太溪。

第一组、第三组、第五组穴位为一处方；第二组、第四组、第六组穴位为一处方。两种处方交替使用，每次取用4～6穴即可（指取用的穴位总个数，包括左右两侧的穴位。下同）。患侧取穴为主。

2.操作方法

分为两步，第一步，进针操作与体针疗法一样；第二步为电针法操作方法。第一步操作完毕后，在第一组（头部的穴位）与第三组、第五组穴位之间，在第二组（头部的穴位）、第六组与第四组穴位之间,分别连接电针治疗仪的两极导线,采用疏密波,刺激量的大小以出现明显的局部肌肉颤动或患者能够耐受为宜。每次电针治疗 20 分钟,每天治疗 1～2 次。

(五)灸法

多与针刺法配合使用,而且不能用于面部的穴位。

1.处方

取穴分为三组,第一组取胸 1～2 夹脊穴、大杼、风门、三阴交、太溪;第二组取膻中、紫宫、内关、神门、足三里、内庭。两组穴位交替使用。每次取用 3～4 穴即可。第三组取头部的穴位,如印堂、鱼腰、太阳、阳白、百会、风池等,第三组穴位使用针刺法。

2.操作方法

第一组、第二组交替使用,用艾条温和灸,或用隔姜灸,每穴灸 15 分钟,使局部有明显的温热感为宜。第三组穴位每次均用。可先针第三组,再灸第一组、第二组。每天治疗 1～2 次。

(六)耳针疗法

1.处方

主穴、配穴同时取用,两侧交替。

主穴:典型偏头痛与无先兆偏头痛均取一侧的颞区、大脑皮质、皮质下。

配穴:取另一侧的耳穴,女性患者加取卵巢区;丛集性偏头痛加取眼区;偏瘫型偏头痛取穴同典型偏头痛;基底动脉型偏头痛加取脑干区、枕颈区;眼肌瘫痪型加取脑干;内脏型和典型者加取胃区。

2.操作方法

常规消毒后,用 28 号 0.5～1.0 寸毫针斜刺或平刺耳穴。每天针刺 1～2 次,每次留针 20 分钟,留针期间行针 2～3 次,用中等强度捻转手法,捻转的幅度为 2～3 圈,捻转的频率为每秒 2～4 个往复,每次行针 5～10 秒。

3.按语

按照常规,对于头痛的针刺治疗应该采用强刺激手法,然而对于本病的治疗却采用了中等强度刺激手法,这是因为本病是一种发作性血管舒缩障碍性疾病,典型的偏头痛每次发作都包括一个动脉收缩期(主要是颅内动脉)和一个动脉扩张期(主要是颅外动脉),先发生颅内动脉收缩,使脑血流灌注量减少,而引起先兆症状,后发生颅外动脉扩张而引起头痛。其他各型也既有血管的收缩异常,又有血管的舒张异常。如果用强刺激手法针刺,不利于扩张状态的血管恢复原有的张力,而用弱刺激手法针刺,则不利于降低处于异常收缩状态的血管的张力。为了有效调节血管的舒缩功能,所以这里采用了中等强度刺激手法。

典型偏头痛发作前有大脑功能失调的先兆症状出现,所以取用了脑点。其他各型偏头痛虽无典型的大脑功能失调的先兆症状,但是因为本病发作与精神状态有一定关系,精神过劳、紧张、焦虑、激动等均可促使偏头痛发作,所以其他各型偏头痛也应取用脑点,以调节大脑皮质的功能。

另外,偏头痛多见于女性,常在青春期前后发病,发作常与月经周期有关,妊娠期发作减少或停止发作,男女两性于更年期后发作均可完全停止。这说明内分泌情况与本病的发生有关,所以女性患者还应取用卵巢区;男性患者则可加取睾丸区;男女患者均可加取皮质下区,以进一步调节内分泌系统的功能。

本病虽为偏头痛,根据全息生物医学理论,在使用耳针疗法时,不应只取太阳穴、额部,更重要的是要取用一些能调节中枢神经和内分泌功能的穴位,如脑干、皮质下、大脑皮质、下丘脑等。

（七）电针耳穴疗法

1.处方

主穴、配穴同时取用，两侧交替。

主穴：典型偏头痛与无先兆偏头痛均取一侧的颞区、大脑皮质、皮质下。

配穴：取另一侧的耳穴，女性患者加取卵巢区；丛集性偏头痛加取眼区；偏瘫型偏头痛取穴同典型偏头痛；基底动脉型偏头痛加取脑干区、枕颈区；眼肌瘫痪型加取脑干；内脏型和典型者加取胃区。

在上述耳针疗法处方的基础上，选取单侧的体穴内关、后溪、合谷（双侧交替使用）。

2.操作方法

常规消毒后，用 28 号 0.5～1.0 寸毫针斜刺或平刺耳穴。用 28～30 号毫针直刺内关 1.2±0.2 寸，直刺后溪 0.8±0.2 寸，直刺合谷 1.2±0.2 寸。然后在耳穴与内关、后溪、合谷之间分别连接电针治疗仪的两极导线，采用疏密波，刺激量的大小以出现明显的局部肌肉颤动或患者能够耐受为宜。每次电针 4～6 个穴位（指取用的穴位总个数，下同）（主穴、配穴交替），每次电针 20 分钟。每天治疗1～2次。没有接电疗仪的耳穴，按普通耳针疗法进行操作。

（八）耳穴贴压疗法

1.处方

主穴、配穴同时取用，两侧交替。

主穴：典型偏头痛与无先兆偏头痛均取一侧的颞区、大脑皮质、皮质下。

配穴：取另一侧的耳穴，女性患者加取卵巢区；丛集性偏头痛加取眼区；偏瘫型偏头痛取穴同典型偏头痛；基底动脉型偏头痛加取脑干区、枕颈区；眼肌瘫痪型加取脑干；内脏型和典型者加取胃区。

2.操作方法

用王不留行籽进行贴压法。常规消毒后，用 5 mm×5 mm 的医用胶布将王不留行籽固定于选用的耳穴，每穴固定 1 粒。让患者每天自行按压 3～5 次，每个穴位每次按压 2～3 分钟，按压的力量以有明显的痛感但又不过分强烈为度。隔 2～3 天更换 1 次，双侧耳穴交替使用。

（九）按语

（1）针灸治疗本病具有较好的疗效，治疗几次即可获效。

（2）诊断时应排除占位性病变。

二、丛集性头痛

丛集性头痛亦称偏头痛性神经痛、组胺性头痛、岩神经痛、Horton 头痛。多发于青壮年，男性发病率为女性的 4～7 倍。一般无家族史。

（一）临床表现

（1）患者在某个时期内突然出现一系列的剧烈头痛，许多患者的丛集期在每年的同一季节发生。一般无先兆症状。

（2）疼痛多见于眼眶和/或额面部，头痛为非搏动性剧痛，患者坐立不安或前俯后仰地摇动，为缓解疼痛部分患者用拳击头部。许多患者的头痛在每天的固定时间内出现，每次发作持续 15 分钟至 3 小时，可自动缓解。发作持续 2 周到 3 个月（称为丛集期）。

（3）伴同侧眼结膜充血、流泪、眼睑水肿或鼻塞、流涕，有时出现瞳孔缩小、眼睑下垂、脸红颊肿等症状。

（4）间歇期可为数月到数年，其间症状完全缓解，但约有10％的患者有慢性症状。

（二）辅助检查

检查项目多无特异性。

（三）体针疗法

1.处方

取穴分为六组，第一组取头部的穴位，如印堂、鱼腰、太阳、阳白；第二组取百会、风池等；第三组取相关节段内远隔部位的穴位，如膻中、玉堂、紫宫、华盖、内关、神门等；第四组取相关节段内远隔部位的穴位，如胸1～5夹脊穴、大杼、风门；第五组取足三里、内庭；第六组取三阴交、太溪。

第一组、第三组、第五组穴位为一处方；第二组、第四组、第六组穴位为一处方。两种处方交替使用，每次取用6～8穴即可。

2.操作方法

常规消毒后，选用28～30号毫针，向下平刺印堂、阳白0.7±0.1寸，向后平刺太阳1.2±0.2寸；横向平刺鱼腰0.7±0.1寸。向前平刺百会1.2±0.2寸；向鼻尖方向斜刺风池1.0±0.2寸。向脊柱方向45°斜刺胸1～2夹脊穴、大杼、风门0.6±0.2寸。向下平刺膻中、玉堂、紫宫、华盖1.2±0.2寸；直刺内关1.2±0.2寸；直刺神门0.4±0.1寸。直刺足三里2.0±0.5寸，直刺内庭0.8±0.2寸。直刺三阴交1.4±0.2寸，直刺太溪0.8±0.2寸。

每天针刺1～2次，每次留针30分钟，留针期间行针3～5次。均用中等强度捻转手法，捻转的幅度为2～3圈，捻转的频率为每秒2～4个往复，每次行针10～30秒。

3.按语

丛集性头痛也被认为是神经血管功能异常所导致的头痛，曾被作为偏头痛的一种特殊类型。所以在治疗上同偏头痛的治疗相类似。在针刺治疗本病时，应考虑到这两个方面的病理机制。头部血管分布着来自$T_{1～5}$的自主神经，所以主要穴位应选在$T_{1～5}$节段区内。通过调节相应节段的自主神经的功能来恢复血管的正常舒缩活动，选用第二组、第四组穴位的目的就在于此。因自主神经的功能又是由高位中枢控制的，而头部的一些穴位对高位中枢的功能有良好的调节作用，故而取用第一组、第二组穴位。取用第五组、第六组穴位，旨在调节患者的内分泌功能。

需要指出的一点是，使用泼尼松或地塞米松能够有效地阻断多数患者的丛集性发作，从这一点来分析，如果用针刺治疗本病，在设法调节神经血管功能的同时，还应注意提高肾上腺皮质系统的功能，体针疗法中选用三阴交、足三里等穴，就是出于这种考虑。此外，为了有效地提高肾上腺皮质系统的功能，根据新创立的现代时间针灸学理论，上述穴位的针刺时间选在每天下午的4时以后为宜。

（四）电针体穴疗法

1.处方

与体针疗法的选穴相同。取穴分为六组，第一组取头部的穴位，如印堂、鱼腰、太阳、阳白；第二组取百会、风池等；第三组取相关节段内远隔部位的穴位，如膻中、玉堂、紫宫、华盖、内关、神门等；第四组取相关节段内远隔部位的穴位，如胸1～5夹脊穴、大杼、风门；第六组取三阴交、太溪。

第一组、第三组、第五组穴位为一处方；第二组、第四组、第六组穴位为一处方。两种处方交替使用，每次取用6～8穴即可。

2.操作方法

分为两步,第一步,进针操作与体针疗法一样;第二步为电针法操作方法。第一步操作完毕后,在第一组(头部的穴位)与第三组、第五组穴位之间,在第二组(头部的穴位)、第六组穴位与第四组穴位之间,分别连接电针治疗仪的两极导线,采用疏密波,刺激量的大小以出现明显的局部肌肉颤动或患者能够耐受为宜。每次电针治疗20分钟,每天治疗1～2次。

(五)灸法

多与针刺法配合使用,而且不能用于面部的穴位。

1.处方

取穴分为三组,第一组取胸1～5夹脊穴、大杼、风门、三阴交、太溪;第二组取膻中、玉堂、紫宫、华盖、内关、神门、足三里、内庭。两组穴位交替使用。第三组取头部的穴位,如印堂、鱼腰、太阳、阳白、百会、风池等,第三组穴位使用针刺法。每组选用2～3个穴位即可,交替使用。

2.操作方法

第一组、第二组交替使用,用艾条温和灸,或用隔姜灸,每穴灸15分钟,使局部有明显的温热感为宜。第三组穴位每次均用。可先针第三组,再灸第一组、第二组。每天治疗1～2次。

(六)耳针疗法

1.处方

主穴、配穴同时取用,两侧交替。

主穴:取一侧的颞区、大脑皮质、皮质下、下丘脑。

配穴:取另一侧的耳穴眼区、脑干区。

2.操作方法

常规消毒后,用28号0.5～1.0寸毫针斜刺或平刺耳穴。每天针刺1～2次,每次留针20分钟,留针期间行针2～3次,用中等强度捻转手法,捻转的幅度为2～3圈,捻转的频率为每秒2～4个往复,每次行针5～10秒。

3.按语

需要指出的一点是,使用泼尼松或地塞米松能够有效地阻断多数患者的丛集性发作,从这一点来分析,如果用针刺治疗本病,在设法调节神经血管功能的同时,还应注意提高肾上腺皮质系统的功能,耳针疗法中取用下丘脑、皮质下,就是出于这种考虑。此外,为了有效地提高肾上腺皮质系统的功能,根据现代时间针灸学理论,上述穴位的针刺时间选在每天下午的4时以后为宜。

(七)电针耳穴疗法

1.处方

主穴、配穴同时取用,两侧交替。

主穴:取一侧的颞区、大脑皮质、皮质下、下丘脑。

配穴:取另一侧的耳穴眼区、脑干区。

在上述耳针疗法处方的基础上,选取单侧的体穴内关、后溪、合谷(双侧交替使用)。

2.操作方法

常规消毒后,用28号0.5～1.0寸毫针斜刺或平刺耳穴。用28～30号毫针,直刺内关1.2±0.2寸,直刺后溪0.8±0.2寸,直刺合谷1.2±0.2寸。然后在耳穴与内关、后溪、合谷之间分别连接电针治疗仪的两极导线,采用疏密波,刺激量的大小以出现明显的局部肌肉颤动或患者能够耐受为宜。每次电针4～6个穴位(主穴、配穴交替使用),每次电针20分钟。每天治疗1～2次。

没有接电疗仪的耳穴,按普通耳针疗法进行操作。

(八)耳穴贴压疗法

1.处方

主穴、配穴同时取用,两侧交替。

主穴:取一侧的颞区、大脑皮质、皮质下、下丘脑。

配穴:取另一侧的耳穴眼区、脑干区。

2.操作方法

用王不留行籽进行贴压法。常规消毒后,用 5 mm×5 mm 的医用胶布将王不留行籽固定于选用的耳穴,每穴固定 1 粒。让患者每天自行按压 3～5 次,每个穴位每次按压 2～3 分钟,按压的力量以有明显的痛感但又不过分强烈为度。隔 2～3 天更换 1 次,双侧耳穴交替使用。还可用埋针疗法,2～3 天更换 1 次。

(九)按语

(1)针灸治疗本病也具有较好的疗效,治疗几次即可获效。

(2)诊断时应排除占位性病变。

三、紧张性头痛

紧张性头痛主要由精神紧张及头颅周围肌肉张力增高所引起。

(一)临床表现

(1)长期焦虑、紧张、抑郁或睡眠障碍、高强度的工作、缺乏适当休息,以及某些单调、机械工种使头颈或肩胛带长期处于不良的姿势等均可诱发本病。

(2)头痛为非搏动性,常为双侧或整个头部的弥漫性紧紧张性头痛。枕区的疼痛多牵涉颈项及肩胛区疼痛。头痛的程度多为轻、中度。

(3)头痛影响日常工作,但并不阻止患者的活动。

(4)头颅周围及颈部、肩胛区肌肉有压痛。

(二)辅助检查

检查项目多无特异性。

(三)体针疗法

1.处方

取穴分为两组,第一组取头部、上肢的穴位,如印堂、鱼腰、太阳、百会、风池、合谷、后溪等;第二组取颈部脊髓节段支配区内的穴位(如颈部夹脊穴、玉枕、天柱等)、肩胛区内的穴位(如天宗、秉风、阿是穴等)。两组穴位交替使用,每次取用 6～8 穴即可,双穴者同时取用。

2.操作方法

常规消毒后,选用 28～30 号毫针,向下平刺印堂 0.7±0.1 寸,向后平刺太阳 1.2±0.2 寸,横向平刺鱼腰 0.7±0.1 寸,向前平刺百会 1.2±0.2 寸,向鼻尖方向斜刺风池 1.0±0.2 寸。直刺合谷 1.2±0.2 寸,直刺后溪 0.8±0.2 寸,直刺颈 1～4 夹脊穴,天柱 0.8±0.2 寸,平刺玉枕 0.8±0.2 寸,斜刺天宗、秉风 1.0±0.2 寸,肩胛区内的阿是穴采用斜刺法,并严格掌握针刺深度。

每天针刺 1～2 次,每次留针 30 分钟,留针期间行针 3～5 次。均用较强刺激手法针刺,捻转的幅度为 3～4 圈,捻转的频率为每秒 3～5 个往复,每次行针 10～30 秒。

3.按语

头部及颈肩部的肌肉主要接受来自颈部脊髓节段神经的支配,所以在选取体穴时,主要应在颈部脊髓节段的支配区内进行,即选用颈部夹脊穴及颈部、肩胛带区、头部的阿是穴等。我们在临床实践中发现,只选用头部的穴位,有时效果并不理想,而同时取用颈夹脊穴或颈部、肩胛带区的阿是穴则能立竿见影。

(四)电针体穴疗法

1.处方

与体针疗法的选穴相同。取穴分为两组,第一组取头部、上肢的穴位,如印堂、太阳、百会、风池、合谷、后溪等;第二组取颈部脊髓节段支配区内的穴位(如颈部夹脊穴、玉枕、天柱等)、肩胛区内的穴位(如天宗、秉风、阿是穴等)等。两组穴位交替使用。每次电针4~6个穴位即可。

2.操作方法

分为两步,第一步,进针操作与体针疗法一样;第二步为电针法操作方法。第一步操作完毕后,在第一组的头部穴位与上肢的合谷、后溪之间,在第二组的头部穴位与肩胛区内的穴位之间,分别连接电针治疗仪的两极导线,采用疏密波,刺激量的大小以出现明显的局部肌肉颤动或患者能够耐受为宜。每次电针治疗20分钟,每天治疗1~2次。

(五)梅花针疗法

1.处方

取穴分为三组,第一组取头部的穴位,如前顶、百会、后顶、风池等;第二组取颈部的穴位,如颈部夹脊穴、玉枕、天柱等;第三组取肩胛区内的穴位,如天宗、秉风、阿是穴等。三组穴位同时使用。

2.操作方法

常规消毒后,用较强的刺激手法叩打,叩打的重点部位是头颈部和肩胛带区的压痛点或压痛区。每个穴区每次扣打3~5分钟,以局部皮肤潮红起丘疹、不出血为度。每天治疗1~2次。

(六)灸法

多与针刺法配合使用,而且不能用于面部的穴位。

1.处方

取穴分为三组,第一组取胸1~5夹脊穴、大杼、风门、三阴交、太溪;第二组取华盖、紫宫、内关、神门、足三里、内庭。两组穴位交替使用。第三组取头部的穴位,如印堂、太阳、百会、风池等,第三组穴位使用针刺法。

2.操作方法

第一组、第二组交替使用,用艾条温和灸,或用隔姜灸,每穴灸15分钟,使局部有明显的温热感为宜。第三组穴位每次均用。可先针第三组,再灸第一组、第二组。每天治疗1~2次。

(七)耳针疗法

1.处方

主穴、配穴同时取用,两侧交替。

主穴:取头部对应的单侧耳区,如额、颞区、枕、大脑皮质。

配穴:取另一侧的耳穴,即颈部、肩胛带对应耳区内的敏感点。

2.操作方法

常规消毒后,用28号0.5~1.0寸毫针斜刺或平刺耳穴。每天针刺1~2次,每次留针20分钟,留针期间行针 2～3 次,用较强捻转手法,捻转的幅度为 3～4 圈,捻转的频率为每秒 3～5 个往复,每次行针 5～10 秒。

3.按语

使用耳针疗法时,亦应注意选穴的针对性。针刺时均用较强的刺激手法,目的在于有效地缓解肌肉的紧张。

本病虽为头痛,根据全息生物医学理论,在使用耳针疗法时,不应只取颞、额、脑点等头部对应的耳穴,还应取用颈部、肩胛带对应的耳区。

(八)电针耳穴疗法

1.处方

主穴、配穴同时取用,两侧交替。

主穴:取头部对应的单侧耳区,如额、颞区、枕、大脑皮质。

配穴:取另一侧的耳穴,即颈部、肩胛带对应耳区内的敏感点。

在上述耳针疗法处方的基础上,选取单侧的体穴内关、后溪、合谷(双侧交替使用)。

2.操作方法

常规消毒后,用 28 号 0.5～1.0 寸毫针斜刺或平刺耳穴。用 28～30 号毫针,直刺内关 1.2±0.2 寸,直刺后溪 0.8±0.2 寸,直刺合谷 1.2±0.2 寸。然后在耳穴与内关、后溪、合谷之间分别连接电针治疗仪的两极导线,采用疏密波,刺激量的大小以出现明显的局部肌肉颤动或患者能够耐受为宜。每次电针 4～6 个穴位(主穴、配穴交替),每次电针 20 分钟。每天治疗 1～2 次。没有接电疗仪的耳穴,按普通耳针疗法进行操作。

(九)耳穴贴压疗法

1.处方

主穴、配穴同时取用,两侧交替。

主穴:取头部对应的单侧耳区,如额、颞区、枕、脑干、大脑皮质。

配穴:取另一侧的耳穴,即颈部、肩胛带对应耳区内的敏感点。

2.操作方法

用王不留行籽进行贴压法。常规消毒后,用 5 mm×5 mm 的医用胶布将王不留行籽固定于选用的耳穴,每穴固定 1 粒。让患者每天自行按压 3～5 次,每个穴位每次按压 2～3 分钟,按压的力量以有明显的痛感但又不过分强烈为度。隔 2～3 天更换 1 次,双侧耳穴交替使用。

(十)按语

(1)针灸治疗本病具有较好的疗效,治疗几次即可获效。

(2)诊断时应排除占位性病变。

(3)此外,对于焦虑、紧张、抑郁的患者,在使用针刺治疗的同时,应在精神上给予诱导和劝慰。因工作繁重所致者,应设法调节作息规律,适当放松和注意休息。

四、外伤性头痛

头部的各种外伤均可引起头痛。临床表现因受伤部位及组织不同而异。

(一)临床表现

(1)头皮裂伤或脑挫伤后瘢痕形成,刺激颅内外痛觉敏感结构而引起头痛。疼痛部位比较局限,常伴有局部皮肤痛觉过敏。

(2)颈前部受伤累及颈交感神经链,导致支配头颅的交感神经失去控制而引起的头痛属自主神经功能异常性头痛。患者诉说一侧额颞区的发作性头痛,伴同侧瞳孔改变(先扩大后缩小),眼睑下垂及面部多汗。

(3)外伤后因颈肌持续收缩而出现的头痛和肌紧张性头痛的表现相类似,而且常与精神因素有关。

(4)外伤后神经不稳定性头痛常见于脑震荡后遗症,伴有头晕、耳鸣、失眠、注意力不集中、记忆力减退、精神萎靡不振或情绪易激动等症状。无神经系统的器质性损害。头痛与精神因素有一定关系。

(二)辅助检查

检查项目多无特异性。

(三)体针疗法

(1)头皮裂伤或脑挫伤后瘢痕形成,刺激颅内外痛觉敏感结构引起的头痛:取阿是穴、太阳、百会、风池、玉枕、天柱、合谷、后溪等。每次取用4～7个即可,交替使用。

常规消毒后,选用28～30号毫针,向下平刺阿是穴 0.8±0.2 寸,向后平刺太阳 1.2±0.2 寸,向前平刺百会 1.2±0.2 寸,向鼻尖方向斜刺风池 1.0±0.2 寸。直刺颈1～4夹脊穴、天柱 0.8±0.2 寸,平刺玉枕 0.8±0.2 寸,直刺合谷 1.2±0.2 寸,直刺后溪 0.8±0.2 寸。

每天针刺1～2次,每次留针30分钟,留针期间行针3～5次。均用较强刺激手法针刺,捻转的幅度为3～4圈,捻转的频率为每秒3～5个往复,每次行针10～30秒。用较强的刺激手法针刺。每天治疗1～2次。每次治疗20～30分钟。留针期间行针3～4次。

(2)外伤引起的自主神经功能异常性头痛:取穴分为两组,第一组取头部、上肢的穴位,如印堂、太阳、百会、风池、合谷、后溪等;第二组取 $T_{1～5}$ 节段区内的穴位,如相应的夹脊穴、背俞穴、内关、合谷等。每次取用4～6个即可,两组穴位交替使用。

常规消毒后,选用28～30号毫针,向脊柱方向45°斜刺胸1～2夹脊穴、大杼、风门 0.6±0.2 寸。斜刺向下平刺印堂 0.7±0.1 寸,向后平刺太阳 1.2±0.2 寸,向前平刺百会 1.2±0.2 寸,向鼻尖方向斜刺风池 1.0±0.2 寸。直刺合谷、内关 1.2±0.2 寸,直刺后溪 0.8±0.2 寸。

每天针刺1～2次,每次留针30分钟,留针期间行针3～5次。均用较强刺激手法针刺,捻转的幅度为3～4圈,捻转的频率为每秒3～5个往复,每次行针10～30秒。

用较强的刺激手法针刺,捻转的幅度为3～4圈,捻转的频率为每秒3～5个往复,每次行针10～30秒。每天治疗1～2次。每次治疗20～30分钟。留针期间行针3～4次。

(3)外伤后因颈肌持续性收缩引起的头痛:取穴分为两组,第一组取头部、上肢的穴位,如印堂、太阳、百会、风池、合谷、后溪等;第二组取颈部脊髓节段支配区内的穴位(如颈部夹脊穴、玉枕、天柱等)、肩胛区内的穴位(如天宗、秉风、阿是穴等)等。每次取用4～6个即可,两组穴位交替使用。

常规消毒后,选用28～30号毫针,向下平刺印堂 0.7±0.1 寸,向后平刺太阳 1.2±0.2 寸,向前平刺百会 1.2±0.2 寸,向鼻尖方向斜刺风池 1.0±0.2 寸。直刺合谷 1.2±0.2 寸,直刺后溪 0.8±0.2 寸,直刺颈1～4夹脊穴、天柱 0.8±0.2 寸,平刺玉枕 0.8±0.2 寸,斜刺天宗、秉风 1.0±0.2 寸,肩胛区内的阿是穴采用斜刺法,并严格掌握针刺深度。

每天针刺1～2次,每次留针30分钟,留针期间行针3～5次。均用较强刺激手法针刺,捻转的幅度为3～4圈,捻转的频率为每秒3～5个往复,每次行针10～30秒。

(4)外伤后神经不稳定性头痛:取太阳、鱼腰、百会、风池、玉枕、天柱、合谷、后溪等。

常规消毒后,选用28～30号毫针,向后平刺太阳1.2±0.2寸,横向平刺鱼腰0.7±0.1寸,向前平刺百会1.2±0.2寸,向鼻尖方向斜刺风池1.0±0.2寸。直刺天柱0.8±0.2寸,平刺玉枕0.8±0.2寸。直刺合谷1.2±0.2寸,直刺后溪0.8±0.2寸。

每天针刺1～2次,每次留针30分钟,留针期间行针3～5次。用中等强度刺激手法行针,捻转的幅度为2～3圈,捻转的频率为每秒2～4个往复,每次行针10～30秒。

按语:虽然都是外伤性头痛,但因伤及的部位和组织不同,头痛产生的病理生理学机制也各有所异。因此使用针灸疗法时,不能机械地"头痛医头",只注重取用头部的穴位,而应当根据不同类型的外伤性头痛的病理生理学过程,科学的选用穴位。如外伤后瘢痕形成刺激颅内外痛觉敏感结构引起的头痛、外伤引起自主神经功能异常性头痛及外伤后因颈肌持续性收缩引起的头痛,穴位的选取均不应只限于头部,要做到这一点,确切的诊断是非常重要的。可以说进行疾病的准确诊断,弄清疾病的病理生理,是进行科学选穴的基本前提。这就是说,作为针灸临床医师,仅仅懂得如何扎针是远远不够的,应当具有更广博的知识,这也是针灸科学发展对现代针灸临床医师的要求。

(四)电针体穴疗法

(1)头皮裂伤或脑挫伤后瘢痕形成,刺激颅内外痛觉敏感结构引起的头痛:取阿是穴、太阳、百会、风池、玉枕、天柱、合谷、后溪等。每次取用4～6个即可,交替使用。

操作方法分为两步,第一步,进针操作与体针疗法一样;第二步为电针法操作方法。第一步操作完毕后,在头颈部穴位与上肢的合谷、后溪之间连接电针治疗仪的两极导线,采用疏密波,刺激量的大小以出现明显的局部肌肉颤动或患者能够耐受为宜。每次电针治疗20分钟,每天治疗1～2次。每次电针4个穴位即可。没有接电疗仪的穴位,按普通体针疗法进行操作。

(2)外伤引起的自主神经功能异常性头痛:取穴分为两组,第一组取头部、上肢的穴位,如印堂、太阳、百会、风池、合谷、后溪等;第二组取$T_{1\sim5}$节段区内的穴位,如相应的夹脊穴、背俞穴、内关、合谷等。每次取用4～6个即可,两组穴位交替使用。

操作方法分为两步,第一步,进针操作与体针疗法一样;第二步为电针法操作方法。第一步操作完毕后,在第一组的头部穴位与上肢的合谷、后溪之间,在第二组的夹脊穴、背俞穴与内关、合谷之间,分别连接电针治疗仪的两极导线,采用疏密波,刺激量的大小以出现明显的局部肌肉颤动或患者能够耐受为宜。每次电针治疗20分钟,每天治疗1～2次。每次电针4个穴位即可。

(3)外伤后因颈肌持续性收缩引起的头痛:取穴分为两组,第一组取头部、上肢的穴位,如印堂、太阳、百会、风池、合谷、后溪等;第二组取颈部脊髓节段支配区内的穴位(如颈部夹脊穴、玉枕、天柱等)、肩胛区内的穴位(如天宗、秉风、阿是穴等)等。每次取用4～6个即可,两组穴位交替使用。

操作方法分为两步,第一步,进针操作与体针疗法一样;第二步为电针法操作方法。第一步操作完毕后,在第一组的头部穴位与上肢的合谷、后溪之间,在第二组的颈部穴位与肩胛区内的穴位之间,分别连接电针治疗仪的两极导线,采用疏密波,刺激量的大小以出现明显的局部肌肉颤动或患者能够耐受为宜。每次电针治疗20分钟,每天治疗1～2次。每次电针4～6个穴位即可。没有接电疗仪的穴位,按普通体针疗法进行操作。

(4)外伤后神经不稳定性头痛:取太阳、鱼腰、百会、风池、玉枕、天柱、合谷、后溪、内关等。每次电针4～6个穴位即可,交替使用。

操作方法分为两步,第一步,进针操作与体针疗法一样;第二步为电针法操作方法。第一步操作完毕后,在头部穴位与上肢的合谷、后溪、内关之间连接电针治疗仪的两极导线,采用疏密波,刺激量的大小以出现明显的局部肌肉颤动或患者能够耐受为宜。每次电针治疗 20 分钟,每天治疗 1～2 次。

(五)耳针疗法

1.处方

主穴、配穴同时取用,两侧交替。

主穴:取一侧的大脑皮质、皮质下、脑干。

配穴:取另一侧的耳穴,头皮裂伤或脑挫伤后瘢痕形成,刺激颅内外痛觉敏感结构引起的头痛及外伤引起的自主神经功能异常性头痛,可同时选用或交替选用交感、额区、枕区、颈项区;外伤后因颈肌持续性收缩引起的头痛,取交感、颈项区;外伤后神经不稳定性头痛,取交感。

2.操作方法

常规消毒后,用 28 号 0.5～1.0 寸毫针斜刺或平刺耳穴。每天针刺 1～2 次,每次留针 20 分钟,留针期间行针 2～3 次,用中等强度或中等强度以上的刺激手法针刺。

3.按语

应当根据不同类型的外伤性头痛的病理生理学过程,科学的选用穴位。如外伤后瘢痕形成刺激颅内外痛觉敏感结构引起的头痛、外伤引起自主神经功能异常性头痛及外伤后因颈肌持续性收缩引起的头痛,耳穴的选取亦不能只限于脑的对应区,而应当考虑到颈部因素和颈交感神经的因素。要做到这一点,确切的诊断是非常重要的。可以说进行疾病的准确诊断,弄清疾病的病理生理,是进行科学选穴的基本前提。

(六)电针耳穴疗法

1.处方

主穴、配穴同时取用,两侧交替。

主穴:取一侧的大脑皮质、皮质下。

配穴:取另一侧的交感、额、枕区。

在上述耳针疗法处方的基础上,选取单侧的体穴神门、内关、太溪(双侧交替使用)。

2.操作方法

常规消毒后,用 28 号 0.5～1.0 寸毫针斜刺或平刺耳穴。用 28～30 号毫针,直刺神门 0.4±0.1 寸,直刺太溪 0.8±0.2 寸,直刺内关 1.2±0.2 寸。然后在耳穴与神门、太溪、内关之间分别连接电针治疗仪的两极导线,采用疏密波,刺激量的大小以出现明显的局部肌肉颤动或患者能够耐受为宜。每次电针4 个穴位(交替使耳穴),每次电针 20 分钟。每天治疗 1～2 次。没有接电疗仪的耳穴,按普通耳针疗法进行操作。

(七)耳穴贴压疗法

1.处方

主穴、配穴同时取用,两侧交替。

主穴:取一侧的大脑皮质、皮质下。

配穴:取另一侧的交感、额、枕区。

2.操作方法

用王不留行籽进行贴压法。常规消毒后,用 5 mm×5 mm 的医用胶布将王不留行籽固定于选用的耳穴,每穴固定1粒。让患者每天自行按压3～5次,每个穴位每次按压2～3分钟,按压的力量以有明显的痛感但又不过分强烈为度。隔2～3天更换1次,双侧耳穴交替使用。

(八)按语

(1)针灸治疗本病具有较好的疗效,一般情况下治疗几次即可获效。

(2)使用针刺治疗的同时,应注意休息。

五、颅内低压性头痛

腰椎穿刺后是引起颅内低压性头痛的主要原因。

(一)临床表现

(1)腰椎穿刺后数小时内出现枕部的搏动性头痛,起坐或站立时头痛加剧,平卧后好转。

(2)一般在1～3天内自然恢复,个别患者可持续10～14天。

(二)辅助检查

无特异性检查项目。

(三)体针疗法

1.处方

取穴分为两组,第一组取头部穴位,如风池、太阳、百会等;第二组取肢体部的穴位,如内关、合谷、太溪等。两组穴位同时使用,每次取用5～7穴即可。

2.操作方法

常规消毒后,选用28～30号毫针,向后平刺太阳1.2±0.2寸,向前平刺百会1.2±0.2寸,向鼻尖方向斜刺风池1.0±0.2寸。直刺内关、合谷1.2±0.2寸,直刺太溪0.8±0.2寸。

每天针刺1～2次,每次留针30分钟,留针期间行针3～5次。使用中等强刺激手法针刺,捻转的幅度为2～3圈,捻转的频率为每秒2～4个往复,每次行针10～30秒。

(四)电针体穴疗法

1.处方

与体针疗法的选穴相同。取穴分为两组,第一组取头部穴位,如风池、太阳、百会等;第二组取肢体部的穴位,如内关、合谷、太溪等。两组穴位同时使用。

2.操作方法

分为两步,第一步,进针操作与体针疗法一样;第二步为电针法操作方法。第一步操作完毕后,在第一组穴位与第二组穴位之间,分别连接电针治疗仪的两极导线,采用疏密波,刺激量的大小以出现明显的局部肌肉颤动或患者能够耐受为宜。每次电针治疗20分钟,每天治疗1～2次。每次电针4～6个穴位即可。没有接电疗仪的穴位,按普通体针疗法进行操作。

(五)梅花针疗法

1.处方

取穴分为两组,第一组取头部的穴位,如前顶、百会、后顶、风池等;第二组取肢体部的穴位,如内关、合谷、足三里等。两组穴位同时使用。

2.操作方法

常规消毒后,用较强的刺激手法叩打,每个穴区每次叩打3～5分钟,以局部皮肤潮红起丘疹、不出血为度。每天治疗1～2次。

(六)耳针疗法

1.处方

主穴、配穴同时取用,两侧交替。

主穴:取一侧的大脑皮质、皮质下、脑干。

配穴:取另一侧的交感、枕、颞。

2.操作方法

常规消毒后,用28号0.5～1.0寸毫针斜刺或平刺耳穴。每天针刺1～2次,每次留针20分钟,留针期间行针2～3次,使用中等强刺激手法针刺,捻转的幅度为2～3圈,捻转的频率为每秒2～4个往复,每次行针10～30秒。

(七)电针耳穴疗法

1.处方

主穴、配穴同时取用,两侧交替。

主穴:取一侧的大脑皮质、皮质下、脑干。

配穴:取另一侧的交感、枕、颞。

在上述耳针疗法处方的基础上,选取单侧的体穴神门、内关、太溪(双侧交替使用)。

2.操作方法

常规消毒后,用28号0.5～1.0寸毫针斜刺或平刺耳穴。用28～30号毫针,直刺神门0.4±0.1寸,直刺三阴交1.4±0.2寸,直刺内关1.2±0.2寸。然后在耳穴与神门、内关、太溪之间分别连接电针治疗仪的两极导线,采用疏密波,刺激量的大小以出现明显的局部肌肉颤动或患者能够耐受为宜。每次电针4个穴位(交替使用耳穴),每次电针20分钟。每天治疗1～2次。没有接电疗仪的耳穴,按普通耳针疗法进行操作。

(八)耳穴贴压疗法

1.处方

主穴、配穴同时取用,两侧交替。

主穴:取一侧的大脑皮质、皮质下、脑干。

配穴:取另一侧的交感、枕、颞。

2.操作方法

用王不留行籽进行贴压法。常规消毒后,用5 mm×5 mm的医用胶布将王不留行籽固定于选用的耳穴,每穴固定1粒。让患者每天自行按压3～5次,每个穴位每次按压2～3分钟,按压的力量以有明显的痛感但又不过分强烈为度。隔2～3天更换1次,双侧耳穴交替使用。

(九)按语

采用针刺治疗本病的同时,应鼓励患者多饮水,如每天口服盐水2 000～3 000 mL,取头低位卧床休息有利于头痛缓解。

六、其他原因引起的头痛

眼、鼻、鼻旁窦、耳等部位的许多疾病均可引起头痛。

(一)临床表现

(1)青光眼、虹膜炎、眼眶肿瘤、球后视神经炎、高度远视、眼外肌不平衡等原因均可引起球后或额颞区的疼痛。

（2）鼻腔或鼻旁窦发炎时,因黏膜充血水肿可引起牵涉性头痛。急性鼻旁窦炎时常引起眼球周围或额颞区的头痛。因鼻旁窦内的脓性分泌物经过一夜睡眠后积聚增多,所以患者清晨起床后头痛特别严重,待脓液排出后头痛明显减轻。

（3）急性乳突炎可引起耳后部疼痛。

（4）病毒性膝状神经节带状疱疹引起的疼痛常位于外耳道内或耳后,疼痛数天后出现带状疱疹及面神经麻痹。

（5）颈源性头痛。

此外,鼻腔肿瘤、鼻咽部肿瘤、牙周脓肿、下颌关节功能障碍等均可引起头部的牵涉性疼痛。颅内的占位性病变及高血压亦可引起头痛。

（二）辅助检查

应结合原发性疾病的一系列症状注意进行相应的检查。

（三）治疗

对这一类头痛主要进行病因治疗。非占位性病变引起的头痛,可把针灸疗法作为主要的治疗方法。但占位性病变引起的头痛,只能把针灸疗法作为辅助的治疗方法。具体的治疗方法可参考其他的有关文献,在此不做详述。

（四）按语

（1）除占位性病变引起的头痛之外,一般情况下,针灸疗法对各类头痛均具有较好的疗效。

（2）应重点对原发性疾病进行治疗。

（刘瑞玲）

第二节　面　　痛

面痛是指以眼、面颊部抽掣疼痛为主要症状的一种疾病。多由于风邪侵袭,阳明火盛、肝阳亢逆、气血运行失畅所致。

西医学的三叉神经痛属于本病范畴。

一、辨证

本病以眼、面颊阵发性抽掣疼痛为主要症状,根据病因不同分为风寒、风热、瘀血面痛。

（一）风寒外袭

疼痛为阵发性抽掣样痛,痛势剧烈,面色苍白,遇冷加重,得热则舒,多有面部受寒因素,舌淡苔白,脉浮紧。

（二）风热浸淫

疼痛阵作,为烧灼性或刀割性剧痛,痛时颜面红赤,汗出,目赤,口渴,遇热更剧,得寒较舒,发热或着急时发作或加重,舌质红,舌苔黄,脉数。

（三）瘀血阻络

面痛反复发作,多年不愈,发作时疼痛如锥刺难忍,面色晦滞,少气懒言,语声低微,舌质紫暗,苔薄,脉细涩。

二、治疗

(一)针灸治疗

治则:疏通经脉,活血止痛。以手、足阳明经穴位为主。

主穴:百会、阳白、攒竹、四白、迎香、下关、颊车、合谷。

配穴:风寒外袭加风门、风池、外关;风热浸淫加大椎、关冲、曲池;瘀血阻络加太冲、血海。

操作:毫针刺,用泻法。

方义:本方以近部取穴为主,远部取穴为辅,旨在疏通面部筋脉气血,散寒清热,活血通络止痛。

(二)其他治疗

1.耳针

选面颊、上颌、下颌、额、神门等穴,每次取 2～3 穴,毫针刺,强刺激,留针 20～30 分钟,约隔 5 分钟行针 1 次;或用皮内针法。

2.水针

用维生素 B_{12} 或维生素 B_1 注射液,或用 2% 利多卡因注射液,注射压痛点,每次取 1～2 点,每点注入0.5 mL,隔 2～3 天注射 1 次。

(刘瑞玲)

第三节 眩 晕

眩是指眼花或眼前发黑,晕是指头晕或感觉自身或外界景物旋转。二者常同时并见,故统称为眩晕。轻者闭目即止,重者如坐车船,旋转不定,不能站立,或伴有恶心、呕吐、汗出,甚则昏倒等症状。本病多因阴虚则肝风内动,血少则脑失濡养,精亏则髓海不足,或痰浊壅遏、上蒙清窍所致。

西医学的耳源性眩晕,以及高血压、贫血、神经症、颈椎病等引起的眩晕症状均属本病范畴。

本病以头晕、眼花为主要症状,临床根据病因不同分为肝阳上亢、气血亏虚、肾精不足,以及痰浊中阻型眩晕。

一、辨证

本病以头晕、眼花为主要症状,临床根据病因不同分为肝阳上亢、气血亏虚、肾精不足,以及痰浊中阻型眩晕。

(一)肝阳上亢

眩晕耳鸣,头痛且胀,每因烦劳或恼怒而头晕、头痛剧增,面时潮红,急躁易怒,少寐多梦,口苦,舌质红,苔黄,脉弦。

(二)气血亏虚

眩晕动则加剧,劳累继发,伴面色苍白,唇甲不华,心悸失眠,神疲懒言,食欲缺乏,舌质淡,脉细弱。

（三）肾精不足

眩晕伴神疲健忘，腰膝酸软，遗精耳鸣。偏于阴虚者，五心烦热，舌质红，脉弦细。偏于阳虚者，四肢不温，舌质淡，脉沉细。

（四）痰浊中阻

眩晕而见头重如蒙，胸闷恶心，少食多寐，舌苔白腻，脉濡滑。

二、治疗

（一）针灸治疗

治则：平肝潜阳，补益气血，滋阴补肾，化痰息风。以督脉、足少阳经穴位为主。

主穴：百会、风池、太阳、印堂。

配穴：肝阳上亢加肝俞、肾俞、三阴交、太冲；气血亏虚加脾俞、足三里；肾精不足加肾俞、太溪、三阴交、绝骨；痰浊中阻加足三里、丰隆、太白。

操作：毫针刺，按虚补实泻进行操作。

方义：百会通督安神；风池清泻肝胆，潜阳止眩；太阳祛风止眩；印堂止眩宁神。

（二）其他治疗

1.头针

眩晕伴耳鸣、听力减退者，取晕听区。取坐位或仰卧位，局部常规消毒后，用消毒之28～32号2.5寸长的不锈钢毫针，与头皮呈30°左右夹角，用夹持进针法刺入帽状腱膜下，达到该区的应用长度后，用示指桡侧面与拇指掌侧面夹持针柄，以示指掌指关节连续屈伸，使针体左右旋转，每分钟捻转200次左右，捻转2～3分钟，留针5～10分钟，每天或间日针1次。

2.耳针

选神门、枕、内耳，用中、强刺激，每天1次，每次留针20～30分钟。

（刘瑞玲）

第四节　不　　寐

不寐又称失眠、不得卧等，是以经常不能获得正常睡眠，或入睡困难，或睡眠时间不足，或睡眠不深，严重者彻夜不眠为特征的病证。本证多因思虑劳倦，内伤心脾，生血之源不足，心神失养所致；或因惊恐、房劳伤肾，以致心火独盛，心肾不交，神志不宁；或因体质素弱，心胆虚怯，情志抑郁，肝阳扰动，饮食不节，脾胃不和所致。

西医学的神经症、围绝经期综合征、慢性消化不良、贫血、动脉粥样硬化等不寐为主要临床表现时属于本病范畴。

一、辨证

本病以经常不易入睡，或寐而易醒，甚则彻夜不眠为主要症状。根据病因的不同分为心脾两虚、心胆气虚、心肾不交、肝阳上扰和脾胃不和。

(一)心脾两虚

多梦易醒,心悸健忘,头晕目眩,面色无华,食欲缺乏、倦怠,易汗出,舌淡苔白,脉细弱。

(二)心胆气虚

心悸胆怯,多梦易醒,善惊多恐,多疑善虑,舌淡,脉弦细。

(三)心肾不交

心烦不寐,或时寐时醒,头晕耳鸣,心悸健忘,遗精盗汗,口干舌红,脉细数。

(四)肝阳上扰

心烦,不能入寐,急躁易怒,头晕头痛,胸胁胀满,面红口苦,舌红苔黄,脉弦数。

(五)脾胃不和

睡眠不安,脘闷噫气,嗳腐吞酸,心烦,口苦痰多,舌红苔厚腻,脉滑数。

二、治疗

(一)针灸治疗

治则:宁心安神,清热除烦。以八脉交会穴、手少阴经穴为主。

主穴:照海、申脉、神门、安眠、四神聪。

配穴:心脾两虚者,加心俞、脾俞、三阴交;心胆气虚者,加丘墟、心俞、胆俞;心肾不交者,加太溪、涌泉、心俞;肝阳上扰者,加行间、侠溪;脾胃不和者,加太白、公孙、足三里。

操作:毫针刺,照海用补法,申脉用泻法。神门、安眠、四神聪,用平补平泻法;对于较重的不寐患者,四神聪可留针1～2小时;配穴按虚补实泻法操作。

方义:照海、申脉为八脉交会穴,分别与阴跷脉、阳跷脉相通,可以调理阴阳,改善睡眠,若阳跷脉功能亢盛则失眠,故补阴泻阳使阴、阳跷脉功能协调,不眠自愈。心藏神,心经原穴神门,心包经络穴内关可以宁心安神;安眠、四神聪穴可以健脑益髓、镇静安神。

(二)其他治疗

1.耳针

选皮质下、心、肾、肝、神门。毫针刺,或揿针埋藏,或王不留行籽贴压。

2.皮肤针

自项至腰部督脉和足太阳经背部第1侧线,用梅花针自上而下叩刺,叩至皮肤潮红为度,每天1次。

3.拔罐

自项至腰部足太阳经背部侧线,用火罐自上而下行走罐,以背部潮红为度。

4.电针

选四神聪、太阳,接通电针仪,用较低频率,每次刺激30分钟。

(刘瑞玲)

第五节　痴　呆

痴呆又称呆病,是以呆傻愚笨为主要临床表现的一种神志疾病。早期以善忘为主,病情轻者可见近事遗忘、反应迟钝、寡言少语、日常生活活动部分不能自理等;病情重者常表现为远事亦忘,时空混淆,计算不能,不识亲人,言辞颠倒,或重复语言,或终日不语,或忽哭忽笑,神情淡漠或烦躁,不欲饮食,或饮食不洁,或数天不知饥饱,日常生活活动完全需他人帮助,甚至不能抵御危险伤害。

中医学的呆病范围十分广泛,现代医学的阿尔茨海默病(老年性痴呆)、血管性痴呆、额颞叶痴呆、路易体痴呆、帕金森病、亨廷顿病、正常脑压脑积水、脑淀粉样血管病、脑外伤和脑炎后遗症,以及癫痫和其他精神性疾病,出现记忆减退、呆傻愚笨、性情改变等符合本病特征者,均可参考本节辨证论治。

中医学的痴呆以呆傻愚笨为主症,与西医的血管性痴呆所表现的由脑血管因素引起的脑循环障碍、脑组织受损导致的认知功能缺损的综合征不完全一致,血管性痴呆主要表现为认知、记忆、语言、视空间功能障碍、情感或人格等方面的改变,因此,在针灸临证时,应正确区别两者的异同与联系,在分析其病因病机、辨证规律及借鉴古人针灸治疗经验时,选用正确的方法加以治疗。

一、病因病机新论及辨证探要

(一)传统认识

对中老年痴呆症,传统中医多认为或由痰浊阻窍,或由肝肾不足引起。中壮年人的痴呆起于癫狂或痫证之后者,多与痰浊阻窍密切关联。如痫久气血耗伤而积痰内盛;痫久而肝气郁结克伐脾土;或起居、饮食失调使脾胃受伤而致痰湿壅阻,蒙蔽清窍而生本病。肝肾不足者,如老年人病痴呆者,当由久病血亏气弱,心神失养或肝肾不足,脑神不充而成。本病进程缓慢,病理改变以本虚标实为主。其虚在肝肾者,以脑髓不健为主;其虚在脾胃者,多生痰湿、闭阻清窍,还有气虚、运血无力,致使络脉瘀阻。

(二)现代新论

古代痴呆病名与西医学的血管性痴呆病并无完全直接的对应关系。现代中医学家对血管性痴呆的病因病机、临床症状进行了深入研究,并已有较深刻地认识。

研究者通过对血管性痴呆的观察发现,在其证候演变发展的过程中,存在三个相对独立的时期,即病情相对平稳的平台期、病情波动期及病情下滑期。三期的病理特征及证候表现各不相同。平台期以肝肾精亏,痰瘀阻络;脾肾不足,痰瘀阻络;肝脾肾虚,痰瘀阻络为常见证候。患者多表现为神情呆滞,反应迟钝,善忘失算,懒动少言,肢体笨拙,舌质暗,脉沉弦。或兼有腰膝酸软,尿频,急迫或尿失禁,头晕昏沉,视物模糊,半身不遂,言语不利,以及四肢不温,气短乏力等症状。波动期则以风痰瘀阻扰动为主要证候,病理以痰浊瘀阻蒙窍,痰热内扰之实邪亢盛为主要特征,患者表现呆滞明显,头昏沉、嗜睡懒动加重,痰涎增多,口中黏腻不爽,流涎,口臭,心烦不寐,或便干便难,苔白腻、黄腻或厚腻,脉滑等,或可见头晕头痛,心烦急躁易怒,舌强肢麻,口中流涎,痰黏,言语不利加重,苔腻,脉滑等。下滑期则以风火上扰,浊毒阻络,或痰浊蒙窍,浊毒阻络,或痰火扰心,浊毒阻络为常见证候。患者表现呆滞加重,双目无神,不识事物,面色晦暗,秽浊如蒙污垢或兼面红微赤,口气臭秽,口中黏涎秽浊,溲赤便干或二便失禁,肢麻,颤动,舌强语謇,烦躁不安甚则狂躁,举动不经,言辞颠倒,苔厚腻,脉浮弦大或弦实有力或脉细数等。

也有研究者认为,脑中血海受损会造成血络瘀滞,轻者血凝痰生,热结毒生,脑络瘀塞,损伤脑腑神机,重者脑气不能束邪,内风统领热邪火毒,窜扰脑络,毒害脑髓,元神受损,神机不用而成痴呆。

还有研究者以虚瘀浊毒立论,提出毒损经脉、脑髓的病机假说,指出血管性痴呆与中风病有共同的体质因素,两者发病机制密切相关,中风后脑络瘀阻,浊毒内生,败坏脑髓,神机失用发为痴呆。

虽然现代医家对病因病机的认识各有不同,但综合起来,认为本病不外乎由虚、风、火、痰、瘀、郁多种因素相互影响为患的疾病。病理变化以虚为本,风、火、痰、瘀、郁为标,是一种本虚标实、虚实夹杂的疾病。血管性痴呆的病位在脑,与五脏相关,肾虚是该病发生发展的根本原因,痰浊停聚和脉络瘀阻化毒为害,产生的"内生之毒"则是本病在发病过程中的基本病理环节,并且贯穿于疾病的始终。因为肾藏精,主骨生髓,脑为髓海,年迈体弱,久病及肾,肾精亏虚,髓海失充,脑萎髓空,脑失所养,神机失用而出现痴呆。因此,血管性痴呆的发病多为久病入络,在肾精亏虚、痰瘀内阻的基础上,虚痰瘀相互影响转化,痰浊阻滞,化热生风,酿生浊毒,败坏脑髓形体,致神胆失用,灵机皆失而成。其发病机制不脱离"年老体衰""发于中风""病变在脑"。此外,毒邪一旦生成,其最大特点是败坏形体,损伤脏腑经络,造成病势缠绵,顽固不愈。

(三)辨证探要

血管性痴呆乃本虚标实之证,临床以虚实夹杂者多见。因而辨证当以虚实或脏腑失调为纲领,分清虚实,辨明主次,明确病变脏腑。

1.辨虚实

本病以虚实夹杂多见,故首应辨明病证的虚实、主次。虚者以神气不足、面色失荣、形体枯瘦、言行迟弱为特征,结合舌脉、兼次症,再分辨属于气血不足或肾精亏虚。实者智力减退、反应迟钝,常兼见痰浊、瘀血的表现。

2.辨脏腑

本病病位主要在脑,又与心、肝、脾、肾密切相关。若年老体衰、头晕目眩、记忆认知能力减退、神情呆滞、齿枯发焦、腰膝酸软、步履艰难,病在脑与肾;若兼见双目无神、筋惕肉瞤、毛甲无华,病位在脑与肝肾;若兼见食少纳呆、气短懒言、口涎外溢、四肢不温、五更泄泻,病在脑与脾肾;若兼见失眠多梦、五心烦热,病在脑与心肾。

3.辨轻重

明辨病情轻重,可以帮助预后。血管性痴呆一般分为轻度、中度、重度。轻、中度患者可见表情呆滞,甚至不定,目光晦暗,言辞颠倒,健忘善感等;重度患者可见举动不强,或傻哭傻笑,不知饥饱,生活自理能力丧失等。

二、古代治疗经验

本证在古代针灸文献中被描述为痴、呆、痴醉、心痴等,与现代临床上的先天性痴呆、阿尔茨海默病、血管性痴呆等病相关。在《琼瑶神书》中已记载:"痴呆之证取气上,复取升阳要升阴,神门提按刮战法,三里取下即安康。"至清末为止,针灸治疗痴呆文献已有数十条。

(一)选穴特点

1.循经选穴

选心经穴。《灵枢·邪客》云,心乃"精神之所舍",《灵枢·本神》曰:"心藏脉,脉舍神。"心血充盈,则神志清晰,思维敏捷,因此古代常用心经穴治疗本证。常用穴为神门、灵道、通里、少冲等。

选用膀胱经穴。脏腑之气输注于膀胱经背俞穴,刺激与五脏相关的背俞穴,可以达到调整心神功能的目的,故常取心俞、肺俞、肾俞等穴。

选取肾经穴。肾藏精,主骨生髓,肾精充足,则骨髓生化有源,髓海充盈,则神清气明,思索灵敏,所选穴为大钟、涌泉、照海等。

2.分部选穴

古人治疗本病多选四肢末部(腕踝以下)穴,且以上肢阴面穴,即手掌部穴为主。在手掌部诸穴中,神门穴的应用远高于其他诸穴,为全身选穴之首。如《流注通玄指要赋》云:"神门去心性之呆痴。"《玉龙歌》道:"神门独治痴呆病,转手骨开得穴真。"而灵道、通里在神门之旁,后溪与督脉相通,故灵道、通里、后溪也被选用。如《针方六集》载,灵道主治"心内呆痴,五痫"。

足阴部与手掌部相对应,故足阴部与手部神门穴相对应的大钟穴也有治呆之效,如《标幽赋》曰:"端的处,用大钟治心内之呆痴。"《针灸大全》载通里、后溪、神门、大钟相配,治"心性呆痴,悲泣不已",此为取四肢末部穴之例。

在四肢末部诸穴中,少商、中冲、少冲、隐白、涌泉等井穴皆被选用,如《针灸大成》载手少阴井(少商)配神门治"呆痴忘事,癫狂"。此外,古人又常取心俞等膀胱经的背俞穴及百会、上星等头部之穴,如《类经图翼》载:"痴:心俞、神门。"《循经考穴编》云:"噫嘻:窦氏云,癫狂痫痴可针。"《医学入门》云:"心痴呆……上星亦好。"

(二)针灸方法

古人十分重视艾灸的应用,常灸四末以开窍,如《针方六集》取"鬼哭四穴,在手足大指端,去爪甲外侧,用绳缚定,取两指缝内是穴,灸七壮",以治"痫疾呆痴",此四穴即少商、隐白。敦煌《灸法图》载:"灸诸癫狂,呆三十年。"取天窗(头顶)、肩井、风门、肺俞、心俞、肾俞、手心、五井、脚五舟(膝部附近)、足心,"二十一处,各灸五百壮",可见其壮数之多,刺激量之大。所选穴位除了井穴等末部穴外,还取头顶穴、背俞穴,以及膝部之穴。对于气血亏损引起的痴呆,古人则灸关元等补益之穴,如《扁鹊心书》载:"神疑病,凡人至中年,天数自然虚衰,或加妄想忧思,或为功名失志,以致心血大耗,痴醉不治,渐至精气耗尽而死,当灸关元穴三百壮,服延寿丹一斤。"

古人亦常用针刺调气法治疗本证,如《琼瑶神书》曰:"痴呆之证取气上,复取升阳要升阴,神门提按刮战法,三里取下即安康。"在针刺中古人还采用补泻之法,如《医学纲目》载:"呆痴:神门(一穴,沿皮向前三分,先补后泻,灸之)、后溪(补生泻成)。"

三、临床治疗现状

(一)痴呆的治疗

1.电针

选穴:主穴选四神聪、本神、百会、神庭、风池。配穴选足三里、太溪、肾俞、悬钟、水沟、命门、神门。

方法:每次选主配穴 6～8 个,常规针刺,得气并施与补泻后连接电针仪,采用疏密波,频率为80～100 Hz,每次治疗 30 分钟,每周 3 次,4 周为 1 个疗程。

2.拔罐

选穴:第七颈椎至骶椎督脉、足太阳膀胱经循行部位。

方法:先在督脉和膀胱经第一侧线上下走罐数次,再留罐于心俞、肾俞、命门 5～10 分钟,每周 3 次,4 周为 1 个疗程。

3.艾灸

选穴:百会、大椎。

方法:用点燃的艾条在两穴施予温和灸,以局部皮肤潮红为度,每周3次,4周为1个疗程。

(二)血管性痴呆的治疗

1.常用方案

(1)方案一:针刺法。

选穴:神门、百会、神庭、风池、四神聪、太溪、肾俞、命门、大钟、悬钟、足三里。

方法:毫针常规刺法,头部腧穴平补平泻,其余腧穴均用补法,每周2~3次,4周为1个疗程。

(2)方案二:电针。

选穴:风池、百会、神庭、四神聪。

方法:双侧风池接一对电极,百会、神庭接一对电极,四神聪前后、左右各接一对电极,选用疏密波,每次30分钟,每周2~3次,4周为1个疗程。

(3)方案三:头针。

选穴:顶中线、顶颞前斜线、顶颞后斜线。

方法:将1.5~2.0寸毫针刺入帽状腱膜下,快速捻转,得气后留针30分钟,每周3次,3个月为1个疗程。

(4)方案四:艾灸。

选穴:百会、大椎、关元、气海、足三里。

方法:用艾条温和灸,以局部皮肤潮红为度,每周2~3次,4周为1个疗程。

(5)方案五:耳针。

选穴:皮质下、顶、颞、枕、心、肝、肾、内分泌、神门。

方法:每次在一侧耳郭选2~4穴,采用压丸法,每3天更换1次,两耳交替进行,可长期进行治疗。

2.血管性痴呆针灸切入点

(1)早期介入,延缓病程:临床研究显示,早期针灸介入可以调和阴阳气血,调整脏腑虚实,化痰祛瘀生髓,故能够减缓疾病发展进程,改善神志愚钝状态。但在临床中发现,治疗期间智力改善明显,停止针灸治疗后病情则会有反复,因此要鼓励患者及家属坚持针灸治疗。

(2)整体调节,改善脑代谢:针灸介入血管性痴呆可以发挥整体调整的优势。由于血管性痴呆属于退行性病变,多发生于中老年人,针灸治疗本病在整体分析患者病理状态的基础上,扶正祛邪,调整五脏,在改善患者智力的基础上,可以同时针对躯体、心理症状进行治疗,因而针灸介入本病可以从整体上改善患者体质,提高患者的生活质量。

血管性痴呆的基础疾病是脑血管病,缺血性损害导致的脑循环、脑代谢障碍是本病主要原因。由于针灸对脑血管的功能及其血液循环有较好的调节作用,改善脑循环、脑代谢,可以缩小脑梗死的面积,促进软化灶内新生毛细血管和胶质细胞增生与修复,减少坏死灶周围区的水肿和炎症反应,因而针灸介入血管性痴呆的治疗具有重要意义。但是试验研究的初步结果也显示针刺虽然能使缺血区大脑神经元的数量增多,使细胞内DNA和RNA的含量得到不同程度恢复,但并不能达到正常水平,说明针刺可能对血管性痴呆病变的早期阶段从细胞核糖核酸分子水平来逆转恶化的病理过程,但是对痴呆程度严重的患者,尤其是晚期患者,针灸尚无确切疗效。

3.针灸治疗思路

随着对痴呆病机认识逐渐深入,病位发生了从心到脑的变化,因此治疗思路也随着病机的变化而改变,治疗上以调理脑神为主,多选用督脉头部穴位为主,肝脾任督脉和膀胱经穴为辅,再辨证配穴。临床上本病以虚为本,以实为标,多虚实夹杂。因而,针灸治疗当分虚实。虚证者应配合填精补髓、健脾补肾、益气养血,多取肾经、膀胱经、任脉及脾胃经穴为主;实证者配合化痰开窍、清心平肝、活血通络、解毒化浊,多取心经、肝经、脾经及任脉穴。

古代对于痴呆的病机认识集中于心肾,因此论治亦可从心、肾入手,调心以治气,补肾以治精,将调心、补肾法作为治疗痴呆的重要法则之一。

在针灸疗法选择上以毫针艾灸为基础,随着现代科学研究的进展,各种不同新疗法也广为应用,如电针、头针疗法的运用,这些针灸疗法不但疗效确切,也发展了针灸理论、丰富了针灸临床内涵。

操作方法可以针灸并用,发挥多种疗法的协同作用,并在针灸治疗的同时,重视精神调理和智力训练,以及生活护理。还要重视脑血管病的防治,强调中西医学结合,针灸中药并用,才能进一步提高临床疗效。

4.针灸治疗血管性痴呆的疗效特点

针灸对早期、轻中度的血管性痴呆有提高智力、延缓病情进展的作用。对痴呆程度严重,尤其是晚期患者,针灸尚无确切疗效。

针灸治疗痴呆近年来研究较多,治疗方法多样,研究表明,针灸可以改善大脑皮质功能,通过改善血液循环,增强神经元代谢,尤其对于血管性痴呆,针灸可以明显改善近期症状,恢复血管性痴呆患者的智力及社会活动功能,而且发现针灸治疗对血管性痴呆患者的血脂、血流动力学、血液生化指标、脑电波等具有一定影响,因此针灸对血管性痴呆的防治确有疗效。在近年来进行的系统评价中表明,电针治疗血管性痴呆安全,对改善整体功能和认知功能均较对照组有效,其中电针对整体功能改善的有效性较好。

针灸治疗本病起效一般较慢,效果维持的时间不够长久,治疗该病的总体疗效是在长期治疗的积累中形成的,对于长期坚持治疗的患者,症状改善明显。在临床中发现,治疗期间智力改善明显,停止针灸治疗后病情则会有反复,因此要鼓励患者及家属坚持针灸治疗。

本病继发于脑血管病,因此对于脑血管的预防及控制尤为重要,因为本病的疗程较长,甚至要终身治疗。

四、研究动态

长期的临床实践和大量的医学文献报道了针灸治疗血管性痴呆确有疗效,2004年,彭氏等对电针治疗血管性痴呆的系统评价进一步证实针灸对血管性痴呆患者整体功能和认知功能具有改善作用。2005年,成都中医药大学对针灸治疗血管性痴呆常用治法的循证医学评价结果显示,未检索到针灸治疗血管性痴呆的一级研究证据。从随机对照试验研究结果来看,电针治疗血管性痴呆疗效优于目前常用的西药疗法,最常用的干预措施依次为毫针、电针、综合治疗、穴位注射等,并且电针的疗效优于毫针,而激光针加电针的疗效又优于电针;最常用的穴位为百会、神庭和四神聪,且经穴和奇穴电针比头穴电针疗效更好。

针对血管性痴呆的发病机制,对于针灸治疗痴呆的疗效评价,主要选用的观察指标是以行为学积分及血液生化为主,如长谷川痴呆量表、社会活动功能检查表、认知能力筛选检查、日常生活能力量表评分、老年性痴呆评定量表、简易智力状态检查、Blessed痴呆量表、自由基三项,以及血脂三项、脑电图、脑电地形图、脑血流图、事件相关电位的P3成分和经颅多普勒等。

老年痴呆病（含血管性痴呆）的中医疗效评定标准,目前临床、科研均采用 1990 年 5 月修订的《老年呆病的诊断、辨证分型及疗效标准》,分为痊愈、有效、无效 3 项。1994 年卫生健康委员会药政局制定的《中药新药临床研究指导原则》的疗效评定标准又增加了显效,共分为痊愈、显效、有效、无效 4 项。

五、展望

迄今,西医治疗痴呆的药物可归纳为 3 类,即脑血管扩张药、与神经递质有关的药物和亲智力药物等,但据以往报道,疗效不尽如人意。

针灸治疗痴呆具有一定疗效。古代医家虽未提出痴呆病名,但历经千年的中医、针灸实践为痴呆的治疗提供了宝贵经验。目前,治疗方法既有传统的体穴毫针治疗,也出现了穴位注射、头针、耳针、电针等多种中西医结合的新疗法,方法更丰富,针对性更强,针灸治疗痴呆具有很大的发展前途。

但据文献报道,针灸治疗痴呆疗效差异很大。目前,由于病例的纳入标准、疾病严重程度的划分标准及临床疗效评定标准缺乏统一性,因此难以比较各种治疗方案的优劣。而且,多数临床研究缺乏严密的试验设计,缺乏随访、远期疗效评价。因此,做好血管性痴呆的研究设计,深入探索针灸治疗本病的作用机制,拿出切实可信的临床证据,将是今后研究的重点。

另外,诊断标准的不统一,同样给痴呆的临床研究带来不利影响,目前虽有人尝试按中医计分方式来确定中风痴呆诊断及划分其严重程度,其结果欲达到同行认可,仍需大量研究支持。

（刘瑞玲）

第六节 癫 狂

癫狂是以精神错乱、言行失常为主要症状的一种疾病。癫证以沉默痴呆、语无伦次、忧郁苦闷、静而多喜为特征;狂证以喧扰不宁、躁妄打骂、哭笑无常、动而多怒为特征。癫属阴、狂属阳,两者病情可相互转化,故统称癫狂。癫狂主要是由于七情内伤、痰气上扰、气血凝滞,使机体阴阳平衡失调,不能互相维系,以致阴盛于下,阳亢于上,心神被扰,神明逆乱所致。

西医学的精神分裂症、狂躁性精神病、抑郁性精神病、反应性精神病、围绝经期精神病等均属本病范畴。

一、辨证

本病以精神错乱、言行失常为主要症状。根据表现症状不同分为癫证和狂证。癫证属阴多呆静,狂证属阳多躁动。

（一）癫证

沉默痴呆,精神抑郁,表情淡漠,或喃喃自语,语无伦次,或时悲时喜,哭笑无常,不知秽洁,不知饮食,舌苔薄腻,脉弦细或弦滑。

（二）狂证

始则性情急躁,头痛失眠,面红目赤,两目怒视等症状;继则妄言责骂,不分亲疏,或毁物伤人,力过寻常,虽数天不食,仍精神不倦,舌质红绛,苔黄腻,脉弦滑。

二、治疗

(一)针灸治疗

1.癫证

治则:涤痰开窍,宁心安神。取背俞穴为主,佐以手少阴、足阳明经穴位。

主穴:肝俞、脾俞、心俞、神门、丰隆。

配穴:痰气郁结加膻中、太冲;心脾两虚加三阴交、大陵;不思饮食加足三里、中脘;心悸易惊加内关。

操作:毫针刺,痰气郁结可用泻法,心脾两虚用补法。

方义:病因痰气郁结、蒙蔽心窍所致,故取肝俞以疏肝解郁,脾俞以健脾化痰,心俞以宁心开窍,神门以醒神宁心,丰隆以涤痰化浊,痰气消散,癫证自愈。

2.狂证

治则:清心豁痰。以任脉、督脉、手厥阴和足少阴经穴位为主。

主穴:大椎、风府、内关、丰隆、印堂、水沟。

配穴:痰火上扰加劳宫;火盛伤阴加大钟。

操作:毫针刺,用泻法。

方义:本病由痰火扰心所致,取大椎、水沟能清热醒神,风府、印堂醒脑宁神,内关、丰隆祛痰开窍、宁心安神。

(二)其他治疗

1.水针

选心俞、巨阙、间使、足三里、三阴交穴,每次选用1～2穴,用25～50 mg氯丙嗪注射液,每天注射1次,各穴交替使用。本法适用于狂证。热重加大椎、百会,狂怒加太冲、支沟。

2.耳针

选心、皮质下、肾、枕、额、神门。毫针刺,每次选用3～4穴,留针30分钟。癫证用轻度刺激,狂证用强刺激。

3.头针

选运动区、感觉区、足运感区。用1.5寸毫针沿皮刺入,左右捻转1分钟,留针20～30分钟。

4.电针

水沟、百会、大椎、风府透哑门。每次选用一组穴,针后接通电针仪治疗15～20分钟。

(赵欣丽)

第七节 痫 病

痫病是一种发作性意识异常的疾病,俗称"羊痫风",其特征为发作性精神恍惚,甚则突然仆倒,昏不知人,口吐涎沫,双目上视,四肢抽搐,或口中发出猪羊叫声,移时苏醒,发作后如常人,反复发作。

中医学的痫病与西医学的癫痫基本相同。癫痫主要分为发作期和间歇期。发作期又区分为大发作、失神小发作、不典型失神发作、局灶性发作等。西医学认为，癫痫是神经元的异常放电导致的暂时性突发性大脑功能失常，根据发病原因可分为原发性和继发性两类，但在症状表现上与痫病相同，皆与本证相关，因此可参照论治。

一、病因病机新论及辨证探要

（一）传统认识

中医学认为，本病多与先天因素、七情失调、脑部外伤、饮食失调等有关。母孕受惊，损及胎儿，精伤肾亏；大惊大恐，肝肾受损，阴不敛阳；跌仆撞击，脑窍受损，瘀血阻络；饮食失调，脾胃受损，痰浊内聚，均可使脏气失调，气机逆乱，阳升风动，痰瘀上壅，蒙蔽清窍，走窜经络而发病。

（二）现代新论

近代医家继承经典中医理论，认为癫痫多由骤受惊恐，先天禀赋不足，跌仆撞击等因素，导致风痰闭阻，痰火内盛，心肾亏虚，气血瘀滞所致。痫病的主要病理基础是肝、脾、肾的损伤，而风阳痰浊，蒙蔽心窍，流窜经络，是本病发作的基本病理因素。另外，对痫病病机又有与瘀相关的论点，认为多种因素导致瘀血阻于脑窍是发生痫病的共同病机基础。

总之，现代医家对痫病病因病机的认识，可概括为病位在脑，与心、肝、脾、肾、胆关系密切，其病因病机可概括为风、火、气、痰、瘀蒙蔽心窍，壅塞经络，气机逆乱，元神失控而发病。

（三）辨证探要

癫痫病情迁延，时轻时重，症情复杂，难以治愈。临诊时，要详知病史，以助判断病因；细辨症状，以判断轻重；辨发作期或间歇期，明断虚实，以对证施治；分清阴痫阳痫，以知治疗难易；辨发作期、间歇期，针灸取穴有异。

辨病情轻重，一是根据病发时间长短而辨，一般持续时间长则病重，短则病轻；二是根据发作间隔久暂而辨，间隔时间久则病轻，短则病重。

辨证候虚实，若从证而论，痰火扰神、瘀阻脑络属实；心脾两虚、肝肾阴虚属虚；若从病期而论，发作期多实，或实中夹虚，休止期多虚，或虚中夹实。

辨阴痫阳痫，阳痫表现为猝然仆倒，不省人事，四肢强痉拘挛，口中有声，口吐白沫，烦躁不安，气高息促，痰声辘辘，口臭便干，舌质红或暗红，苔黄腻，脉弦滑。阴痫表现为猝然仆倒，不省人事，口吐涎沫，四肢抽搐无力，手足蠕动，四肢不温，二便自遗，舌质淡，少苔，脉细弱。

癫痫迁延难愈，症状烦乱，在疾病的演变过程中，病因繁多，病机复杂，故临诊时还要注意的基本病因问题如下。①病因相兼：在发病过程中，往往多种因素共存，如痰兼火，痰阻兼气乱，痰兼瘀，气乱兼血瘀等，各种因素各为其患，合而致病，病机复杂。②病因互化：各种病理因素既可相兼共存，又可互因互果，相互资生。如积痰可生热生火生风，又可滞气阻血；气乱则生痰致瘀，又可有余为火；风可触痰或挟痰上冲，又可助火乱气动血。凡此种种，为本病难治之根由。③病情虚实转变，由实变虚，虚实夹杂，亦可因虚致实，久之，脏腑愈虚，痰浊愈结愈深，反复发作，乃成痼疾。

二、古代针灸治疗经验

本证在古代针灸文献中被描述为癫痫、痫、羊鸣等，多与现代的癫痫相关。早在《灵枢·寒热病》中已记载："暴挛痫眩，足不任身，取天柱。"至清末为止，针灸治疗本证文献共达200余条。古代对癫、痫、惊风分辨不够明确,而癫证、惊风相关的条文不属本篇范围,阅读与分析时当注意辨析。

(一)选穴特点

1.循经选穴

多选膀胱经与督脉穴。《灵枢·经脉》中记载:膀胱经"其支者从颠入络脑";《难经·二十八难》云:"督脉……上至风府,入络于脑,"故临床多用膀胱经穴与督脉穴。常用穴位是百会、神庭、水沟、大椎、心俞、申脉、金门等。

选用任脉和心、心包、脾、肺经穴,本证多由痰迷心窍、脏气不平所致,而"脾为生痰之源,肺为贮痰之器",任脉又为"阴经之海",循行于胸腹,与心、脾、肺广泛联系,故治疗本证多取任脉与心、心包、脾、肺经穴。常用穴为巨阙、中脘、神门、间使、劳宫、隐白、少商等。

重视奇经八脉,除上述督脉、任脉外,冲脉贯脊,与督脉相通,而《灵枢·寒热》又曰:"足太阳……在项中两筋间入脑,乃别阴跷阳跷。"故冲脉、阴跷、阳跷跟督脉一样,皆与脑、脊、背相关,故《脾胃论》曰:"病痫者,涎沫出于口,冷汗出于身,清涕出于鼻,皆阳跷、阴跷、督、冲四脉之邪上行……当从督、冲、二跷、四穴中奇邪之法治之。"因此八脉交会穴后溪、公孙、申脉、照海多被取用。

2.分部选穴

多选头部和手足部穴。例如《医宗金鉴》云:"神庭主灸羊痫风。"《类经图翼》谓:"水沟:癫痫猝倒。"《胜玉歌》曰:"后溪鸠尾及神门,治疗五痫立便痊。"

多选四肢末端穴。因为本病常出现昏厥症状,当开窍醒神。如《奇效良方》载:"鬼眼四穴……治五痫等证,当正发时灸之,大效矣。"鬼眼即少商和隐白。《杂病穴法歌》曰:"劳宫能治五般痫,更刺涌泉疾如挑。"

多选鸠尾部穴。因为鸠尾部有任脉之络穴和心之募穴,该部的膏肓又是痰浊隐藏之处,而癫痫多由痰迷心窍所致,任脉和心、脾、肺三脏相合于胸脘的鸠尾部,故多取该部穴鸠尾、巨阙和中脘等。如《席弘赋》道:"鸠尾能治五般痫。"《太平圣惠方》曰:"猪痫病如尸厥吐沫,灸巨阙穴三壮。"《扁鹊心书》载:"有气痫者,因恼怒思想而成,须灸中脘穴而愈。"

选上背部的背俞穴。因为上背部穴可以安神化痰,因此古人也选用该部穴,如《太平圣惠方》载,心俞主治"狂、痫心气乱"。

3.对症选穴

本证以痰浊内闭为主,故取鸠尾、中脘、巨阙、心俞、肺俞等祛痰之穴,如《针灸大成》载:"锦衣张少泉公夫人患痫证二十余载。","取鸠尾、中脘,快其脾胃,取肩髃、曲池等穴,理其经络,疏其痰气。"

对于风痰夹杂者,当取祛风之穴,《针灸资生经》曰:"人有患痫疾,发则僵卧在地,久之方苏,予意其用心所致,为灸百会,又疑是痰厥致僵仆,为灸中脘,其疾稍减,未除根也,后阅脉诀后通真子有爱养小儿,谨护风池之说,人来觅灸痫疾,必为之按风池穴,皆应手酸疼,使灸之而愈。"

对于痰热搏结之痫,可配合选用清热之穴,如《医宗金鉴》取百会治"痰火癫痫";《备急千金要方》曰:"心痫之为病,面赤,心下有热,数灸心下第二肋端宛宛中","又灸手心主及少阴各三壮"。

4.按时选穴

古人认为本病的发作与时间和人体的阴阳变化有关,癫痫昼发为阳气不足,夜发为阴气不足,而阳跷主阳气,阴跷主阴气,故重视按时选穴。如《卫生宝鉴》载:"洁古老人云,昼发取阳跷申脉,夜发取阴跷照海。"《医学纲目》曰:"痫……平旦发者足少阳,晨朝发者足厥阴,日中发者足太阳,黄昏发者足太阴,人定发者足阳明,半夜发者足少阴。"

(二)针灸方法

古代治疗癫痫,多用艾灸。如《针灸聚英》载:"丹溪治一妇人久积怒与酒,病痫,目上视,扬手踯足,筋牵喉响流涎,定则昏昧,腹胀痛冲心,头至胸大汗,痫与痛间作……乘痛时灸大敦、行间、中脘……又灸太冲、然谷、巨阙,及大指甲肉……又灸鬼哭穴。"《循经考穴编》载少商穴"禁灸,唯癫痫可灸七壮"。《医心方》载:"灸痫法:囟中未合,骨中随息动者,是最要处也,灸五壮。"因为小儿囟门不可针刺,故用灸法。

古人也采用针刺方法,如《针灸大成》云:"户部王缙庵公乃弟,患心痫疾数载矣……刺照海、列缺,灸心俞等穴,其针待气至,乃行生成之数而愈,凡治此症,须分五痫。"又载:"其女患风痫甚危……乃针内关而苏。"

对于血瘀明显者,还可采用三棱针法,尤其是采用耳后刺血法。如《太平圣惠方》曰:"耳后完骨上青络盛,卧不净,是痫候,清旦大脉刺之,令血出也。"《神灸经纶》也说:"癫痫病……先宜看耳后高骨间先有青脉纹,抓破出血可免其患。"此外,百会、龈交、液门等穴亦有放血的记载。

三、临床治疗现状

(一)痫病的针灸治疗

1.穴位埋线

选穴:鸠尾、内关、心俞、大椎。

方法:分 2 组,先取鸠尾、内关为 1 组,后取心俞、大椎为 1 组,2 组交替使用。选用 0~1 号羊肠线,9 号穿刺针头,先将 0.5~1 cm 羊肠线入巴比妥钠注射液浸泡 10~15 分钟。常规消毒穴位,用 1%利多卡因局麻,首先打出皮丘。将羊肠线放入穿刺针芯内,右手持穿刺针,左手固定穴位皮肤,将穿刺针刺入穴位推动针栓,羊肠线即进入穴位内,使局部以胀、沉为主,轻揉局部,使羊肠线完全埋入皮下组织并以医用胶布固定。穿刺部位 24 小时避免沾水以防感染。埋线每次间隔 1 周,4 次为 1 个疗程。

2.电针

选穴:①头维、百会;②神庭、内关;③太阳、足三里。

方法:每次选 1 组穴,交替使用,选用疏密波,刺激强度以患者耐受为度,每次治疗 30 分钟,每天 1 次,10 次为 1 个疗程,疗程间休息 1~2 天。适用于间歇期。

3.耳针

选穴:脑点、缘中、枕、心、神门、皮质下、脑干、肝、脾、肾、胃。痰多者加脾、大肠;抽搐甚者加肝。

方法:缓解期采用压丸法,双耳交替进行,2~3 天更换 1 次。发作期可采用毫针刺,每次 2~4 穴,强刺激,留针 20~30 分钟。

4.水针

选穴:足三里、内关、大椎、风池。

方法:选用维生素 B_1 注射液 100 mg 或维生素 B_{12} 注射液 100 mg,每次选用 2~3 穴,每穴注入 0.5~1.0 mL,每天 1 次,10 次为 1 个疗程。

5.灸法

选穴：身柱、神道、膈俞。

方法：施与瘢痕灸。一般每次每穴灸 3 壮。

（二）癫痫针灸切入点

1.早期介入，以获良效

针灸能减少癫痫发作的频率，减轻或缓解发作时对大脑和机体的损害，改善脑功能，因此，针灸治疗要及早介入，把握治疗时机，病程越短，一般病情较轻，针灸的疗效也越好，尤其是对于初发而且病程短者疗效更好；对于病程长，反复发作，病情逐渐加重者针灸疗效较差。

2.针灸综合施治，延长发作间隔、降低发作强度

较重症的癫痫发作频繁，且发作时常病情较重，单独一种针灸方法虽有一定疗效，但难获佳效，应多种针灸方法综合施治，以延长癫痫的发作间隔和减低发作强度。

3.针药结合，扬长避短

对于病情严重且频繁发作的癫痫，针灸治疗不能起效者，切不可一味追求针灸疗效而延误病情，要配合药物止痫。通过药物治疗控制其严重症状，通过针灸治疗减少药物应用剂量，降低药物所致的肝肾功能损伤等不良反应，针药结合可缩短疗程，提高疗效。

研究者从针灸终止癫痫的发作，脑电恢复正常中发现，脑内局部葡萄糖代谢增加或产生一种内源性脑电信号。这种内源性的脑电信号可能作为干预癫痫发作的一个"扰动"，进而消除癫痫发作。

（三）针灸治疗思路

癫痫的病因病机总属阴阳失衡，痰瘀阻于脑窍。针灸治疗发作时应以攻邪为主，当开窍定痫；缓解期要查阴阳虚实，脏腑所属，心、肝、脾、肾之主次，病变经络，从而调节脏腑经络，明施补泻。

在发作期，实证者，常见肝火扰神、瘀阻脑络之证，取背俞穴、任督二脉、足厥阴肝经腧穴为主，毫针应用多泻法；虚证者，多为肝肾阴虚或心脾两虚，取背俞穴、任督二脉、足阳明胃经、足少阴肾经为主，毫针应用多补法；诸型均宜配取具有特异治疗作用的经外奇穴腰奇。急性发作之时窍闭神昏，当开窍醒神，取穴人中、涌泉、百会等。此外，根据发在白昼者为阳跷病，发在夜间者为阴跷病的理论，分别选取申脉或照海，也是临床常用的取穴方法。

癫痫呈慢性、反复发作，不同时期应综合使用不同的针灸疗法，必要时和西药联合使用，癫痫大发作、持续状态不应单纯针灸，应及时进行抢救。频繁发作者多结合电针、芒针、穴位注射等，缓解期多结合灸法、穴位埋线、耳穴等。

近年来研究发现，头针与体针结合以头针为主进行癫痫的治疗取得了满意的疗效，头针主要选用运动区、晕听区、舞蹈震颤控制区等，这种治疗方法可重复性强，便于在临床推广。

（四）针灸治疗癫痫的疗效特点

针灸治疗癫痫具有调理气血，醒脑开窍，熄风定惊，平衡阴阳，宁神安志的作用，无毒副作用，故可长期施治。病程短、病情轻者效果较好，病程长、病情重者效果较差，故本病应及早治疗。发病 5 年后针灸治疗疗效不良。儿童癫痫起病越早，针灸疗效越差，1 岁前发病者发作很难控制。脑电图正常或接近正常针灸疗效较好，异常脑电图，尖慢波或局限性棘波针灸疗效差。脑电图异常见于顶、枕和中央区针灸疗效较好，位于颞、额区疗效较差。儿童中央区棘波疗效较好。对于一些较难取效的癫痫患者，以及对抗癫痫药产生抗药性，病情控制不理想的患者，在西药基础上

配合针灸的综合治疗往往可以提高效果。针灸治疗取得疗效后,应坚持治疗一定时间。间歇期的针灸治疗同样十分重要。对于癫痫持续状态的治疗要中西医结合,针药并用,必要时采用急救措施,以保障不危及患者生命。

统计发现,目前针灸治疗癫痫的总有效率较高,而治愈率偏低,仅占 1/3。这种情况基本反映了临床的实际,即针灸可以减少或减轻癫痫的发作,但根治较难。本着治病求本的原则,在临床应对本病的发病原因,特别是原发性癫痫的病因、机制进行治疗,才可进一步提高针刺对本病的治愈率。

四、研究动态

近年来对癫痫的针灸研究,试验研究较多,尤其对发病机制的研究有较多报道。临床文献报道水平尚不能称高,目前的临床证据并不支持针刺作为癫痫的适宜治疗方法,需要更大样本量、更高质量及对照恰当的临床试验来进一步研究。

(一)采用中医疗效评定标准

目前临床使用的中医疗效评定标准是根据 1992 年 7 月国家中医药管理局脑病急症协作组制定的痫病疗效评定标准。其计分方法,着眼于意识障碍及其持续时间,强直、抽搐的程度及持续时间,脑电图的变化,同时结合发作频度的变化判定疗效,分为基本控制、显效、有效、效差、无效。

(二)采用癫痫药物临床疗效评定标准

这是根据 1983 年(青岛)神经精神疾病全国癫痫座谈会制定的标准,主要根据发作频率减少情况而定,分为显效、有效、效差、无效、加重。

五、展望

癫痫是一个严重危害人类身心健康的医学难题,其临床患病率在 5‰ 左右。目前,世界共有 4 000 万癫痫患者,中国有 500 万～600 万癫痫患者,且每年有 38 万新发的癫痫患者,如何有效治疗癫痫是迫切需要解决的医学、社会问题。

充分发挥针灸临床特色。针灸治疗癫痫,无论在穴位的选择,还是针法、灸法的选择上均有其自身的特点和优势。现代针灸工作者在继承传统针灸疗法的同时,发展和改善了各种不同的方法,如穴位埋线、皮内针、穴位注射等,这些针灸疗法不但较单纯针刺提高了疗效,也发展了针灸理论,丰富了针灸临床内涵。因此,在继承传统针灸学的基础上,如何发挥针灸特色,综合应用各种特色针灸疗法,提高疗效,是临床工作者的重要任务。另外,抗癫痫穴位的筛选;针灸与中、西药物配合应用的研究;不同针灸疗法疗效的比较;针灸疗法减轻抗癫痫西药的毒副作用等方面也都具有广泛的研究前景。同时,在今后的临床研究中,应尽量采取循证医学研究方法,进行规范化、高质量的研究,为针灸治疗癫痫提供真正科学、客观的依据。

目前,针灸治疗癫痫的机制研究已取得一些进展,初步证实针灸通过调整脑内神经突触间各种神经递质(兴奋性和抑制性氨基酸、脑啡肽、单胺类物质等)的失衡,而达到治疗目的。今后的机制研究中,还应进一步阐明各种针灸方法如何通过对腧穴的刺激介导或诱发机体正常或病理功能状态的改变,如何改善脑电活动,如何影响神经递质的释放、其他递质及基因表达,这些问题都是我们研究的重点。

(赵欣丽)

第六章

消化科病证的针灸治疗

第一节 呃 逆

呃逆是指胃气上逆动膈,气逆上冲,出于喉间,呃呃连声,声短而频,不能自行控制的一种病证。该病证在胃肠疾病中较为常见,亦可在心脑、肝胆、肾膀胱等病证中出现。

西医学中的单纯性膈肌痉挛即属呃逆范畴。其他疾病如胃肠神经症、胃炎、胃扩张、肝硬化、脑血管病、尿毒症,以及胃和食管手术后、药源性或其他原因引起的膈肌痉挛,均可参考本节辨证论治。

一、病因病机新论及辨证探要

(一)传统认识

中医学认为,呃逆病位在胃,其发病与胃失和降,胃气上逆有关。凡饮食不节,损伤胃阳及过食生冷辛热,燥热内生,致气机不利;或恼怒伤肝,肝气横逆犯胃;或久病脾胃虚弱、禀赋不足,中阳亏虚,不能温养胃阳,胃气衰败;或热病耗伤胃阴、汗下太过,损伤胃津,均可使胃失和降,气逆动膈而成呃逆。

(二)现代新论

膈肌痉挛由胃气上逆动膈而成,饮食、情志因素,或正气亏虚,或寒、热、痰、郁,皆可致胃失和降,胃气上逆。随着现代科学的进步,膈肌痉挛的病位在膈已经得到广泛认可。膈下为胃,膈上为肺,二脏与膈位置临近,且有经脉相连属。手太阴肺经,还循胃口,上膈、贯肺,以致胃、膈、肺三者紧密相连。膈位于肺、胃之间,若肺失肃降或胃气上逆,皆可致膈间气机不畅,逆气动膈,上出喉间,发出呃呃之声。另外肺胃之气的和降,尚有赖于肾气的摄纳,若久病及肾,肾失摄纳,则肺胃之气不能顺降,可上逆动膈而发呃逆。胃之和降,还赖于肝之条达,若肝气拂郁,失于条达,横逆犯胃,气逆动膈,亦成呃逆。可见,膈肌痉挛病位虽在膈,但病机关键在于胃失和降,胃气上逆动膈。胃气上逆除胃本身病变外,尚与肺之肃降、肾之摄纳、肝之条达有关。

(三)辨证探要

膈肌痉挛,要从病情轻重、呃声高低、全身兼症等方面辨证。

1.辨病情轻重

首先必须分清是生理现象还是病理反应,一时气逆而发的暂时性膈肌痉挛,属生理情况,无须治疗。若痉挛反复发作,兼次证明显,或出现在急、慢性疾病过程中,则多属病理性反应引起的痉挛。若膈肌痉挛发于老年正虚,重病后期,或大病卒病之中,呃逆连续不断,呃声低微,气不得续,饮食难进,脉细沉伏,是元气衰败,胃气将绝之危候。

2.辨虚实寒热

实证呃声响亮有力,连续发作;虚证呃声时断时续,声音较低;寒证呃声沉缓,面清肢冷便溏;热证呃声高亢而短,面红肢热,烦渴便结。

3.辨脏腑病位

膈肌痉挛病位在膈,但病机为胃气上逆,又与肺、肾、肝功能失常关系密切,故要根据全身兼症,辨主病脏腑是在肺、在肾、在肝之不同。

二、古代治疗经验

古之哕字,在现代语言中解释为呃逆,或干呕,或打喷嚏。早在《灵枢·口问》中已记载:"人之哕者……补手太阴,泻足少阴。"至清末为止,针灸治疗本证文献共达100多条。

(一)选穴特点

1.循经选穴

多选任脉穴。因为呃逆病位在膈,主要涉及胃腑,而任脉循行于人体前正中线,与这些脏腑、器官密切相连,故治疗多取本经腧穴。常用穴为中脘、巨阙、关元、上脘、气海等。

多选膀胱经穴。因为脏腑之气输注于膀胱经背俞穴,故刺激与胃、膈等相关的背俞穴,可以调整胃腑功能,起到止逆的作用。常用穴为肝俞、胆俞、大杼、膈俞、脾俞、意舍等。

常选胃经穴。因呃逆、干呕均与胃相关,而胃经"下膈,属胃,络脾",故治疗常取胃经穴。常用穴为足三里、承满等。

有时也选心包经和肺经穴。手三阴经循行于胸脘部,其中心包经"起于胸中,出属心包络,下膈,历络三焦";肺经"起于中焦,下络大肠,还行胃口,上膈属肺";因此治疗本证又选取心包经、肺经穴。常用穴为间使、劳宫、太渊、中府、少商等。心经"出属心系,下膈,络小肠",当也与本证相关,因此古人也取心经穴。

2.分部选穴

多选胸脘腹部穴。因本证病位在胃与膈,故常选胸脘腹局部穴。如《医心方》曰:"治霍乱呕哕吐逆,良久不止方:灸巨阙并太仓各五十壮。"《备急千金要方》言:"哕噫呕逆,灸石关百壮。"此外还取期门、乳根、幽门、中府、膻中等。本证病机为气逆上行,而小腹部含"脐下肾间动气",因此治疗气证多取小腹部任脉穴。如《医学纲目》言:"治呃逆,于脐下关元穴灸七壮,立愈,累验。"《寿世保元》语:"呃逆咳逆,灸气海三五壮。"小腹部的其他常用穴还有天枢、神阙等。

多选上背部膀胱经背俞穴。如《西法针灸》中记载:"慢性胃加答儿"(即慢性胃炎)具"食欲缺乏,哕恶呕吐,呃逆嗳气"之症,治疗方法为"灸六壮,或施阶段灸"。"灸六壮法者即七、九、十一椎下左右各一寸五分处点之也";"阶段灸法者即七、八、九、十、十一椎下左右各五分处点之也,前法得六壮,此则得十壮"。

选用上肢阴面穴,这是本证选取心包、肺等经穴的缘故。如《针灸甲乙经》言:"寒热善哕,劳宫主之。"《针灸逢源》曰:"肺主为哕,取手太阴(太渊)。"

重视末端腧穴。由于人体末部的神经末梢较为丰富,针灸刺激可产生较强的感觉,从而产生明显的调整作用。如《外台秘要》曰:"哕逆者灸涌泉。"《奇效良方》治"女人干哕呕吐"取"独阴二穴,在足第二趾下横纹中灸五壮"。敦煌遗书中的《火灸疗法》治疗"打呃逆不止并感疼痛,于头顶囟门和从眉毛往上量一寸处……脚背中,中指对直处等各处灸之,各灸九次即可"。

重视关节部穴。如《采艾编翼》曰:"塞呃:扭于肘向肚,将两肘尖各小炷五壮。"敦煌遗书中的《火灸疗法》治疗"打呃逆不止并感疼痛",取"拇指以上,手腕以下,两根硬筋络间,灸九次即可"。

3.对症选穴

治疗虚寒哕,选中脘、关元、神阙、肾俞、膏肓俞、足三里等具有温补作用之穴。如《针灸资生经》中"伤寒呕哕"曰:"若气自腹中起,上筑咽喉,逆气连属不能出,或至数十声上下,不得喘息……谓之哕,宜茱萸丸,灸中脘、关元百壮,未止,灸肾俞百壮。"《奇效良方》曰:"治三阴中寒,一切虚冷厥逆,呕哕,阴盛阳虚之证……熨脐上。"

治疗实热哕,选劳宫、间使等具有清泻作用之穴。如《针灸甲乙经》曰:"热病发热,烦满而欲呕哕……劳宫主之。"《类经图翼》载:"间使治热病频哕。"

(二)针灸方法

古人多用艾灸施治,这是本证以寒型、虚型为多的缘故。如《外台秘要》"灸涌泉";《采艾编翼》灸"两肘尖"均为例。在胸腹部诸穴中,古人重视灸期门与乳下穴。如《医学纲目》中的"产后哕"载:"噎呃服药无效,灸期门必愈。"《卫生宝鉴》曰:"治一切呃逆不止,男左女右,乳下黑尽处一韭叶许,灸三壮,病甚者灸二七壮。"《类经图翼》亦曰:"哕逆:乳根,三壮,火到肌即定;其不定者,不可救也。""火到肌即定"显示出艾灸乳下穴的良好疗效。

古人治疗本证也常用针刺法,达到降气平逆的目的。如《素问病机气宜保命集》言:"哕呕无度,针手厥阴大陵穴。"《医学纲目》语:"刺哕,取乳下黑根尽处,及脐下三寸,皆大验也。"根据病情的虚实,古人又施以补泻手法,如上述"取肾经穴"中《灵枢·口问》曰:"人之哕者……补手太阴,泻足少阴。"《太平圣惠方》载:"心中闷,发哕……针入八分,得气先补而后泻之。"又如《席弘赋》中"气上攻噎"的治疗方法:"便于三里攻其隘,下针一泻三补之……噎不住时气海灸,定泻一时立便瘥。"这里采用了针刺足三里与艾灸气海相结合的方法。

除艾灸与针刺之外,刺血、外敷、熨法等也被广泛应用。如《针灸甲乙经》采用刺血疗法以泻其实邪:"疟,寒厥及热厥,烦心善哕,心满而汗出,刺少商出血立已。"《续名医类案》用外敷法治疗呃逆:"陆茂才父,年七十……二便仍秘,且呕恶发呃……外以田螺、独蒜捣烂系脐下,二便既行,呕呃遂止。"《奇效良方》采用熨法治疗"一切虚冷厥逆,呕哕"具体方法是将"肥葱、麦麸、沧盐……同炒极热……熨脐上"。

三、临床治疗现状

(一)呃逆的治疗

1.穴位注射

选穴:足三里、内关、膈俞。

方法:可选腺苷钴胺或生理盐水、维生素 B_{12} 注射液等药物。①将 1 mg 腺苷钴胺融入注射用水 3 mL 中稀释后进行穴位注射,直刺,略捻转,待局部得气回抽无血时将药物缓慢注入,每穴注射 0.5 mL,出针后轻按针孔。隔天 1 次,5 次为 1 个疗程。②注射生理盐水,每穴 1~2 mL,隔天 1 次,5 次为 1 个疗程。③注射维生素 B_{12} 注射液,每穴 0.5~1 mL,隔天 1 次,5 次为 1 个疗程。

2.眼针

选穴:3、5、7区。

方法:常规消毒后,令患者闭目,术者左手轻压眼球并绷紧眼皮,右手持针,在距眼眶边缘2分许的穴区轻轻沿皮横纹刺入。留针15~20分钟,每天1次,重者可每天2次。

3.艾灸

选穴:中脘、气海、关元、足三里、三阴交。

方法:采用温和灸,每穴3~5分钟,以穴区有温热酸胀感,局部皮肤潮红为度。每天1次,3次为1个疗程。

4.耳针

选穴:膈、脾、胃、神门、肝。

方法:双耳交替选用,贴压王不留行籽,3天更换1次,3次为1个疗程。

(二)膈肌痉挛的治疗

1.常用方案

(1)方案1:针刺。

选穴:公孙、内关、足三里、膈俞、中脘、合谷。

方法:常规针刺,实证用泻法,虚证用补法,留针30分钟,每天1次,3次为1个疗程。

(2)方案2:电针。

选穴:膈俞、肝俞、脾俞。

方法:针尖向脊柱方向平刺,得气后左右两穴分别连接一对电极,选用5~10 Hz疏波,每次30分钟,每天1次,3次为1个疗程。

(3)方案3:温和灸。

选穴:气海、关元、足三里、中脘。

方法:适用于术后体质虚弱、肿瘤放、化疗后及长期卧床患者。艾条点燃后距穴位皮肤2~3 cm,按上述穴位从上到下依次熏灸,每穴3~5分钟,以穴区有温热酸胀感,局部皮肤潮红为度。熏灸时要注意观察皮肤的变化,对于意识障碍或局部感觉迟钝的患者,可将示、中两指分张,置于施灸部位两侧,以免烫伤。每天1次,7次为1个疗程。

2.膈肌痉挛针灸切入点

(1)针对病机特点,有效控制症状:针灸治疗膈肌痉挛一般具有良好疗效。本病证虽可因饮食、情志、寒、热等多种因素,导致胃之器质性或功能性疾病,但基本病机特点是"胃气上逆动膈",胃失和降,因此只要抓住该病机特点,辨证论治,平降胃气,就能迅速有效地控制症状。

(2)明确病因,注重原发病治疗:对于多种慢性疾病引起的膈肌痉挛,单纯平降胃气,只能在一定程度上控制症状,要取得理想的治疗效果,必须重视原发病的中西医治疗。如严重感染引起者要抗感染,药源性的顽固性呃逆应及时停药处理,再配合针灸治疗。另外,针灸对一些顽固性呃逆也应积极介入,如针灸可以减轻或消除肿瘤化疗所致的顽固性呃逆,避免了西药治疗中出现的明显不良反应及病情容易反复的缺点。对某些患者单一的针灸或西药均难获取稳定的疗效,针药结合既能明显提高疗效,又能减轻西药不良反应,有较好的利用价值。

3.针灸治疗思路

针灸治疗膈肌痉挛,主要有两种选穴思路。第一种以中医辨证论治为依据,抓住胃气上逆的病机特性,以降逆、理气、调气为法,选择循行过膈的经脉和特定的腧穴,常选用任脉穴、肝脾经穴及背俞穴,局部取穴和远端取穴相结合,通过疏通经络,调整气血及脏腑功能而达到治病目的。第二种以西医学为理论选取腧穴。现代医学对于膈肌的解剖特点及神经支配已有较清楚的认识,已知控制膈肌的膈神经由颈部脊髓3～5神经根发出,因此针刺颈夹脊3～5,可治疗膈肌痉挛;背俞穴的电刺激也会通过不同脊髓节段的神经联系,最终对膈神经产生影响而发挥作用。

治疗中应灵活选择各种针灸方法,如果针刺、艾灸等常用方法治疗不够理想时,电针、穴位注射、耳针、芒针、埋针、刮痧等方法有时会产生作用;对于顽固性呃逆,常选用穴位注射法。

本病多数与饮食及情志因素有关,因此节制饮食,调畅心情,重视精神、饮食卫生,加强综合治疗能够提高针灸疗效。

4.针灸治疗膈肌痉挛的疗效特点

呃逆病位在膈,病因较为复杂,疗效差异很大。对于实证者疗效尤为显著,一时性的膈肌痉挛,大多病情较轻,针刺治疗往往能针到呃止;但年老体虚、慢性病导致的久呃者,疗效稍差,应针药并用;对于持续性和反复发作的功能性膈肌痉挛,在辨证论治基础上,抓住其气逆的病机特性,经针灸治疗,也多能痊愈;对久治不愈者,必须明确病因,综合治疗,以免延误病情;若在急、慢性疾病的严重阶段出现呃逆不止,多属胃气衰败,预后不良,针灸疗效较差,必须中西医结合并采取急救措施。

顽固性呃逆是治疗中的一个棘手问题,中、重度顽固性膈肌痉挛在临床诊断和治疗上仍是难点。发生于器质性疾病如中风后呃逆、肿瘤并发呃逆、术后等顽固性呃逆的患者,发病机制不十分清楚,西医治疗手段有限,疗效不够确切,但国内有较多的针灸治疗顽固性呃逆的报道,显示了针灸对该病证的良好疗效。

四、研究动态

膈肌痉挛既是一个病,也是一个症状。该病证在发作时可是阵发的、规律的,也可以是周期性的、无规律的、一过性的,少数可几乎伴随终身。目前,针灸治疗膈肌痉挛主要是针对功能性者,但该病证也与很多器质性疾病密切相关,在临床治疗时,当予以诊断排除,以防延误病情。至今尚无原发病病因控制情况及针灸治疗该病作用机制的试验研究文献报道。

对于针灸治疗膈肌痉挛的疗效评价,目前主要通过呃逆症状的痊愈、好转、无效进行分级,但应用标准仍不统一。

五、展望

针灸治疗呃逆历史悠久,疗效值得肯定。但目前文献中大部分是个人临床经验的总结,少有完全按照随机化、对照、盲法的科研方法进行的临床研究报道,相当一部分还缺乏严格的科学设计;对于治疗呃逆的不同针灸方法也缺少系统的对比研究,因此对系统评价某一疗法的确切疗效带来了一定困难。此外,针对呃逆的发病特点来讲,复发率的研究亦具有重要意义,但目前还少有后期随访的报道。

另外,目前对于顽固性呃逆还没有一个明确、规范的定义和诊断标准,导致临床研究上常按个人的理解设立纳入和排除标准,这也给临床评判某一疗法的确切疗效带来一定困难。但针灸对一些顽固性呃逆的疗效是值得充分肯定的,如肿瘤化疗所致的顽固性呃逆、中风后呃逆、腹部手术后呃逆等,已有临床报道,值得进一步研究。

(刘丽丽)

第二节 胃 下 垂

胃下垂是以胃小弯弧线最低点下降至髂嵴连线以下为主要表现的慢性胃肠疾病。多见于体质瘦弱、体型瘦长或因病突然消瘦者,妇女多育也易患本病,患者症状轻重表现与其神经敏感性有明显关系。

本病属中医学胃缓范畴。

一、病因病机

维持胃底正常位置的因素有三个,即横膈的位置或膈肌的悬吊力、邻近脏器及有关韧带的力量、腹壁肌的力量或腹壁脂肪层的厚薄,其中任何一个因素失常即可引发胃下垂。

中医认为本病多由先天禀赋不足,或病后失调,饮食不节,损伤脾胃,以致脾胃虚弱,中气下陷,升举无力而发生下坠。

二、辨证

证候:轻度胃下垂可无症状。较严重者出现慢性中上腹疼痛,但无周期性和明显的节律性。疼痛轻重与进食量的多少有关,且食后作胀。自觉胃部下坠,肠鸣辘辘,直立时加重,平卧后减轻。可伴有便秘、腹泻、便形失常,如大便扁而短。可有眩晕、乏力、心悸、失眠、直立性低血压,或伴有肾下垂、子宫下垂和脱肛等并发症。

体检见肋下角<90°,脐下可有振水音,食后叩诊胃下极可下移至骨盆,上腹部可扪及强烈的腹主动脉搏动。X线胃肠钡餐检查是本病的主要诊断依据,可见胃呈无力型,小弯弧线最低点在髂嵴连线以下,十二指肠球部受胃下垂牵拉向左偏移等。治法补中益气,健脾和胃。

三、治疗

(一)针灸治疗

取穴:中脘、梁门、气海、关元、脾俞、足三里。

随症配穴:腹泻者,加天枢。腹部下坠感者,加灸百会。

刺灸方法:针用补法,可加灸。

方义:中脘为胃之募穴,可健脾和胃。梁门位近胃腑,有和胃作用。气海、关元能温肾益气。脾俞、足三里可补虚健胃,升举中气。

(二)其他治疗

1.穴位注射

取脾俞、胃俞、肾俞、中脘、气海、足三里等穴,每次选2~4穴,选用加兰他敏、苯丙酸诺龙等注射液,每穴注射0.3~0.5 mL,隔天或每天注射1次,10次为1个疗程。

2.穴位埋线

选用两组穴位,胃俞透脾俞、中脘透上脘,或腹哀透神阙、阑尾透足三里。先取一组穴位,依法植入羊肠线,20~30天用另一组穴位,两组穴位可交替使用。 **(刘丽丽)**

155

第三节 胃 脘 痛

胃脘痛也称胃痛,以上腹胃脘部近心窝处经常发生疼痛为主证,多兼有胃脘部痞满、胀闷、嗳气、吐酸、纳呆、胁胀、腹胀等症状。常反复发作,久治难愈,甚至可出现吐血、黑便、呕吐、卒腹痛等。

西医学的急性和慢性胃炎、消化性溃疡、胃痉挛、胃下垂、胃神经症等疾病出现胃痛症状者,均可参考治疗。

急性和慢性胃炎、消化性溃疡多以胃脘部疼痛为主要症状,与中医的胃脘痛较吻合。这几种疾病也可主要表现为呕吐、呃逆等症状,在分析其病因病机、辨证规律及借鉴古人针灸治疗经验时,应考虑到两者的联系与区别。

一、病因病机新论及辨证探要

(一)传统认识

中医学认为寒邪客胃、饮食伤胃、肝气犯胃、脾胃虚弱皆可引起胃受纳腐熟之功能失常,胃失和降而导致胃痛。胃痛初发,多属实证,其病在胃,与肝关系密切。寒邪客胃或饮食伤胃,使胃失和降,气机上逆;肝气郁结,横逆犯胃,肝胃气滞,胃部脉络不通而致胃痛。病久常见虚证,病位主要在脾,也有虚实夹杂者,表现为脾胃同病或肝脾同病。脾胃不健,运化无权,升降转枢乏力,气机阻滞;脾胃阳虚,阴寒内盛,胃失温养;阴津暗耗,胃失濡养,气机失调,均可引起胃痛。

如上所述,胃痛的病因虽有寒凝、食积、气滞、火郁、血瘀、阳虚、胃失温养、阴虚胃失濡的不同,病理有虚实寒热、在气在血之异,痛的程度和特征也各有差异,但其发病机制确有共同之处,即"不通则痛"。

(二)现代新论

现代中医对急性胃炎的辨治,认为主要病因是外邪犯胃或饮食不慎所致。感受风寒暑湿之邪,或秽浊之气,侵犯胃腑,阻遏中焦,致使中焦气机不利,脾胃升降失常,从而发生胃脘疼痛。饮食不节,食滞中焦,胃失和降;嗜食辛辣肥甘,湿热内生,蕴于中焦;过食生冷,寒积胃脘,阻遏中阳,均可使胃失和降,浊气上逆,发生胃痛、嗳气、呕吐等症状。

现代中医在认识慢性胃炎时,除认为与外邪犯胃或饮食失调有关外,也强调情志致病、因瘀或因虚致痛。肝郁气滞,横逆犯胃,胃失通降,则出现脘腹胀满、嗳气吞酸、两胁胀痛等症状。气滞日久,血行不畅,瘀血内结,其痛更甚,并可出现呕血、黑便等。此外,脾胃虚寒,中阳不运,可发为胃脘隐痛,喜温喜按,时泛清水,纳呆便溏;胃阴不足,胃失濡润可发为阴虚胃痛。有研究者认为,慢性胃炎的基本病机,可归纳为其本是脾胃虚弱,升降失常;其标为热毒侵袭,肝胃郁热;其变为久病入络,气血瘀滞。

消化性溃疡以胃脘痛、吞酸、吐酸、嘈杂为主证,呕血则是常见的并发症。西医学认为消化性溃疡病是一种多病因的疾病,其中神经精神因素对其发病和病情加重有重要关系;饮食因素可破坏胃液分泌的规律性。现代中医学也认为消化性溃疡病的发病与情志不舒和饮食所伤关系密切。可见,两者的认识基本是一致的。情志不舒致病者,因于肝气郁结,疏泄失常,横逆犯胃,胃失和降,气血瘀滞不通,故发为胃脘痛;肝气犯脾,脾失健运,湿浊内生,升降失常,胃气上逆,出现吞酸、吐酸、嘈杂等症状;久痛入络,络脉失和,气血瘀滞,上腹刺痛,痛而拒按,呕血便血。饮食所伤所致者,饮食不节,损伤脾胃,脾不健运,气失和降,气机阻滞,则胃脘疼痛;嗜食辛辣肥甘,损伤脾胃,湿热内生,通降失调,则出现脘痛、吞酸、嘈杂。脾胃虚寒,中阳不运,可发为胃脘冷痛,喜暖喜按,食少便溏;中气不足,脾不统血,气不摄血,则出现呕血、便血。可见正气亏虚、瘀血阻络是消化性溃疡重要的发病因素。

(三)辨证探要

1.辨缓急

凡胃痛暴作多因外感风寒,或恣食生冷,或暴饮暴食,以致寒伤中阳,积滞不化,胃失和降,不通则痛。凡胃痛渐发,常由肝郁气滞,木旺乘土,或脾胃虚弱,木壅土郁,而致肝胃不和,气滞血瘀。

2.辨痛势

寒性收引凝滞,故寒邪犯胃之疼痛,多胃痛暴作,疼痛剧烈而拒按,并喜暖恶凉,苔白,脉弦紧等特点。脾胃阳虚而致虚性寒胃痛,多隐隐作痛,喜暖喜按,遇冷加剧,四肢不温,舌淡苔薄,脉弱。热结火郁,胃气失和之胃痛,多为灼痛,痛热急迫,伴烦渴喜饮,喜冷恶热,便秘溲赤,舌红苔黄少津,脉弦数。

3.辨虚实

胃痛且胀,大便秘结不通者多属实证;痛而不胀,大便不实或溏薄者多属虚证;喜凉者多实,喜温者多虚;拒按者多实,喜按者多虚;食后痛甚者多实,饥而痛增者多虚;痛剧固定不移者多实,痛缓无定处者多虚;新病体实者多实,久病体虚者多虚;脉实者多实,脉虚者多虚。

4.辨气血

初痛在气,久痛在血;在气者胃痛且胀,以胀为主,痛无定处,时痛时止,此乃无形之气痛;病属血分者,持续刺痛,痛有定处,舌质紫暗,此乃有形之血痛。另外食积、痰阻、湿停等,也属有形之痛,当结合临床表现详辨之。

5.辨脏腑

胃痛主要病位在胃,但由于胃与肝脾在生理、病理上相互联系,所以在辨证时就弄清胃痛与相关病变脏腑的关系,如肝气犯胃、脾胃郁热等常兼胸胁胀满,心烦易怒,嗳气频作,发病与情志有关等肝气郁结的表现。如脾气虚弱,中阳不振,则兼见神疲乏力,大便溏薄,四肢不温,食少纳呆等脾胃虚寒之征象。另外有时亦与胆、肾等脏腑有关,当随证辨之。

二、古代治疗经验

胃脘痛在古代针灸文献中被描述为胃脘痛、心下痛、上腹痛、脐上痛、胸下痛等,与现代临床上的胃、食管、横膈膜等器官的疾病相关。早在马王堆帛医书《阴阳十一脉灸经》中已记载:"臂钜阴之脉:其所产病,胸痛,脘痛,心痛。"《灵枢·邪气脏腑病形》则提出了具体的穴位:"胃病者,腹䐜胀,胃脘当心而痛……取之三里也。"至清末为止,针灸治疗本证文献近百条。

(一)选穴特点

1.循经选穴

多选任脉穴。任脉循行于胸腹正中,经胃脘部;胃脘痛又常与正气匮乏、奔豚气上相关,故又多取小腹部任脉穴以补虚调气。常用穴为中脘、气海、关元、下脘、巨阙等。

多选脾、胃经穴。胃脘痛与脾、胃的关系最为密切,所以古人多取脾、胃经穴予以治疗。《灵枢·经脉》中脾经的"是动病"和"所生病",即分别有"胃脘痛"和"心下急痛"之证。常用穴为公孙、商丘、大都、太白及足三里、乳根等。

多选膀胱经穴之背俞穴。胸腹脏腑与背俞穴的关系十分密切。现代医学也认为,控制胃与食管的交感神经,大多从背部脊髓胸5～10发出,因此治疗本证多取相应背俞穴。常用穴为膈俞、胃俞、脾俞、肾俞等。

选取肾、肝经穴。肾经、肝经循行于胸腹部,与胃脘部关系也很密切,且肝木、肾阳也影响着脾胃功能。常用穴为水泉、阴谷、幽门及章门、期门等。

2.分部选穴

古人多取胸腹部穴,此为局部选穴法。如《类经图翼》曰:"中脘:凡脾冷不可忍,心下胀满,饮食不进不化,气结疼痛雷鸣者,皆宜灸之,此为府会,故凡府病者当治之。"《类经图翼》取巨阙,配大都等穴,治疗"胃心痛,腹胀胸满,或蛔结痛甚,蛔心痛"。

因为足三阴经循行于胸腹部,所以古人亦多取足三阴的五输穴等特定穴,其中特别是脾经穴,与胃脘关系更为密切,如《标幽赋》云:"脾痛胃疼,泻公孙而立愈。"《灵枢·厥病》曰:"胃心痛也,取之大都、太白。"取肾经穴者,如《备急千金要方》取"水原、照海",治疗"心下痛"。古人也取大敦、行间、太冲等肝经穴。

古人又取上背部相应背俞穴,如《类经图翼》中载膈俞、脾俞、胃俞等相配治疗"胃脘痛"。《神应经》中载肾俞、肺俞、胃俞等穴相配治疗"胃痛"。

足三里为胃经合穴,"合治内府",故取足三里穴可治胃府之证,如《灵枢·邪气脏腑病形》曰:"胃脘当心而痛……取之三里也。"内关为心包经络穴,又是阴维脉的交会穴,心包经属心包,络上、中、下三焦;阴维脉亦循行于胸腹部,故内关也是古代治疗本证的要穴,《针灸大全》中载内关主治"胁肋下疼,心脘刺痛"。

3.对症选穴

冷痛选脘腹部穴。如《针灸甲乙经》中载天枢主治"冬日重感于寒则泄,当脐而痛,肠胃间游气切痛"。又取脾、胃经远道穴,如《循经考穴编》中曰公孙主治"膈胁冷气相乘,胃脾疼痛";《周氏经络》中载足三里主治"胸胃内寒冷而疼"。取背腧穴,如《类经图翼》中载膈俞主治"膈胃寒痰暴痛"。取小腹部穴以补肾益气,壮阳祛寒,如《名医类案》载:"滑伯仁治一妇,病寒为疝,自脐下上至心,皆胀满攻痛,而胁疼尤甚……此由寒在下焦,宜亟攻其下,毋攻其上,为灸章门、气海、中脘,服延胡索桂椒。"

热痛选脾、胃经远道穴。如《备急千金要方》中载公孙主治"实则胃热,热则腹中切痛";《循经考穴编》中载厉兑主治"胃中积热,胃脘疼痛,便结便血"。取背腧穴,如《针灸甲乙经》中载脾俞主治"热引胃痛"。又根据辨证取其他经穴,如《脉经》曰:"小肠实也,苦心下急痛,小肠有热,小便赤黄,刺手太阳经,治阳,太阳在手小指外侧,本节陷中(即后溪穴也)。"相对其他证型而言,治疗热痛以远道五输穴为多,而胃脘部穴则较少。

虚痛选脾、胃经穴。如《类经图翼》云:"商丘,脾虚腹胀,胃脘痛,可灸七壮。"《周氏经络》中言足三里主治"凡五劳七伤……胸胃内寒冷而疼"。又因为本证之虚日久则及肾,因此也取小腹部穴以补元益气,强肾壮阳,《太乙神针》中载气海主治"脏气虚惫,真气不足"之"心脐下冷痛"。

气郁痛,可有气聚、气逆、气上、气攻痛等症状,这些症状多位于胸脘部,有时还涉及小腹部,古人根据局部选穴原则,重视选胸脘和小腹部穴,也选相应背腧穴,如脾俞等。如《针灸集书》云:

"章门、气海、期门、关元、中极、中府、四满、阴交、石门、天枢、中脘、气穴,以上穴并治奔豚气,上腹膜痛。"

食积痛多选胃脘部穴。如《类经图翼》中载下脘主治"脐上厥气坚痛,腹胀满,寒谷不化"。此外,古人也取脾、胃经远道穴以健脾和胃,消食止痛,如《针灸大全》中载公孙配解溪、太仓(中脘)、三里,治疗"胃脘停食,疼刺不已"。

水湿痰痛多选与脾、胃相关的穴位。如上述"寒痛"中,取膈俞,治疗"膈胃寒痰暴痛";又如《循经考穴编》中载内庭主治"胃口疼,停痰积冷"。对于脘膈部的水湿疼痛,古人则取内关穴以宽胸利水,如《针经指南》中载内关主治"水膈并心下痞痛(脾胃)"。

总之,对于各型胃痛,古人均取与脾胃相关的穴位,其中包括胃脘局部穴,脾、胃经远道穴,以及其他与脾、胃相关的穴位(如背腧穴、八脉交会穴等)。对于寒痛、虚痛、气痛,还可考虑取小腹部穴(如气海、关元、中极等);对于热痛,则可根据辨证选取相应经脉在四肢部的五输穴(如公孙、厉兑、后溪等)。

(二)针灸方法

1.针刺止痛

古人常用针刺治疗本证,如《济生拔粹》言:"心下痛不可忍,刺任脉中脘、气海二穴立愈。"《丹溪手镜》曰:"胃脘痛也,心下急痛如锥刺,刺太溪。"古人还采用多种针刺方法,如《琼瑶神书》采用盘法提升阳气:"九种心疼及脾胃,上脘盘要升提,大陵一使升阳法,关元脾气定灾详。"对于实痛,古人采用针刺泻法,对于虚痛,则采用针刺补法,如《脉经》云:"心下苦满急痛,脉紧为实……针巨阙、下管泻之。""胃中痛,宜服栀子汤、茱萸乌头圆,针胃管补之。"

2.灸法温阳

因为艾灸具有温通作用,故可治疗本证之寒痛、虚痛、气痛、食积痛。治疗"虚痛",《类经图翼》取商丘"灸七壮";治疗"气痛",《世医得效方》灸气海、关元、期门;治疗食积痛,《类经图翼》取幽门,治疗"心下痞胀,饮食不化,积聚疼痛,可灸十四壮"。

3.刺血祛瘀

对于实邪瘀阻者,采用刺血疗法,如敦煌遗书《吐番医疗术》记载,古代藏医割刺"肝脉"放血,以治疗饮酒过量引起的"胃痛"。至于"肝脉"所指为何,尚待探讨。

三、临床治疗现状

(一)胃痛的治疗

1.耳针

选穴:胃、肝、脾、神门、交感、十二指肠。

方法:毫针刺,疼痛剧烈时用强刺激,缓解时用轻强度,每天或隔天1次。或用揿针埋藏或用压丸法。

2.皮肤针

选穴:胸5至胸12脊柱旁开0.5寸及旁开1.5寸足太阳膀胱经循行路线。

方法:皮肤常规消毒后,由上而下,循经扣刺,用中度或重度刺激,叩至皮肤潮红为度。隔天1次。适用于慢性胃痛。

3.穴位注射

选穴:中脘、足三里、肝俞、胃俞、脾俞、相应夹脊。

方法:选用维生素 B_1 注射液或维生素 B_{12} 注射液、当归注射液、丹参注射液之一,每次取 2 穴,每穴注入药液 1 mL,每天或隔天 1 次。诸穴可交替使用。适用于慢性胃痛。

(二)急性和慢性胃炎、胃溃疡的治疗

1.急性胃炎的常用方案

(1)方案 1:体针为主。

选穴:中脘、足三里、内关、胃俞。呕吐重者,加公孙;痛重者,加梁丘;寒邪犯胃者,加神阙;食积者,加下脘、建里、内庭。

方法:疼痛、呕吐剧烈者,先针内关、足三里、公孙,用捻转结合提插法强刺激,间歇行针,每隔数分钟行针 1 次。待疼痛稍缓后,再针中脘,平补平泻,刺激不宜过强,留针 30 分钟。因寒所致者,在神阙、中脘加用温和灸,每穴 10～15 分钟。每天治疗 1～2 次。

(2)方案 2:耳针。

选穴:胃、脾、交感、神门。

方法:毫针刺,疼痛发作时用中度刺激,留针并间歇行针;疼痛缓解时用轻度刺激,每天 1 次。也可用耳穴压丸法。

(3)方案 3:穴位注射。

选穴:脾俞、胃俞、中脘、内关、足三里。

方法:可选用硫酸阿托品或普鲁卡因注射液,每次取 2～3 穴,每穴注入药液 0.5～1 mL,每天 1 次。

2.慢性胃炎的常用方案

(1)方案 1:体针为主。

选穴:胸 9～12、腰 1 华佗夹脊穴。虚寒型配足三里、脾俞(胃俞)、公孙、内关;虚热型配胃俞(脾俞)、足三里、内关、内庭。

方法:针刺华佗夹脊穴:进针深度 40 mm,以患者感到局部酸、麻、胀、沉重或针感放射至胃部、腹部为佳。虚寒型者配穴用捻转提插补法,轻刺留针,针后腹部加艾盒灸,待盒内灸条燃烧完毕出针,一般留针约 30 分钟。虚热型者配穴用捻转提插手法,补中寓泻,重刺疾出,不用灸法。隔天 1 次,20 天为 1 个疗程。

(2)方案 2:穴位埋线。

选穴:胃俞、脾俞、中脘。肝胃不和加肝俞;气滞血瘀加梁丘;脾胃虚弱加足三里;中焦郁热加天枢;胃阴不足加三阴交。

方法:穴位皮肤常规消毒,以 1% 利多卡因做浸润麻醉,造成局部直径约 1 cm 的皮丘。将 0 号烙制羊肠线(0.8～1 cm)装入经消毒的 9 号腰穿针(针芯尖端已磨平)前端内,腹部及背部的穴位在局部下方向上平刺,下肢穴位直刺,每个穴位进针 1.0～1.2 寸(同身寸),得气后,边推针芯边退针管,使羊肠线埋入穴位皮下,线头不得外露,消毒针孔,外敷无菌敷料,胶布固定 24 小时。15 天治疗 1 次,共治疗 3 个月。

(3)方案 3:温针灸。用于脾胃虚寒型慢性浅表性胃炎。

选穴:足三里、内关、中脘、天枢。

方法:毫针直刺足三里 1～1.5 寸,内关 0.5～1 寸,其后行温针灸,留针 30 分钟。并直刺中脘 1～1.5 寸,天枢 1～1.5 寸,行提插补法,不留针。隔天治疗 1 次,10 次为 1 个疗程,共治疗 3 个疗程。

3.消化性溃疡的常用方案

（1）方案 1：体穴为主。

选穴。第 1 组：足三里、内关、公孙；第 2 组：中脘、脾俞、胃俞。胃痛甚加梁丘；胃寒甚加灸中脘；腹胀甚加天枢；反酸多加太冲；便秘加支沟；失眠加神门；乏力加灸气海、足三里。

方法：以上两组穴位交替使用，每天 1 次，平补平泻手法，留针 30 分钟，5 天为 1 个疗程，每疗程间休息 2 天，连续治疗 9 个疗程（即 2 个月）。

（2）方案 2：体穴为主。

主穴：脾俞、胃俞、中脘、足三里、内关。配穴：肝俞、阳陵泉、太冲、内庭、关元、气海、章门、梁门。

方法：每次取主穴 2～3 穴，肝郁气滞者可加肝俞、阳陵泉、太冲、内庭；脾胃虚寒者可加关元、气海、章门、梁门。实证者施以较强刺激，虚证者手法宜轻，可加用温针灸并拔罐，背部及上腹部穴用隔药饼灸，使胃脘部发热为佳，留针 30 分钟，每天或隔天 1 次，30 次为 1 个疗程。

（3）方案 3：穴位注射。

选穴：脾俞、胃俞、中脘、足三里。

方法：将黄芪注射液与当归注射液混合，每穴注入混合液 1～2 mL，隔天 1 次，3 个月为 1 个疗程。

（4）方案 4：耳针。

选穴：胃、脾、交感、神门、皮质下。

方法：采用耳穴压丸法，3 次为 1 个疗程，3 天更换 1 次。双耳轮换选用。

（5）方案 5：穴位埋线。

选穴：脾俞透胃俞、上脘透中脘、胸 8～12 夹脊穴、足三里透上巨虚。

方法：每次取 1～2 对腧穴进行羊肠线埋入，视疗效情况，隔 15～30 天可换穴位做再次埋线疗法。

4.急性和慢性胃炎、消化性溃疡针灸切入点

（1）延缓病程，减轻病情：临床上，急性胃炎患者接收针灸治疗者并不多，可能是由于西药对急性胃炎疗效较好。但近年来，针灸治疗慢性胃炎和消化性溃疡的临床及试验研究报道较多，疗效较好。长期慢性胃炎、溃疡不但给患者生活带来痛苦，并容易导致癌变，早期针灸介入可明显改善症状，提高生活质量，对患者胃黏膜的病理变化有不同程度的改善；对消化性溃疡的患者可减少胃酸的分泌，或虽胃酸分泌仍保持高分泌状态，但胃酸的总酸度和游离酸多趋正常，这些研究都证明针灸治疗的有效性。

（2）针药结合，提高疗效：慢性胃炎和消化性溃疡都属于慢性、进展性疾病，中西药物治疗和针灸治疗各有其不同作用环节、特点和优势，故应提倡综合应用。临床上，发挥针灸疗效优势，提倡针灸综合治疗，并配合中西药物治疗，可快速控制病情，显著提高疗效。在不同病变时期，如何选用适宜的针灸疗法，如何进行最佳药物的联合治疗是今后临床研究的重要方向。

5.针灸治疗思路

针灸治疗急性和慢性胃炎、消化性溃疡，辨证当首分虚实，后辨寒热、气血。邪实当以攻邪为主，虚证应辨阴阳所在，脏腑所属，从而调节脏腑、经络，明施补泻，以收良效。无论虚实，针对"不通则痛"的基本病机，当以和降疏通为法，根据疼痛部位取经、选穴是基本原则，近部取穴与远部取穴配合是基本方法。因这些疾病病位均在上腹胃脘部近心窝处，根据"经脉所过，主治所及"理

论,应主选胃经、任脉、心包经穴为主,以中脘、内关、足三里为基本选穴。其次,要辨证、对症选穴。肝气犯胃者,应加用疏肝理气腧穴;寒邪客胃者,应加重温阳散寒之力;食积伤胃者,加用消食导滞之特效穴;胃阴亏虚者,加用背俞穴、养阴穴;脾胃虚寒者,用背俞穴为主;瘀阻胃络者,取化瘀、理气之穴。

慢性胃炎和消化性溃疡以慢性、反复发作为特点,故正虚、血瘀是不可忽视的病理变化,因此选穴处方时,应对证取穴,注意选用补虚、化瘀的腧穴十分必要;神经精神因素对消化性溃疡的发病或病情加重有重要的关系。因此,取穴时重用舒肝解郁、理气调神的腧穴有重要作用,如百会、太冲、内关等。

有研究者对近年来针灸治疗消化性溃疡的文献进行总结,结论为:①针灸治疗消化性溃疡的常用穴位按使用频率的高低依次为中脘、胃俞、足三里、脾俞、上脘、内关、梁门、章门、下脘、三阴交、公孙、合谷。所选用的穴位以俞募穴等病变局部穴位为主,认为可能是因为消化性溃疡属内脏疾病,而俞募配穴对内脏疾病的治疗作用远远超过了四肢配穴法。也有人通过试验证实了中脘、胃俞穴与溃疡病确实具有密切的相关性。②针灸治疗胃溃疡、十二指肠溃疡的用穴基本相同,无明显差异性。③针灸治疗消化性溃疡的选穴原则多是以辨病为主,而对辨证治疗不够重视。因此有学者认为,针灸治疗不同类型的胃和十二指肠溃疡,应在中脘、章门、脾俞、胃俞的基础上,根据辨证分型,再配以不同的经穴。有报道邱茂良教授治疗消化性溃疡是辨病与辨证相结合,处方以中脘、足三里、胃俞为主穴,随症配穴:气滞不畅,配期门、行间、肝俞;气滞血瘀,配膈俞、三阴交;胃阴不足,配三阴交、太溪;脾胃阳虚,可加脾俞。这些经验可作参考并加以深入研究。

治疗急性和慢性胃炎,应根据病情的缓急选用不同针灸方法,如急性发作多采用电针、穴位注射等,缓解期多采用灸法、耳穴。急性发作期毫针多用泻法,缓解期多用补法。另外,也可配合灸法之祛寒、补虚、理气活血、消食的作用。治疗消化性溃疡除常用的针刺、艾灸方法外,还可用穴位埋藏羊肠线、穴位注射、穴位贴敷、耳针等疗法。其中穴位埋线、穴位注射法应用较多,疗效较好。

6.针灸治疗胃炎、消化性溃疡的疗效特点

急性胃炎中医辨证多为寒凝、食积、气滞,且三者相互影响,多属邪实,病位较浅,未及其他脏器,针灸疗效显著,一般针灸治疗1～2次即能显效。

慢性胃炎病变日久,寒热虚实夹杂,临床治疗较为棘手。但针灸有补虚泻实,扶正祛邪的作用,采取针灸并用,针药结合,也可见良效。一般而言针灸对浅表性胃炎疗效要好于萎缩性胃炎。

消化性溃疡病情比较复杂,临床要辨清病因、病位、病性,治疗时应中西医结合、针灸并用,若能坚持长期治疗,往往疗效也较好。针灸疗效与溃疡的严重程度、病程长短密切相关,溃疡面较小、病程短的患者针灸疗效较好。对于严重的并发症如出血穿孔,针灸只能作为辅助手段。因本病兼证较多,必要时可参照呕吐、血证及痞满等病证论治。

针灸治疗急性胃脘疼痛要注意与心血管系统疾病相鉴别。慢性胃痛,要注意排除消化系统的恶性肿瘤。

四、研究动态

(一)慢性胃炎

目前临床对慢性胃炎的疗效评价标准主要是根据症状、体征、胃镜检查黏膜变化情况而定。

目前可参考的标准如下。

(1)《中药新药临床研究指导原则》,卫生健康委员会药政局,1995,114-121。分为临床痊愈、显效、有效、无效 4 级。

(2)慢性胃炎中西医结合诊断、辨证和疗效标准(试行方案),1989 年中国中西医结合研究会消化统疾病专业委员会,中西医结合杂志,1990,10(5):319,分为治愈、显效、有效、无效 4 级。

(二)消化性溃疡

目前临床对消化性溃疡的疗效评价主要是根据临床症状(如腹痛、反酸)及胃镜检查结果(溃疡面情况)而制定。可参照国家中医药管理局 1994 年颁发的《中医病症诊断疗效标准》,南京大学出版社,1994,186。分为临床治愈、显效、好转、无效 4 级。

五、展望

在前人针灸治疗胃痛的基础上,现代临床积累了较多的针灸治疗胃炎、消化性溃疡等疾病的经验,并总结了较多的规律。随着生活节奏的加快,情绪、饮食因素等使胃炎和消化性溃疡发病率也在明显增加,长期药物治疗可能会对胃有一定的损伤,针灸治疗以起效较快、不良反应少、长期疗效较好等优势再次受到关注。目前存在的主要问题:①针灸治疗消化性溃疡确有较好的疗效,与药物治疗,特别是与西药相比,其优势在于远期疗效好,复发率低,但是很多临床报道并未对患者进行远期追踪观察。②既往的研究表明,针灸治疗消化性溃疡的疗效与选穴、针刺时间、针刺间隔时间等多因素相关,应引起临床医师的重视。

因此,临床需要进一步规范针灸治疗的有效方案,拓展针灸的有效方法,在毫针治疗的基础上,发挥艾灸、埋线、穴位注射等方法的特点,将多种方法有机结合,以期取得良效。此外,还要着力研究针灸所能改善的病理环节,以便早期介入,防治未病;研究针灸与中西药物配合治疗胃炎、消化性溃疡的最佳适应证,以期能够对重症、复杂的病情取得佳效。研究中,应采用科学的临床试验设计,使用公认的诊断和疗效标准,客观说明针灸治疗胃炎的疗效,并通过对针灸各疗法的比较,筛选针灸治疗胃炎的最佳方法。注意远期疗效的追访,以期更全面评价针灸的疗效。胃溃疡与十二指肠溃疡虽然有许多相似之处,但两者在发病原理、胃酸分泌等方面存在着明显的不同,而且十二指肠的发病率高于胃溃疡的发病率,所以针灸治疗十二指肠溃疡的治疗作用机制也是今后需要关注的研究方向之一。

(周　颖)

第四节　腹　　痛

腹痛指胃脘以下、耻骨毛际以上部位发生以疼痛为主要症状的一种疾病。可见于多种脏腑疾病,如痢疾、泄泻、肠痈、妇科经带病证等。腹部内有肝、胆、脾、肾、大肠、小肠、膀胱等脏腑,体表为足阳明、足少阳、足三阴经及冲、任、带脉所过,若外邪侵袭,或内有所伤,以致气血受阻,或气血不足以温养,使腑气不通即导致腹痛。

西医学的急性和慢性胰腺炎、胃肠痉挛、不完全性肠梗阻、腹型过敏性紫癜、肠易激综合征等属于本病的范畴。

一、辨证

胃脘以下、耻骨毛际以上疼痛。急性腹痛一般发病急骤，痛势剧烈，多为实证。慢性腹痛病程较长，腹痛缠绵，多为虚证，或虚实夹杂。临床多见有寒邪内积、湿热壅滞、气滞血瘀和脾阳不振等型。

(一)寒邪内积

腹痛暴急，喜温怕冷，腹胀肠鸣，多因感寒而发作，四肢欠温，口不渴，小便清长，舌淡苔白，脉沉紧。

(二)湿热壅滞

腹痛拒按，胀满不舒，大便秘结或涩滞不爽，烦渴引饮，汗出，小便短赤，舌红苔黄腻，脉滑数。

(三)气滞血瘀

脘腹胀闷或痛，攻窜作痛，痛引少腹，得嗳气或矢气则痛减，遇恼怒则加剧，舌紫暗，或有瘀点，脉弦涩。

(四)脾阳不振

腹痛缠绵，时作时止，饥饿劳累后加剧，痛时喜按，大便溏薄，神疲怯冷，舌淡苔薄白，脉沉细。

二、治疗

(一)针灸治疗

治则：通调腑气，缓急止痛。以任脉及足阳明、足太阴、足厥阴经穴位为主。

主穴：足三里、中脘、天枢、三阴交。

配穴：寒邪内积者加神阙、关元；湿热壅滞者加阴陵泉、内庭；气滞血瘀者加曲泉、血海；脾阳不振者加脾俞、胃俞、章门。

操作：中脘用泻法，其余主穴用平补平泻法。配穴按虚补实泻法操作；寒证可用艾灸。腹痛发作时，足三里穴持续强刺激1～3分钟，直到痛止或缓解。

方义："肚腹三里留"，足三里为胃之合穴、下合穴，中脘为腑之会、胃之募穴，二者均善治胃肠疾病；天枢为大肠募穴，可通调腑气；三阴交调理足三阴经之气血，通调气机，通则不痛。

(二)其他治疗

1.耳针

选大肠、小肠、脾、胃、神门、交感。每次取2～3穴，疼痛时用中强刺激捻转，亦可用皮内针法或贴压法。

2.穴位注射

选天枢、足三里。用异丙嗪和阿托品各50 mg混合，每穴注入0.5 mL，每天1次。

(刘丽丽)

第五节 便 秘

便秘是指大便秘结不通，粪便干燥艰涩难解，常常数天一行，甚至非用泻药、栓剂或灌肠不能排便的一种病证。多由大肠积热，或气滞，或寒凝，或阴阳气血亏虚，使大肠的传导功能失常，糟粕不行,凝结肠道而致。

西医学的习惯性便秘、全身衰弱致排便动力减弱引起的便秘,肠神经症、肠道炎症恢复期肠蠕动减弱引起的便秘,肛裂、痔疮、直肠炎等肛门直肠疾病引起的便秘,以及药物引起的便秘等属于本病的范畴。

一、辨证

大便秘结不通,排便艰涩难解,常常数天一行。根据临床表现不同可分为热秘、气秘、虚秘、寒秘等证型。

(一)热秘

大便干结,腹胀腹痛,面红身热,口干心烦,口臭,喜冷饮,小便短赤,舌红,苔黄或黄燥,脉滑数。

(二)气秘

欲便不得,嗳气频作,腹中胀痛,遇情志不畅则便秘加重,纳食减少,胸胁痞满,口苦,苔薄腻,脉弦。

(三)虚秘

气虚见大便秘结,临厕努挣,挣则汗出气短,便后疲乏,大便并不干硬,神疲气怯,舌淡嫩,苔薄,脉虚细;血虚见面色无华,头晕心悸,唇舌色淡,脉细。

(四)寒秘

大便艰涩,排出困难,小便清长,腹中冷痛,四肢不温,畏寒喜暖,舌淡苔白,脉沉迟。

二、治疗

(一)针灸治疗

治则:调理肠胃,行滞通便。以足阳明、手少阳经穴位为主。

主穴:天枢、支沟、水道、归来、丰隆。

配穴:热秘者加合谷、内庭;气秘者加太冲、中脘;气虚者加脾俞、气海;血虚者加足三里、三阴交;寒秘者加神阙、关元。

操作:主穴用毫针泻法。配穴按虚补实泻法操作;神阙、关元用灸法。

方义:天枢为大肠募穴,可疏通大肠腑气,腑气通则大肠传导功能正常;支沟可宣通三焦气机,三焦之气通畅则腑气通调;水道、归来、丰隆可调理肠胃、行滞通腑。

(二)其他治疗

1.耳针

选大肠、直肠、交感、皮质下,毫针刺,中等强度或弱刺激,或用贴压法。

2.穴位注射

选穴参照针灸治疗主穴,用生理盐水,或维生素 B_1 或维生素 B_{12} 注射液,每穴注射 0.5～1 mL,每天或隔天 1 次。

(刘子省)

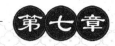

风湿免疫科病证的针灸治疗

第一节　强直性脊柱炎

一、概述

强直性脊柱炎是慢性多发性自身免疫性关节炎的一种类型。本病的特征是从骶髂关节开始，逐步上行性蔓延至脊柱的棘突、关节旁突的软组织及外围的关节炎。早期极易误诊为坐骨神经痛、骨膜炎等疾病，晚期可造成脊柱骨性强直及残疾，成为严重危害人类健康的疾病。针灸对强直性脊柱炎进行个体化辨证论治有悠久的历史和良好的效果。

本病曾被称为"类风湿性脊柱炎""类风湿关节炎中枢型"，现已统一明确认识到本病与类风湿关节炎不是同一种疾病。本病发病率比类风湿关节炎低，多发于15～30岁青年男性，男女之比约为14：1，其中16～25岁为发病高峰。发病部位主要在躯干关节。本病的发病原因迄今尚未十分明了，认为可能与感染、自身免疫、内分泌失调、代谢障碍、遗传等因素有关。中医历代医家对本病病名认识不一，有肾痹、骨痹、腰痛、龟背、大偻等不同的名称。医学家焦树德教授称为"尪痹"。1997年中国国家标准《中医病证治法术语》将其归属于"脊痹"。

二、诊断要点

（1）多发于15～30岁的男性青年，有家族遗传倾向。病变多从骶髂关节开始，逐渐向上蔓延至脊柱，造成脊柱关节的骨性强直。部分患者可出现坐骨神经痛症状，膝关节肿痛等。

（2）发病缓慢，病程长久，发展与缓解交替进行，病程可长达数年或数十年，受凉、受潮可诱发本病。

（3）疼痛、活动受限是其主要临床表现。病变早期主要表现为两侧骶髂部及下腰部疼痛，腰部僵硬不能久站，活动时疼痛加剧，休息后缓解，腰部活动范围受到很大限制；病变累及胸椎和肋椎关节时，胸部的扩张活动受限，并可有束带状胸痛、咳嗽、打喷嚏时加重等；本病累及颈椎时头部转动不便，旋转受限。

（4）畸形，病变后期整个脊柱发生强直、疼痛消失，后遗驼背畸形，病变累及髋关节时，出现髋畸形,严重者脊柱可强直于90°向前屈位,患者站立或行走时目不能平视。

(5)约有20％患者合并虹膜炎(眼痛及视力减退)。

(6)实验室检查,患者多有贫血,早期和活动期血沉增快,抗"O"和类风湿因子阴性。淋巴组织相容抗原(HLA-B27或W27)明显增高。

(7)X线片表现,双侧骶髂关节骨性改变最早出现,是诊断本病的主要依据。

三、病因病机

强直性脊柱炎不少医家认为应属于中医痹证中"肾痹"范畴,因为早在《素问·痹论》中就有记载"骨痹不已,复感于邪,内舍于肾……肾痹者,善胀,尻以代踵,脊以代头",形象地描述了强直性脊柱炎的晚期症状。并认为肾虚是其发病的内因,外邪或外伤为其发病的外因、诱因。强直性脊柱炎的病位在脊柱,然而诸多脏腑经络与脊柱相联系,如督脉"贯脊属肾";任脉"起于胞中,上循脊里";足少阴肾经"贯脊属肾络膀胱",足少阴经筋"循脊内挟膂上至项,结于枕骨";足太阳经"夹脊抵腰中,络肾属膀胱",足太阳经筋"上挟脊上项";手阳明经筋"其支者,绕肩胛,夹脊";足阳明经筋"直上结于髀枢,上循胁属脊";足太阴经筋"聚于阴器,上腹结于脐,循腹里结于肋,散于胸中,其内者,著于脊"。以上脏腑及其所属的经脉若发生病变均可影响脊柱的功能,但其中以肾最为重要,因为足少阴经、足少阴经筋、督脉、任脉、足太阳经、足太阳经筋均隶属于肾。

(一)肾气虚弱

先天禀赋不足,加上后天调摄不当,饮食不节,涉水冒雨,或房劳过度,内伤于肾,肝肾亏损,脊督失养,卫外不固,风寒湿邪乘虚入侵;或脾肾两虚,寒湿内蕴,阻塞经络气血,流注经络关节、肌肉、脊柱而成本病。

(二)脾胃虚弱

脾胃虚弱,后天亏损,下不能补益肾精,上不能生金补肺,肾虚则督脉空虚,肺虚则卫气不固,风寒湿邪乘虚入侵督脉,发为本病。

(三)痰瘀阻滞

肾虚内寒,阳气不足,或脾虚失于运化,寒湿内蕴化为痰浊,滞留脊柱;阳气不足,则生内寒,寒主凝,则气血失于正常运行,血涩气滞,久必成瘀;风寒湿邪滞留脊柱关节,日久不除,致气血闭阻,久而成瘀。痰浊与瘀血胶滞,终成顽痹,《类证治裁》说"久痹,必有湿痰败血瘀滞经络",即是此意。

四、辨证与治疗

(一)寒湿痹阻

1.主症

腰骶、脊背酸楚疼痛,痛连项背,伴僵硬和沉重感,转侧不利,阴雨潮冷天加重,得温痛减,或伴双膝冷痛,或畏寒怕冷。舌质淡,苔薄白腻,脉沉迟。

2.治则

散风祛寒,除湿通络,温经益肾。

3.处方

天柱、大椎、命门、次髎、肾俞、华佗夹脊穴、后溪、昆仑。

4.操作法

针天柱向脊柱斜刺1.0寸左右,使针感向肩背传导,捻转泻法。大椎针尖略向上直刺0.8寸左右,使针感沿脊柱传导,捻转泻法。次髎直刺1.5寸左右,使针感向两髋部或下肢传导,针刺泻法。后溪、昆仑直刺泻法。命门、肾俞直刺补法。华佗夹脊穴每次选择3～4对,略向脊柱直刺,直达骨部,使针感沿脊柱或向两肋传导。大艾炷隔姜灸大椎、命门、肾俞、次髎,每穴不少于9壮;或用艾条灸,每穴5分钟。

5.方义

该病之本在肾虚,故针补命门、肾俞,并灸,以温补肾阳,抗御寒邪。取大椎、次髎、华佗夹脊穴温通督脉和诸经脉,祛邪止痛。天柱、后溪、昆仑同属太阳经,太阳经通达脊柱和督脉,三穴功专祛邪通经止痛,对感受风寒湿邪引起的项背痛、腰骶痛、脊柱痛有良好的效果。

(二)脾胃虚弱

1.主症

腰骶、脊背、髋部酸痛,僵硬,重着,乏力,活动不利,或伴膝、踝等关节肿痛,脘腹胀满,胸痛胸闷,舌苔白腻,脉沉弱。

2.治则

健脾益气,祛邪通络。

3.处方

天柱、大椎、命门、华佗夹脊穴、中脘、神阙、关元、足三里。

4.操作法

天柱、大椎、命门、华佗夹脊穴均用龙虎交战手法,并使针感沿督脉传导或向腹部传导。中脘、关元、足三里针刺补法并灸。神阙用艾条或大艾炷隔姜重灸法。

5.方义

《素问·骨空论》说:"督脉生病治督脉,治在骨上,甚者在脐下营"。这就是说督脉病可治在督脉,也可治在任,如耻骨上的中极、关元,脐中神阙,脐下气海、关元。大艾炷重灸神阙、关元,或用艾条灸不少于10分钟。任脉通于督脉,并内联脊里,从任脉治疗督脉病,是针灸治疗中的重要方法,即"阳病治阴"。中脘、气海、关元、神阙有益胃健脾、补肾强脊的作用,内可补脾胃,强肝肾,增强人体的免疫功能,外可疏通督脉祛除邪浊。因为足太阴经"挟脊",足少阴经"贯脊",足太阴经筋"内者著于脊",足少阴之筋"循脊里",足阳明之筋"上循胁属脊"。所以胃脾肾与任、督脉、脊柱有着紧密地联系,增强脏腑的功能,即可补督脉之虚,加强脊柱和督脉的功能,加强督脉祛除邪浊,加快脊柱病变的愈合。

(三)瘀血阻络

1.主症

腰背疼痛剧烈,固定不移,转侧不能,夜间尤甚,有时需下床活动后才能重新入睡,晨起肢体僵硬肿胀。或有关节屈曲变形,脊柱两侧有压痛、结节、条索,舌质黯或有瘀斑,苔薄白,脉弦涩。

2.治则

活血祛瘀,通络止痛。

3.处方

天柱、大椎、筋缩、华佗夹脊(阿是穴)、次髎、膈俞、委中、三阴交、丰隆。

4.操作法

天柱、大椎、筋缩、次髎用龙虎交战手法,使针感沿脊柱传导。针次髎使针感向两髋骨或下肢传导。阿是穴、膈俞、次髎、委中点刺出血,出血后并拔火罐,以增加其出血量。三阴交用捻转补法,丰隆平补平泻法。

5.方义

《素问·针解》说"菀陈则除之者,出恶血液也"。故瘀血闭阻经络,必刺血脉清除瘀血,以疏通经络;结节者,瘀血结聚也,也必活血化瘀,方可疏通经脉,正如《灵枢·经脉》说"刺诸络脉者,必刺其结上甚血者"。膈俞是血之会穴,委中是血之郄穴,阿是穴是瘀血与痰浊结聚之处,次髎祛湿通络,诸穴均有活血化瘀除痰通络的作用,出血后加以拔罐,可加强其通经祛邪的力量。三阴交、丰隆意在健脾化痰,调血柔筋,分解痰瘀血互结,有利于疏通经络。

(端木令义)

第二节 类风湿关节炎

一、概述

类风湿关节炎是一种以关节病变为主,以多个关节肿胀、疼痛反复发作,病程缓慢,逐渐引起关节畸形的全身性自身免疫性疾病。

关节性类风湿病的主要病变是从关节滑膜开始,形成滑膜炎,以后炎性肉芽组织逐渐侵犯关节软骨、软骨下组织、关节囊、韧带和肌腱,使关节挛缩,造成关节脱位畸形,肌肉萎缩,关节功能进一步丧失。不仅如此,还常常累及其他器官,如皮肤、心脏、血管、神经等其他器官和组织。

主要临床表现为对称性反复发作性关节炎,手足小关节最易受累。早期或急性发病期,关节多呈红、肿、热、痛和活动障碍;晚期可导致关节骨质破坏、强直和畸形,并有骨和骨骼肌萎缩。在整个病程中,可伴有发热、贫血、体重减轻、血管炎和皮下结节等病变,也可累及全身多个器官。

本病为常见病、多发病。好发年龄20~45岁。女性发病率高于男性,男女比例约为3:1。目前西医学对本病的发病原因尚不十分清楚。

类风湿关节炎属于中医"痹证"范畴。根据该病的临床表现,本病可属于古代医籍中的周痹、历节、历节风、白虎病及白虎历节的范畴。近代焦树德老中医把痹证中久治不愈、关节肿大、僵硬、畸形,骨质改变,筋缩肉蜷,肢体不能屈伸等症状者,统称之谓"尪痹"。

二、诊断要点

(1)多发生于青壮年,发病年龄在20岁左右,高峰在35~45岁,以女性为多。

(2)多数起病隐匿,发病缓慢而渐进,病变发展与缓解交替出现,但常有急性发作,病程可长达数年乃至数十年。

(3)晨僵是类风关节炎的重要诊断依据之一,晨僵首先发生在手关节,僵硬不适,不能握拳,其后随着病情进展,可出现全身关节的僵直感,可持续30分钟左右,持续时间长短与病情程度成正比。

169

(4)疼痛:对称性游走性关节疼痛,受累关节为指、腕、趾、踝等小关节。随着病情进展,相继累及肘、肩、膝、髋等关节。

(5)局部症状:关节疼痛、肿胀、功能受限,有明显的关节僵硬现象。

(6)活动障碍:早期可因疼痛肿胀而出现活动受限,病情继续发展,关节纤维增生及骨性融合,使关节活动完全丧失。

(7)局部体征:①早期受累关节红、肿、热、痛,功能障碍,压痛,活动时疼痛加重。②受累关节主动活动和被动活动均受限。③受累关节呈对称性发病。④病变累及手足肌腱和腱鞘,早期肌肉可出现有保护性痉挛,以后发生肌肉萎缩、造成关节畸形,或加剧关节畸形。⑤关节囊和关节韧带松弛和继发挛缩,造成关节的病理性半脱位和完全性脱位;关节软骨和软骨下骨质的破坏,发生关节骨性强直和畸形。

(8)辅助检查:①实验室检查:血红蛋白减少,白细胞计数正常或降低,淋巴细胞计数增加;病变活动期血沉增快,久病者可正常。类风湿因子试验阳性占70%～80%。滑液较浑浊,黏稠度降低,黏蛋白凝固力差,滑液糖含量降低。②X线检查:早期,骨质疏松,骨皮质密度减少,正常骨小梁排列消失,关节肿胀;中期,关节间隙轻度狭窄,骨质疏松,个别局限性软骨侵蚀破坏。继而关节间隙明显狭窄,骨质广泛疏松,多处软骨侵蚀破坏,关节变形;晚期,关节严重破坏,关节间隙消失,关节融合,呈骨性强直,或出现病理性脱位或各种畸形。

三、病因病机

痹证的发生与体质因素、气候条件、生活环境及饮食习惯有密切关系,正虚卫外不固是痹症发生的内在基础,感受外邪是痹证发生的外在条件,邪气痹阻经脉为其病机的根本。病变多累及肢体筋骨、肌肉、关节,甚则影响内脏。

(一)感受风、寒、湿、热之邪

风为阳邪性疏散,可穿发腠理,具有较强的穿透力,寒邪借此力内犯,风又借寒凝之性,使邪附病位,成为伤人致病之基础。湿邪借风邪的疏泄之力,寒邪的收引之性,风寒又借湿邪黏着、胶固之性,造成经络壅塞,气血运行不畅,则筋脉失养,绌急而痛。

风、寒、湿、热之邪虽常相杂为害,但在发病过程中却常有以某种邪气为主的不同,如风邪偏胜者为行痹,寒邪偏盛者为痛痹,湿邪偏胜者为着痹,热邪偏重者为热痹。这在临床表现上各有不同的症状和体征。热痹的发生,或因素体阳盛,感受外邪后易从热化;或因虽为风寒湿痹,郁久也可从阳化热,热邪与气血相搏而见关节红、肿、疼痛、发热等而为热痹。

(二)痰瘀阻滞

素体脾胃虚弱,运化不及,水湿内停,内湿招引外湿,两湿相合,凝聚为痰浊。又痰浊为阴邪,必伤营络之血,营血伤则为血瘀,痰瘀互结流注关节,病理上便形成痰瘀相结,经络痹阻,筋骨失荣,疼痛不已而成痼疾。

(三)气血亏损

劳逸过度,将息失宜,耗伤气血,外邪乘虚而入;或邪气久羁经脉,耗伤气血,内伤脾胃,气血生化不足,致气血亏损。气血虚弱祛邪乏力,致使邪气进一步稽留而成痼疾。

(四)肝肾亏损

素体虚弱,肝肾不足,邪气内及肝肾;或痹证日久,损及肝肾,肝主筋、肾主骨,邪滞于筋脉,则筋脉拘急,屈伸不利;邪浊深入骨骱,导致关节僵硬、变形,而致成骨痹,是痹证发展较深阶段,表现为骨节沉重、活动不利,关节变形等特征。

总之,本病的发生,系由机体正气不足,卫外不固,或先天禀赋不足,外无御邪之能,内乏抗病之力,复因久住湿地、汗出当风、冒雨涉水,风、寒、湿、热之邪,得以内侵于肌肉、筋骨、关节之间,致使邪气留恋,或壅滞于经,或郁塞于络,气血凝滞,脉络痹阻而成。虽邪气不同,病机、证候各异,然风、寒、湿、热之邪伤人往往相互为虐而病。

四、治疗方法

(一)辨证与治疗

1.风寒湿痹

(1)主症:肢体关节、肌肉疼痛酸楚,肿胀,局部畏寒,遇寒加重,得温痛减,形寒怕冷,口淡不渴。舌质淡有齿痕,舌苔白腻,脉紧。

(2)治则:散风祛寒,除湿通络。

(3)处方。

全身取穴:大椎、气海、足三里。

局部取穴:①肩关节:肩髃、肩髎、臑俞、曲池、外关、后溪。②肘关节:曲池、尺泽、天井、外关、合谷。③腕关节:阳溪、阳池、阳谷、腕骨、合谷。④掌指关节:八邪、三间、后溪、外关、曲池。⑤髋关节:环跳、秩边、居髎、阳陵泉。⑥膝关节:梁丘、鹤顶、膝眼、阳陵泉、阴陵泉。⑦踝关节:昆仑、丘墟、解溪、商丘、太溪。⑧跖趾关节:八风、内庭、太冲、解溪、商丘、丘墟。⑨行痹:风气胜者为行痹,关节疼痛游走不定,痛无定处,治疗时加风池、风门、风市、膈俞、三阴交。⑩痛痹:寒气胜者为痛痹,肢体关节紧痛,痛势较剧,痛有定处,得热痛减,遇寒加重,治疗时加命门、神阙,重用灸法。⑪着痹:湿气胜者为着痹,肢体关节肿胀疼痛,重着不移,阴雨天加重,治疗时加中脘、阴陵泉、太白等。以上诸穴根据疼痛的部位,体质情况,每次选择6～10个穴位,轮换使用。

(4)操作法:足三里、气海用补法,余穴均用泻法。大椎、气海、足三里和疼痛的部位加用灸法。

(5)方义:阳气虚弱,卫外不固,风寒湿邪乘虚而入,发为风寒湿痹,故取气海、足三里温补之,以温阳益气,卫外固表。大椎乃手足三阳与督脉之交会穴,既能祛散外邪,又能调和诸阳经之气机,佐以艾灸,调节卫气并温经祛寒。关节局部及其周围的穴位,均有疏通经络气血、祛风除湿、散寒止痛的功效。风邪胜者加风池、风门、风市以祛风通络,加膈俞、三阴交以养血息风;寒邪胜者加命门、神阙以壮元阳益元气,温经祛寒;湿邪胜者加中脘、阴陵泉、太白调补脾胃,通利湿浊。

2.风热湿痹

(1)主症:肢体关节疼痛,痛处焮红灼热,肿胀疼痛剧烈,得冷稍舒,筋脉拘急,日轻夜重。患者多兼有发热、口渴、心烦、喜冷恶热,烦闷不安等症状。舌质红,舌苔黄燥少津,脉滑数。

(2)治则:清热除湿,祛风通络。

(3)处方。①全身治疗:大椎、曲池、风池。②局部治疗:用于疼痛的关节,选取穴位同风寒湿痹。

(4)操作法:先针大椎、风池、曲池,针刺泻法,并于大椎拔火罐。然后针刺病变部位的穴位,捻转泻法,并在红肿的部位施以刺络拔罐法。

(5)方义:风热湿痹是由于风热湿毒邪气乘体虚侵入人体;由于风寒湿邪痹阻经脉日久化热;由于素体阳盛,感受外邪后从阳而化,故取风池、大椎、曲池清热散风,除湿通络;病变关节部位的穴位,佐以刺络拔罐,可清泻病变部位的风热湿邪,并能活血通络,疏经止痛。

3.痰瘀痹阻

(1)主症:痹证日久不愈,病证日益加重,关节疼痛固定不移,关节呈梭形肿胀,或为鹤膝状,屈伸不利,关节周围肌肉僵硬,压之痛甚,皮下可触及硬结,面色晦滞,舌黯红,舌苔厚腻,脉细涩。

(2)治则:化痰祛湿,祛瘀通络。

(3)处方。①全身治疗:膈俞、合谷、血海、丰隆、太白、太冲。②局部治疗:取穴同风寒湿痹。

(4)操作法:膈俞、合谷、血海、丰隆、太冲针刺泻法,术后可在膈俞、血海施以刺络拔罐法,太白行龙虎交战手法。关节局部的穴位,针刺捻转泻法,并深刺直至筋骨。若指关节呈梭形肿胀,可在关节的屈侧横纹处,如四缝穴等处,用三棱针点刺出血,或点刺放出液体。

(5)方义:痹证日久不愈,导致痰瘀互结痹阻经络,流注关节,故泻膈俞、血海以活血化瘀;泻合谷、太冲以行气化瘀,通经止痛;泻丰隆以化痰通络;取太白行龙虎交战手法,补泻兼施,健脾利湿,化痰通络,本《难经·六十八难》"俞主体重节痛"之意。关节肿痛者宗"菀陈则除之"之法,予以刺络出血法。

4.气血亏损证

(1)主症:病程日久,耗伤气血,筋骨失养,四肢乏力,关节肿胀,酸沉疼痛,麻木尤甚,汗出畏寒,时见心悸,纳呆,颜面微青而白,形体虚弱,舌质淡红欠润滑,苔薄白,脉沉无力或兼缓。

(2)治法:益气养血,活络舒筋。

(3)处方。①全身治疗:心俞、脾俞、气海、足三里、三阴交、太溪。②关节局部治疗:同风寒湿痹。

(4)操作法:心俞、脾俞、气海、足三里、三阴交针刺补法,并可酌情施以灸法。病变关节部位的穴位采用龙虎交战手法,并可加灸法。

(5)方义:本证属于气血亏损经络痹阻证,故取心俞、脾俞、气海益气补血,取足三里、三阴交扶正祛邪,健运脾胃,补益气血生化之源。由于邪阻经脉流注关节,故于关节病变部位行龙虎交战手法,补泻兼施,扶正祛邪。

5.肝肾亏损证

(1)主症:肢体关节疼痛,屈伸不利,关节肿大、僵硬、变形,甚则肌肉萎缩,筋脉拘急,肘膝不能伸,或尻以代踵、脊以代头而成残疾人,舌质黯红,脉沉细。

(2)治则:补益肝肾,柔筋通络。

(3)处方。①全身治疗:筋缩、肝俞、肾俞、关元、神阙、太溪。②病变关节部位:同风寒湿痹。

(4)操作法:筋缩、肝俞、肾俞、关元、神阙、太溪针刺补法,并可加用灸法。病变关节部位的穴位针刺采用龙虎交战手法,并可加灸法。

(5)方义:病程日久,诸邪久居不越,与痰浊瘀血凝聚,痹阻经络,侵蚀筋骨,内客脏腑,伤及肝肾,筋骨受损严重,病呈胶痼顽疾。治取肝的背俞穴肝俞、肾的背俞穴肾俞及肾的原穴太溪补益肝肾,濡养筋骨;关元内藏元阴元阳,补之,可回阳救逆,补益精血,濡养筋骨;神阙是元神的门户,灸之,可回阳固脱,温经通脉。在病变关节部位,邪气与痰浊瘀血互结,故采用补泻兼施的方法,泻其邪浊,补其气血,扶正以祛邪。

(二)灸法

灸法对本病的治疗有一定的效果,常用的方法有以下几种。

1.温针灸法

(1)常用穴位:曲池、外关、八邪、足三里、阳陵泉、解溪、八风、关元、肾俞。

(2)方法:每次选用 2～3 穴,针刺得气后,行温针灸法。选取太乙艾灸药条,剪成 1.5～2.0 cm长,在其中心打洞,插在针炳上,然后在其下端点燃,每穴灸 2～3 壮。每周 2～3 次,连续治疗不少于 3 个月。

2.隔姜灸法

(1)常用穴位:大椎、命门、肾俞、神阙、气海、足三里、手三里、阿是穴。

(2)方法:每次选取 2～3 穴,切取姜片 0.2 cm 厚,置穴位上,用大艾炷灸之,每穴灸 5～7 壮。每周2～3 次,10 次为 1 个疗程。

3.长蛇灸法

方法:患者俯卧,先在大椎至腰俞之间常规消毒,取紫皮蒜适量,去皮捣成泥状,平铺在大椎至腰俞之间,约 2.5 cm 宽,周围以纸封固,防止蒜汁外流。然后中等大艾炷分别放在大椎、身柱、筋缩、脊中、命门、腰俞等穴灸之,每穴灸 3～5 壮。每次除大椎、腰俞外,再选取 1～2 穴。灸后如局部穴位皮肤起水泡者,可用无菌三棱针挑破引流,然后辅以消毒药膏,并覆一消毒纱布。每周治疗 2～3 次,10 次为 1 个疗程,每1 个疗程间隔 7 天。

(端木令义)

第三节　痛风性关节炎

一、概述

痛风是由于体内嘌呤代谢障碍,尿酸产生过多或因尿酸排泄不良而致血中尿酸升高,尿酸盐结晶沉积在关节滑膜、滑囊、软骨等的一种代谢性疾病。其临床特点是高尿酸血症,反复发作的急性单关节炎,尿酸盐沉积形成痛风石,导致慢性痛风性关节炎,严重者可形成骨关节畸形。若未及时治疗可累及肾脏,形成痛风性肾病。

西医对本病多采用秋水仙碱、别嘌呤醇、激素等药物治疗,有较好的止痛效果,但其不良反应大,易损伤肝肾,使人望而生畏。在中医学医籍中属于"痹证""白虎历节风"病的范畴。近年来本病的发作有增多的趋势,采用针灸治疗有良好的效果,且无不良反应。

二、诊断要点

(1)有 30%～50%的患者有家族史,好发于 30～50 岁的中青年男性,肥胖或饮食条件优良者发病率高。

(2)跖趾关节、踝和膝关节剧烈疼痛是最常见的临床症状。首次发作常始于凌晨,多起病急骤,患者常在夜间无缘无故的关节肿胀剧痛,皮色潮红。局部症状迅速加重,数小时内可达高峰,常伴有全身不适,甚至恶寒、颤抖,发热,多尿等症状。初次发作后,轻者在数小时或 1～2 天内自行缓解,重者持续数天或数周后消退。本病常以第一跖趾关节最先受累,逐渐累及腕、肘、踝、膝关节。

（3）痛风反复发作可见痛风结节：突出皮肤呈淡黄色或白色圆形或椭圆形结节，大小和数目不等，质地硬韧或较柔软。

（4）实验室检查：血尿酸增高，白细胞计数增高，关节液检查可见尿酸盐针状结晶，皮下痛风石穿刺抽吸物亦可见尿酸盐结晶、痛风石，尿酸盐试验可呈阳性反应。

（5）X线片表现：痛风早期多无阳性表现，晚期可出现软骨和骨破坏，关节间隙变窄或消失，关节面不规则，继发骨赘，痛风结节钙化等。

三、病因病机

痛风性关节炎是一种代谢障碍性疾病，本病多起于下肢足部，中医认为下肢疼痛性疾病多为湿邪所致；本病发作时局部肿胀、红肿、痛如虎噬，肿痛、红肿乃湿邪或湿热所致；本病多见于足第一跖趾关节或第2、3跖跗关节，这些部位隶属于足太阴脾经、足厥阴肝经、足阳明胃经；本病多见于嗜食膏粱厚味或贪欲酒浆者，此人群极易形成痰湿内蕴，痰湿流注关节形成本病，正如《张氏医通》中说"肥人肢节痛，多是风湿痰饮流注"。痰湿痹阻经络气血，痹久则有瘀血，痰瘀互结，反复发作，终成痼疾。

四、辨证治疗

痛风性关节炎的急性期多由风湿热邪痹阻经络；慢性期多为寒湿之邪内侵，病久经络阻塞，气血凝滞，甚至有瘀血形成。

（一）湿热痹阻

1.主症状

关节疼痛，突然发作，疼痛剧烈难忍，关节红肿，皮色发亮，局部发热，得凉则舒，全身不适或寒热。舌红，苔黄腻，脉滑数。

2.治则

清热利湿，通经止痛。

3.处方

曲池、足三里、三阴交、阿是穴。

（1）第1跖趾关节痛加：隐白、太白、太冲。

（2）第2跖趾关节痛加：陷谷、内庭、厉兑。

（3）跖跗关节痛加：陷谷、厉兑、商丘。

（4）踝关节痛加：商丘、解溪、丘墟、太溪。

（5）膝关节痛加：鹤顶、阳陵泉、阴陵泉。

（6）腕关节痛加：外关、阳池、阳溪、合谷。

4.操作法

诸穴均用捻转泻法；隐白、厉兑等井穴用点刺出血法；针阿是穴先用三棱针点刺出血，再拔火罐，或点刺后用手挤压出如白色颗粒状物，然后再与局部行围刺法，即在局部的周边向中心斜刺4～5针。

5.方义

本病的内在原因是湿热内蕴，湿邪源于脾胃，故以足三里、三阴交为主穴，调理脾胃，化湿除浊；加曲池以清热；加隐白、厉兑点刺出血清除足太阴脾经和足阳明胃经之邪热；加太白、陷谷乃五输穴中的"输穴","俞主体重节痛",可除湿止痛;阿是穴点刺出血,并挤出痰浊之物,可清除局部的邪热和痰浊,有利于局部气血通畅,是止痛的有效方法;其余穴位均属局部配穴法。本处方是全身调节与局部相结合的方法,是治疗本病的有效方法。

(二)寒湿阻滞

1.主症

关节疼痛,活动不便,遇寒发作或加重,得热则减,局部皮色不红不热。舌淡苔白腻,脉濡。

2.治则

散寒利湿,除邪通痹。

3.处方

脾俞、肾俞、足三里、三阴交、阿是穴。

随证加减参见湿热痹阻。

4.操作法

脾俞、肾俞针刺补法并灸法,足三里、三阴交、病变局部穴位针刺用龙虎交战手法,阿是穴先用三棱针点刺,挤出乳白色颗粒状物,之后施以围刺法,并在阿是穴的中心用艾条灸之,或用艾炷隔姜灸之。

5.方义

本证是由寒湿痹阻所致,故针补脾俞健脾利湿、补肾俞温肾阳化湿浊。足三里、三阴交补泻兼施,补益脾胃化湿降浊,通经止痛。点刺阿是穴挤出白浊,排除污浊疏通经脉,增以灸法,温经祛寒,通经止痛。其余诸穴均属于局部取穴。本法也属于全身调节与局部相结合的方法。

(三)瘀血闭阻

1.主症

病变关节疼痛,固定不移,压痛明显,皮色紫黯,关节附近可触及结节,甚至关节畸形、僵硬,舌质紫黯或有瘀斑,脉弦涩。

2.治则

活血化瘀,通络除痹。

3.处方

合谷、足三里、三阴交、太冲、阿是穴。

4.操作法

针合谷、足三里、三阴交、太冲均用捻转泻法,针阿是穴用三棱针点刺出血,或寻找随病情显现的较大的静脉,出血应在5～10 mL。阿是穴先用三棱针点刺,挤出乳白色颗粒状物,再施以扬刺法。

5.方义

《灵枢·九针十二原》曰"菀陈则除之,邪胜则虚之",今有瘀血闭阻,故应用放血的方法,祛除恶血。经验证明,刺血疗法是治疗痛风性关节炎的有效方法,而且疗效与出血量有密切关系(出血量在10 mL组止痛效果最好),刺血疗法的作用机制是抑制血尿酸的合成和促进尿酸的排泄。

(端木令义)

第四节 反应性关节炎

一、概述

反应性关节炎又称莱特综合征,是继身体其他部位发生微生物感染后,引起远处关节的一种无菌性关节病,主要表现为关节疼痛、肿胀、发热等。多见于尿道炎、宫颈炎、细菌性腹泻、链球菌感染等引起的关节炎。其发病原因目前尚不完全清楚,可能与感染、免疫、遗传有关。有人认为可能是外界因子和遗传因子相互作用所致,即病原体感染后与人体白细胞组织相容性抗体HLA-B27相结合,形成复合物,导致异常免疫反应,从而引起关节炎。

中医无"反应性关节炎"的名称,但根据其临床表现应属于"热痹"范畴,其病因病机多为湿热邪毒流注关节所致。针灸对本病的治疗有良好效果。

二、诊断要点

(一)全身症状

全身不适,疲乏,肌痛及低热。

(二)关节痛

不对称的单关节痛,多为负重的关节,多见于下肢,如骶髂关节、膝关节、踝关节、肩关节、肘关节、腕关节等。关节痛局部红肿热痛,或伴有皮肤红斑,也有关节肿痛苍白者。

(三)肌腱端炎

肌腱端炎是反应性关节炎比较常见的症状,表现为肌腱在骨骼附着点疼痛和压痛,以跟腱、足底肌腱、髌肌腱附着点最易受累。

(四)关节痛发作前有感染病史

如非淋球菌性尿道炎、细菌性腹泻、链球菌感染,或反复发作的扁桃体炎等。

(五)眼损害

眼损害也是反应性关节炎的常见症状,主要表现为结膜炎、巩膜炎及角膜炎等。

(六)实验室检查

急性期白细胞总数增高;血沉(ESR)增快;C反应蛋白(CRP)升高;类风湿因子和抗核抗体阴性;HLA-B27阳性。

三、病因病机

反应性关节炎的病因病机其内因主要是湿邪内蕴,其外因主要是外感风热湿邪,外邪与内湿相结合流注关节所致。

(一)风热湿邪

外感风热肺气失宣,风热与内湿互结,成风热湿邪,流注肌肉关节,形成本病。

(二)胃肠湿热

外感风热,肺失宣发,下入胃肠,胃失和降,肠失传导,湿邪内蕴,风热与内湿相结合,流注肌肉、关节而成本病。

(三)下焦湿热

外感风热,内入下焦,与内湿相结合,或蕴结于膀胱,或蕴结于胞宫,流注肌肉关节而成本病。

四、辨证与治疗

(一)风热湿邪

1.主症

先见咽喉疼痛,咳嗽发热,全身不适,而后出现肘部、腕部或膝关节、踝关节红肿疼痛,两眼红肿,疼痛,舌苔黄腻,脉滑数。

2.治则

清热利湿,散风通络。

3.处方

曲池、足三里、外关、阿是穴。

(1)发热者加:大椎。

(2)眼睛红肿疼痛加:太阳、攒竹。

(3)肘关节痛加:尺泽、手三里。

(4)腕关节痛加:合谷、阳池、后溪、商阳、关冲。

(5)膝关节痛加:梁丘、膝眼、阴陵泉、厉兑、足窍阴。

(6)踝关节痛加:丘墟、解溪、商丘、太白、厉兑、足窍阴。操作法:诸穴皆用捻转泻法,阿是穴多位于肌腱附着于骨的部位,按之压痛,针刺泻法并拔火罐;大椎用刺络拔罐法;尺泽、商阳、关冲、厉兑、足窍阴用点刺出血法。

4.方义

反应性关节炎是一种全身性疾病,是由于湿热邪毒夹风邪蕴结于肌肉关节,经络气血闭阻所致。方用曲池、足三里清热利湿、通经止痛,因为曲池、足三里分别属于手足阳明经,阳明经多气多血,并且曲池、足三里又属于本经的合穴,是经气汇聚之处,有极强的调理气血和疏通经络的作用,功善通经止痛;曲池善于清热,足三里又善于调胃健脾利湿,所以二穴是治疗本病的主穴。外关属于三焦经,又通于阳维脉,阳维脉维系诸阳经,三焦主持诸气,故外关主治邪气在表在经在络的病证,功善祛邪通经。阿是穴是邪毒会聚之处,针刺拔火罐有很好的祛邪通经的作用。大椎、尺泽、商阳、关冲、厉兑、足窍阴点刺出血,清热祛邪,再配以病变部位诸穴通经止痛,诸穴相配,共达清热利湿、除邪通经止痛的作用。

(二)胃肠湿热

1.主症

先见胃痛,腹痛,泄泻,小便灼热,而后出现膝关节、踝关节、髋关节等关节疼痛,红肿拒按,触之灼热,或见眼睛红肿疼痛,舌红苔黄腻,脉滑数。

2.治则

清热利湿,通经止痛。

3.处方

曲池、足三里、中脘、天枢、阿是穴。

(1)眼睛红肿疼痛加:太阳、外关。

（2）各关节的疼痛参见风热湿邪。

4.操作法

参见风热湿邪。

5.方义

曲池、足三里有清热祛湿、通经止痛的作用，已如前述。本症是由于胃肠湿热流注关节、经络气血闭阻所致，故加用中脘、天枢，中脘是腑之会穴、胃之募穴，位于中焦，又是小肠经、三焦经与任脉的交会穴，有斡旋气机、升清降浊、理气化湿的作用；天枢属于足阳明经，又是大肠的募穴，功于调理胃肠，清理湿邪。阿是穴是湿热的蕴结点，针刺泻法并拔火罐，意在祛除邪毒、疏通经络。

（三）下焦湿热

1.主症

先见尿频、尿急、尿痛或见阴痒、带下、眼睛红肿疼痛等症，而后出现膝关节、骶髂关节、踝关节等关节红肿热痛，拒按，皮肤温度升高，舌红，舌苔黄腻。

2.治则

清热利湿，通经止痛。

3.处方

曲池、足三里、中极、三阴交、阿是穴。

（1）骶髂关节痛加次髎、秩边。

（2）其他部位关节痛参见风热湿邪证。

4.操作法

中极直刺泻法，使针感直达会阴部。三阴交直刺泻法，使针感达足趾部。次髎、秩边直刺2寸左右，使针感下达膝关节、足踝关节。其他穴位的针刺法参见风热证。

5.方义

本证是由于下焦湿热流注关节气血闭阻所致，故取中极、三阴交清理下焦湿热。中极位于下焦，是膀胱的募穴，又是足三阴经和任脉的交会穴，针刺泻法，可使下焦湿热从膀胱排除。三阴交是足三阴经的交会穴，针刺泻法，可清利下焦湿热。因足太阴脾经交会于任脉，又可健脾利湿；足厥阴肝经环绕阴器，交会于任脉；足少阴肾经交会于任脉，并络于膀胱，所以三阴交是治疗下焦病证的重要穴位。其他穴位均属于局部取穴。

（端木令义）

第五节　银屑病关节炎

一、概述

银屑病关节炎是一种与银屑病相关的炎性关节炎，早在一百多年前就有人提出了银屑病关节炎这一病名，但人们一直将银屑病关节炎与类风湿关节炎混为一谈，直到 20 世纪 60 年代发现了类风湿因子，才知道绝大多数银屑病关节炎患者类风湿因子阴性，而且这类患者具有银屑病皮疹、不对称关节炎，既可累及远端指间关节，亦可波及骶髂关节和脊柱等特征。多数患者先出现皮肤病变,继而出现关节炎;也可以皮肤病变与关节病变同时发生。在整个病程中,两者常同步发展或减轻。

本病病因不明,属于自身免疫性疾病的范畴。一般认为是因为皮肤的病变产生的毒素引起关节病变;也有人认为系同一病因先后作用于皮肤或关节这两个不同的器官所致。

银屑病关节炎在中医学中属于"痹证"范畴,尤其是与"尪痹""历节病"相似,其皮肤损害相当于中医之"白疕"。

二、诊断要点

(1)好发于青壮年男性,男女之比为 3∶2,有一定的季节性,部分患者春夏加重,秋冬减轻;部分患者春夏减轻,秋冬加重。

(2)关节炎多发生在银屑病之后,或银屑病治疗不当之后。远端指、趾关节最早受累,渐渐波及腕、膝、髋、脊柱等关节。

(3)关节病变早期似类风湿关节炎,病变关节疼痛、肿胀、反复发作。银屑病进行期关节炎加重,静止期关节炎缓解;逐渐出现关节功能障碍、活动受限、甚至引起关节强直、畸形等。

(4)皮肤损害,寻常型银屑病皮肤损害好发于头部和四肢伸侧,尤其是肘关节伸侧,重者可泛发全身,起初是红色丘疹,后可扩大融合成大小不等的斑块,表面覆以多层银白色鳞屑,刮去后可露出半透明薄膜,再刮去此膜后,可有点状出血。因活动期治疗不当,或使用刺激性较强的外用药后,可引起皮损迅速扩展,以致全身皮肤潮红、浸润、表面有大量鳞,可伴发热、恶寒(称红皮病型银屑病)。

(5)X线摄片可见明确关节受损程度,常见关节面侵蚀、软骨消失、关节间隙变窄、骨质溶解和强直,严重时末节远端骨质溶解成铅笔头样。

三、病因病机

银屑病性关节炎在中医中无此病名。银屑病在中医中称为"白疕"。《医宗金鉴》有"白疕之形如疹疥,色白而痒多不快。固由风邪客于肌肤,亦由血燥难容外。"又如《外科证治全书·卷四·发无定处》说:"白疕,皮肤燥痒,起如疹疥而色白,搔之屑起,渐至肢体枯燥拆裂,血出痛楚"。因此银屑病性关节炎属于中医白疕关节炎型。

(一)血热风湿痹阻

身患白疕,血虚燥热,卫外力减,风寒湿邪乘虚而入,与血相搏而化热,流注肌肉、关节发为关节疼痛。

(二)湿热兼风湿痹阻

身患白疕,湿热内蕴,风热湿邪乘之,内外邪气相搏,流注关节,经络痹阻发为痹证。

(三)肝肾亏损

身患白疕,邪毒日久不除,与血相搏,耗伤精血,外伤肌肤,内蚀筋骨,关节强直,活动艰难,发为尪痹。

四、辨证与治疗

银屑病关节炎的发作与银屑病的病程有关,故可根据银屑病的发作过程进行辨证治疗。

(一)血热风湿痹阻

1.主症

关节肿痛与银屑病的皮损程度同时存在。皮损不断增多、干燥脱屑皮,皮肤色红皲裂、可伴有筛状出血点。舌红、苔薄黄,脉滑数。

2.治则

清热凉血,祛邪通络。

(二)湿热兼风湿痹阻

1.主症

关节红肿疼痛,皮损多在腋窝、腹股沟等屈侧部位,有红斑、糜烂渗液,或掌跖部出现脓疱,或皮损上有脓点。舌红苔黄腻,脉濡或滑。

2.治则

清热利湿,祛邪通络。

(三)肝肾不足兼外邪痹阻

1.主症

腰酸肢软,关节疼痛,头晕目眩,皮损色淡,鳞屑少。女子有月经不调。舌淡苔薄,或舌淡体胖边有齿痕,脉细或濡细。

2.治则

补益肝肾,祛邪通络。

(四)处方

1.基本穴位

曲池、血海、膈俞。

2.随证选穴

(1)肘关节痛加:尺泽、曲泽、少海。

(2)腕关节痛加:阳溪、阳池、阳谷、腕骨。

(3)指关节痛加:八邪、三间、后溪。

(4)骶髂关节痛加:八髎、秩边、环跳。

(5)膝关节痛加:梁丘、膝眼、阳陵泉、足三里、阴陵泉。

(6)踝关节痛加:昆仑、丘墟、解溪、商丘。

(7)跖趾关节痛加:八风、太白、束骨。

(8)血热风湿痹阻加:曲泽、委中、三阴交。

(9)湿热兼风湿痹阻加:大椎、中脘、中极、阴陵泉。

(10)肝肾不足兼外邪痹阻:肾俞、肝俞、太溪、太冲、悬钟。

3.操作法

曲池、血海直刺泻法;膈俞刺络拔罐法,曲泽、委中用三棱针刺脉出血;肝俞、肾俞、太溪、太冲、悬钟、三阴交针刺补法。其余穴位均用泻法。

4.方义

曲池是手阳明经的合穴,手阳明经多气多血,又是本经气血会聚之处,功于通经止痛,是治疗筋骨疼痛的主要穴位。曲池配五行属于土,土乃火之子,故本穴又功善清热。曲池与血海配合,长于治疗皮肤病,皮肤病多因邪热入于血分、蕴结肌肤所致。手阳明经与手太阴经相表里,肺主表;手阳明大肠经与足阳明胃经同名相通,血海属于足太阴脾经,脾主肌肉;又血海善于治疗血分病,所以曲池与血海相配既可清血分之热,又可治疗邪气蕴结于肌肤的皮肤病。膈俞是血之会穴,刺络出血并拔火罐,既可清除血分之热,又可活血通络,清除瘀热,还可调血息风,因为血热必伤阴,阴伤则燥热生风,或血热外风乘之;膈俞刺络拔罐治疗皮肤病宗"治风先治血,血行风自灭"的法则。曲泽与委中刺脉出血,其意也是清除血热,活血祛瘀,因为曲泽属于心包经,心主血,委中乃血之郄穴。其余穴位大椎清热,中脘、中极、阴陵泉清热利湿,肾俞、肝俞、太溪、太冲、悬钟调补肝肾,濡养筋骨。关节部位的穴位属于局部取穴,主要作用是通经止痛。

(端木令义)

第六节　风湿性多肌痛

一、概述

风湿性多肌痛是一种临床综合征,其主要特点为颈、肩胛带与骨盆带疼痛和僵硬。发病时肩胛带、骨盆带、颈部三处中多有两处累及。本病呈明显区域性分布,欧美发病率较高,多见于50岁以上老年人,男女发病率约为1:2,本病与巨细胞动脉炎有密切关系。

西医学对风湿性多肌痛的病因与发病机制尚不清楚。其病因可能是多因素的。内在因素和环境因素共同作用下,通过免疫机制致病。多数学者认为与遗传因素、环境因素、免疫因素、年龄及内分泌因素有关。

风湿性多肌痛是一种常见病,针灸治疗有很好的效果。本病在中医学中无此病名,但中医学中的"痹证""历节""肌痹"的症状与其极为相似。其病因多为素体虚弱复感外邪所致。

二、诊断要点

风湿性多肌痛完全为一临床诊断,其临床指标中无一项具有特异性,诊断应严格符合定义中的表现。

(1)发病年龄超过50岁,多见于女性。

(2)肌肉疼痛分布在四肢近侧端,呈对称性,在颈、肩胛带及骨盆带三处易患部位中,至少两处出现肌肉疼痛,病程应持续一周以上。

(3)肌肉疼痛呈对称性分布和晨起僵硬。

(4)肌肉无红、肿、热,无肌力减退或肌萎缩。

(5)对小剂量糖皮质激素反应良好。

(6)实验室检查血沉明显增快,多在50 mm/h以上。

三、病因病机

其病因多为素体虚弱,卫外不固,复感外邪所致。

(一)外感风寒湿邪

自然界气候多变,冷热无常,或居处潮湿,或汗出当风,或酒后当寒,或冒雨涉水,风寒湿邪袭于经脉,流注肌肉、关节,气血闭阻,发为痹证。风寒湿邪常各有偏胜,若以风邪偏胜,疼痛多走窜经络;若以湿邪为主,则肌肉酸痛,重浊乏力;若以寒邪为重,则疼痛剧烈,部位固定。

(二)气血虚弱

气血化生不足,卫外不固,无力抵御外邪入侵,风寒湿邪乘虚内侵筋肉,发为痹证。

(三)肾气虚弱

腰为肾之府,若肾精亏损,肾府及其膀胱经失于濡养,风寒湿邪乘虚而入,经络痹阻发为痹证。

四、辨证与治疗

(一)风寒湿证

1.主症

颈项部、肩胛部、腰骶部、腰髋部肌肉疼痛,或痛无定处、或痛处不移、或痛而兼有重浊感,常因天气变化而加剧,晨起肌肉僵硬。舌淡、苔薄白,脉沉弦或紧。

2.治则

温经散寒、祛风除湿。

(二)气血虚弱证

1.主症

颈项部、肩胛部、腰骶部、腰髋部肌肉疼痛绵绵,喜按恶风寒,不耐疲劳,心悸乏力,纳食不馨,腹胀便溏,面色㿠白。舌质淡而胖大,舌边有齿痕,舌苔白腻,脉沉弱。

2.治则

补益脾胃,生化气血,祛邪通经。

(三)肾气虚弱

1.主症

颈项部、肩胛部、腰骶部、腰髋部肌肉酸痛,喜欢按压,喜热恶风寒,腰膝酸软,舌质淡,脉沉弱。

2.治则

补益肾气,祛邪通络。

(四)治疗

1.处方

(1)基本穴位:大椎、风门、曲池、昆仑。

(2)风寒湿证加:天柱、后溪、束骨。

(3)气血虚弱证加:心俞、膈俞、脾俞、手三里、足三里。

(4)肾气虚弱证加:肾俞、腰眼、飞扬、太溪。

(5)颈肩胛部位疼痛为主加:颈百劳、天宗、承山。

(6)腰髋部、腰骶部疼痛为主加:肾俞、关元俞、腰眼、委中。

2.操作法

祛邪通络的穴位如:大椎、曲池、昆仑、天柱、后溪、束骨、颈百劳、天宗、承山均针刺泻法,并可加灸。大椎、天宗针刺后拔火罐。余穴均用补法。

3.方义

本病是由于感受外邪闭阻经筋引起的病证,治疗应当祛除邪气,舒筋通络。基本处方中首选诸阳之会大椎,通达阳气,祛除邪气;曲池是手阳明经的合穴,为本经气血汇聚之处,其盛大如海,阳明经又多气多血,故本穴功善调气血通经络,有走而不收之称,是通经止痛的主要穴位。

本病的病变部位在太阳经,这是因为足太阳经和足太阳经筋的循行部位和其病变相吻合,如《灵枢·经脉》足太阳经"是动则病……项似拔,脊痛,腰似折,髀不可以曲,腘如结",《灵枢·经筋》足太阳经筋为病"腘挛,脊反折,项筋急,肩不举,腋支,缺盆中纽痛,不可左右摇。"足太阳经又"主筋所生病",所以在治疗中以太阳经穴为主,取风门属于局部取穴范畴,又可加强大椎祛邪散风之力;昆仑穴是足太阳经经穴,"所行为经"主通行气血,又有通表祛邪散风的作用;天柱属于局部取穴范畴,又有祛风通络的作用;束骨、后溪同属太阳经,属于同名经配穴,上下呼应,有协同的作用,二穴在五输穴中同属"输穴","俞主体重节痛",配五行属于木,木主风,故二穴配合既可通经止痛,又可散风祛邪;委中、承山基于"经脉所过,主治所及"的原理,又是治疗腰背痛的重要穴位;心俞、膈俞、脾俞健脾补心,补益气血;肾俞、关元俞、腰眼补益肾气,扶正祛邪。

(端木令义)

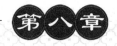

泌尿生殖科病证的针灸治疗

第一节 水　肿

　　水肿是指体内水液滞留，泛滥肌肤，引起头面、眼睑、四肢、腹背甚至全身水肿，严重者还可伴有胸腔积液、腹水等。本证又名水气，可分为阴水和阳水二大类。阳水发病较急，多从头面部先肿，肿势以腰部以上为著；阴水发病较缓，多从足跗先肿，肿势以腰部以下为显。

　　本证常见于西医学中的急性和慢性肾小球肾炎、充血性心力衰竭、肝硬化及营养障碍等疾病。

一、病因病机

本证多因三焦气化失职、气机不利、水液停滞、排泄失常、渗于肌肤而发病。

(一)风水相搏

肺为水之上源，又主一身之表，外合皮毛。风邪侵袭，肺失宣肃，不能通调水道，下输膀胱，以致风遏水阻，风水相搏，流溢于肌肤，发为水肿(阳水)。

(二)脾虚湿困

脾主运化，喜燥恶湿。如居处潮湿，或涉水冒雨，水湿之气内侵，或平素酒食不节，生冷太过，湿蕴于中，脾为湿困，健运失司，不能升清降浊，以致水湿不得下行，泛于肌肤，而成水肿(阴水)。

(三)阳虚水泛

生育不节，房劳过度，肾气内伤，或劳倦伤脾，日久脾肾俱虚，肾虚则开阖不利，不能化气行水，以致水液停聚，泛滥于肌肤，形成水肿(阴水)。

二、辨证

(一)阳水

证候：多为急性发作，初起面目微肿，继则遍及全身，皮肤光泽，按之凹陷易复，胸中烦闷甚则呼吸急促，小便短少而黄，伴有恶寒发热，咽痛，苔白滑或腻，脉浮滑或滑数。

治法：疏风利水。

（二）阴水

证候：发病多由渐而始，初起足跗微肿，继而腹背面部等渐见水肿，按之凹陷恢复较难，肿势时起时消，气色晦滞，小便清利或短涩。脾虚者兼见脘闷纳少，大便溏泄。肾虚者兼见喜暖畏寒，肢冷神疲，腰膝酸软，脉沉细或迟，舌淡苔白。

治法：温阳利水。

三、治疗

（一）针灸治疗

1.阳水

取穴：肺俞、列缺、合谷、三焦俞。

配穴：恶寒甚者，加偏历。发热甚者，加曲池。咽痛者，加少商。面部肿甚者，加水沟。

刺灸方法：针用泻法。

方义：取肺俞以宣肺疏风，通调水道。列缺、合谷为原络相配，可疏解表邪。三焦俞调整气化，通利水道。

2.阴水

取穴：脾俞、肾俞、三焦俞、水分。

配穴：脾虚者，加中脘、足三里、天枢。肾虚者，加灸关元、命门。

刺灸方法：针用补法，可加灸。

方义：补脾俞、肾俞可温中助阳以化气利水。三焦俞通调水道以利水下行。水分可分利水邪，利尿行水。

（二）其他疗法

1.耳针

取肺、脾、肾、膀胱，毫针中度刺激，留针30分钟，每天1次，或埋针或埋王不留行籽贴压刺激，每3～5天更换1次。

2.穴位敷贴

用车前子10 g研细末，与独头蒜5枚、田螺4个共捣，敷神阙。或用蓖麻籽50粒，薤白3～5个，共捣烂敷涌泉。每天1次，连敷数次。

（刘子省）

第二节　腰　　痛

腰痛又称腰脊痛，是以自觉腰部疼痛为主要症状的一种常见病证。疼痛可表现为一侧或双侧或在腰脊正中。其病因复杂，或因感受外邪，或因跌仆挫闪等导致腰部脉络气血运行不畅，不通则痛；或因年老、内伤等导致肾气受损，腰府失于温煦濡养，不荣则痛。

西医学的腰肌纤维炎、强直性脊柱炎、腰椎骨质增生、腰椎间盘病变、腰肌劳损等腰部病变，以及某些内脏疾病所引起的腰痛属于本病范畴。

一、辨证

本病以腰部疼痛为主要症状,可表现为刺痛、酸痛、重痛、隐痛、牵扯痛、急痛、缓痛等。临床上根据引起腰痛的原因和表现不同,常分为寒湿痹阻、湿热阻滞、瘀血阻滞和肾气亏虚等证型。

(一)寒湿痹阻

腰部冷痛重着,转侧不利,静卧病痛不减,寒冷和阴雨天加重,活动后减轻,舌质淡,苔白腻,脉沉而迟缓。

(二)湿热阻滞

腰部疼痛,痛处伴有热感,热天、雨天疼痛加重,小便短赤,苔黄腻,脉濡数或弦数。

(三)瘀血阻滞

腰痛如刺,或触之僵硬有牵制感,痛有定处,劳累、晨起、久坐加重,日轻夜重,轻者俯仰不便,重则不能转侧,舌质紫暗,或有瘀斑,脉涩。

(四)肾气亏虚

腰部隐隐作痛,酸软无力,缠绵不愈。兼见局部发凉,喜温喜按,遇劳更甚,卧则减轻,面色㿠白,肢冷畏寒,舌质淡,脉沉细无力者为肾阳虚;兼见心烦少寐,口燥咽干,面色潮红,手足心热,舌红少苔,脉弦细数者为肾阴虚。

二、治疗

(一)针灸治疗

治则:壮腰固肾,通经止痛。以阿是穴及足太阳经穴位为主。

主穴:肾俞、腰眼、委中、阿是穴、大肠俞。

配穴:寒湿痹阻者,加腰阳关;湿热阻滞者,加大椎;瘀血阻滞偏于脊柱正中疼痛者加水沟,偏于腰外侧疼痛者加后溪;肾气亏虚者,加志室、命门。

操作:寒湿痹阻、湿热阻滞、瘀血阻滞均采用泻法;肾气亏虚证用补法。寒湿证、肾阳虚证加灸法,瘀血证在委中点刺放血。

方义:腰眼、阿是穴、大肠俞可疏通局部经脉、络脉及经筋之气血,通经止痛;"腰为肾之府",肾俞可壮腰益肾,使肾精得以温煦、濡养腰府;"腰背委中求",委中为足太阳经合穴,可疏调腰背部膀胱经脉之气血,达到通经止痛的效果。

(二)其他治疗

1.皮肤针

选择腰脊疼痛部位,用梅花针叩刺出血,加拔火罐。适用于寒湿痹阻、湿热阻滞和瘀血腰痛。

2.耳针

取患侧腰骶椎、肾、神门,毫针刺后嘱患者活动腰部;或用揿针埋藏或用王不留行籽贴压。

3.穴位注射

用地塞米松 5 mL 和普鲁卡因 2 mL 混合液,在痛点严格消毒后刺入,无回血后推药液,每穴注射0.5~1 mL,每天或隔天 1 次。

（刘子省）

第三节　淋　证

淋证是以小便频急、淋漓不尽、尿道涩痛、小腹拘急、痛引腰腹为主要表现的病证。中医历代对淋证分类有所不同,本节分为热淋、气淋、血淋、膏淋、石淋、劳淋六种。

本证多见于西医学的泌尿系统感染、泌尿系统结石、泌尿系统肿瘤,以及乳糜尿等。

一、病因病机

本证病在肾和膀胱,多因湿热蕴结下焦、脾肾亏虚、肝郁气滞等引起。

(一)湿热下注

过食辛热,或嗜酒肥甘,酿成湿热,下注膀胱发为热淋;若湿热蕴积,尿液受其煎熬,日积月累,尿中杂质结为砂石,则为石淋;若湿热蕴结于下,以致气化不利,清浊不分,小便如脂如膏,则为膏淋;若热盛伤络,迫血妄行,小便涩痛有血,则为血淋。

(二)脾肾亏虚

久淋不愈,湿热耗伤正气,或年老、久病体弱,以及劳累过度,房事不节,均可致脾肾亏虚。如遇劳即小便淋漓者,则为劳淋;中气不足,气虚下陷者,则为虚证气淋;脾肾亏虚,下元不固,不能制约脂液,脂液下泄,尿液浑浊,则为虚证膏淋;肾阴亏虚,虚火扰络,尿中夹血,则为虚证血淋。

(三)肝郁气滞

恼怒伤肝,气郁化火,或气火郁于下焦,膀胱气化不利,则少腹作胀,而发为实证气淋。

二、辨证

(一)热淋

证候:小便频急,灼热涩痛,尿色黄赤,少腹拘急胀痛,或有恶寒发热,口苦,呕恶,或有腰痛拒按,或有大便秘结,苔黄腻,脉滑数。

治法:清热利湿通淋。

(二)石淋

证候:小便艰涩,尿中时夹砂石,或排尿时突然中断,尿道窘迫疼痛,少腹拘急,或腰腹绞痛难忍,尿中带血。湿热下注者,兼见大便干结,舌红,苔薄黄,脉弦或带数。若痛久砂石不去,腰腹隐痛,排尿无力,小腹坠胀,可伴见面色少华,精神委顿,少气乏力,舌淡边有齿印,脉细而弱,此为肾气亏虚。若眩晕耳鸣,腰酸膝软,手足心热,舌红少苔,脉细带数,为肾阴亏虚。病久下焦瘀滞者,见舌紫暗或有瘀斑,脉细涩。

治法:通淋排石。

(三)气淋

证候:肝郁气滞者,小便涩滞,淋漓不畅,少腹满痛,苔薄白,脉多沉弦。中气下陷者,少腹坠胀,尿有余沥,面色㿠白,舌淡,脉虚细无力。

治法:肝郁气滞者利气疏导;中气下陷者补中益气。

(四)血淋

证候:湿热下注者,可见小便热涩刺痛,尿色深红,或夹有血块,伴发热,心烦口渴,腰痛,大便秘结,苔黄,脉滑数。肾阴亏虚者,可见小便涩痛较轻,尿色淡红,腰酸膝软,神疲乏力,头晕耳鸣,舌淡红,脉细数。

治法:湿热下注者清热利湿,通淋止血;肾阴亏虚者滋阴补肾,清热止血。

(五)膏淋

证候:湿热下注者,小便浑浊如米泔水,置之沉淀如絮状,上有浮油如脂,或夹有凝块,或混有血液,尿道热涩疼痛,舌红,苔黄腻,脉濡数。脾肾两虚者表现为病久不已,反复发作,小便浑浊如米泔水,尿道涩痛不甚,形体日渐消瘦,神疲无力,腰酸膝软,舌淡,苔腻,脉细弱无力。

治法:湿热下注者清热利湿,分清泄浊;脾肾两虚者益气升陷,补虚固涩。

(六)劳淋

证候:小便不甚赤涩,但淋漓不已,时作时止,遇劳即发,腰酸膝软,神疲乏力,舌淡,脉虚细弱。

治法:健脾益肾,利尿通淋。

三、治疗

(一)针灸治疗

1.热淋

取穴:膀胱俞、中极、阴陵泉、行间。

配穴:恶寒发热者,加合谷、列缺。便秘甚者,加支沟。

刺灸方法:针用泻法。

方义:膀胱俞、中极为俞募配穴法,以疏利膀胱气机。阴陵泉通利小便,疏通气机。取肝经荥穴行间,泻热而定痛。

2.石淋

取穴:膀胱俞、中极、秩边、委阳、然谷。

配穴:湿热下注者,加阴陵泉、三焦俞。肾气亏虚者,加肾俞、关元、足三里。肾阴亏虚者,加肾俞、太溪、照海。下焦瘀滞者,加气海、膈俞。腰腹急痛甚者,加水沟。

刺灸方法:实证针用泻法,虚证针用补法,秩边透水道。

方义:膀胱俞、中极方义同热淋。秩边透水道,配合委阳、然谷具有通淋排石止痛之功效。加阴陵泉、三焦俞以清热利湿。加肾俞、关元、足三里可益肾补气。加肾俞、太溪、照海可滋肾补阴。取气海、膈俞以理气活血祛瘀。

3.气淋

取穴:膀胱俞、中极、秩边。

配穴:肝郁气滞者,加肝俞、太冲、间使。中气下陷者,加气海、足三里。

刺灸方法:实证针用泻法,虚证针用补法,秩边透水道。

方义:膀胱俞、中极方义同热淋。秩边可理气通淋。肝俞、太冲、间使可疏肝理气。气海、足三里可健脾益气。

4.血淋

取穴:膀胱俞、中极、血海、三阴交。

配穴:湿热下注者,加少府、劳宫。肾阴亏虚者,加复溜、太溪、肾俞。

刺灸方法:实证针用泻法,虚证针用补法。

方义:膀胱俞、中极方义同热淋。血海、三阴交可清利湿热,凉血止血。加少府、劳宫可清热除烦。加复溜、太溪、肾俞可滋肾养阴。

5.膏淋

取穴:膀胱俞、中极、阴陵泉、三阴交。

配穴:湿热下注者,加行间。脾肾两虚者,加气海、肾俞、命门、脾俞。小便浑浊如膏者,加灸气海俞、百会。

刺灸方法:实证针用泻法,虚证针用补法。

方义:膀胱俞、中极方义同热淋。阴陵泉、三阴交既可分清泌浊、清利湿热,又可滋补脾肾、补虚固涩。加行间增强清热力量。加气海、肾俞、命门、脾俞以补益脾肾。

6.劳淋

取穴:膀胱俞、中极、脾俞、肾俞、命门、关元、足三里。

配穴:心悸气短者,加内关。

刺灸方法:针用补泻兼施法。

方义:膀胱俞、中极方义同热淋。取脾俞、肾俞、命门、关元、足三里可补益脾肾,益气通淋。

(二)其他疗法

1.耳针

取膀胱、肾、交感、肾上腺,每次选2～4穴,毫针强刺激,留针20～30分钟,每天1次。

2.皮肤针

取三阴交、曲泉、关元、曲骨、归来、水道、腹股沟部、第二腰椎至第四骶椎夹脊,用皮肤针叩打至皮肤红润为度。

3.电针

取肾俞、三阴交,毫针刺入后予以高频脉冲电流刺激5～10分钟。

(刘子省)

第四节　癃　　闭

癃闭是以排尿困难、尿量减少,甚至小便闭塞不通为主要表现的一种病证。"癃"是指小便不利,点滴而下,病势较缓;"闭"是指小便不通,欲溲不下,病势较急。癃与闭常合称癃闭。多见于产后妇女、手术后患者及老年男性。由于外邪侵袭、饮食不节、情志内伤、体虚久病、外伤等引起肾和膀胱气化失司所导致。

西医学的膀胱、尿道器质性和功能性病变,以及前列腺疾病等所造成的排尿困难和尿潴留均属本病范畴。

一、辨证

本病起病可突然发作,或逐渐形成。证见小便不通,少腹胀大,少腹急痛,烦躁不安等。病情严重时,还可见头晕、头痛、恶心、呕吐、胸闷、喘促、水肿,甚至神昏等。根据其临床表现可分为湿热内蕴、肝郁气滞、瘀浊闭阻和脾肾亏虚型。

(一)湿热内蕴

小便闭塞不通,努责无效,小腹胀急而痛,烦躁口渴,或口渴不欲饮,或大便不畅,舌质红,苔黄腻。

(二)肝郁气滞

小便不通或通而不畅,多烦善怒,胁腹胀满疼痛,舌红,苔黄,脉弦。

(三)瘀浊闭阻

多有外伤或手术损伤病史。小便不通或通而不畅,小腹满痛,舌紫暗或有瘀点,脉涩。

(四)脾肾亏虚

小便淋漓不爽,排出无力,甚至点滴不通,精神疲惫,气短、食欲缺乏,大便不坚,小腹坠胀,腰膝酸软,畏寒乏力,舌质淡,脉沉细。

二、治疗

(一)针灸治疗

治则:调理膀胱,行气通闭。以任脉、足太阳及足太阴经穴位为主。

主穴:秩边、三阴交、关元、中极、膀胱俞、三焦俞、肾俞。

配穴:湿热内蕴者,加委阳、尺泽;肝郁气滞者,加太冲、大敦;瘀血阻滞者,加曲骨、次髎、血海;中气不足者,加气海、脾俞、足三里;肾气亏虚者,加太溪、复溜。

操作:毫针刺,实证用泻法,虚证用补法。

方义:秩边为膀胱经穴,可调理膀胱;三阴交可通调足三阴经气血,消除瘀滞;关元为任脉与足三阴经交会穴,中极为膀胱募穴,中极配膀胱之背俞穴,俞募相配,关元透中极,均能起到鼓舞膀胱气化功能的作用;三焦俞通调三焦,配肾俞可促进膀胱气化功能。

(二)其他治疗

1.耳针

选肾、膀胱、肺、肝、脾、三焦、交感、神门、皮质下、腰骶椎。每次选3～5穴,用毫针中强刺激,或用揿针埋藏,或用王不留行籽贴压。

2.穴位敷贴

选神阙穴。用葱白、冰片、田螺或鲜青蒿、甘草、甘遂适量,混合捣烂后敷于脐部,外用纱布固定,加热敷。

3.取嚏或探吐

用消毒棉签,向鼻中取嚏或喉中探吐;也有用皂角粉末0.3～0.6 g吹鼻取嚏。

4.电针

取双侧维道,平刺,针尖向曲骨透刺2～3寸,通脉冲电15～30分钟。

(刘子省)

第五节　遗　精

遗精是指不因性生活而精液频繁遗泄的病证,如有梦而遗精,称为梦遗;无梦而遗精,甚至清醒时精液流出,称滑精。未婚或已婚后与妻子分居的男子,每月遗精 4 次以下者,多属正常现象。

西医学中的男子性功能障碍、前列腺炎等引起的遗精,一般可参考本节内容辨证论治。

一、病因病机

本证的发生多因阴虚火旺、心脾亏损、湿热下注等,以致肾失封藏所致。

(一)阴虚火旺

心肾相交,水火相济;若肾阴不足,心火偏亢,扰动精室,则发为遗精。

(二)湿热下注

过食肥甘辛辣,损伤脾肾,蕴湿生热,下扰精室,引致遗精。

(三)心脾两虚

劳神太过,思慕不已,耗伤心脾,心虚则神浮不定,脾虚则气陷不摄,终致遗精。

(四)肾虚不固

恣情纵欲,房事无度,或手淫频繁,致肾精亏虚,精关不固,发为遗精。

二、辨证

(一)阴虚火旺

证候:梦中遗精,夜寐不宁,头昏头晕,耳鸣目眩,心悸易惊,神疲乏力,或见尿少色黄,舌尖偏红,苔少,脉细数。

治法:滋阴降火摄精。

(二)湿热下注

证候:多梦遗精频作,尿后常有精液外流,尿色黄,尿时不爽或有灼热,口干苦,渴不多饮,舌红,苔黄腻,脉濡数。

治法:清热利湿固精。

(三)心脾两虚

证候:遗精遇思虑或劳累过度而作,头晕失眠,心悸健忘,食少便溏,面色萎黄,舌淡,脉细弱。

治法:养心健脾固精。

(四)肾虚不固

证候:遗精频作,甚则滑精,面色少华,精神萎靡,头晕目眩,耳鸣,腰膝酸软。肾阳虚者兼见畏寒肢冷,阳痿早泄,舌淡,苔薄白,脉沉细弱。

治法:补肾固精。

三、治疗

(一)针灸治疗

1.阴虚火旺

取穴:心俞、神门、志室、中极、三阴交。

配穴:相火偏旺阳事易兴者,加太冲、阳陵泉。

刺灸方法:针用补泻兼施法。

方义:泻心俞清泻君火,泻神门宁心安神。志室、中极既能益肾固精,又能清泻相火。三阴交属肝脾肾三经之会,能益阴以和阳,协调阴阳之平衡。

2.湿热下注

取穴:膀胱俞、中极、次髎、肾俞、阴陵泉、行间。

配穴:尿时不爽者,加三阴交。

刺灸方法:针用泻法。

方义:膀胱俞、中极为俞募配穴,加次髎以清利下焦湿热。取肾俞补肾固摄。阴陵泉、行间泻之能清热利湿。

3.心脾两虚

取穴:心俞、脾俞、三阴交、神门、肾俞、中极。

配穴:头晕者,加风池。心悸者,加内关。食少便溏者,加足三里。

刺灸方法:针用补法,可加灸。

方义:心俞、脾俞养心健脾。三阴交、神门可健脾益气,安神定志。肾俞、中极可固精止遗。

4.肾虚不固

取穴:肾俞、志室、中极、太溪。

配穴:伴早泄者,加关元。

刺灸方法:针用补法,可加灸。

方义:取肾俞、志室补肾益气,封藏精室。补中极更能固摄精气。太溪滋补肾中之元阳和元阴。

(二)其他疗法

1.耳针

取内生殖器、内分泌、神门、肝、肾,每次选 1～4 穴,毫针中度刺激,留针 5～30 分钟,每天 1 次,或采用埋针刺激。

2.皮肤针

取心俞、肾俞、志室、关元、中极、三阴交、太溪,或取腰骶两侧夹脊穴及足三阴经膝关节以下的经穴,用皮肤针叩打皮肤呈轻度红晕,每晚 1 次。

3.穴位注射

取中极、关元,选用维生素 B_{12} 或维生素 B_1 注射液,每穴注射 0.5 mL,隔天或每天 1 次,10 次为 1 个疗程。

4.穴位埋线

取关元、中极、肾俞、三阴交,每次选用 2 穴,用 0～1 号羊肠线埋入,每 2 周 1 次。

(端木令义)

第六节　阳　痿

阳痿是指年龄未届性功能衰退的男性出现阳事不举或临房举而不坚之证。

本证可见于西医学的男子性功能障碍及某些慢性虚弱疾病。

一、病因病机

本证多由命门火衰、肝肾亏虚、思虑过度、惊恐等引起,亦有湿热下注、宗筋松弛而致者,但较为少见。

(一)命门火衰

房事不节,或手淫过度,肾阳亏虚,无力鼓动,而致阳痿。

(二)心脾两虚

思虑过度,损伤心脾,气血不足,宗筋痿软,以致阳事不举。

(三)惊恐伤肾

房事之中,卒受惊恐,或焦躁不安,气机受阻,以致阳痿。

(四)湿热下注

湿热蕴结,下注宗筋,致使宗筋痿软不举。

二、辨证

(一)命门火衰

证候:症见阳痿,面色㿠白,腰酸足软,头晕目眩,精神萎靡,甚至周身怕冷,食欲减退,舌淡,苔白,脉沉细。

治法:补肾壮阳。

(二)心脾两虚

证候:症见阳痿,伴有面色萎黄,食欲缺乏,精神倦怠,周身肢体酸软无力,舌淡,苔薄白,脉细弱。

治法:补益心脾。

(三)惊恐伤肾

证候:症见阳痿,精神抑郁或焦躁紧张,胆小多疑,心悸失眠,苔薄腻,脉沉细。

治法:益肾宁神。

(四)湿热下注

证候:阴茎痿软,勃而不坚,阴囊潮湿气膹,下肢酸重,尿黄,舌红,苔黄腻,脉滑数。

治法:清热化湿。

三、治疗

(一)针灸治疗

1.命门火衰

取穴:肾俞、命门、关元、中极、三阴交。

配穴:头昏目眩者,加风池。

刺灸方法:针用补法,可加灸。

方义:肾俞、命门用补法加温灸,以补肾中元阳,壮命门之火。取任脉关元、中极能直接兴奋宗筋,温下元之气。补三阴交益肝肾,以治其本。

2.心脾两虚

取穴:心俞、脾俞、肾俞、关元、足三里、三阴交。

配穴:夜寐不宁者,加神门。心悸怔忡者,加内关。

刺灸方法:针用补法。

方义:取心俞、脾俞补益心脾气血。肾俞为肾气转输之处,可益肾气滋肾阴。关元乃足三阴与任脉之会,三焦之气所生之地,可培肾固本,补益元气,强壮宗筋。足三里补益脾胃之气,健旺生化之源。三阴交补益肝肾之阴。

3.惊恐伤肾

取穴:心俞、肾俞、神门、气海、三阴交。

配穴:胆怯易惊者,加间使。

刺灸方法:针用补法。

方义:取心俞以养心调神。肾俞补肾益气。神门宁心安神。气海调下元气机,补益肾中元气。三阴交补益肝肾之阴。

4.湿热下注

取穴:中极、三阴交、曲泉、行间。

配穴:阴囊潮湿气臊者,加阴陵泉、蠡沟。

刺灸方法:针用泻法。

方义:中极、三阴交可利湿清热。曲泉、行间清热利宗筋。

(二)其他疗法

1.耳针

取外生殖器、内生殖器、内分泌、肾,每次选2～4穴,毫针中度刺激,留针5～15分钟,每天或隔天1次,或埋针按压刺激。

2.电针

取八髎、然谷或关元、三阴交,两组穴位交替使用,针刺后通低频脉冲电流3～5分钟,每天或隔天1次,10次为1个疗程。

3.穴位注射

取关元、中极、肾俞,每次选2穴,药物采用维生素$B_1$150 mg或维生素B_{12}0.1 mg,或丙酸睾酮5 mg或当归注射液等,每穴注射0.5 mL,隔天1次,10次为1个疗程。

4.穴位埋线

取肾俞、关元、三阴交、中极,每次选1～3穴,用0～1号羊肠线按常规操作埋入穴内,每隔1个月或1个半月埋线1次。

（端木令义）

第七节　早　泄

早泄是指性交时阴茎插入阴道时间极短即发生射精,不能进行正常性交的病证,严重者发生在性交前即泄精。

本证与西医学男子性功能障碍中的早泄相同。

一、病因病机

本证由多种原因所致肾失封藏、固摄无权而引起。

(一)肾虚不固

房事频繁,或手淫过度,肾气亏虚,精关不固而早泄。

(二)阴虚火旺

肾阴不足,相火偏旺,精宫易扰,发为早泄。

(三)心脾两虚

思虑太过,耗伤心脾,气血不足,封藏失职。

(四)惊恐伤肾

房事之中,惊恐焦躁,气机逆乱,肾失封藏。

(五)肝郁气滞

精神抑郁,肝气郁结,肝失疏泄,扰动精宫。

二、辨证

(一)肾虚不固

证候:性欲减退,阴茎勃起缓慢,入房早泄,或伴阳痿,精神萎靡,夜尿多或余沥不尽,腰酸膝软,舌淡,苔白,脉沉弱。

治法:补肾固精。

(二)阴虚火旺

证候:欲念时起,阳事易举或举而不坚,临房早泄,常伴遗精,失眠多梦,腰酸膝软,五心烦热,潮热盗汗,头晕目眩,耳鸣心悸,口干咽痛,舌红,脉细数。

治法:滋阴降火摄精。

(三)心脾两虚

证候:临房早泄,心悸失眠,健忘多梦,神疲气短,眩晕形瘦,纳谷不馨,大便溏薄,面色无华,舌淡,苔白,脉沉细。

治法:养心健脾固精。

(四)惊恐伤肾

证候:临房胆怯,恐惧不安,一交即泄,舌淡,苔白,脉弱。

治法:补肾定心固精。

(五)肝郁气滞

证候:性交早泄,精神抑郁,胁肋胀满,小腹作胀,胃纳不佳,苔薄白,脉弦。

治法:疏肝解郁固精。

三、治疗

(一)针灸治疗

1.肾虚不固

取穴:肾俞、志室、关元、三阴交。

配穴:伴阳痿者,加灸命门。夜尿多者,加中极、膀胱俞。

刺灸方法:针用补法,可加灸。

方义:肾俞、志室可益肾固摄。关元壮阳补气,以固精关。三阴交为足三阴之交会穴,可助补肾之力。

2.阴虚火旺

取穴:肾俞、志室、太溪、神门、三阴交。

配穴:阳事易举者,加太冲。潮热盗汗者,加合谷、复溜。

刺灸方法:针用补泻兼施法。

方义:肾俞、志室、太溪可补肾阴,降虚火。神门泻心火以宁神定志。三阴交补肾滋阴。

3.心脾两虚

取穴:心俞、脾俞、肾俞、关元、神门、三阴交。

配穴:纳谷不馨、便溏者,加足三里。

刺灸方法:针用补法,可加灸。

方义:心俞、脾俞养心安神,健脾益气。肾俞、关元补肾固精。神门、三阴交益气养血安神。

4.惊恐伤肾

取穴:肾俞、神门、三阴交、关元。

配穴:胆怯不安者,加心俞、胆俞。

刺灸方法:针用补法。

方义:肾俞补肾益气。神门、三阴交镇惊安神。关元补肾固精。

5.肝郁气滞

取穴:太冲、内关、气海、三阴交。

配穴:胃纳不佳者,加足三里。

刺灸方法:针用泻法。

方义:太冲疏肝理气解郁。内关宽胸理气和胃。气海既可疏调气机,又能固摄精液。三阴交补益肾气。

(二)其他疗法

1.耳针

取内生殖器、外生殖器、神门、内分泌、心,每次选 2~4 穴,毫针刺激,隔天 1 次,或埋针、埋籽按压刺激。

2.穴位敷贴

以露蜂房、白芷各 10 g 研磨,醋调成团,临睡前敷神阙。

(端木令义)

第八节 男性不育症

凡育龄夫妇结婚 2 年以上,未采用避孕措施,因男方原因而造成女方不孕,称男性不育症。可分为绝对不育症和相对不育症两类,前者是男方有先天性或后天性生理缺陷而致女方不能受孕,后者指某种原因阻碍受孕和降低生育能力,致使女方不能受孕。本节主要涉及男子精子减少症、无精子症、死精子症、精液不液化、不射精症、逆行射精症等。

本病属中医学的无嗣范畴。

一、病因病机

影响男性生育能力的因素主要有睾丸生精功能缺陷、内分泌功能紊乱、精子抗体形成、精索静脉曲张、输精管道阻塞、外生殖器畸形和性功能障碍等。多数患者为精子生成障碍,这些患者虽可产生一定数量的精子,但其数量减少,而且精子质量差、活动力低,并有畸形精子出现。

中医认为本病多与肾虚、气血亏虚、肝郁血瘀、湿热下注等因素有关。

(一)肾精亏虚

素体精血亏虚,或纵欲过度,或频频手淫而精血暗耗;或久病伤阴,肾虚精亏,阳事不协,以致不育。

(二)肾阳亏虚

禀赋不足,素体阳虚,房事不节,命门火衰,以致不育。

(三)气血亏虚

思虑忧郁,饮食不节,损伤心脾,气血化源不足;或久病耗伤气血,以致肾气不充,肾精匮乏,而致不育。

(四)气滞血瘀

情志抑郁,或所欲不遂,肝失疏泄,气机阻滞,日久则气滞血瘀,阳气不升,宗筋失养,而致不育。

(五)湿热下注

脾虚生湿,或素体肥胖,恣食厚味,聚湿生痰,郁而化热,流注下焦,而致不育。

二、辨证

多数精子异常和精液异常的患者一般无明显症状及体征,性生活一如常人。部分患者有生殖系统感染、睾丸发育不良、睾丸萎缩等局部体征和全身症状。如精液常规检查 3 次,无精子发现称无精子症,畸形精子数超过 30% 为畸形精子过多症,精子活力检测小于 50% 为精子活力低下症。精液常规检查,如 1 小时内的精子死亡率在 80% 以上为死精子症。精液液化检查,如 1 小时后仍不液化者为精液不液化。抗精子抗体阳性为免疫性不育症。

(一)肾精亏虚

证候:婚后不育,腰膝酸软,遗精尿频,神疲无力,头昏目眩,舌红苔少,脉细数。精液常规检查:精液稀薄,或过于黏稠,精子数少,活动力弱。

治法:补肾填精。

(二)肾阳亏虚

证候:婚后不育,性欲低下,或阳痿早泄,畏寒肢冷,精神萎靡,面色㿠白,舌淡苔白,脉沉迟。精液常规检查:精液稀薄,精子数少,活动力弱。

治法:温肾壮阳。

(三)气血亏虚

证候:婚久不育,性欲减退或阳痿,面色萎黄,少气懒言,形体消瘦,体倦乏力,尤以行房后为甚,心悸失眠,头晕目眩,纳呆便溏,舌淡无华,脉沉细弱。精液常规检查:精液量少,精子数少,活动力弱。

治法:益气养血填精。

(四)气滞血瘀

证候:婚久不育,情志抑郁沉闷,胸胁胀满,或会阴部作胀,烦躁少寐,或伴阳痿,或伴不射精,或精索增粗,舌暗红见瘀点,脉涩或弦。

治法:疏肝理气,活血化瘀。

(五)湿热下注

证候:婚久不育,或形体肥胖,头晕身重,胁痛口苦,烦躁易怒,阴肿阴痒,阴囊潮湿多汗,性欲减退,甚则阳痿早泄,小便短赤,舌红,苔黄腻,脉弦数。精液常规检查:精子数少或死精子多,或不液化。

治法:清热利湿。

三、治疗

(一)针灸治疗

1.肾精亏虚

取穴:太溪、肾俞、三阴交、关元。

配穴:腰膝酸软者,加腰阳关、阴包。

刺灸方法:针用补法。

方义:太溪为足少阴肾经原穴,配肾俞可补肾填精。三阴交为足三阴经交会穴,既可滋补肝肾,又可健脾益气,以补后天之本。取关元可大补元气。

2.肾阳亏虚

取穴:肾俞、命门、关元。

配穴:畏寒肢冷者,加灸神阙、关元。

刺灸方法:针用补法,可加灸。

方义:肾俞、命门可温肾壮阳。关元可壮真火,大补元阳。

3.气血亏虚

取穴:关元、气海、脾俞、足三里、三阴交、肾俞。

配穴:心悸失眠者,加神门、内关。纳呆便溏者,加中脘、天枢。

刺灸方法:针用补法,可加灸。

方义:取关元、气海以大补元气。取脾俞、胃之下合穴足三里配足三阴经之交会穴三阴交,可健脾胃,助运化,补气血。肾俞可补益肾精。

4.气滞血瘀

取穴:太冲、曲骨、阴廉、三阴交。

配穴:胸胁胀满者,加章门、期门。

刺灸方法:针用泻法。

方义:取足厥阴肝经原穴太冲以疏肝理气,通利阴器。取曲骨壮阳举茎。配阴廉、三阴交以活血散瘀。

5.湿热下注

取穴:中极、大赫、阴陵泉、行间、肾俞。

配穴:阴痒腥热者,加蠡沟、阴廉。

刺灸方法:针用泻法。

方义:取中极配大赫,清利下焦湿热。阴陵泉配行间以清热化湿。肾俞可补肾固精。

(二)其他治疗

1.耳针

取肾、外生殖器、内生殖器、内分泌,毫针中度刺激,留针 15～30 分钟,每天或隔天 1 次。或埋王不留行籽按压刺激。

2.皮内针

取关元、三阴交,用颗粒型皮内针消毒后沿皮刺入 12～25 mm,胶布固定针柄后留针 2～3 天,秋、冬季可适当延长。

3.穴位注射

取足三里、关元,或肾俞、三阴交,每次选用 2 个穴位,用人绒毛膜促性腺激素 500 U 注入穴位浅层内,每天 1 次,7 次为 1 个疗程。

(端木令义)

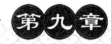

骨伤科病证的针灸治疗

第一节　颈项部扭挫伤

颈部就挫伤是指颈椎周围的肌肉、韧带、关节囊等组织受到外力牵拉、扭挫或外力直接打击而损伤。

一、诊断要点

（1）头颈部有扭挫或外力打击病史。

（2）受伤后颈项、背部疼痛，有时可牵涉到肩部。

（3）检查：①颈项部活动受限，以侧屈、旋转位较明显。②颈项部可扪及痉挛的肌肉，局部有明显压痛，但无上肢放射痛。③臂丛神经牵拉试验阴性，无颈神经压迫体征。④颈椎 X 线片未见异常。

二、病因病机

头部突然受到外力打击或头部受到撞击或坐车时的急刹车，超过颈部生理活动的范围，造成颈部经筋、脉络的损伤，经血溢于脉外，瘀血痹阻，经气不通，发为疼痛。

三、辨证与治疗

（一）主症

项背部疼痛，连及肩部，颈部活动受限，有明显的压痛。舌质黯，脉弦。

（二）治则

活血化瘀，通经止痛。

（三）处方

天柱、完骨、阿是穴、后溪。

（1）侧屈疼痛加：中渚、三间。

（2）旋转疼痛加：风池、阳陵泉。

（3）压痛点位于督脉加：大椎。

（4）压痛点位于足太阳经加：养老、至阴。

（5）压痛点位于足少阳经加：外关、悬钟、关冲。

（6）压痛点位于阳明经加：合谷。

（四）操作法

诸穴均采用捻转泻法，首先在井穴用三棱针点刺出血，在阿是穴用刺络拔罐法，再针刺四肢远端穴位，针刺时针感要强，并使针感传导，同时令患者活动头颈部，一般会有明显好转。如好转不明显在针刺局部穴位。

（五）方义

本证是由于瘀血阻滞经脉所致，治疗以活血化瘀、破血化瘀为法。阿是穴是瘀血凝聚的部位，刺络拔罐可破瘀血的凝聚，疏通经脉的气血；井穴放血，可消除经脉中残留的瘀血，活血止痛。其他诸穴针刺泻法旨在进一步疏通经络活血止痛。

（马　涛）

第二节　颈项部肌筋膜炎

颈项部肌筋膜炎又称颈项部肌纤维炎，或肌肉风湿病，是指筋膜、肌肉、肌腱和韧带等软组织的病变，引起项背部疼痛、僵硬、运动受限和软弱无力等症状。

一、诊断要点

（1）本病多发生于中年以上女性。

（2）颈项部疼痛、僵硬，常连及背部和肩部。

（3）晨起和气候变凉或受凉时疼痛加重，活动后或遇暖时疼痛减轻。

（4）颈项部可触及压痛点，颈后部可摸到皮下结节、条索肿块，颈项部活动受限。

（5）本病与颈项部扭挫伤症状相似，但颈项部扭挫伤有明显的外伤史，病程较短，颈项部检查无结节。

二、病因病机

本病常累及胸锁乳突肌、肩胛提肌等，一般认为颈项部筋膜炎的发生与轻微外伤、劳累、受凉等因素有关。其病理变化主要为肌筋膜组织纤维化、瘢痕及局限性小结节形成。

本病属于中医"痹症"范畴，引起本证的原因有以下两个方面。

（一）风寒湿邪阻滞

久卧湿地，贪凉受冷或劳累过度，卫外乏力，风寒湿邪入侵经筋，气血痹阻发为痹证。

（二）瘀血阻滞

慢性劳损积累，或轻伤络脉，瘀血停滞，久而成结，气血阻滞发为疼痛。

三、辨证与治疗

(一)风寒湿邪阻滞

1.主症

项背疼痛、僵硬,痛引肩臂,遇寒则痛重,得热则痛减。舌淡苔白,脉弦紧。

2.治则

散风祛湿,温经通脉。

3.处方

天柱、风池、肩井、肩外俞、阿是穴、三间、后溪。

4.操作法

诸穴均用捻转泻法,并在肩井、肩外俞、阿是穴拔火罐,起火罐后再加用灸法,每穴艾灸3分钟左右。

5.方义

天柱、风池、三间、后溪散风祛邪,三间、后溪为五输穴中的"输穴","俞主体重节痛",且配五行属于"木",木主风,所以二穴是治疗外邪引起肌肉、关节疼痛的重要穴位,正如《针灸甲乙经》所说"颈项强,身寒,头不可以顾,后溪主之",《席弘赋》"更有三间、肾俞妙,善除肩背浮风劳"。

(二)瘀血阻滞

1.主症

项背疼痛、僵硬,呈刺痛性质,晨起明显,痛有定处,活动后好转。舌质黯,苔薄,脉涩。

2.治则

活血祛瘀,舒筋止痛。

3.处方

风池、阿是穴、肩外俞、膈俞、合谷、后溪。

4.操作法

阿是穴、肩外俞、膈俞刺络拔罐,术后加用灸法。其余诸穴用捻转泻法。

5.方义

本病主要位于胸锁乳突肌和肩胛提肌,手阳明经循行于胸锁乳突肌,其经筋"绕肩胛,夹脊";手太阳经循行于肩胛提肌部位,其经筋"上绕肩胛,循颈出走太阳之前",所以治取合谷、后溪为主穴,且二穴对治疗颈项部疼痛有很好的效果,合谷又有行气活血化瘀的作用。阿是穴、肩外俞、膈俞刺络拔罐出血,乃破血祛瘀法,加用灸法,血得热则行,可加强祛瘀通经的效果。

（马　涛）

第三节　项韧带劳损与钙化

项韧带劳损与钙化是临床常见病,也是项背部疼痛的常见原因之一。项韧带属于棘上韧带的一部分,因其特别粗大、肥厚,故称其为项韧带。起于枕外隆凸,向下延续至第7颈椎棘突。项韧带的主要功能是维持颈椎的稳定和牵拉头部由屈变伸。

一、诊断要点

(1)有长期低头工作史,或颈项部外伤史。

(2)颈项部疼痛、酸胀,颈部屈伸时疼痛加重,抬头或颈后伸时疼痛减轻。

(3)检查:颈椎棘突尖压痛,有时在病变的局部可触及硬结或条索状物。X线检查可见病变部位项韧带钙化影。

二、病因病机

长期的长时间低头工作,因头颈部屈曲而使项韧带拉紧,久而久之则项韧带自其附着点牵拉,部分韧带纤维撕裂,或从项韧带附着点掀起,产生损伤与劳损。损伤后局部出血,组织液渗出,之后发生机化和钙盐沉积,使劳损的项韧带钙化。

中医认为劳伤气血,颈项筋骨失于气血濡养则筋肉挛缩,气血运行受阻,导致络脉瘀血阻滞,久之则瘀血凝结成块;或卫外不固,复感风邪,加重了病情的发展。

三、辨证与治疗

(一)主症

颈项部疼痛、酸胀、僵硬,颈项活动时疼痛,可伴有响声,触摸有压痛。舌质黯,脉弦细。

(二)治则

养血柔筋,活络止痛。

(三)处方

天柱、阿是穴、风府、后溪、承浆、心俞。

(四)操作法

阿是穴针刺捻转泻法,天柱、风府、承浆、后溪龙虎交战手法,心俞针刺补法,天柱针刺后加用灸法。

(五)方义

本病隶属于督脉,故治疗以督脉经穴为主,风府是督脉与阳维脉的交会穴,既可疏通督脉,又可散风通络,主治颈项疼痛,正如《素问·骨空论》所说"颈项痛,刺风府"。承浆是任脉与手足阳明经的交会穴,又是任脉与督脉的连接穴,阳明经多气多血,任脉纳五脏之精血,故承浆可调任、督脉的气血,濡养督脉之经筋。承浆与风府配合,可加强颈项痛的治疗,《玉龙歌》"头项强痛难回顾,牙痛并作一般看,先向承浆明补泻,后针风府即时安。"即是这一组合的明证。后溪是八脉交会穴之一,通于督脉,又是治疗颈项痛的特效穴,是治疗本病的主穴,本穴与天柱相配,局部与远端结合,有利于舒筋通脉。补心俞可调血柔筋,疏解挛缩。

(马 涛)

第四节 胸壁挫伤

胸壁是由骨性胸廓与软组织两部分组成。软组织主要包括胸部的肌肉、肋间神经、血管和淋巴组织等。由于外界暴力挤压、碰击胸部导致胸壁软组织损伤。本病是临床上常见的损伤性疾病,多见于青壮年。

一、诊断要点

(1)患者多由外力致伤病史。

(2)受伤后胸胁部疼痛,疼痛范围相对明确,深呼吸或咳嗽时疼痛加重。

(3)检查:①胸廓部有局限性瘀血肿,有明显压痛点。②抬肩、活动肩胛、扭转躯体时疼痛加重。③X线检查:无异常改变,但可除外骨折、气胸、血胸等。

二、病因病机

胸部挫伤,多因外力直接作用于胸部,如撞击、挤压、拳击、碰撞、跌打损伤等,使胸部皮肤、筋肉受挫,脉络损伤,血溢脉外,瘀血停滞,经脉不通而痛。

三、辨证与治疗

(一)主症

受伤之后,胸胁部痛,深呼吸、咳嗽、举肩、躯体扭转则疼痛加重,局部有明显压痛。舌质紫黯,脉弦。

(二)治则

活血祛瘀,通经止痛。

(三)处方

阿是穴、华佗夹脊穴、内关、支沟、阳陵泉。

(四)操作法

阿是穴用平刺法,术后刺络拔罐出血。华佗夹脊穴应根据病变的部位,选择相应的夹脊穴1～3个,直刺泻法,使针感沿肋间隙传导,最好达到病变处。内关直刺捻转泻法,最好少用提插手法,以免损伤正中神经,引起手指麻木、拘紧等后遗症。支沟、阳陵泉直刺捻转泻法。

(五)方义

阿是穴刺络拔罐出血,祛除瘀血,疏通局部气血的瘀阻;华佗夹脊穴,对于胸胁部疼痛及肋间神经痛有很好效果;内关属于手心包厥阴经,其经脉、经筋布于胸胁部,心包主血脉,故内关可有理血通脉,活血祛瘀的作用;内关又是手厥阴经的络穴,外联手少阳三焦经,三焦"主持诸气",故内关又有调气活血、理气止痛的功效,所以内关是治疗胸胁部疼痛的主穴;支沟、阳陵泉属于手、足少阳经,其经脉、经筋均分布于胸胁部,是治疗胁肋疼痛的重要组合。

(马 涛)

第五节 背肌筋膜炎

一、概述

项背肌筋膜炎是指项背部的肌肉、筋膜由于急慢性损伤或感受风寒湿邪等原因发生无菌性炎症,引起项、背、肩等处疼痛、麻木的疾病。本病又称纤维织炎、软组织劳损、肌肉风湿病等。

本病相当于中医学中的"背痛""肩背痛"的范畴,是针灸治疗的主要适应证之一。

二、诊断要点

(1)项背部疼痛、酸痛或伴有上肢或枕部、头顶部的放射痛,遇阴雨天、寒冷、潮湿等气候症状加重。

(2)背部有沉重感、紧束感,背如石压,或兼见头痛、头晕、视物模糊、胸闷、胸痛、心悸等。

(3)背部肌肉紧张、僵硬、压痛,并可触摸到结节或条索状阳性反应物,常见于肩胛骨内上角附分穴处(病位于肩胛提肌)、肩胛骨内侧缘附分、魄户、膏肓、神堂、等穴位处(病位于菱形肌)、肩井穴位处(病位于斜方肌上部)、肩中俞穴位处(病位于斜方肌中部)、膈关穴位处(病位于背阔肌)、脊旁夹脊穴(病位于竖脊肌)、棘突上(病位于棘上韧带)、两棘突间(病位于棘突间韧带)。

(4)颈背部有扭挫伤史,如慢性劳损史(如长期低头伏案、高枕睡眠等)。

(5)理化检查,排除风湿及类风湿脊柱炎。

三、病因病机

(一)风寒湿邪侵袭

本病位于肩背部,是诸阳经脉分布的区域,最易感受风寒湿邪。或汗出当风,或夜卧受寒,或久居寒湿之处,感受风寒湿邪,稽留于肌肤筋肉之间,致经络气血凝滞不通,发为经肩背痛。正如《灵枢·周痹》云:"风寒湿气,客于外分肉之间,迫切而为沫,沫得寒则聚,聚则排分肉而分裂也,分裂则痛。"

(二)瘀血阻滞

因劳力、扭挫或跌打损伤,久痛入络,致瘀血阻滞,脉络不通,不通则痛。

(三)气机逆乱,气血失调

《素问·阴阳别论》:"二阳一阴发病,主惊骇背痛,善噫善欠,名曰风厥。"久坐伏案或长久低头工作,劳伤气血,气血不足则筋肉失养,筋肉拘挛,发为疼痛。久坐伤肉损伤脾胃,阻碍气血生化之源。长久伏案,思虑过度,劳伤心脾,耗气伤血,致使气血虚弱,在外则筋肉失养,在内则脏腑功能失调,气机逆乱,肝阳趁机上逆,发为风厥。

(四)辨证与治疗

1.风寒湿邪痹阻

(1)主症:肩背疼痛,遇寒加重,得热痛减,按之作痛和筋结。舌淡红,苔薄白,脉浮紧。

(2)治则:疏风散寒,祛湿通络。

(3)处方:天池、大椎、风门、天宗、阿是穴、后溪、三间。

(4)操作法:针刺泻法,留针30分钟,间歇运针,同时艾灸大椎、风门、阿是穴,出针后再拔火罐。

(5)方义:本证是由于风寒湿邪侵袭经络,气血凝滞,阻塞不通所致。太阳、阳维主表,故取足少阳、阳维之会穴风池、足太阳经穴风门及诸阳之会穴大椎,针而灸之,疏风散寒,通经祛邪。复取手太阳经穴天宗,再配以局部阿是穴,针灸同用,并拔火罐,以温通局部经气。后溪、三间是手太阳经和手阳明经的"输"穴,功善祛风止痛,因为二穴配五行属于风,"俞主体重节痛",且手阳明经筋"绕肩胛,夹脊",手太阳经筋"上绕肩胛,循颈",故二穴是可治疗项背疼痛。《标幽赋》"阳跷阳维并督脉,主肩背腰腿在表之病";《席弘赋》"更有三间、肾俞妙,善除肩背浮风劳",都表明后溪、三间是治疗肩背痛、项背痛的有效穴位。诸穴合用,可达疏风散寒,祛湿通络的功效。

2.瘀血阻滞

(1)主症:项背部或肩背部疼痛,痛如针刺,部位固定,痛连肩臂,甚或麻木不仁,活动受限,遇寒或劳累则加重。舌质黯有瘀点,苔薄白,脉弦细。

(2)治则:行气活血,通络止痛。

(3)处方:天柱、曲垣、秉风、阿是穴、膈俞、合谷、曲池。

(4)操作法:针刺泻法,间歇行针,留针30分钟。并于阿是穴、膈俞刺络拔罐出血,再加用艾条灸,每穴灸3分钟。

(5)方义:本证是由于外伤或久痛入络,瘀血阻滞所致,膈俞为血之会穴,阿是穴是瘀血凝聚的部位,刺血拔罐,可活血化瘀,加用灸法可增强活血化瘀的作用。曲池、合谷均属于手阳明经,阳明经多气多血,其经筋分布于肩胛部,曲池善于疏通经络气血,合谷善于行气活血化瘀,二穴同用可疏通肩胛部经络瘀血的痹阻。其余诸穴属于局部取穴,如此局部与远端相配合,可达活血化瘀,疏通经络气血的作用。

3.气血逆乱,肝阳上亢

(1)主症:肩背部酸痛、沉重,头痛头晕,视物模糊,胸闷胸痛,心悸不宁,脘腹胀痛。舌质胖大,脉弦细。

(2)治则:调补气血,平肝潜阳。

(3)处方:风池、心俞、阿是穴、中脘、手三里、足三里、三阴交、太冲。

(4)操作法:风池平补平泻法,阿是穴针刺泻法,并灸法,中脘平补平泻法,手足三里、三阴交针刺补法,太冲针刺泻法。

(5)方义:本证是由于升降失调,气血逆乱,肝阳上亢所致。针刺风池、太冲泻上亢的肝阳,治头痛头晕;心俞、手足三里、三阴交,补脾胃生心血,补益气血生化之源,荣心养目;中脘与足三里配合,既可调补脾胃,又可斡旋气机的升降,使气血调达,升降适度,诸症可解;阿是穴除局部经筋之痉挛,疏通局部经络的痹阻;手足阳明经筋均绕肩胛附属于脊背,故手足三里可补气血荣养肩背部的经筋,缓痉挛以止痛。如此,上下之配合,局部与远端相配合,气血调达,诸症可除。

（马　涛）

第六节　蒂策综合征

蒂策综合征是一种非特异性疾病,又称肋软骨炎、特发性痛性非化脓性肋软骨肿大。本病是胸背部病变的常见病、多发病,表现为肋软骨的痛性肿胀,尤其好发于第二肋骨。本病好发于女性,病程长短不一,常迁延数月或数年,治愈后容易复发。中医无此病名,应属于胸胁痛范畴。

一、诊断要点

(1)好发于女性,男性少见。

(2)胸痛急剧或缓慢发作,伴有胸部压迫感或勒紧感。

（3）疼痛呈持续性或间断性，当深呼吸或平卧时疼痛加重。有时疼痛可向肩及手部放射。

（4）检查：第二、三肋骨与软骨交界处肿胀、隆起，可触及结节状或条索状阳性反应物，质地柔软，按之有明显的局限性压痛。

X线检查可除外胸腔和肋骨等器质性病变，对本病无诊断价值。

二、病因病机

西医对本病的病因尚不明确，一般认为与劳损、外伤或病毒感染有关；疲劳及气候的变化可能是发病的诱因。中医根据本病的病变部位固定、局部肿胀、劳累后发作等证候特点，认为本病与瘀血、痰湿及气血虚弱有关。本病应属于筋骨病，位于胸部，与此有关的经络及经筋主要有：足阳明经及经筋，其经筋从下肢"上腹而布，至缺盆而结"；足太阴经及经筋，其经筋"循腹里结于肋，散于胸中"；手少阴经及经筋，其经筋"挟乳里，结于胸中"；手厥阴经及经筋，其经筋"入腋散胸中"；足少阳经及经筋，其经筋"系于膺乳，结于缺盆"；足厥阴经布胁肋等，这些经脉或经筋均于本病的发生有关。

（一）瘀血阻滞

胸部受跌打损伤或撞击，损伤经脉，血溢脉外；或上肢过度活动，胸大肌过度收缩，引起胸肋部韧带和肋软骨膜损伤，血溢脉外，经脉瘀阻，引起局部肿痛。

（二）痰瘀互结

肝气郁结，失于疏泄，气机郁滞，气滞则不能载血运性，血滞而为瘀；气滞则津液失于运行，凝聚为痰。痰瘀互结，脉络不通，发为肿痛。

（三）气虚血瘀

体质虚弱，复加长期胸壁劳作，耗伤气血，气虚则血行乏力，滞而成瘀血，经脉不通，发为肿痛。

三、辨证与治疗

（一）瘀血阻滞

1.主症

局部肿痛，痛有定处，痛如针刺，夜间加重，疼痛向肋部或脊背放射。舌质紫黯或有瘀点，舌苔薄白，脉弦或沉涩。

2.治则

活血化瘀，疏经通络。

3.处方

阿是穴、心俞、膈俞、合谷、郄门、太冲。

4.操作法

阿是穴、心俞、膈俞刺络拔火罐，其余诸穴直刺捻转泻法。

5.方义

本证是由于瘀血痹阻经脉所致，取阿是穴、心的背俞穴心俞、血之会穴膈俞，刺络拔火罐，祛瘀通络止痛。郄门是心包经的郄穴，心主血脉，功善治疗瘀血阻滞胸部经脉引起的疼痛症。合谷是手阳明经的原穴，原穴是元气流注的部位，与手太阴肺经相表里，阳明经多气多血，故合谷穴可行气祛邪，行气活血，行气通络，通经止痛。太冲是足厥阴肝经的原穴，肝主疏泄，肝藏血，故太冲功在理气调血,理气活血,理气通脉,理气止痛。合谷与太冲配合,名曰"四关",是疏通经络、调理气血、活血祛瘀、通经止痛的主要穴位组合。

(二)痰瘀互结

1.主症

病程较长,疼痛呈持续性隐痛,局部隆起,肿胀明显,胸部沉闷。舌苔白腻,脉弦滑。

2.治则

理气化痰,活血化瘀。

3.处方

阿是穴、膻中、内关、中脘、丰隆。

4.操作法

阿是穴采用刺络拔火罐法;膻中针尖向下平刺,捻转手法,平补平泻;其余诸穴均直刺,平补平泻手法。

5.方义

本证是由于痰瘀互结阻滞经络所致,阿是穴刺络拔火罐意在祛瘀通络。膻中是气之会穴,针刺平补平泻法,意在调气,调气可活血化瘀,调气可通经除痰;本穴又位于胸部中央,是治疗痰瘀滞留胸部的主穴。内关是手厥阴心包经的络穴,外络三焦经,心主血脉,三焦主气,故内关既可活血化瘀,又可理气化痰,善于治疗胸胁部病证。内关与膻中配合,局部与远端相结合,是治疗胸部、胁肋部及其内部脏腑疾病的主要组合。中脘与丰隆相配合,和胃祛痰,健脾化痰,是治疗痰浊病证的主要组合。

(三)气虚血瘀

1.主症

局部隐痛,疼痛与天气有关,遇冷易于发作,伴有胸背隐痛,心慌气短,体倦乏力。舌质黯红或淡红,脉沉弱。

2.治则

益气养血,通络祛瘀。

3.处方

阿是穴、膻中、太渊、足三里、隐白。

4.操作法

阿是穴采用刺络拔罐法,术后加用灸法。膻中、太渊、足三里针刺补法,隐白用艾炷灸7~9壮。注意针刺太渊时应避开动脉,直刺7~9 mm。

5.方义

本证是由于气虚行血乏力,血液瘀滞胸部,痹阻脉络所致。阿是穴的部位正是瘀血阻滞所在,宗《素问·针解》:"菀陈则除之者,出恶血也。"故在阿是穴处刺络出血,清除瘀血、死血,术后再加用灸法,血得热则行,可加强除瘀血通经络的作用。膻中是气之会穴,太渊是脉之会穴,又是手太阴经的原穴,二穴组合培补宗气,宗气积于胸中,以贯心脉,有益气通脉除瘀血的作用,并可消除胸部疼痛。足三里、隐白健脾补胃,培补气血生化之源,且隐白是治疗胸痛的经验效穴。

（马　涛）

第七节　肋胸骨痛

肋胸骨痛是指肋软骨与胸骨连接处发生的自发性疼痛。本病多由于外伤、病毒感染、受寒冷刺激等原因,引起胸大肌附着处的肌纤维组织炎。

一、诊断要点

(1)胸部自发性疼痛,可连及胁肋部。

(2)疼痛的性质为锐痛或切割样、撕裂样疼痛。

(3)疼痛好发于第 2～5 肋骨软骨与胸骨的接合处。

(4)检查:胸骨外侧缘有明显压痛;加压两侧胸壁时,病变处出现疼痛。

在临床上本病常与肋软骨炎相混淆,应注意鉴别。本病的压痛点在胸骨的外侧缘与肋软骨交界处。

二、病因病机

(一)瘀血阻滞

外伤筋骨,损及血脉,血溢脉外,阻滞脉络,经气不通,不通而痛。

(二)寒瘀凝滞

胸肩部及上肢过度活动,耗伤气血,卫外不固,风寒湿邪乘虚入侵,寒主凝而血瘀,经络气血痹阻,发为疼痛。

三、辨证与治疗

(一)瘀血阻滞

1.主症

胸部疼痛,痛如针刺,部位固定,胸骨外侧缘按之疼痛。舌质紫黯或有瘀点,脉弦或沉涩。

2.治则

活血化瘀,通络止痛。

3.处方

阿是穴、膻中、心俞、膈俞、内关、合谷、太冲。

4.操作法

阿是穴、心俞、膈俞刺络拔火罐,其余诸穴均直刺捻转泻法。

5.方义

本证是由于瘀血痹阻经脉所致,处方选穴与肋软骨炎相同,方解也无差异。

(二)寒瘀凝滞

1.主症

胸部疼痛,痛则剧作,遇寒加重,得热痛减,触之作痛。舌质淡红,苔薄白,脉弦紧。

2.治则

温经祛邪，通经止痛。

3.处方

阿是穴、膻中、大椎、列缺、足三里、隐白。

4.操作法

刺阿是穴用 0.25 mm×25 mm 的毫针，沿着肋骨的上下缘向胸骨平刺，有酸痛感或胀痛感沿肋骨传导，捻转泻法，术后加用灸法。膻中针尖向下平刺，捻转补法。针大椎时患者坐位，微低头，针尖朝向胸骨柄，进针 25 mm（1 寸左右）左右，得气后捻转平补平泻法，术后加用灸法。列缺针尖向上斜刺，得气后行捻转补法。足三里直刺，捻转补法。隐白艾炷灸 7～9 壮。

5.方义

本证是由于寒瘀凝滞，经络痹阻所致，治疗时重用灸法，温经散寒，疏通经络。阿是穴是寒邪瘀血凝结的部位，属于局部取穴，针刺泻法并灸，针刺泻法可通经祛邪，艾灸可温经散寒，行血通脉。大椎属于督脉，又为诸阳之会，针灸并用，助阳祛邪，行气血通脉。气会膻中与列缺、足三里配合，培补宗气，贯通心脉，温阳除邪。隐白是治疗本病的经验穴，临床用之有明显效果。

（马　涛）

第八节　剑状突起痛

剑状突起痛主要是剑状突起部疼痛，并伴有胸部、胃脘部、胁肋部及肩背部疼痛。剑状突起即胸骨剑突，相当于中医的蔽心骨。

一、诊断要点

（1）剑突部有深在的持续地疼痛。

（2）胃饱满时、扩胸时、弯腰时及扭转身体时可引起疼痛发作。

（3）疼痛可连及胸部、胃脘部、胁肋部。

（4）检查：剑突部有明显压痛，并有向胸部、腹部、胁肋部及肩背部放射痛。

二、病因病机

本病发生在心的下部，应属于心胃病证，循行的经脉有任脉、足阳明胃经、足太阴脾经、足厥阴肝经、手太阳小肠经、手少阳三焦经等，其发生的病因病机与痰热互结、寒与痰浊凝滞、肝郁气滞有关。

（一）痰热互结

痰热内结，滞留心下，不通而痛。本正与伤寒论中的小陷胸汤证相似，《伤寒论·辨太阳病脉症并治》："小结胸病，正在心下，按之则痛，脉浮滑者，小陷胸汤主之。"

（二）寒痰凝滞

寒与痰涎凝滞，结于胸膈，发为本病。本证与伤寒论中的寒实结胸证相似。痰涎结于膈上或膈下，胸与心下满闷作痛。

(三)肝郁气滞

肝气郁结,失于疏泄,胃气凝滞不通发为疼痛。

三、辨证与治疗

(一)痰热互结

1.主症

心下部疼痛,连及胸胁,按之则痛,心中烦乱,胃脘不适,有呕恶感。舌质红,苔黄腻,脉滑数。

2.治则

化痰清热,理气止痛。

3.主方

膻中、鸠尾、中脘、曲池、丰隆。

4.操作法

针膻中针尖向下平刺12～20 mm,捻转泻法。针鸠尾穴时两手臂高举置于头部,针尖向下斜刺12 mm左右,切勿直刺,捻转泻法。其余诸穴均直刺捻转泻法。

5.方义

膻中属于任脉,位于胸部正中,为气之会穴,可理气止痛,可理气化痰,是治疗胸痛、胃痛的主要穴位。鸠尾位于胸骨剑突的下缘,又是任脉的络穴,其脉络散于腹,主治心胸痛、胃脘痛;鸠尾又为膏之原,膏即膏脂,由五谷之津液化合而成,所以本穴有化合津液为膏脂的作用,津液不能化合称为膏脂,即变为痰,所以鸠尾又有清化痰浊的作用。中脘、丰隆调理脾胃、除痰浊化生之源。总之,膻中、鸠尾理局部之气机,化病位处的痰浊,中脘、丰隆除痰浊生成之源,曲池清除邪热,标本兼治,病证可愈。

(二)寒痰凝滞

1.主症

心与胸部疼痛,心下按之作痛,痛及胸背,四肢厥冷,胃脘冷痛,呕吐痰饮。舌苔白腻,脉滑而迟。

2.治则

温化痰浊,通经止痛。

3.处方

膻中、鸠尾、中脘、大椎、合谷、足三里。

4.操作法

膻中、鸠尾、中脘针刺手法同前,针刺后加灸。针大椎取坐位,患者微低头,针尖向下颌方向进针,捻转补法,有针感向胸部传导较好,并加用灸法。合谷直刺平补平泻法,足三里针刺补法。

5.方义

膻中、鸠尾、中脘的方解同前,加用灸法,可温阳通脉,可温阳化痰。足三里扶正祛邪,健脾化痰。合谷行气化痰,行气止痛。大椎属于督脉,又是诸阳之会,主治寒热,《素问·骨空论》"灸寒热之法,先灸项大椎",又是治疗结胸症的主穴,对本证的治疗有重要作用,《伤寒论》"太阳与少阳并病……时如结胸,心下痞鞕者,当刺大椎第一间"。

(三)肝郁气滞

1.主症

心下痛,胃脘痛,痛及胸胁,呈胀痛性质,心烦急躁,口苦咽干,局部触之作痛。舌质黯,脉弦。

2.治则

疏肝解郁,理气止痛。

3.处方

膻中、鸠尾、上脘、中脘、期门、内关、太冲。

4.操作法

膻中、鸠尾、中脘的针刺法同前;上脘直刺7.5~10 mm(0.3~0.5寸),平补平泻手法;期门平刺,平补平泻手法;内关、太冲直刺平补平泻手法。

5.方解

膻中、鸠尾方解同前,中脘和胃降逆,主治心胃痛,配期门治疗痛及胸胁,《针灸甲乙经》"心下大坚,肓俞、期门及中脘主之";配上脘加强治疗心胃痛的效果,《玉龙歌》"九种心痛及脾痛,上脘穴内用神针,若还脾败中脘补,两针神效免灾侵……"。内关、太冲均属于厥阴经,上下配合,调气理气,是疏肝解郁、理气止痛的重要组合。

(马　涛)

第九节　胸椎小关节紊乱症

一、概述

胸椎小关节紊乱症是指胸椎后关节在劳损、退变或外伤等因素作用下,导致胸椎小关节发生急、慢性损伤或解剖移位,以及椎旁软组织发生无菌性炎症反应,刺激、牵拉或压迫其周围的肋间神经、交感神经,引起神经支配区域疼痛、不舒适或胸腹腔脏器功能紊乱等一系列症状,称为胸椎小关节紊乱症。由于胸腹腔脏腑功能紊乱的症状一般不是与胸椎小关节损伤同时出现,往往较晚一段时间出现,因此医师与患者均难于将胸腹腔脏腑功能紊乱症状与胸椎小关节损伤联系起来,导致临床上常常误诊,遗忘了疾病的根源是胸椎病变。

二、诊断要点

(1)患者有背部外伤或长期姿势不良史,如长期低头、伏案工作等。

(2)胸背部酸胀疼痛或沉重乏力,时轻时重,一般活动后减轻,劳累或受寒后加重。

(3)胸胁部疼痛,疼痛的具体部位因胸椎损伤的部位而异,如:胸椎 $T_{2\sim5}$ 损伤,可表现为乳房以上胸胁部位的疼痛、心前区痛;胸椎 $T_{5\sim12}$ 的损伤,可表现为乳房以下区域疼痛、胸痛、胁肋痛、胃区痛、肝区痛、腹部痛等。

(4)自主神经紊乱症状。①汗液排泄障碍:表现为多汗或无汗(局部或半身、全身)。②胸腔脏器功能紊乱症:可见心烦胸闷、胸部压迫感、心律失常、血压异常、咳嗽哮喘等心血管和呼吸系统症状,多见于胸椎 $T_{1\sim4}$ 小关节损伤。③腹腔脏器紊乱症状:可见胃脘胀痛、食滞纳呆、嗳气吞酸、腹胀便秘或腹泻等消化功能紊乱症。

（5）检查。①触诊：胸椎棘突、棘突间、椎旁有叩痛、压痛、棘突偏歪或有后凸，或有凹陷。棘突上、棘突间及椎旁的韧带有条索样改变或结节。②X线检查：可见胸椎有损伤性改变或退行改变、韧带钙化、胸椎侧弯或后凸畸形。可除外结核、肿瘤、类风湿、骨折等。③理化检查：可除外脏腑肿瘤、结石及损伤程度。

三、病因病机

（一）外邪侵袭

人体在疲劳、虚弱的情况下，复感风寒湿邪，导致筋脉痹阻，血行不畅，经脉不通，不通则痛，以致筋肉痉挛，进而引起胸椎小关节功能活动障碍，日久可致筋膜变性、增厚、粘连，从而影响脊神经和自主神经的功能，产生脊背疼痛和脏腑功能紊乱的症状。

（二）跌打损伤

外力打击背部，损伤筋肉、脉络，血溢脉外，瘀血阻滞，筋肉肿胀，挛缩作痛，搏击脊神经和交感神经而发病。

（三）劳伤气血

由于劳力过度或长久伏案用脑过度，劳伤气血，气血亏损。气血虚弱，筋骨失养，筋肉挛缩，胸椎及其小关节失稳，触及交感神经，而发病；气血虚弱，心脾两虚，则胸痛胸闷，心悸烦乱，胃脘疼痛，腹胀便溏等症。

四、辨证与治疗

（一）外邪侵袭

1.主症

背部疼痛，伴有沉重感、紧感、冷感，遇寒加重，得热痛减，疼痛可连及胸胁部。舌苔薄白，脉浮紧。

2.治则

散风祛寒，温经通络。

3.处方

胸椎夹脊阿是穴、大椎、后溪、合谷、外关。

4.操作法

夹脊阿是穴有两种，一是压痛点，二是结节、条索；针刺的方法是采用 0.30 mm×40 mm 的毫针，刺入 20 mm 左右，得气后用捻转泻法；术后加用艾条灸法。针大椎时患者微低头，直刺捻转泻法，术后加用灸法。后溪、合谷、外关均直刺泻法。

5.方义

本证是由于感受风寒湿邪而引起，病变部位属于督脉、太阳经及阳明经筋。针刺并温灸诸阳之会大椎，祛除邪气通经止痛。阿是穴处是邪气痹阻之处，针刺泻法祛邪，艾灸温通除邪。后溪、合谷属于手太阳经和手阳明经，其经筋分布背部，结聚于脊柱，又有良好的行气祛邪，通经止痛的功效。外关属于手少阳经，少阳经循行于胸胁部，是治疗胸胁痛的主要穴位之一；外关又通于阳维脉，阳维脉维系诸阳经而主表，故又有祛除邪气从表而解的功能。诸穴配合可达祛除邪气通经止痛的效果。

（二）瘀血阻滞

1.主症

背部疼痛，疼痛部位固定，呈刺痛性质，肩臂活动则疼痛加重，背部按之作痛。舌质紫黯，脉涩。

2.治则

活血化瘀，通经止痛。

3.处方

胸椎夹脊阿是穴、手三里、后溪、委中。疼痛连及胸胁部加：内关。

4.操作法

胸椎夹脊穴的刺法见上，术后刺络拔火罐，委中用三棱针点刺出血，手三里、后溪直刺捻转泻法。内关直刺，捻转泻法。

5.方义

本证是由于瘀血阻滞所致，故取阿是穴刺络拔火罐，取委中放血，祛瘀活血，消肿止痛。手三里、后溪分别属于手阳明经和太阳经，其经筋分布在背部并附着于脊柱，是治疗脊背疼痛的重要穴位。内关属于手厥阴心包经，其经脉、经筋分布在胸胁部，心主血脉，所以内关既可治疗胸胁部的疼痛，又有活血祛瘀的作用。疼痛剧烈时可内关透外关，可有较强的活血化瘀、行气化瘀、通经止痛的功效。

（三）劳伤气血，心脾两虚

1.主症

背部酸痛，劳累后加重，胸闷胸痛，心悸不宁，胃脘疼痛，时发时止，纳呆腹胀，便溏乏力。舌质胖淡，脉沉细。

2.治则

健脾宁心，补益气血。

3.处方

胸椎夹脊阿是穴、膻中、神门、中脘、足三里、三阴交。

4.操作法

胸椎阿是穴的刺法同前，术后加用灸法。膻中针尖向下平刺补法。其余诸穴均用直刺捻转补法。

5.方义

本证是由于气血亏损筋骨失养所致，阿是穴是病变症结的反应点，或为压痛点，或为结节、条索状物，针刺阿是穴可缓解经筋、肌肉的挛缩，消除结节和条索，使经脉通畅，有利于气血对筋骨的濡养。膻中位于胸部正中，是心包的募穴；神门是心经的原穴，二穴配合，可宁心安神，养血通脉。中脘、足三里、三阴交调补脾胃，既可治疗胃脘部和腹部的病证，又可补益气血，乃治本之法。

（马　涛）

第十节　胸廓出口综合征

一、概述

胸廓出口综合征是指臂丛神经、锁骨下动静脉在胸廓出口区域内受压而引起的一组综合征。

胸廓出口亦称胸廓上口(相当于缺盆),其上界为锁骨,下界为第一肋骨,前方为锁骨韧带,后方为中斜角肌,其内侧为肋锁关节,外侧为中斜角肌。在此空隙中,前斜角肌将其分为前后两部分,在前斜角肌与锁骨下肌之间,有锁骨下静脉通过;在前斜角肌与中斜角肌之间,有臂丛神经、锁骨下动脉通过。在正常情况下,臂丛神经、锁骨下动静脉在此间隙中不会受到影响,但当颈肋过长,斜角肌痉挛、肥厚,以及锁骨骨折畸形愈合等因素,导致此肋锁三角间隙变窄,引起病证。

二、诊断要点

(1)本病多发生于青年和中年,一般女性较多,单侧发病较双侧者多。常表现为臂丛神经和锁骨下动静脉受压或牵拉症状。

(2)臂丛神经受压症状,肩臂手的麻木、疼痛、乏力、酸胀,并有放射感。疼痛性质多为刺痛或灼痛。临床上以尺神经受压较多见。病久不愈,可见神经支配区肌肉萎缩、感觉减退和激励下降。

(3)血管受压的症状,动脉受压,患肢有间歇性无力和缺血性弥漫性疼痛、麻木,桡动脉搏动减弱,并伴有皮肤苍白、发凉、怕冷,患肢高举时更加明显。静脉受压时,患肢浅静脉曲张、水肿、手指发绀、僵硬。

(4)检查。①锁骨上窝饱满、压痛;有颈肋者,可触及骨性隆起;有斜角肌病变者,可触及前斜角肌僵硬、肥厚及压痛。②挺胸试验:患者直立,双手下垂,检查者双手分别触摸患者桡动脉。嘱患者挺胸,上肢伸直,并使肩胛骨尽量以向后下方,此时桡动脉搏动减弱或消失者为阳性。表示肋锁间隙狭窄,挤压臂丛神经及血管。③过度外展试验:将患者上肢过度外展并后伸,桡动脉明显减弱或消失为阳性,表示动脉被胸小肌挤压。④举臂外展运动试验:将患者双侧上肢外展并外旋,双手做连续快速伸屈手指运动,患肢迅速出现向心性疼痛、麻木、乏力,为阳性。健侧可持续1分钟以上。⑤头后仰试验(Adson法):患者取坐位,检查者双手分别触摸患者桡动脉。嘱患者深吸气并憋住,头后仰并转向患侧,如桡动脉搏动减弱或消失为阳性,表示斜角肌压迫臂丛神经及动脉。⑥X线检查:颈椎正侧位片,有助于确诊是否有颈肋、第7颈椎横突过长、锁骨及第1肋骨畸形等。

三、病因病机

(一)外感风寒邪气

风寒邪气侵袭项背肩臂的肌肉、关节、经筋,使斜角肌、胸小肌、锁骨下肌等挛缩、紧张,导致锁肋三角间隙狭窄,经络痹阻,气血运行不畅,不通而痛。

（二）瘀血阻滞

跌扑损伤，瘀血阻滞，肩臂肿胀、疼痛；或疼痛久延不愈，气血长期运行不畅，经气闭塞而成瘀血，导致斜角肌等肌肉痉挛、肿胀、僵硬，使锁肋三角间隙狭窄，经气不通而发病。

（三）气血虚弱

年老体弱，气血不足；或劳作过度，气血亏损，使肩胛部肌肉、经筋乏力而松弛，肩部下垂，锁肋间隙变小，经气不通而痛。

（四）辨证与治疗

胸廓上口相当于缺盆的部位，有众多的经脉和经筋经过，如手太阴经及经筋，手阳明经、足阳明经及经筋，手少阴经及经筋，手太阳经、足太阳经筋，手少阳经、足少阳经及经筋等，故此处发生病变，会引起多条经脉的病证。在辨证与治疗时，既要治疗经络的病证，又要注意病因的治疗。

1.循经辨证论治

（1）主症：肩臂部桡侧疼痛、麻木，属于手阳明经与手太阴经；肩臂部尺侧疼痛、麻木，属于手太阳经与手少阴经；肩臂部内侧疼痛、麻木，属于手厥阴经。

（2）治则：通经止痛。

（3）处方。①肩臂部桡侧疼痛、麻木：颈臂穴、扶突、肩髃、曲池、列缺、合谷、商阳、少商。②肩臂部尺侧疼痛、麻木：颈臂穴、扶突、肩贞、极泉、少海、支正、后溪、少泽、少冲。③肩臂部及上肢内侧疼痛、麻木：颈臂穴、扶突、曲泽、内关、大陵、中冲。

（4）操作法：颈臂穴属于经外穴，位于锁骨内1/3与外2/3的交点处向上1寸，当胸锁乳头肌锁骨头后缘。沿水平方向向后刺入0.5寸左右，当出现触电感向上肢传导时，行捻转平补平泻手法后随即出针。扶突直刺0.5寸，提插手法，当出现麻感时，行捻转平补平泻法后随即出针。刺极泉时，上臂抬起，用切指法进针，提插手法，当出现触电感时，行捻转泻法，随即出针。井穴均采用三棱针点刺出血法，其余诸穴直刺捻转泻法。

（5）方义：上述处方系根据"经络所通，主治所及"的原则，按照疼痛部位循经取穴的方法，可达疏通经络，调理气血的作用，经络气血通达，疼痛可止。其中疼痛而兼有寒冷、麻木者，可加用灸法，以温通经气，增强止痛效果。

2.风寒痹阻

（1）主症：肩臂疼痛麻木，或上下走穿；或疼痛拒按，筋脉拘紧，皮肤苍白发凉。舌苔薄白，脉弦紧。

（2）治则：祛风散寒，通经止痛。

（3）处方：扶突、颈臂（阿是穴）、肩髃、曲池、外关、合谷、后溪。

（4）操作法：扶突、颈臂的刺法同上。其余诸穴均直刺捻转泻法，并可在肩髃穴或大椎穴或阿是穴加用灸法。

（5）方义：本证是由于风寒邪气痹阻引起的病证，扶突属于手阳明经，有散风祛邪通经止痛的作用，是治疗臂丛神经痛的经验穴。颈臂穴或在锁骨上窝寻找阿是穴，均位于锁骨上窝，属于缺盆范畴。缺盆是诸多经脉、经筋通过的部位，尤其与上肢的手三阳经、手三阴经的关系更为密切，是治疗上肢病证的主要穴位，正如《甲乙经》云缺盆主"肩引项臂不举，缺盆肿痛。"肩髃、曲池、合谷，同属于手阳明经，多气多血，既能疏通经络调理气血，又有祛除外邪的作用，是治疗上肢病变的重要组合。外关属于手少阳经，并通于阳维脉，及可疏通经脉，又可祛邪外出，长于通经除邪。后溪是手太阳经五输穴中的输穴，"俞主体重节痛"，有散风除湿止痛的作用，是治疗筋骨疼痛的重要穴位。

3.瘀血阻滞

(1)主症:锁骨上窝肿胀疼痛,上肢刺痛或麻木,手指发绀、僵硬。舌质紫黯,脉沉涩。

(2)治则:活血化瘀,通络止痛。

(3)处方:颈臂(阿是穴)、膈俞、极泉、曲泽、少海、曲池、合谷。

(4)操作法:颈臂或阿是穴浅刺0.5寸左右,当出现触电感后,行捻转泻法,随即出针。针极泉时患者举肩,用切指法避开动脉进针,提插手法,当出现触电感时,行平补平泻法,随即持针。膈俞行刺络拔罐法,曲泽用三棱针点刺出血。其余诸穴直刺捻转泻法。

(5)方义:本证是由于瘀血阻滞所致,故取血之会穴膈俞和曲泽点刺放血,以活血化瘀,通络止痛。颈臂或阿是穴乃是病变的部位,泻之可消肿祛瘀。极泉、少海均属于手少阴心经,心主血脉,故二穴可行血通脉,主治上肢疼痛,正如《针灸大成》云极泉"主臂肘厥寒,四肢不收",《医宗金鉴》少海主"漏肩与风吹肘臂疼痛"。曲池、合谷属于手阳明经,阳明经多气多血,二穴配合行气通脉、行气化瘀,是调理气血疏通经络的重要组合。

4.气血虚弱

(1)主症:颈项肩背酸痛,肌肉萎缩,手臂酸痛麻木,手臂乏力,举臂艰难,手指拘挛,甚或头晕心悸。舌淡苔薄,脉细弱。

(2)处方:扶突、颈臂(或阿是穴)、脾俞、少海、手三里、合谷、足三里、三阴交。

(3)操作法:扶突、颈臂(或阿是穴)的针刺法同前,得气后捻转平补平泻法。其余诸穴用捻转补法。

(4)方义:本证是由于气血虚弱,筋肉失养、乏力,肩胛骨、锁骨下垂,导致肋锁间隙狭窄,挤压臂丛神经及锁骨下动静脉,引发病证,治当补气益血。补益气血总应培补生化之源为主,穴用脾俞、手足三里、三阴交调补脾胃,以助气血生化之源。补合谷助肺气,益宗气,"宗气积于胸中,出于喉咙,以贯心脉,而行呼吸。"故可益气通脉。少海是手少阴心经五输穴中的合穴,补之可补血养筋;配手三里用于手臂麻木的治疗,《百症赋》"且如两臂顽麻,少海就傍于三里。"

(马 涛)

第十一节 腰椎骨质增生症

腰椎骨质增生症又称腰椎退行性脊椎炎、腰椎老年性脊椎炎和腰椎骨关节病等。其特征是关节软骨的退行性变,并在椎体边缘有骨赘形成。退行性变多发生在椎体、椎间盘和椎间关节。本症多见于中年以上的腰痛患者。本症属于中医腰痛范畴。

一、诊断要点

(1)患者多在40岁以上、男性多于女性。

(2)腰部酸痛、僵硬。

(3)久坐或晨起疼痛加重、稍微活动后疼痛减轻、但活动过多或劳累后疼痛加重;天气寒冷或潮湿时症状加重。

(4)检查：①腰椎生理前凸减小或消失、弯腰活动受限；腰部肌肉僵硬、有压痛；臀上神经和坐骨神经的径路可有轻度压痛。②X线检查是诊断本病的主要依据，可见脊柱正常生理弧度减小或消失；腰椎体边缘有唇状骨质增生、边缘角形成骨赘、严重者形成骨桥。

二、病因病机

本病多见于中老人、腰骨质增生是一种生理性保护性改变、可以增加脊椎的稳定性、代替软组织限制椎间盘的突出、一般情况下无临床症状。但当脊椎的退行性改变使各椎骨之间的稳定性平衡受到破坏、韧带、关节囊和神经纤维组织受到过度牵拉或挤压时、就会引起腰部疼痛。导致椎骨稳定性失衡的原因主要有以下几个方面。

(一)肝肾亏损

人体随着年龄的增长，尤其是40岁以后、机体各组织细胞的含水分和胶体物质逐渐减少、而含钙的物质逐渐增多、组织细胞的生理功能而随之衰退、老化、其中以软骨的退行性变最显著、使脊椎失去稳定性。随着年龄的增长、人体五八、肾气衰、七八肝气衰、或由于禀赋虚弱、或由于房劳过度、精血亏虚、筋骨失养而作痛。腰为肾之府，所以肝肾亏损多见于腰痛。

(二)寒湿痹阻

在肾虚的基础上、复感寒湿邪气、经脉痹阻发为腰痛、《诸病源候论·腰背痛诸候》云"劳损于肾、动伤经络、又为风冷所侵、血气搏击、故腰痛也"、或在劳力汗出之后、衣着冷湿、寒湿邪气常乘虚入侵、或久居寒湿之地、或冒雨涉水、寒湿邪气内侵、气血运行不畅、发为腰痛。

(三)瘀血阻滞

随着年龄的增长、肾气逐渐虚弱、腰椎的稳定性减低、在腰部受到牵拉、摩擦、挤压的情况下、极易受到损伤、导致瘀血阻滞、经气不通、发为腰痛。

三、辨证与治疗

(一)肝肾亏损

1.主症

腰痛绵绵、反复发作、喜按喜揉、遇劳则痛甚、卧床休息则痛减、有时伴有耳鸣、阳痿、小便频数等症。舌质淡、脉沉弱。

2.治则

补益肝肾、濡养筋骨。

3.处方

肾俞、关元俞、腰阳关、阳陵泉、飞扬、太溪。

4.操作法

诸穴均采用捻转补法、肾俞、关元俞、腰阳关加用灸法。

5.方义

腰为肾之府、肾精亏损、腰府失养而作痛；肝藏血而主筋、肾虚则精血不足、筋失精血濡养而作痛。治取肾的背俞穴肾俞补肾气益精血、濡养筋骨而止痛；关元俞内应关元、是人体元气输注之处、补之可补元气、益精血濡筋骨、善于治疗肾虚腰痛、如《针灸大成》曰关元俞"主风劳腰痛"。太溪配飞扬属于原络配穴、旨在培补肾精调理太阳、少阳经脉以止痛。用飞扬治疗肾虚性腰痛由来已久，在飞扬穴处又有小络脉分出，名曰飞扬脉，主治腰痛，《素问·刺腰痛论》："飞扬之脉，令人腰痛，痛上怫怫然，甚则悲以恐，刺飞阳之脉……少阴之前与阴维之会。"用飞扬配太溪治疗肝肾亏损性腰痛确有良好效果。阳陵泉乃筋之会穴，可缓筋急以止痛。诸穴协同相助，补益精血濡养筋骨以止痛。

（二）寒湿腰痛

1.主症

腰部冷痛，遇寒湿则疼痛加重，得温则痛减，可伴有下肢麻木、沉重感。舌质淡，苔白腻，脉迟缓。

2.治则

散寒利湿，兼补肾气。

3.处方

肾俞、大肠俞、腰阳关、委中、阴陵泉。

4.操作法

肾俞用龙虎交战手法，腰阳关平补平泻法，并用灸法，委中、阴陵泉针刺泻法。

5.方义

本证的病变部位在督脉、足太阳经及其经筋，遵照循经取穴的治疗原则，故治疗取穴以足太阳经穴肾俞、大肠俞、委中为主，通经止痛。肾俞益肾助阳、扶正祛邪；《灵枢·终始》说"病在腰者取之腘"，所以委中是治疗腰痛的主穴；大肠俞位于腰部，善于治疗腰痛，正如《针灸大成》所说大肠俞"主脊强不得俯仰、腰痛"。腰阳关属于督脉，通阳祛寒、利湿止痛。阴陵泉除湿利小便、通经止痛，《针灸甲乙经》："肾腰痛不可俯仰，阴陵泉主之。"诸穴相配，可达扶正祛邪、通经止痛的功效。

（三）瘀血阻滞

1.主症

腰部疼痛，痛有定处，转侧不利，行动不便。舌质黯，或有瘀斑。

2.治则

活血化瘀，通经止痛。

3.处方

肾俞、阿是穴、膈俞、委中、阳陵泉。

4.操作

肾俞用龙虎交战手法，阿是穴、膈俞用刺络拔火罐法，委中用三棱针点刺放血，阳陵泉针刺平补平泻法。

5.方义

肾俞用龙虎交战手法，补泻兼施，扶正祛瘀。阿是穴、膈俞、委中点刺出血，祛瘀生新、通络止痛。阳陵泉是筋之会穴，舒筋止痛，又患者转侧困难，病在少阳转输不利，故阳陵泉可解转输之筋结、腰痛可除。

（马　涛）

第十二节　腰椎管狭窄症

任何原因引起的椎管、神经根管、椎间孔的变形或狭窄,使神经根或马尾神经受压迫,引起的一系列临床表现者,统称为腰椎管狭窄症。本病是一个综合征,所以又称腰椎管综合征。神经受压迫可能是局限性的,也可能是节段性的或广泛性的;压迫物可能是骨性的,也可能是软组织。腰椎间盘突出引起的椎管狭窄,因有其独特性,不列入腰椎管狭窄症内,但腰椎管狭窄症可合并有椎间盘突出。

腰椎管狭窄症的主要症状是腰腿痛,所以属于中医腰腿痛的范畴。

一、诊断要点

本病发展缓慢,病程较长,病情为进行性加重。

(1)主症:腰痛、腿痛和间歇性跛行。

(2)腰腿痛的特征:腰痛位于下腰部和骶部,疼痛在站立或走路过久时发作,躺下或下蹲位或骑自行车时,疼痛多能缓解或自行消失。腰腿痛多在腰后伸、站立或行走而加重,卧床休息后减轻或缓解。

(3)间歇性跛行是本病的重要特征:在站立或行走时,出现腰痛腿痛、下肢麻木无力,若继续行走可有下肢发软或迈步不稳。当停止行走或蹲下休息后,疼痛则随之减轻或缓解,若再行走时症状又会重新出现。

(4)病情严重者,可引起尿急或排尿困难,下肢不全瘫痪,马鞍区麻木,下肢感觉减退。

(5)检查:主诉症状多,阳性体征少是本病的特点。①腰部后伸受限,脊柱可有侧弯、生理前凸减小。②X线检查:常在 $L_{4\sim5}$、L_5 和 S_1 之间见椎间隙狭窄、椎体骨质增生、椎体滑脱、腰骶角增大、小关节突肥大等改变,及椎间孔狭小等。

CT 及 MRI 扫描具有诊断价值。

二、病因病机

腰椎管狭窄症可分为先天性狭窄和继发性狭窄,导致椎管前后、左右内径缩小或断面形态异常。先天型椎管狭窄多由于椎管发育狭窄、软骨发育不良或骶椎裂等所致;后天性椎管狭窄主要是腰椎骨质增生、黄韧带及椎板肥厚、小关节肥大、陈旧性腰椎间盘突出、脊柱滑脱、腰椎骨折恢复不良和脊椎手术后等。先天性椎管狭窄症多见于青年患者,后天性椎管狭窄症多见于中年以上的患者。

中医认为本病发生的主要原因是先天肾气不足,肾气衰退,以及劳伤肾气,耗伤气血为其发病的内在因素;反复遭受外伤、慢性劳损及风寒湿邪的侵袭为其外因。其主要病机是肾气不足,气血虚弱,以及风寒湿邪痹阻,瘀血阻滞,经络气血不通,筋骨失养,发为腰腿疼痛。

三、辨证与治疗

(一)肾气虚弱

1.主症

腰部酸痛,腿细无力,遇劳加重,卧床休息后减轻,形羸气短,面色无华。舌质淡,苔薄白,脉沉细。

2.治则

调补肾气,壮骨益筋。

3.处方

肾俞、腰阳关、$L_{4,5}$夹脊穴、关元俞、阳陵泉、飞扬、太溪、三阴交。

4.操作法

$L_{4,5}$夹脊穴用龙虎交战手法,其余诸穴均采用捻转补法,并于肾俞、关元俞、腰阳关加用灸法。

5.方义

本证是由于肾气虚弱而引起,主症是腰腿痛,病位于督脉、足太阳、足少阴经。腰为肾之府,肾虚则腰府失养,故治取肾的背俞穴补益肾气,濡养腰府及经脉而止痛;关元俞内应关元,是人体元气输注之处,补之可益元气,益精血濡筋骨,善于治疗肾虚腰痛,如《针灸大成》曰关元俞"主风劳腰痛"。太溪配飞扬属于原络配穴,旨在补益肾气调理太阳、少阴经脉以止痛。在飞扬穴处又有小络脉分出,名曰飞扬脉,主治腰痛,《素问·刺腰痛论》:"飞扬之脉,令人腰痛,痛上怫怫然,甚则悲以恐,刺飞阳之脉……少阴之前与阴维之会。"故飞扬是治疗肾虚及肝虚引起的腰痛。三阴交补益气血,濡养筋骨。阳陵泉乃筋之会穴,可缓筋急以止痛。诸穴协同相助,补益肾气,养筋壮骨以止痛。

(二)寒湿痹阻

1.主症

腰腿疼痛重着,自觉拘紧,时轻时重,遇冷加重,得热症减。舌质淡,太白滑,脉沉紧。

2.治则

祛寒利湿,温通经络。

3.处方

肾俞、关元俞、$L_{4,5}$夹脊穴、腰阳关、委中、阴陵泉、三阴交。

4.操作法

肾俞、关元俞、腰阳关均采用龙虎交战手法,并加用灸法。腰部夹脊穴、委中、阴陵泉针刺泻法。三阴交平补平泻法。

5.方义

本证属于寒湿痹阻,但病之本是肾虚,治疗当用补泻兼施的方法。肾俞、关元俞,补肾气助元气;腰阳关温督脉,通脊骨;采用龙虎交战手法,补泻兼施,扶正祛邪,加用灸法可加强其温补肾气、散寒化湿的作用。腰夹脊穴是病变的症结处,针刺泻法祛除邪气之痹阻,可达痛经止痛的作用。委中通经祛邪,是治疗腰腿痛重要的有效的穴位。阴陵泉除湿利小便,通经止痛,是治疗湿邪痹阻性腰痛的有效穴位,正如《针灸甲乙经》所说:"肾腰痛不可俯仰,阴陵泉主之。"三阴交是足三阴经的交会穴,可健脾利湿,可补肝肾壮筋骨,与肾俞、关元俞配合,既可加强补肝肾的作用,又可利肾腰部的湿邪,加快腰腿痛的缓解。

(三)气虚血瘀

1.主症

腰痛绵绵,部位固定,不耐久坐、久立、久行,下肢麻木,面色少华,神疲乏力。舌质黯或有瘀斑,脉细涩。

2.治则

益气养血,活血化瘀。

3.处方

膈俞、肝俞、脾俞、肾俞、关元俞、腰阳关、腰夹脊穴、足三里、三阴交。

4.操作法

膈俞、腰夹脊穴针刺泻法,并刺络拔火罐法。其余诸穴用捻转补法,病在肾俞、关元俞、腰阳关加用灸法。

5.方义

本证是在肾虚的基础上,复加劳损经脉,瘀血阻滞及劳作日久耗伤气血,筋脉失养所致。选取血之会穴膈俞及病变之症结夹脊穴,刺络拔火罐,铲除瘀血之阻滞,以利气血的通行及筋脉濡养。取肾俞、关元俞、肝俞补肝肾益筋骨。腰阳关温通督脉,通畅脊骨。脾俞、足三里、三阴交温补脾胃,益气血生化之源。诸穴相配,补后天益先天,除瘀血阻滞,可达益气养血,活血化瘀的功效。

(卢意宽)

第十三节　腰椎椎弓峡部裂并腰椎滑脱

腰椎椎弓上下关节突之间称为峡部。椎弓峡部裂是指椎弓峡部骨质连续性中断,第5腰椎受累最多。腰椎滑脱是指腰椎逐渐向前或后方滑动移位,椎弓峡部裂的存在,可在一定的条件下是导致腰椎滑脱。本病多见于40岁以上的男性,年龄越大发病率越高,发病部位以第5腰椎最多,第4腰椎次之,是引起腰腿痛的常见疾病。

一、诊断要点

(1)患者可能有腰部外伤或劳损史。

(2)慢性腰痛,站立或弯腰时疼痛加重,卧床休息后减轻;有时疼痛可放射到骶髂部甚至下肢。

(3)滑脱影响到马尾神经时可见下肢乏力、感觉异常、大小便障碍等。

(4)检查:①下腰段前突增加,腰骶交界处可出现凹陷或横纹,或腰部呈现保护性强直。②滑脱棘突有压痛,重压、叩击腰骶部可引起腰腿痛;部分患者可见直腿抬高试验和加强试验阳性。③X线检查应包括腰椎的正侧位片、左右双斜位片、过伸过屈位片;斜位片能显示"狗颈"及峡部的缺损;CT可帮助确定峡部裂的性质;MRI可帮助判断椎间盘的情况。

二、病因病机

腰椎的骨质结构由两部分组成,即前面的椎体和后面的椎弓。椎弓包括椎弓根、椎板、上下关节突、棘突和横突。腰椎峡部位于上下关节突之间,有一条狭窄的皮质骨桥构成将椎板和下关节突与椎弓根和上关节突连接在一起。所以腰椎峡部是椎弓最薄弱的部分,腰部外伤后容易造成损伤;或由于积累性劳损,导致腰椎峡部静力性骨折。一旦双侧腰椎峡部发生骨折,由于剪切力的作用腰椎就可能产生移位。

(一)瘀血阻滞

中医认为本病由于跌仆闪挫,损伤腰部筋骨,瘀血阻滞,筋骨失养,长久不能愈合,酿成本病。

(二)寒湿阻滞

由于劳伤气血,卫外不固,风寒湿邪乘虚而入,痹阻腰部经脉,气血不通,筋骨长久失养,酿成本病。

(三)肾精亏损

由于先天不足,或由于房劳过度,肾气虚弱,精血亏损,筋骨失养,是引起本病的内在因素。

三、辨证与治疗

(一)瘀血阻滞

1.主症

有明显的外伤史,腰骶痛骤作,疼痛剧烈,呈刺痛性,痛有定处,日轻夜重,俯仰受限,步履艰难。舌质紫黯,脉弦。

2.治则

活血化瘀,通经止痛。

3.处方

腰阳关、阿是穴、肾俞、后溪、委中。

4.操作法

先针刺后溪穴,直刺捻转泻法,在行针的同时,令患者轻轻活动腰部,疼痛好转后再针刺其他穴位。阿是穴用刺络拔火罐法,委中用三棱针点刺出血,出血量有黯红变鲜红为止。腰阳关针刺捻转泻法,肾俞用龙虎交战手法。

5.方义

本病证是由于瘀血阻滞所致,病变位于督脉,连及足太阳经,故治疗以督脉和足太阳经为主。腰阳关属于督脉,针刺泻法,疏通阳气,行气活血。后溪是手太阳经的"输穴",功于通经止痛,本穴又交会于督脉,是治疗急性督脉性腰痛的重要穴位。阿是穴位于病变部位,属于局部取穴,刺络拔罐出血,清除恶血,通经止痛。委中又称"穴郄",对于瘀血阻滞者有活血祛瘀,通络止痛的作用,正如《素问·刺腰痛论》:"解脉会令人腰痛如引带,常如折腰状,善恐。刺解脉在郄中结络如黍米,刺之血射,以黑见赤血而已。"解脉即是指位于腘窝委中部位的血脉,点刺放血对瘀血性腰痛有良好效果,出血由黑红变赤红为止。

(二)风寒湿邪阻滞

1.主症

腰骶部重着疼痛,时重时轻,喜温喜暖,得温痛减,肢体麻木。舌苔白腻,脉沉紧。

2.治则

祛风散寒,除湿通络。

3.处方

肾俞、十七椎穴、次髎、后溪、阴陵泉、委中、承山。

4.操作法

肾俞、次髎、十七椎针刺龙虎交战手法,先泻后补,即先拇指向后捻转6次,再用拇指向前捻转9次,如此反复进行,针刺后并用灸法。后溪、阴陵泉也用龙虎交战法。委中、承山针刺捻转泻法。

5.方义

本证是风寒湿邪阻滞督脉及足太阳经所致,故治疗以督脉及太阳经穴为主;本病的内在原因是肾气虚弱,外邪趁之,所以扶正祛邪是治疗本病的大法。肾俞是肾的背俞穴,十七椎穴隶属督脉,针刺补泻兼施,扶正祛邪;针刺后加用灸法,既可温经助阳,又可祛寒除湿。次髎属于足太阳经,有利湿止痛的功效,是治疗寒湿性腰骶痛的主要穴位,正如《针灸甲乙经》所说:"腰痛侠脊快快不可以俛仰,腰以下至足不仁,入脊腰背寒,次髎主之。"如针刺后再加用灸法可助其温阳利湿的作用。阴陵泉属于足太阴脾经,补之可健脾益肾,泻之可渗湿利尿,善于治疗湿浊性腰痛,如《针灸甲乙经》云:"肾腰痛不可俯仰,阴陵泉主之。"后溪属于手太阳经的"输穴",又交会于督脉,"俞主体重节痛",可用于湿浊性腰痛的治疗;后溪配五行属于木,"木主风",风可胜湿,所以后溪又有祛风止痛、祛湿止痛的功效。委中配承山疏通足太阳经脉,是治疗腰痛的重要组合。以上诸穴配合,可达祛除邪气通经止痛的作用。

(三)肾精亏损

1.主症

腰骶部酸痛,喜按喜揉,下肢乏力,遇劳则甚,卧床休息后减轻。舌质淡,脉沉细。

2.治则

补肾益精,濡养筋骨。

3.处方

肾俞、命门、关元俞、关元、飞扬、太溪。

4.操作法

飞扬针刺龙虎交战手法,其余诸穴均直刺捻转补法,并在肾俞、命门、关元俞、关元加用灸法。

5.方义

本证是由于肾气虚弱精血亏损而引起,主症是腰腿痛,病位于督脉、足太阳、足少阴经。腰为肾之府,肾虚则腰府失养,故治取肾的背俞穴肾俞及命门补益肾气,濡养腰府及经脉而止痛;关元是人体元阴元阳关藏之处,关元俞内应关元,是人体元气输注之处,补之可益元气,益精血濡筋骨,善于治疗肾虚腰痛,如《针灸大成》曰关元俞"主风劳腰痛。"太溪配飞扬属于原络配穴,旨在补益肾气调理太阳、少阴经脉以止痛。在飞扬穴处又有小络脉分出,名曰飞扬脉,主治腰痛,《素问·刺腰痛论》:"飞扬之脉,令人腰痛,痛上怫怫然,甚则悲以恐,刺飞阳之脉,……少阴之前与阴维之会。"故飞扬功在治疗肾虚及肝虚引起的腰痛。诸穴协同相助,补益肾气,养筋壮骨以止痛。

(卢意宽)

第十四节 骶髂关节扭伤

骶髂关节扭伤是骶髂关节周围韧带被牵拉而引起的损伤,临床较多见,常造成腰痛,甚至坐骨神经痛,多见于中年以上患者。本病属于中医腰腿痛范畴。

一、诊断要点

(1)有急慢性腰腿痛史或外伤史,或慢性下腰部劳损史。

(2)骶髂关节疼痛,疼痛可放射到臀部、股外侧,甚至放射到小腿外侧。

(3)患侧下肢不敢负重,或不能支持体重,走路跛行,并用手扶撑患侧骶髂部,上下阶梯时需健侧下肢先行。

(4)站立时弯腰疼痛加剧,坐位时弯腰不甚疼痛,平卧时腰骶部有不适感,翻身困难。

(5)检查:①腰椎向健侧侧弯,髂后上、下棘之间有明显压痛。②旋腰试验:患者坐位,两手扶在项部,检查者站在患者背后,双手扶其两肩做左右旋转,使患者的腰部左右旋转,若患者骶髂部有明显疼痛者为阳性。③骨盆分离试验:患者仰卧位,检查着双手按在左右髂前上棘,并向后用力挤压,若患者骶髂关节疼痛加剧者为阳性。④屈髋屈膝试验:患者仰卧位,健侧下肢伸直,将患侧下肢髋、膝关节屈曲,使骶髂关节韧带紧张,患侧疼痛加剧者为阳性。⑤"4"字试验阳性、床边试验阳性。⑥X线检查:急性骶髂关节扭伤X线常无特殊改变;慢性扭伤或劳损,可有骨性关节炎改变,关节边缘骨质密度增加。

二、病因病机

骶髂关节是一个极稳定的关节。骶结节韧带、骶棘韧带和骶髂前韧带,能稳定骶椎,限制骶椎向骨盆内移动,因而骶髂关节只有极小量的有限活动。但当弯腰拿取重物时,下肢腘绳肌紧张,牵拉坐骨向下向前,髂骨被旋向后,易引起骶髂关节损伤。女性在妊娠期间,由于内分泌的改变,骶髂关节附近的肌腱和韧带变得松弛,体重和腰椎前凸增加,容易导致骶髂关节的慢性损伤。解剖结构的变异,如第5腰椎横突骶化,特别在单侧横突骶化的情况下,常因用力不平衡而使一侧骶髂关节发生急性损伤或慢性劳损。

(一)瘀血阻滞

《灵枢·百病始生》说:"用力过度,则络脉伤。阳络伤则血外溢……阴络伤则血内溢。"跌打损伤、猛然搬动过重物体、或姿势不当骤然用力,损伤筋肉、脉络,血脉破损血溢脉外,瘀血凝滞,脉络阻塞,则产生瘀血性痛、活动受限等症。

(二)气血虚弱

劳力过度或长久弯腰工作,耗伤气血,筋骨失于气血的温煦、濡养,即因虚而不荣,因不荣而不通,因不通而生痛。

(三)肝肾亏虚

先天不足,或房劳过度,或久行伤筋,久坐伤骨,导致精血亏损,筋骨失养发为腰骶部疼痛。

三、辨证与治疗

(一)瘀血阻滞

1.主症

扭伤之后,腰骶部骤然疼痛,疼痛激烈,呈刺痛或胀痛性质,痛有定处,日轻夜重,俯仰受限,转侧步履困难。舌紫黯,脉弦细。

2.治则

活血化瘀,通经止痛。

3.处方

十七椎、关元俞、次髎、阿是穴、委中、殷门、阳陵泉。

4.操作法

阿是穴、委中、殷门寻找血脉明显处用三棱针点刺出血,病在出血后加拔火罐。其余诸穴均直刺捻转泻法。

5.方义

本证属于瘀血阻滞引起的腰骶部疼痛,位于足太阳经,治疗当活血化瘀,以太阳经穴为主。《素问·针解》:"菀陈则除之者,出恶血也。"所以取瘀血结聚处阿是穴、血之郄穴委中和衡络殷门点刺出其恶血,通络止痛。殷门位于腘横纹上8寸,主治腰骶部疼痛,《针灸大成》殷门"主腰脊不可俯仰举重,恶血泄注,外股肿。"殷门穴位于股后浮郄穴之上,衡络处,《素问·刺腰痛论》:"衡络之脉,令人腰痛,不可以俯仰,仰即恐仆,得之举重伤腰,衡络绝,恶血归之,刺之在郄阳筋之间,上郄属寸,衡居为二痏出血。"所以衡络应属于股后殷门附近横行的脉络,点刺出血可治疗扭伤性腰骶部疼痛。十七椎穴、关元俞位于腰骶连接处,可疏通此关节的瘀血阻滞。阳陵泉属于足少阳经,其经筋"结于尻",可治疗腰骶部的疼痛,尤其善于治疗腰骶部左右转侧困难的证候。

(二)气血虚弱

1.主症

腰骶部酸痛,连及臀部和下肢,痛而隐隐,遇劳则甚,体倦乏力,面色无华。舌质淡,脉沉细。

2.治则

补益气血,养筋通脉。

3.处方

膈俞、肝俞、脾俞、肾俞、关元俞、次髎、秩边、三阴交。

4.操作法

膈俞、肝俞、脾俞、肾俞均浅刺补法,关元俞、次髎、秩边均采用龙虎交战手法,三阴交直刺捻转补法。

5.方义

膈俞为血之会,肝俞补肝益肝,二穴配合,调理营血濡养筋骨。脾俞、肾俞、三阴交调后天补先天,益气血生化之源,温煦筋骨。关元俞、次髎、秩边补泻兼施,补法可调气血濡筋养骨,泻法可通经止痛。以上诸穴相配,可达补益气血,濡养筋骨,通脉止痛的功效。

(三)肝肾亏虚

1.主症

腰骶部酸软疼痛,腰背乏力,遇劳则甚,卧则减轻,喜按喜揉。舌质淡,脉沉细。

2.治则

补益肝肾,濡养筋骨。

3.处方

肾俞、肝俞、关元俞、关元、次髎、阳陵泉、悬钟、太溪。

4.操作法

次髎直刺采用平补平泻手法,其余诸穴均用捻转补法,并在肾俞、关元俞、次髎加用灸法,每穴艾灸3~5分钟。

5.方义

肾俞是肾的背俞穴,肝俞是肝的背俞穴,太溪是足少阴肾经的原穴,旨在补肝肾益精血。关元是任脉与足三阴经的交会穴,有补益元气的作用,关元俞是元气输注的部位,二穴前后配合,补元气益精血,善于治疗虚性腰痛,《针灸大成》关元俞:"主风劳腰痛"。阳陵泉乃筋之会穴,悬钟乃髓之会穴,补之可柔筋养骨而止痛。

(卢意宽)

第十五节　骶臀部筋膜炎

骶臀部筋膜炎又称骶臀部纤维质炎、肌肉风湿病、肌筋膜综合征等。本病主要是由于外伤、劳累、潮湿、寒冷等多种原因导致骶臀部肌肉、筋膜、肌腱和韧带等软组织的慢性疼痛性疾病,是骶臀部的一种常见病,多见于中老年人,属于中医痹证、腰腿痛范畴。

一、诊断要点

(1)骶臀部有广泛的疼痛。

(2)疼痛可涉及腰部和大腿部,为酸痛性质,常伴有沉重、寒凉感。

(3)疼痛在轻微活动后或得温热后减轻,剧烈运动、劳累、寒冷、久站、久坐可诱发或加重疼痛。

(4)检查。①压痛:有明显的压痛,压痛点多位于骶髂关节附近。②结节:可触及结节,多为椭圆形,质地柔软,可移动,有压痛感。③X线检查:多为阴性。

二、病因病机

(一)寒湿邪侵袭

本病位于骶臀部部,是足太阳经、督脉分布的区域,属于中医的痹证,感受风寒湿邪,稽留于肌肤筋肉之间,致经络气血凝滞不通,发为经骶臀疼部痛。日久邪气与气血凝结形成结节,《诸病源候论·结筋候》:"体虚者,风冷之气中之,冷气停积,故结聚,为之结筋也。"

(二)气血虚弱

劳役过度,耗伤气血,经筋失于气血的濡养,筋急而痛,《医学正传·卷一》"若动之筋痛,是无血滋筋故痛",或如筋急日久,气血不通,气虚无力通脉,也可导致气虚血瘀。

227

（三）肝肾亏损

人到中年之后，肾气渐衰；或房事不节，肾气早衰；或劳役过度，久站伤骨，久行伤筋，耗伤肾气，劳伤筋骨，导致骶臀部疼痛。

三、辨证与治疗

（一）寒湿邪闭阻

1.主症

骶臀部疼痛僵硬，按压可触及结节，疼痛连及腰部及大腿，遇阴雨天或寒冷则疼痛加重，得温热则疼痛减轻。舌质淡，苔薄白，脉弦紧。

2.治则

祛风散寒，利湿止痛。

3.处方

肾俞、腰阳关、次髎、阿是穴、秩边、阳陵泉、委中。

4.操作法

肾俞、腰阳关、阳陵泉针刺龙虎交战手法，秩边用 0.30 mm×75 mm 毫针直刺，并有触电感沿经传导，其余诸穴直刺捻转泻法，并在肾俞、次髎、阿是穴施以灸法。

5.方义

本证是由于寒湿邪闭阻足太阳经引起的痹证，根据"经脉所过，主治所及"的原则，当以足太阳经穴为主，祛除邪气通经止痛。肾俞、次髎、秩边、委中均属于足太阳经，且次髎既可通经止痛，又可除湿利尿；秩边功善腰骶痛，又可除湿利尿；委中是治疗腰骶痛的主要穴位，即《灵枢·始终》所云"病在腰者取之腘"，且委中配五行属于土，所以委中既可祛邪通经止痛，又可健脾利湿；肾俞扶正祛邪，卫气出于下焦，所以肾俞既可祛除邪气通经止痛，又可助卫气以固表。阿是穴是邪气凝聚的部位，针刺泻法和灸法，通其凝散其结。本病属于经筋病证，足少阳经筋"结于尻"，故取筋之会穴阳陵泉散筋结，解筋痛。

（二）气血虚弱

1.主症

腰骶部酸软疼痛，不耐久劳，疲劳后疼痛加重，疲乏无力，在骶臀部按压可触及结节。舌质淡，舌的边缘可有瘀点，脉沉细。

2.治则

益气养血，通脉祛瘀。

3.处方

膈俞、肝俞、脾俞、肾俞、关元俞、阿是穴、足三里、三阴交。

4.操作法

膈俞穴针刺泻法，阿是穴针刺泻法，并兼艾条灸 5～8 分钟，或温针灸 3 壮。其余诸穴均针刺补法，并在肾俞、关元俞加用艾条灸 5 分钟。

5.方义

本证属于气血虚弱，兼有气虚血瘀，治疗以补气养血为主，兼以活血通瘀。故本证治取肝俞、脾俞、肾俞、关元俞、足三里、三阴交温补先天与后天，以益气血生化之源。膈俞乃血之会穴，泻之可活血化瘀。阿是穴是经筋挛缩之处，是血液滞瘀之所，针刺泻法并温灸，可解经筋的挛缩，通经脉的瘀血阻滞,经脉气血通达,经筋得到气血的濡养,疼痛可解。

(三)肝肾亏虚

1.主症

骶臀部疼痛日久不愈,疼痛绵绵,腰膝酸软,遇劳则甚,休息后好转,小便频数,带下清稀。舌质淡,脉沉细。

2.治则

调补肝肾,益筋壮骨。

3.处方

肾俞、关元俞、阿是穴、白环俞、飞扬、太溪。

4.操作法

阿是穴用齐刺法,其余诸穴用捻转补法,并在肾俞、关元俞、阿是穴加用灸法。

5.方义

本证是肾精亏损,筋骨失养,引起的骶臀部疼痛,补肾俞、关元俞以补肾益精,濡养筋骨。本病位于足太阳经及其经筋,故补足少阴经穴原穴太溪和足太阳经络穴飞扬,原络配合,补肾益精,濡养经筋,再配以阿是穴,可加强解痉止痛的效应。关元俞内应关元穴,是人体元气输注的部位,与白环俞配合培补元气,主治肾虚腰背痛,正如《针灸大成》所说白环俞主"腰脊冷痛,不得久卧,劳损虚风,腰背不便,筋挛痹缩……"。

(卢意宽)

第十六节　尾　骨　痛

尾骨痛是指尾骨部、骶骨下部及其邻近肌肉或其他软组织的疼痛,其疼痛特点是长时间的坐位,或从坐为起立时,或挤压尾骨尖端时疼痛加重,是临床常见病,多发于女性。

一、诊断要点

(1)可有尾骶部外伤史。

(2)尾部疼痛,多为局限性,有时可连及腰部、骶部、臀部及下肢。

(3)尾部疼痛,可在坐硬板凳、咳嗽、排大便尤其是大便秘结时疼痛加重,卧床休息后减轻或消失。

(4)检查。①尾骶联合处压痛。②肛门指检:患者取左侧卧位,尽量将髋、膝关节屈曲。检查者戴手套后,用右手示指轻轻伸入肛管内,抵住尾骨,拇指置于尾骨外后方,拇示指将尾骨捏住,前后移动尾骨,检查尾骨的活动度及其感觉,仅有尾骨微动而无疼痛,表明无病变;若尾骨活动时疼痛,表明有尾骨痛。③X线检查无异常发现。

二、病因病机

在尾骨上附着有重要的肌肉和韧带,如臀大肌、肛门括约肌、肛提肌、尾骨肌、骶尾韧带等,尾骨遭受到跌打损伤之后,局部组织出血、水肿形成纤维组织和瘢痕,牵拉或压迫尾骨及其末梢神经,以及局部血液循环障碍,产生疼痛。中医认为是由于外伤经脉,瘀血阻滞经脉,不通则痛,正如清·吴谦《医宗金鉴·正骨心法要旨》说:"尾骶骨,即尻骨也。……若蹲垫壅肿,必连腰胯。"

长期坐位,压迫尾骨周围组织,导致慢性尾骨部劳损,引起尾骨部疼痛,正如《素问·宣明五气》说"久坐伤肉",久坐则气机不畅,导致气滞血瘀,气血运行受阻,经脉不通,筋肉失养引起疼痛。

总之,本病主要是由于瘀血阻滞经脉,经气不通,引起尾骶部疼痛。

三、辨证与治疗

(一)主症

尾骶部疼痛,疼痛可连及臀部,坐位时疼痛明显,不敢坐硬板凳,按之作痛,甚或咳嗽、大便时疼痛加剧。舌质黯,脉涩。

(二)治则

活血化瘀,通经止痛。

(三)处方

百会、次髎、腰俞、会阳、承山。

(四)操作法

先针百会,沿经向后平刺,捻转平补平泻手法,使针感沿经项背部传导。次髎先用刺络拔火罐法,后用毫针直刺 30～40 mm,使用龙虎交战手法,并使针感向尾部传导,术后加用艾灸法。腰俞向尾部平刺,捻转平补平泻法,并加用艾灸法。合阳向尾骨斜刺,平补平泻手法。承山直刺,龙虎交战手法。

(五)方义

本病属于瘀血阻滞尾骨及其周围的经脉所致,位于督脉和足太阳经,故取腰俞、百会通督脉的经气,疏通尾骨部的瘀滞以止痛;百会是督脉与足太阳经的交会穴,《灵枢·终始》"病在下者高取之",可疏导尾骨部位气血的瘀滞以止痛。次髎刺络拔火罐可祛除尾骨的瘀血,即"菀陈则除之者,出恶血也"(《素问·针解》)。足太阳经别入于肛,承山、会阳、次髎均属于足太阳经,并且会阳又为督脉气所发,故三穴组合,局部与远端相配合,可有效地疏通尾骨部瘀血的阻滞,且承山是治疗肛门及其周围病变的经验效穴。

(卢意宽)

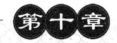

第十章

儿科病证的针灸治疗

第一节 惊 风

一、概述

惊风又称惊厥,俗称"抽风",以抽搐伴神昏为特征。好发于 1～5 岁小儿,且年龄越小,发病率越高。本病病情凶险,往往威胁小儿生命,可留有后遗症。可因高热、脑膜炎、颅内感染、血钙过低、大脑发育不全、上呼吸道感染等所致。其中,高热是最常见的病因,称为高热惊厥。惊厥长期反复发作可转化为癫痫。

中医学称为"惊风",根据其临床表现分为急惊风与慢惊风两类,急惊风发病急骤,多为实证。慢惊风由急惊风病久迁延而成,也可由急惊风转变而来,多表现为虚证。

二、临床表现

多突然发病,高热,惊厥,意识丧失,喉间痰鸣,两眼上翻,凝视或斜视,头向后仰或转向一侧,口吐白沫,牙关紧闭,面部、四肢呈强直性或阵挛性抽搐,甚至角弓反张,伴有呼吸暂停,嘴唇发绀,大小便失禁。发作停止后意识逐渐恢复,若意识尚未恢复前再次抽搐或抽搐反复发作呈持续状态者,提示病情严重。

新生儿惊厥症状常不典型,仅表现为呼吸节律不齐或呼吸暂停,阵发性青紫或苍白,两眼凝视,眼球震颤,眨眼动作或吸吮、咀嚼动作等。

三、中医辨证

本病病机为热、痰、惊、风相互作用。病位在心、肝,与肺、脾、肾密切关联。急惊风因外感时邪,内蕴痰湿所致。小儿肌肤娇嫩,卫外薄弱,极易感受时邪,其中以冬之风邪、夏之暑邪为主。风热之邪郁于肌表则发热,热极化火,内陷心肝,出现高热神昏、抽风惊厥,皆为肝风引动之象。小儿为纯阳之体,外邪易从热化,热极则可生痰生风,表现喉间痰鸣,抽搐震颤。小儿神气怯弱,易受惊吓,若不慎跌仆或暴受惊恐,使神明受扰,肝风内动。惊厥反复发作,热久伤阴,阴虚则内热汗多,虚风内动则四肢震颤,肢体强直。

临床可按急慢惊风分为如下四型。

(一)急惊风

1.外感风热

外感高热,恶风头痛,咳嗽流涕,咽喉红肿,烦躁神昏,突发惊厥,舌红苔薄黄,脉滑数。

2.温邪内陷

高热不退,神昏谵语,两目上翻,角弓反张,面红目赤,抽风惊厥,喉间痰鸣,舌红绛苔黄厚,脉弦数或滑数。

(二)慢惊风

1.肝肾阴虚

多由急惊风迁延不愈而来。低热虚烦,手足心热,自汗盗汗,形瘦神疲,四肢拘挛或强直,大便干结,小便短赤,舌红少津,脉细数。

2.脾肾阳虚

面黄发枯,精神萎靡,嗜睡昏迷,睡时露睛,四肢不温,手足徐徐抽动,食少纳呆,大便稀溏,舌质淡,苔薄白,脉沉细无力。

四、针灸治疗

(一)取穴

百会、人中。

(二)辨证加减

高热加大椎、曲池、合谷;呕吐加上脘、梁门、气海、内关;腹泻加足三里、天枢;咳嗽加肺俞;食欲不振、面色萎黄加四缝。

(三)操作

强刺激,不留针。四缝用三棱针点刺,挤出少量黄色液体或血液。

(四)方义

百会、人中属督脉经穴,醒脑开窍;大椎泄热,镇惊安神;曲池为手阳明合穴,清热祛风,为治高热惊厥要穴;合谷为大肠原穴,大肠为多气多血之经,合谷可泄热镇惊,通经活络;上脘为任脉和足阳明、手太阳之交会穴,健脾和胃,宽胸理气,降逆止呕;梁门为足阳明经穴,健脾调中,和胃理气;气海为任脉穴,培元补虚,息风镇惊;内关为手厥阴经络穴,通于阴维,和胃降逆,宽胸理气,镇静安神;足三里为足阳明之合穴,胃之下合穴,健脾和胃,扶正培元;天枢为大肠募穴,调中和胃,理气健脾,与足三里合而止泻解痉;肺俞为肺之背俞穴,宣肺止咳;四缝为经外奇穴,消积化食,开胃导滞。

(五)其他针灸法

1.耳针疗法

(1)取穴:心、肝、神门、皮质下、枕、耳尖。

(2)操作:用毫针刺,捻转数分钟,不留针。高热者耳尖放血。

2.艾卷灸疗法

(1)取穴:急惊风:人中、印堂、合谷、太冲、中冲。慢惊风:百会、神庭、关元、三阴交、足三里。

(2)操作:急惊风每穴灸10~20分钟;慢惊风选3~4穴,每次每穴灸10~15分钟,每1~

2 天灸 1 次,灸 1 个月。

3.刺络疗法

(1)取穴:十宣、曲池、印堂、大椎。

(2)操作:用三棱针快速点刺出血。

4.腧穴药物敷贴疗法

(1)取穴:急惊风:神阙、天柱、关元;慢惊风:神阙、脾俞。

(2)操作:急惊风:取栀子 20 g,明雄 5 g,冰片 1 g,共研细末,用鸡蛋清调成糊状,治疗时先取麝香 0.2 g 放在穴位上,再取药糊敷贴在麝香上面,盖上纱布,胶布固定,贴 24 小时。

慢惊风:取胡椒、生栀子各 7 粒,肉桂 3 g 粉碎为末,加葱白 7 枚,捣成膏状,贴于穴位上,盖上纱布,胶布固定。

5.隔姜灸疗法

(1)取穴:神阙、关元、气海、足三里。

(2)操作:每次选 1～2 穴,每穴灸 20～30 壮,每天 1 次。

6.腧穴注射疗法

(1)取穴:耳门、听宫、听会、肝俞、大杼。

(2)操作:用苯巴比妥、维生素 B_1 先由耳门穴刺入,1 针透 3 穴,得气后注入 0.5 mL,再注余穴各 0.5 mL。

五、预后和调养

(1)针灸对本病的定惊效果佳,定惊后再配合药物治疗。高热惊厥预后较好,大多数患儿不会留下神经系统后遗症。惊厥长期反复发作,神经元过度放电易导致脑功能紊乱,影响智力发育。

(2)突发惊厥时应立即将患儿放平,头偏向一侧,松解衣领,去除口腔异物或痰液,保持呼吸道通畅,以免堵塞咽喉造成窒息。

(3)急性发作时按压人中、合谷、涌泉穴。

(4)用硬物如筷子或牙刷柄塞入上下齿之间,防止患儿将唇舌咬伤。

(5)饮食清淡,忌食肥甘厚味,以防助湿生痰,引动肝风而发生惊厥。

(6)加强锻炼,提高身体素质,适当进行户外活动。

(7)减少外界对小儿的刺激,居室环境保持安静。

(康春静)

第二节　感　冒

一、概述

感冒是小儿最常见的呼吸道疾病,临床以发热、鼻塞流涕、打喷嚏、咳嗽、头痛、周身不适等为主要特征。感邪之后传变迅速,易于出现夹痰、夹滞、夹惊的复杂病情。

本病一年四季均可发生,以春冬两季和气候骤变时更易发病。其病因多为感受风邪,常兼杂寒、热、暑、湿、燥等,甚或感受时邪疫毒。小儿脏腑稚嫩,形气未充,一旦气候变化,外邪侵袭,则肺卫失宣,发为感冒。

中医古籍又称感冒为"伤风""冒风",根据病情轻重不同分为普通感冒和时行感冒,前者由感受六淫之邪而发病,一般无传染性,临床症状较轻;后者由感受时行戾气而发,具有传染性,临床症状较重。西医学急性上呼吸道感染、流行性感冒及其他急性传染病早期表现感冒特征者,临床需注意鉴别,避免失治误治。

二、临床表现

感冒主要以发热、恶风寒、鼻塞流涕、头痛、打喷嚏等症为主要临床表现,多兼咳嗽,口渴喜饮,可伴呕吐、腹泻、饮食不振、睡卧不安或发生高热惊厥。另有风邪夹暑、夹湿、夹燥的相关症状。实验室相关检查提示:病毒感染者血白细胞总数正常或减少;细菌感染者白细胞总数及中性粒细胞均增高。咳嗽、痰多等患者,胸部 X 线摄片可见肺纹理增粗。

时行感冒起病急,全身症状重,肺部症状轻,多有高热,甚至由高热引起的惊厥。

三、中医辨证

《幼科释迷·感冒》:"感冒之原,由卫气虚,元府不闭,腠理常疏,虚邪贼风,卫阳受撼。"说明小儿感冒与小儿卫气不足有密切的关系。感冒的病位在肺,与肝脾也密切相关。本病辨证,首先要辨普通感冒与时行感冒。①普通感冒症状较轻,少有传变;②时行感冒病情较重,发病急,全身症状显著,可以发生传变,化热入里,继发或合并他病,具有广泛的传染性、流行性。

其次区别风寒、风热和暑湿兼夹之证。①风寒证为恶寒重,发热轻,无汗,鼻塞,流清涕,打喷嚏,咳嗽,吐痰清稀,口不渴或渴喜热饮,头痛,舌苔薄白,脉浮紧,指纹浮红。②风热证则为恶寒轻,发热重,微有汗,头痛,鼻塞,流浊涕,打喷嚏,咳嗽,吐痰黄稠,咽部红肿疼痛,口干而渴,渴喜冷饮,舌质红,苔薄白或薄黄,脉浮数,指纹浮露,色较红赤。③暑湿兼夹证见周身酸楚,呕吐、泄泻,苔厚腻,脉滑。根据季节特点,冬春二季多为风寒、风热感冒,夏季多为暑邪感冒。

再次辨夹痰、夹滞、夹惊的兼证,痰多、食滞、惊吓的兼证较易区别。

四、针灸治疗

(一)取穴
大椎、风池、风门、曲池、合谷。

(二)辨证加减
风寒加肺俞;风热加外关;咳嗽加列缺;鼻塞加迎香;头痛加太阳;咽喉痛加鱼际或少商;食滞加中脘、足三里;腹胀便溏加天枢、上巨虚;夹暑加支沟。胸闷、呕恶加内关。

(三)操作
大椎针 0.3～0.8 寸,风池刺向对侧目区 0.5～0.8 寸,风门、肺俞向脊柱方向斜刺 0.5～0.8 寸,余穴均直刺、轻刺,不留针或留针 20 分钟。大椎、肺俞、足三里、风门可加艾条灸,以患儿舒适为度。少商可点刺出血。

(四)方义
大椎为六阳之会,小儿外感六淫可取之解表以散寒清热;风池为少阳阳维之会,风门为太阳经穴,皆能疏解表邪,治发热恶寒、头痛肢楚;曲池为手阳明合穴,有清热解表之功;合谷疏利阳明而宣肺利窍、透邪外出。肺俞宣肺解表、疏风散寒,外关通利三焦、疏散热邪,列缺宣肺止咳,迎香通鼻窍,太阳疏风泄热以治头痛,鱼际清肺泻热,少商为太阴之井,清热利咽,外邪累及脾胃,中脘合足三里共收和中健胃、消食导滞之功。暑湿感冒湿热中阻,气机不展,升降失职,致腹胀、便溏,以大肠募穴天枢、大肠经下合穴上巨虚调理肠腑,升降气机,手少阳经穴支沟则可通调三焦气机、消暑化湿,加内关则达宽胸理气、止呕除恶之效。

(五)其他针灸法

1.灸法

(1)取穴:大椎、风池、肺俞、神阙、风门、列缺。

(2)操作:用艾卷灸,或隔姜灸,每穴姜片上的艾炷灸1～2壮,以表面皮肤潮红为宜。每天1～2次。多用于风寒感冒。

2.拔罐疗法

(1)取穴:大椎、风门。

(2)操作:拔罐3～5分钟,每天1次。

3.耳穴贴压疗法

(1)取穴:肺、气管、内鼻、咽喉、内分泌。

(2)操作:耳尖点刺出血。余穴用王不留行籽贴压,耳郭常规消毒后,将粘有王不留行籽的小方块胶布贴压于耳穴上,贴压时注意药籽对准穴位,胶布不能潮湿污染,以免贴压不紧。如局部皮肤出现粟粒样丘疹,并伴有痒感时应停用。嘱患儿每天自行按压数次,发作时可连续按压。两耳交替。10次为1个疗程。

4.头皮针疗法

(1)取穴:额中线、额旁1线。

(2)加减:有中焦症状加额旁2线。

(3)操作:针尖方向均由上往下,快速进针,针进帽状腱膜下层后,用抽提法作适当抽提,留针2小时以上。

5.刺络疗法

(1)取穴:风门、少商。

(2)加减:风寒加风池,风热加大椎,高热加耳尖,咽喉痛加商阳。

(3)操作:大椎挑刺出血,余穴点刺出血,数滴即可。

6.腧穴敷贴疗法

(1)取穴:大椎、风池、神阙。

(2)操作:生姜、葱白各50 g,切碎和食盐热炒,用纱布包好,敷于上述穴位,用胶布固定,每次敷贴2～3小时,每天换敷2次。

7.腧穴激光照射疗法

(1)取穴:大椎、风门、合谷、鱼际、肺俞。

(2)操作:用氦－氖激光器照射,激光波长632.18 nm,功率(5.0±0.5)mW,光斑直径(1.0±0.2)cm,垂直照射2～3分钟,每天1～2次,5次为1个疗程。

五、预后和调养

（1）针灸治疗感冒有较好疗效，尤其能解除鼻塞、发热、头痛等局部症状，如果能配合中药治疗，疗效会更好。

（2）了解当地流行病发病情况，以排除某些前驱症状与感冒症状相似的急性传染病，如流脑、乙脑、流行性腮腺炎等。同时要注意预防其并发症的发生，切不可延误治疗，常见的如肺炎、心肌炎、肾小球肾炎、面神经炎等。

（3）保持居室通风，加强儿童体育锻炼，多晒太阳，感冒流行期间不带孩子去人多拥挤的公共场合，室内可用食醋 50 mL 加水熏蒸进行空气消毒。

（4）感冒期间忌食辛辣刺激食物，多食蔬菜水果、稀饭等清淡食物，多饮热开水。

（5）体虚易感冒的儿童平时可常灸大椎、百会等穴强壮身体，增强免疫力。

（6）食疗参考方：红糖姜茶：生姜 10 g 加红糖适量，再加大蒜 3 瓣，加水 200 mL，煮 10 分钟，分服。

（康春静）

第三节　支气管哮喘

一、概述

支气管哮喘是一种支气管变态反应性疾病，临床以气急伴有哮鸣音并以呼气性困难为主要特征。其病因还不十分清楚，大多认为与多基因遗传有关，约 40% 的患者有家族史，同时受遗传因素和环境因素的双重影响。是儿童常见的慢性呼吸道疾病之一，尤以婴幼儿及学龄前期最为多见。发达国家高于发展中国家，城市高于农村。全国五大城市的资料显示：13～14 岁学生的哮喘发病率为 3%～5%。并经常反复发作，病程较长。四季都有，好发于春秋两季。

本病患儿素有遗传夙根或为过敏体质，遇上寒温失常和气候骤变而引发，鱼腥发物、花粉、绒毛、油漆及特殊气味等也是诱发因素。故须重视预防，及时治疗，若久病失治，频繁发作，长期反复不愈，则可成为终身痼疾。

"哮喘"病名首见于《丹溪心法·喘论》，并且已经认识到"哮喘专主于痰"。明代鲁伯嗣《婴童百问·第五十六问》指出小儿哮喘的发病"有因惊暴触心，肺气虚发喘者，有伤寒肺气壅盛发喘者，有感风咳嗽肺虚发喘者，有因食咸酸伤肺气发虚痰作喘者，有食热物毒物，冒触三焦，肺肝气逆作喘者"。西医学对哮喘的认识包括支气管哮喘、咳嗽变异性哮喘、喘息性支气管炎、嗜酸性粒细胞增多症、变应性鼻炎哮喘综合征等，其发病机制不完全清楚。多数人认为，哮喘与变态反应、气道炎症、气道反应性增高及神经等因素相互作用有关。

二、临床表现

本病以发作时喉中哮鸣有声，呼吸气促困难，甚则喘息不能平卧为主要表现。

多数患儿在哮喘典型发作前有先兆症状，如眼痒、鼻咽痒、咳嗽、打喷嚏、流涕、胸闷等，某些患儿表现为揉眼、搓鼻等。典型发作时喘促、气急、喉间哮鸣音、呼气延长，甚则鼻翼翕动、张口抬肩，严重者烦躁汗出、口唇发绀、面色苍白。胸部多饱满，听诊两肺布满哮鸣音。在缓解期，哮喘患儿可无任何临床症状，活动无影响，或仅表现为变应性鼻炎的症状。少数患儿可有胸部不适，肺内哮鸣音或有或无。发作期以邪实为主，缓解期以正虚为主，亦可出现虚实夹杂的复杂证候。

三、中医辨证

本病主要因痰饮伏肺，感受外邪而引发，属邪实正虚之证。《证治汇补·哮病》对本病的病机有精辟的阐述："哮即痰喘久而常发者，因内有壅塞之气，外有非时之感，膈有胶固之痰，三者相合，闭拒气道，搏击有声，发为哮病。"可见，小儿哮喘发作的病理基础主要是痰，外邪侵袭，触发伏痰，肺失宣肃，痰气交阻于气道，相互搏结，而致痰鸣气喘。体内津液代谢与肺脾肾三脏关系最为密切，肺能布散津液，脾能传输水津，肾能蒸化水液。因此，哮喘患儿本有肺脾肾三脏功能不足，《保婴撮要·作喘》指出："喘急之证，多因脾肺气虚，腠理不密，外邪所乘，真气虚而邪气实者为多。"若哮喘反复发作，日久迁延，而致肺脾之气耗伤、脾肾之阳亏虚，则从实转虚，如若此时感受风邪，又成虚实兼夹之证。

哮喘发作期以邪实为主，关键辨寒、热、寒包热等不同证候。①寒哮：咳嗽气喘，喉间哮鸣，痰少色白多泡沫，形寒肢冷，面色晦暗，舌淡苔白滑，脉浮紧或浮滑，指纹红。②热哮：喉中痰鸣如吼，痰色黄或白而稠，身热面赤，口干喜饮，舌红苔黄，脉滑数，指纹紫。③寒包热哮：胸膈烦闷，喘促气急，恶寒发热，痰黏色黄或黄白相间，大便干结，舌苔黄白相间，脉浮紧或滑数。

缓解期以正虚为主，具体为肺脾肾三脏的虚损。①肺脾气虚：症见咳嗽无力，气短声低，神疲形瘦，自汗怕风，食少便溏，舌淡苔白，脉细软。②肺肾两虚：症见畏寒肢冷，面色苍白，气短息促，动则更甚，腰酸腿软，或五心烦热，夜间盗汗。以肺气阴虚和肾阴虚、肾阳虚的证候为主。

四、针灸治疗

(一)取穴
额旁 1 线、定喘(大椎穴旁开 0.5 寸)、鱼际、足三里、太溪(均为双侧)。

(二)辨证加减
发作期加天突。痰多而浓加膻中、丰隆，鼻塞流涕加迎香。缓解期加肺俞、脾俞、肾俞、关元。

(三)操作
均宜轻刺，适当做以手法。额旁 1 线在发际上 0.5 寸进针，破皮后针进帽状腱膜下层，针尖向下，至 1 寸，抽提法；定喘穴直刺 0.3～0.5 寸，捻转泻法，风寒加温针；鱼际直刺 0.5～0.8 寸，针尖直对手心，不提插捻转；足三里直刺 0.5～0.8 寸，捻转补法，可加温针，太溪直刺 0.3～0.5 寸，捻转补法。天突穴用半刺法，不留针；膻中平刺 0.3 寸；丰隆直刺 0.5～0.8 寸，捻转泻法；迎香直刺 0.1～0.3 寸，不留针；肺俞、脾俞斜刺 0.3～0.5 寸，轻施捻转补法后不留针；肾俞直刺 0.5～0.8 寸，捻转补法；关元用艾卷灸或隔蒜灸、隔姜灸。

(四)方义
额旁 1 线主治上焦疾病，有宣肺止咳平喘之效；定喘，顾名思义有定喘之功，为降气平喘之效穴，加温针可缓风寒咳喘；鱼际为手太阴肺经"荥"穴，用本节刺法平喘效果颇佳；足三里调和胃气，以资生化之源，使水谷精微上归于肺，肺气充则自能卫外；太溪为肾之原穴，补太溪而可充真元之气。以上诸穴合用之，可共收标本兼治之功。又：天突属近部取穴，可加强降气平喘之力。

膻中为气之会,丰隆为胃之别络,泻二穴可顺气化痰,尤宜痰热;哮喘易兼鼻塞流涕、喷嚏连连,迎香清热散风,通利鼻窍;缓解期应培本益元,肺俞、脾俞、肾俞三背俞穴可培益三脏元气,使上有主、中有源、下能纳,气机得以升降,水津得以传输。关元为强壮要穴,哮喘患儿素体羸弱,极需提高身体素质,关元可填补肾气而弥补先天不足,强健体魄而提高抗病能力。

(五)其他针灸法

1.腧穴敷贴疗法

(1)取穴:大椎、肺俞(双)、膏肓俞(双)。

(2)加减:喘甚加天突,纳差痰多加足三里、丰隆,体虚加关元、肾俞。

(3)敷贴药物:白芥子 30 g,甘遂 15 g,细辛 30 g,丁香 15 g,肉桂 15 g。上药共研细末,使用前用姜汁调成稠膏状,做成直径约 1 cm 的药饼,备用。敷贴时也可加麝香少许,效果更佳。

(4)操作:敷贴药物之前,用温水将穴位局部洗净,或用乙醇棉球擦拭干净,然后将药饼摊于油纸上,敷贴在穴位上,用胶布固定。也可直接用胶布或用专供敷贴穴位的特制敷料固定。

一般每次贴敷 2～6 个小时,但也要视小儿感觉而定,如果敷贴后局部有烧灼疼痛难忍感,可提前揭下,如果局部只是温热、发痒等感觉,则可多敷贴几个小时。同时,由于夏日天气炎热,汗水较多,要及时观察是否脱胶落下,若脱落要马上予以补贴。

敷贴时间:冬天发作的最好在盛夏季节的"三伏天"使用,头伏、中伏、末伏各贴 1 次,1 年共敷贴 3 次,连续敷贴 3 年为 1 个疗程。夏天发作的最好在隆冬季节的"三九天"使用,每九各贴 1 次,1 年共敷贴 3 次,连续敷贴 3 年为 1 个疗程。不分季节者,可随发作而敷贴。

2.耳针疗法

(1)取穴:气管、肺、肾上腺、风溪、内分泌、神门、对屏尖。

(2)操作:用王不留行籽贴压。耳郭常规消毒后,将备制的粘有王不留行籽的小方块胶布,贴压于耳穴上,贴压时注意药籽对准穴位,胶布不能潮湿污染,以免贴压不紧。如局部皮肤出现粟粒样丘疹,并伴有痒感时应停用。嘱患儿每天自行按压数次,发作时可连续按压。两耳交替。10 次为 1 个疗程。

3.腧穴注射疗法

(1)取穴:①定喘、膻中。②气会、气户。

(2)操作:①用 0.1％肾上腺素,于哮喘发作时各注入 0.1～0.2 mL。②用胎盘组织液、B 族维生素等注射于两穴位。

4.腧穴埋藏疗法

(1)取穴:定喘、身柱、膻中、天突。

(2)操作:每次选一对穴,用猪、羊、马等肾上腺,去色膜,切成高粱米大,低温冷藏 5～7 天,高压消毒,低温保存,每次埋入穴位内 1 小块,每周埋 1 次。本法适用于儿童期。

5.艾卷灸疗法

(1)取穴:大椎、肺俞、风门、膏肓俞、肾俞、气海、太渊、膻中、足三里。

(2)操作:每次 4～5 穴,每穴灸 10～20 分钟,隔天 1 次,连灸 20～30 次。

本法适用于缓解期或冬病夏治的辅助治疗。

6.皮肤针疗法

(1)取穴:发作期:胸、腰部,前后肋间,剑突下,孔最穴,大、小鱼际,气管两侧。重点胸、腰、肋间。缓解期:脊柱两侧,气管两侧,前后肋间,剑突下,颌下。重点脊柱两侧的阳性物处。

(2)操作:根据小儿的耐受程度,缓解期叩打手法宜轻,以局部皮肤潮红为度;发作期叩打手法宜中、重度刺激,以局部皮肤潮红、有丘疹或明显发红,但一定要让患儿能忍受,下次乐于接受。本法适于儿童期。

7.腧穴激光照射疗法

(1)取穴:天突、膻中、定喘、肺俞。耳穴平喘、肺、内分泌、肾上腺。

(2)操作:用小功率氦-氖激光固定照射,也可用光导纤维对准穴位照射2~4穴,或分组交替照射。每穴6~8分钟.每天照射1次,10~15次为1个疗程。休息1周后可继续第2疗程。本法适于间歇期及缓解期。

8.腧穴割治疗法

(1)取穴:定喘、膻中。

(2)操作:常规消毒后局麻,用小尖头手术刀割开长0.5~1 cm、深0.4~0.5 cm的切口,挑去皮下少量脂肪组织,并用止血钳略加按摩刺激,然后压迫止血,一般不必缝合,创口做消毒处理,并将切口创面对齐挤合,切口上盖上一块小纱布,用胶布固定即可。约一周愈合,如有效者可再重复1~2次,再割治时,可在第一次割治穴位旁0.5 cm处切口。本法适于儿童期。

9.拔罐疗法

(1)取穴:肺俞、膏肓。

(2)操作:用闪火法拔罐,沿脊柱两侧移动,每天2次,10天为1个疗程。本法适间歇期及缓解期。

10.刺血疗法

(1)取穴:大椎、尺泽、肺俞。

(2)操作:用三棱针点刺,辅助挤捏,令出血量达0.2~1 mL。本法适于急性发作期。

11.皮下留针疗法

(1)取穴:膻中。

(2)操作:用直径0.3 mm、长0.125 mm针灸针,在该穴自上向下平刺0.5寸,然后用胶布固定,留2~3天。本法适于虚性气喘。

12.特殊腧穴

(1)取穴:制喘穴(位于骶尾椎尖端上3寸处)。

(2)操作:按压或针刺可缓解喘息。

五、预后和调养

(1)针灸疗法治疗哮喘有较为满意的疗效。但本病是一种顽固性疾病,病程长,易复发,难以速愈,故要坚持按疗程治疗。若哮喘持续不解则有阳气暴脱之势,必须配合中西药物综合治疗。

(2)气候变化时做好保暖避风寒,感冒流行期间,要预防外感诱发哮喘,有外感时要及时治疗。发病季节要防止活动过度和情绪激动,以免诱发哮喘。

(3)要改善居室环境,保持空气流通、阳光充足;要加强体育锻炼,增强患儿体质,配合呼吸功能锻炼,如腹式呼吸、控制性深呼吸等,调养正气以增强适应能力。

(4)饮食宜清淡而富有营养,可常食苏子粥、豆汁、橘子等,忌食肥甘厚味辛辣、生冷刺激性食物及海鲜、牛奶等易诱发哮喘的食物,多吃果蔬,对于过敏体质者,变应原明确的,避免接触花粉、尘埃、油漆等诱发物,积极清除变应原。

(康春静)

第四节 肺 炎 喘 嗽

一、概述

肺炎喘嗽是小儿常见的肺系疾病之一,为感受外邪,郁闭肺络所致。热、咳、痰、喘为肺炎喘嗽的典型症状,重者可见张口抬肩、呼吸困难、面色苍白或口唇发绀,相当于西医学中的小儿肺炎。肺炎喘嗽全年皆可发生,多发于冬春两季及气候骤变时,婴幼儿好发,一般发病较急,且年龄越小,病情越重,是造成婴儿死亡的第一位原因。本病可突然发生,亦可继于感冒、麻疹或者其他热性疾病过程中。

肺炎喘嗽发生的外因责之于外邪袭肺,或由其他疾病传变而来;内因责之于小儿正气虚损,卫外不固。外邪主要为风邪,小儿寒温失调,风邪夹寒夹热从皮毛口鼻而入,侵犯肺经所致。又因小儿形气未充,肺脏娇嫩,或先天禀赋不足,或后天喂养失宜,而致正气虚弱,易为外邪所中。本病的病位主要在肺,邪热闭肺为基本病机。若邪气盛或正气虚,病情进一步发展,常累及脾、心、肝诸脏。

二、临床表现

肺炎喘嗽多发生于 3 岁以内的婴儿,发病比较急剧,本病临床征象不一。典型的肺炎喘嗽,临床以发热、咳嗽、痰壅、气急、鼻扇为主要症状;轻症肺炎可只有低热、咳嗽,而无气喘、鼻扇等症状;重症肺炎临床除见典型肺炎的特征外,还可见呼吸困难,两胁翕动,口唇、爪甲青紫等。患有佝偻病、重度营养不良等体弱患儿可不发热或体温低于正常。变证则见脉搏疾数,肝脏增大,抽搐昏迷等。

三、中医辨证

肺炎喘嗽的辨证以辨风寒、风热及证候的轻重为关键,后期辨阴虚、气虚。①风寒闭肺:症见恶寒发热、无汗、呛咳频作、痰白清稀,呼吸急促,口不渴,舌淡苔薄白,脉浮紧,指纹浮红。②风热闭肺:症见发热恶风,头痛有汗,鼻塞流黄涕,咳嗽气喘,痰黄或黏稠,口渴引饮,甚或胸膈满闷,高热烦躁,咳嗽剧烈,气急鼻扇,面色红赤,大便秘结,舌红苔黄,脉浮数或数大,指纹紫滞。③痰热闭肺:发热烦躁,咳痰黄稠,气息喘促,鼻翼翕动,喉间痰鸣,声如曳锯,张口抬肩,口唇发绀,面赤口渴,舌红苔黄腻而厚,脉滑数。④毒热闭肺:高热持续,咳嗽剧烈,气急鼻扇,鼻孔干燥,面赤唇红,烦躁口渴,便闭溲赤,舌红而干,苔黄腻,脉滑数。⑤阴虚肺热:病程较长,低热盗汗,面色潮红,干咳无痰,舌红而干,苔光或光剥,脉细数。⑥肺脾气虚:低热起伏不定,面色苍白无华,动则汗出,咳嗽,乏力,纳呆,便溏,舌淡苔白滑,脉细软。变证:①心阳虚衰:突然面色苍白,口唇肢端青紫发绀,呼吸困难加重,四肢厥冷,虚烦不安,脉细弱而疾数。②邪陷厥阴:壮热,神昏谵语,四肢抽动,口噤项强,两目上视,舌绛,指纹青紫。

小儿为"纯阳"之体,"六气多从火化",因而外感时邪易从热化,临床多见风热闭肺证,且容易出现邪毒内陷心肝之变证。

四、针灸治疗

（一）取穴

大椎、尺泽、合谷、丰隆、足三里。

（二）辨证加减

高热加少商、曲池、耳尖；休克加素髎、大敦；咳嗽加列缺、肺俞；喘重加定喘、身柱；阳气虚脱加气海、关元、百会。

（三）操作

大椎梅花刺（加前后左右）后拔罐，尺泽、曲池、少商、耳尖在穴位处揉按起红晕后用三棱针点刺放血1～3滴，合谷、丰隆、列缺、肺俞、定喘、身柱均直刺不留针，素髎、大敦疾进疾出，气海、关元、百会针用补法加艾卷灸。针后围绕大椎、肺俞、身柱等背部腧穴红外线照射10～20分钟。

（四）方义

以大椎、尺泽、合谷、丰隆、足三里为主穴，大椎清热解毒、解表通阳、宣肺益气、镇静安神；尺泽为手太阴肺经合穴，有止咳平喘、清泻肺热、肃降和中之功；合谷为手阳明原穴，能解表清热、通利咽喉；丰隆为祛痰要穴，和足三里共奏健脾化湿、逐饮豁痰、和胃降逆之效，痰不阻肺，喘嗽自平。小儿肺炎喘嗽乃重症、急症，临床应密切观察其变化，高热加少商、曲池、耳尖，意在加快泄热，少商为手太阴之井穴，有宣肺利咽、泻热醒神之功，可定高热惊厥，曲池为手阳明合穴，清热疏风、利湿解毒，与尺泽配相得益彰，耳尖放血为泄热常用方法之一；素髎升阳救逆、开窍清热，大敦为足厥阴经之井，苏厥逆、醒神志、调经和荣；列缺宣肺止咳，肺俞止咳平喘，定喘顾名思义，身柱补益肺气、止咳平喘，温化痰湿；气海、关元、百会均为强壮要穴，以升阳提气、益元固脱。

（五）其他针灸法

1.刺络疗法

（1）取穴：大椎、尺泽、肺俞、鱼际、委中。

（2）操作：大椎、肺俞用三棱针散刺，加拔火罐。尺泽、委中，静脉络放血。鱼际找青紫静脉络针刺出血。

2.拔罐疗法

（1）取穴：阿是穴：肩胛双侧下部。

（2）操作：拔2～3分钟，每天1次。此法用于帮助肺炎后期湿性啰音吸收。

3.耳针疗法

（1）取穴：肺、气管、咽喉、对屏尖、屏尖、肾上腺、耳尖、内分泌。

（2）操作：屏尖、肾上腺、耳尖点刺放血，余用针灸针捻转进针，刺入耳软骨而不刺透为度，一般不留针。

4.腧穴敷贴疗法

（1）取穴：风门、肺俞、膏肓俞（均双）、阿是穴（湿啰音显著处）。

（2）操作：用炙白芥子、元胡、细辛、葶苈子各等分，共研细末，用姜汁调成糊状，搓成2 cm直径的药丸，敷贴于上述诸穴。时间为2～3小时。

5.腧穴注射疗法

（1）取穴：肺俞、定喘、孔最。

（2）操作：用20%银黄注射液0.2 mL，按穴位注射操作规程注射，每天1～2次。

6.腧穴激光照射疗法

(1)取穴:肺俞、定喘、丰隆、膻中。

(2)操作:用氦-氖激光器,每天照射 3 分钟,每天 1~2 次,10 次为 1 个疗程。

五、预后和调养

(1)本病预后与年龄大小、体质强弱、感邪轻重、护理是否得当密切相关。一旦出现相关症状应及时就医,若治疗得当,预后良好。重症肺炎,应加强巡视观察,密切注意体温、呼吸、神情、气色等变化。必要时,可每天针 2 次,控制症状,并注意口鼻清洁,保持患儿气道畅通,随时吸痰。若现危象,如有条件,采用中西医结合,针药并用、吸氧等,则能收到更好的疗效。

(2)发热时以流质、半流质饮食为宜,给予富有营养的清淡食品,多给优质蛋白,多食富含维生素的果蔬,忌食油腻及刺激食品,以防助热生痰,多饮水,补充液体。

(3)保持卧室清洁,空气流通。感冒流行期间,避免去人多拥挤的公共场所。

(4)气候骤变时要注意保暖,感冒多发季节注意防感冒变生肺炎。

(5)食疗参考方。①姜葱粥:生姜 5 g,连须葱白 2 根,先将生姜捣烂,连须葱白切碎,与糯米一起煮粥,熟时加入米醋,趁热服之。②枇杷叶粥:枇杷叶去毛,煎煮取汁,加入粳米煮粥热饮。③贝母炖梨:贝母 5 g,和梨同炖,食梨。

(康春静)

第五节 咳 嗽

一、概述

咳嗽是小儿肺系疾病中的一种常见证候。咳指有声无痰,嗽指有痰无声,有声有痰谓之咳嗽。因二者常多同时出现,故多通称"咳嗽"。不论何种原因所致的小儿咳嗽,皆和肺脏有关。小儿咳嗽可分为外感咳嗽和内伤咳嗽,临床外感咳嗽多见。

本证一年四季均可发生,以冬春两季多见,气候变化时易发生。多数预后良好,少数病久迁延,可出现并发症,影响少儿的身心健康。

二、临床表现

本病以有咳声或伴有咳痰为主要临床表现。常发生于感冒后。

外感咳嗽还常伴有咽痒咽痛、鼻塞流涕、头身疼痛、恶寒发热等表证证候;如为湿热咳嗽,则伴胸闷纳呆、恶心欲呕等;内伤于热的咳嗽伴有发热口渴、烦躁不安、小便黄、大便干的表现;内伤于痰湿的伴有胸闷纳呆、困倦乏力。发热或病程较长的小儿咳嗽注意胸部 X 线检查或血常规、痰培养。

三、中医辨证

咳嗽病位主要在肺,由肺失宣肃所致。因肺为娇脏,外合皮毛,小儿形气未充,肌肤柔嫩,卫外功能较差,易为外邪所侵,故小儿咳嗽以外感为多,内伤者少。外邪中风为百病之长,寒热之邪夹风邪侵袭人体。风为阳邪,化热最速,故小儿风寒咳嗽多病程短暂。

辨证时,首先辨外感、内伤,其次辨寒热、虚实。从起病缓急、病程长短,是否伴有表证及咳嗽的状态、频率,痰的色、量及性状可以区分。

(一)外感咳嗽

1.风寒咳嗽

咳嗽频作,咽痒声重,痰白稀薄,鼻塞流涕,恶寒无汗,或全身酸痛,舌苔薄白,脉浮紧。

2.风热咳嗽

咳痰不爽,痰黄黏稠,不易咳出,口渴咽痛,鼻流浊涕,伴有发热头痛,舌红苔薄黄,脉浮数。

(二)内伤咳嗽

1.痰热咳嗽

咳嗽痰多,黏稠难咳,伴发热口渴,烦躁不宁,小便黄大便干,舌红苔黄,脉滑数。

2.痰湿咳嗽

咳嗽痰多,色白而稀,胸闷纳呆,困倦乏力,舌淡苔白,脉滑。

3.阴虚咳嗽

干咳无痰,或痰少而黏,不易咯出,口咽干燥,喉痒声嘶,手足心热或午后潮热,舌红少苔,脉细数。

四、针灸治疗

(一)取穴

肺俞、列缺、鱼际、合谷、足三里、丰隆。

(二)辨证加减

外感风寒加大椎、风门。外感风热加尺泽、曲池。痰热加尺泽、阴陵泉。痰湿加太渊、脾俞、中脘。阴虚加膏肓俞、太溪、三阴交。

(三)操作

肺俞、足三里、脾俞、中脘、丰隆、太渊、膏肓俞、太溪、三阴交补法,余用泻法;外感风寒咳嗽,大椎、风门可用温灸。以上可留针10~20分钟,每天1~2次。

(四)方义

小儿肺常不足,取肺俞利肺化痰止咳;取手太阴络穴列缺配手阳明原穴合谷,原络相配以宣通手太阴经气;鱼际宣肺利气,止咳治喉痒;小儿脾常不足,取足三里和足阳明络穴丰隆健脾化痰。外感风寒咳嗽加六阳经交会之大椎通阳解表,督脉和足太阳交会穴风门以解表祛风,散寒止咳;外感风热咳嗽加手太阴合穴尺泽清肺化痰,手阳明合穴曲池清热疏风;痰热犯肺加尺泽清肺化痰,足太阴经合穴阴陵泉清利湿热、化痰止咳;痰湿咳嗽加手太阴经原穴太渊利肺化痰,脾俞、中脘健脾化湿、助运化浊,协同足三里、丰隆健脾化痰;膏肓俞主治久虚劳损,太溪滋肾养阴,三阴交补益脾气,三穴合而滋阴止咳。

(五)其他针灸法

1.耳针疗法

(1)取穴:肺、气管、对屏尖、神门、肾上腺。

(2)操作:以毫针刺入,产生胀感,不留针。或以王不留行籽贴压。双耳同时取穴,每天1次,

5次为1个疗程。

2.拔罐疗法

(1)取穴:大椎、肺俞、定喘、身柱、风门、膻中。

(2)操作:每天1次,每次3~5分钟。10次为1个疗程。背部腧穴也可走罐。

3.电针疗法

(1)取穴:定喘、肺俞、尺泽、鱼际。

(2)操作:以脊柱为界分左右两侧,定喘、肺俞一组,尺泽、鱼际一组,疏密波,通电20分钟,中等刺激。每天或隔天1次。

4.艾卷灸疗法

(1)取穴:风门、大椎、身柱、膏肓俞、膻中、中脘、尺泽、丰隆、太渊、足三里、三阴交、太溪。

(2)操作:每次4~5个穴,每穴20分钟,每天或隔天1次。

5.腧穴红外线照射疗法

(1)取穴:大椎、风门、肺俞、膏肓俞、身柱、脾俞、肾俞、中府、膻中、中脘。

(2)操作:背部腧穴和胸腹部腧穴分别照射20分钟。每天或隔天1次。

6.刺络疗法

(1)取穴:风门、肺俞。

(2)操作:用三棱针散刺,每穴各5~6次,再用火罐闪罐3次,然后留罐3~5分钟。

7.腧穴敷贴疗法

(1)取穴:大椎、肺俞、风门、定喘、膻中、足三里、丰隆。

(2)操作:将白芥子、甘遂、细辛、丁香、元胡等量共研细末,加入姜汁或蒜汁,调成糊状,制成直径为0.8 cm的圆饼,敷贴于上穴,用胶布固定,保留6~8个小时,有皮肤灸痛者即可揭去,每隔2~3天敷贴1次,5次为1个疗程。此法也可用于冬病夏治治疗慢性咳嗽。

8.腧穴激光照射疗法

(1)取穴:定喘、风门、肺俞、合谷、列缺。

(2)操作:用氦-氖激光器照射,激光波长632.8~650 nm,输出功率5~15 mW,每穴照射5分钟,每天2次,症状改善后改每天1次,5~10次为1个疗程。

9.腧穴注射疗法

(1)取穴:大椎、风门、定喘、肺俞、脾俞、膻中、孔最、尺泽、足三里、丰隆。

(2)操作:药物采用胎盘组织液,每穴0.5~1 mL,每次选2~4穴,按穴位注射法常规注射。注射时注意小儿不能吵闹乱动,以防发生意外。

10.头皮针疗法

(1)取穴:额旁1线(双)、额中线。

(2)操作:针尖向下。快速破皮后,针进腱膜下层1寸,行抽提法,可配合深呼吸、拍背和吞咽等动作。留针2小时以上。

五、预后和调养

(1)针灸治疗小儿咳嗽疗效较为满意。与拔罐、穴位敷贴等疗法结合,对小儿咳嗽疗效更好。若有发热、咳声剧烈、病程较长者,应注意结合其他方法治疗。

(2)注意与咳嗽变异型哮喘的鉴别,一旦确诊,需按哮喘治疗。

（3）气候变化气温骤变时，及时添加衣物，防止感冒。

（4）避免辛辣香燥生冷等刺激性食物、刺激性气味、冷空气、烟尘等刺激咽喉，运动或哭闹过多等也可诱发咳嗽，应予适当控制。

（5）饮食宜清淡而富有营养，多饮水，咳嗽期间多食梨汁、萝卜冰糖汁等。

（康春静）

第六节　泄　泻

一、概述

泄泻是以大便次数增多，粪质稀薄或如水样为主症的一种儿科常见病。古人将大便溏薄者称为"泄"，大便如水注者称为"泻"。西医称为小儿腹泻。两岁以下的婴幼儿发病率最高，小于1岁者约占50%。一年四季均有发生，以夏秋两季多见。多因外感风寒暑湿邪气，导致脾运失常而致，或过伤乳食、瓜果生冷，或过服寒凉药物，或抗生素应用不当，致元气耗损，脏腑虚寒而引起。

泄泻轻症及时治疗，预后良好；若起病急骤，或病程迁延，可造成营养不良，影响小儿生长发育，而形成疳证。

二、临床表现

大便次数增多，每天3～5次，多则十余次。便质呈水样便、泡沫便、黏液便，精神不振，少尿或无尿，腹胀或腹痛。腹痛时患儿突发啼哭，两手握拳，曲腰，蹬足，肠鸣，汗出，可伴呕吐。

轻症腹泻，大便多为黄色或绿色，并伴有轻微呕吐。便前有腹痛，哭闹不安等症状，一般不发热，精神和食欲尚好。重症腹泻，亦称"中毒性消化不良"，一天之内腹泻十余次，甚至数十次水样便，有时带有黏液，常伴有频繁呕吐，烦躁不安，精神不振和口渴，可出现脱水、酸中毒、电解质紊乱现象，不及时抢救甚至危及生命。

三、中医辨证

泄泻之本在于脾虚。脾虚湿困是基本病机。小儿脾常不足，易于感受风寒湿之邪，或内伤乳食及难以消化之物伤及脾胃，脾胃纳运失常，清浊难分，不能化水谷精微，致清阳不升，浊阴不化，水湿为患，合污而下发为泄泻。

临床辨证首先分清病情轻重。轻者便次不多，精神状态较好，重者便次频多，精神不振，伴呕吐、烦躁不安、腹痛惊厥、四肢不温等变证。其次根据粪便性状与症状表现，分清寒热虚实。辨证分型如下。

（一）常证

1.伤食泄泻

大便稀溏且夹有奶瓣或未消化的食物残渣，脘腹胀痛，痛则欲泻，泻后痛减，粪便酸臭如败卵，嗳气酸馊，或欲呕吐，不思乳食，矢气频频，夜寐不安，舌苔厚腻脉滑，指纹色紫。

2.风寒泄泻

大便清稀,多泡沫,臭气不甚,兼恶寒发热,舌苔白腻,脉濡,指纹色红。

3.湿热泄泻

便质稀薄,或如蛋花汤,或有黏液,泻下急迫如水注,色黄而臭,神疲食少,口渴烦躁,小便短黄,舌苔黄腻。

4.脾虚泄泻

大便稀溏,久泻不愈,多见于食后作泻,色淡不臭,反复发作,面黄肌瘦,神疲倦怠,舌淡苔白,脉濡。

5.脾肾阳虚泻

久泻不止,完谷不化,或伴脱肛,形寒肢冷,面色苍白,睡时露睛,舌淡苔白,脉弱无力。

(二)变证

1.气阴两伤

泻下无度,精神不振,四肢乏力,囟门眼眶凹陷,皮肤干燥消瘦,口渴引饮,小便短赤,甚至无尿,唇红而干,舌红少津,苔少或无苔,脉细数。

2.阴竭阳脱

泻下不止,次频量多,精神萎靡,表情淡漠,面色苍白青灰,四肢厥逆,舌淡苔白,脉沉细欲绝。

四、针灸治疗

(一)取穴

额旁2线(双)。

(二)辨证加减

发热加大椎、曲池。呕吐加内关、上脘。食伤加四缝、足三里。风寒加合谷、水分、足三里。湿热加太白、内庭。脾虚加足三里、脾俞。惊厥加大敦、行间。气阴两虚加气海、肾俞、太溪。阴竭阳脱加百会、关元。

(三)操作

额旁2线行半刺法。实证用泻法,虚证用补法或加灸,每天1~2次。

(四)方义

头穴额旁2线主治中焦疾病;大椎清热解表;曲池为手阳明大肠经合穴,清热疏风;内关、上脘有和胃降逆之功;四缝乃治积奇穴;足三里健脾和胃以化食;合谷疏风散邪,水分利湿止泻;太白为足太阴脾经之输穴,脾之原穴,健脾和胃、清热化湿;内庭为足阳明荥穴,"荥主身热";脾俞、足三里益脾健运;大敦为足厥阴肝经井穴,回阳救逆;行间为肝经荥穴,息风止痉;气海益气补肾;肾俞、太溪益肾养阴;百会回阳固脱,关元固本培元。

(五)其他针灸法

1.针刺疗法

(1)取穴:脾俞、胃俞、肾俞、梁门、足三里、水分、天枢。

(2)操作:各穴均用梅花形(前后左右)针刺,不留针,每天1次。

2.腧穴敷贴疗法

(1)取穴:神阙。

(2)操作:药物组成及制作:公丁香、肉桂各20 g,白胡椒30 g,共研细末,再加入冰片5 g研匀,备用。治疗时先洗净小儿脐部,乙醇常规消毒后,将上药填满肚脐,胶布固定。每天换药 1 次,5 次为 1 个疗程。适合于寒湿型、阳虚型,湿热型忌用。

3.耳针疗法

(1)取穴:大肠、小肠、脾、胃、交感、内分泌。

(2)操作:以毫针刺入,产生胀感,不留针。或以王不留行籽贴压。双耳同时取穴,每天 1 次, 5 次为 1 个疗程。

4.艾卷灸

(1)取穴:天枢、气海、神阙、关元、足三里、三阴交。

(2)操作:选 2～3 穴(一般腹部 2 穴、腿部 1 穴),每穴温灸 5 分钟,每天 1 次。

5.隔盐灸疗法

(1)取穴:神阙。

(2)操作:脐孔洗净后,加入细盐至脐孔平,在盐上放一直径约 1 cm、长 1～2 cm 的艾炷,点燃灸之,感觉灸痛时可将艾炷移开,在盐上面加厚 0.3 cm 左右的生姜片继续灸之,直至熄灭。可连灸 2～3 壮。

6.刺络疗法

(1)取穴:四缝。

(2)操作:点刺挤出黄白色黏稠液体,或刺络纹,挤出血液少许。视泄泻轻重每天 1～2 次, 5 次为 1 个疗程。

7.割治疗法

(1)取穴:第 11 胸椎棘突旁开 3～4 cm,或鱼际。

(2)操作:常规消毒后,自第 11 胸椎棘突开始,向左或右割 3～4 cm,破皮见血为度,割治鱼际穴,刀口呈纵线,即与肌纤维走行一致,破皮见血为度。

8.拔罐疗法

(1)取穴:神阙、脾俞、胃俞、大肠俞、膈俞。

(2)操作:每天 1 次。

9.灯草灸疗法

(1)取穴:长强。

(2)操作:取灯草蘸茶油点燃一端,在长强穴施灯草灸。一次不能止泻,隔三五天再灸 1 次。

10.三棱针疗法

(1)取穴:尾穷穴(在尾骨尖上方 1 寸处及其旁开各 1 寸处,共 3 穴)。

(2)操作:三棱针点刺出血,隔天 1 次,5 次为 1 个疗程。

11.腧穴激光照射疗法

(1)取穴:中脘、气海、天枢、神阙。

(2)操作:用氦—氖激光器照射,激光波长 632.8～650 nm,输出功率 20 mW,每穴 5 分钟,每天 2 次,5～10 次为 1 个疗程。

12.腧穴注射疗法

(1)取穴:足三里。

(2)操作:药用山莨菪碱注射液,每次每穴 0.2～0.5mg/kg 注于足三里穴,每天 1 次。

五、预后和调养

(1)用半刺法额旁 2 线治疗婴幼儿腹泻,尤其是单纯性腹泻,疗效屡治不爽,实为简便灵验安全之法,故本书列为主穴,以作推荐。针灸其他疗法治疗小儿泄泻也同样疗效可期。

(2)泄泻治疗贵在及时,较易恢复。若泄泻严重者,应视病情变化,及时配合输液补水等药物对症治疗。

(3)随着生长发育,小儿脾胃功能渐强,泄泻的发生次数会有所减少。

(4)注意饮食卫生,切忌暴饮暴食,食品应新鲜、清洁,煮熟后方可食用。

(5)提倡母乳喂养,添加辅助食品时,需循序渐进,从稀到稠,从细到粗,习惯一种食物再加另一种食物。

(6)患病期间控制饮食,适当减少进食,视病情可短时间禁食,有利于康复。

(7)及时添加衣物,避免风寒湿邪侵袭,尤其要做好腹部保暖。

(8)患儿每次大便后,要用温水洗净臀部,涂些甘油、爽身粉,并及时更换尿布。

(9)食疗参考方。①山药饼:山药、芡实、莲子,按 3∶2∶1 的比例,磨成细粉,每餐用 2～3 匙,加白糖适量,水调成饼状,蒸熟作点心吃。②乌梅汤:乌梅 5～15 个,加水 500 mL,煎汤,加适量红糖,代茶饮用。③薏米扁豆粥:薏米、扁豆适量煮粥喝。

(康春静)

第七节　食　　积

一、概述

食积又称"积滞"。是因小儿喂养不当,内伤乳食,致乳食停聚中脘,积而不化,伤及脾胃所引起的一种小儿常见的胃肠病证。与西医学消化不良相近。本病一年四季皆可发生,夏秋季节更易发生,暑湿易于困遏脾气。小儿各年龄阶段皆可发病,但以婴幼儿多见。食积可分为伤乳和伤食,临床以伤食者多见,常与感冒、泄泻、疳证合并出现。若食积日久,迁延失治,脾胃功能严重受损,导致小儿营养缺乏,阻碍生长发育,转化成疳证,故前人有"积为疳之母,无积不成疳"之说。

二、临床表现

食积主要临床表现为不思乳食,食而不化,脘腹胀痛,嗳腐吞酸,甚则吐泻酸臭,大便溏泄或便秘,臭如败卵,并夹杂不消化食物为特征,舌苔黄腻或腐腻。若积滞日久化热后,还可出现夜卧不宁、睡喜伏卧、辗转反侧、手足心热、排气恶臭等症状。多数患儿有伤乳、伤食史。大便检查,有不消化食物残渣或脂肪球。

三、中医辨证

本病的病因主要是乳食内积,损伤脾胃,或素体脾胃虚弱,运化失司,而致乳食停滞为积。小儿饥饱不能自知,若食乳过量,冷热不调,皆能停积脾胃,壅而不化,气滞不行,成为积滞。乳食停积中焦，胃失和降，气逆于上，则呕吐酸臭不消化之物；脾失运化，升降失常，气机不利，出现脘腹胀痛，大便不利，臭如败卵；或积滞壅塞，腑气不通，而见腹胀腹痛、大便秘结之症。食积日久，损伤脾胃，脾胃虚弱，运纳失常，复又生积；亦有先天不足，病后失调，脾胃虚弱，胃不腐熟，形成虚中夹实之象。

小儿食积辨证关键在于辨虚实。实证病程短，脘腹胀痛拒按，食入即吐，大便秘结，舌质红苔厚腻；虚证病程较长，脘腹胀满喜按，面色萎黄，神疲形瘦，大便溏薄或完谷不化，舌淡胖苔薄白。

临床分为以下两型：①乳食内积。呕吐酸馊乳食，腹部胀痛拒按，大便酸臭以食物残渣为主，小便短黄，食欲不振或拒食，或兼有低热，舌红苔腻，脉滑数。②脾虚夹积。面黄肌瘦，体倦乏力，卧不安寐，不思乳食，腹满喜按，大便溏薄，舌淡苔白腻，脉细而滑。

四、针灸治疗

(一)取穴
中脘、足三里、四缝。

(二)辨证加减
乳食内积加天枢、上巨虚；脾虚夹积加脾俞、胃俞、气海；积滞化热加曲池、内庭；烦躁不宁加神门。

(三)操作
中等刺激，不留针。中脘、足三里、脾俞、胃俞、气海施补法，天枢、内庭、大椎、曲池行泻法，四缝点刺后挤出少量黄白色透明状黏液或出血，神门平补平泻。

(四)方义
胃募中脘健脾助运，和胃消积；足三里为足阳明经之合穴、胃之下合穴，健脾和胃，升降气机，收理气消积之效；四缝为经外奇穴，有消食化积导滞之功。天枢为大肠募穴，上巨虚为大肠之下合穴，合而调中和胃，理气健脾，消食化滞；脾俞、胃俞分别为脾、胃之背俞穴，健脾益气，和胃消食；气海顾名思义为补气强壮要穴，实验研究表明可提高机体免疫力，对肠功能有调整作用；曲池乃手阳明经合穴，调和营卫、清热降温，且有研究表明可增强胃肠蠕动；内庭为足阳明经之荥穴，"荥主身热"，清胃泻火，可消积除热；神门宁心安神，镇静除烦。

(五)其他针灸法
1.腧穴敷贴疗法

(1)取穴：神阙、涌泉(双)。

(2)操作：药物组成和制作：生栀子10 g，研细末，加入面粉适量拌匀，加鸡蛋清适量调成糊状，做成3个药饼，分别敷贴于脐部和足底，外用纱布覆盖，胶布固定。每天换1次，3~5次为1个疗程。

2.耳针疗法

(1)取穴：小肠、胃、皮质下、大肠、脾、内分泌。

(2)操作：所取穴位严格消毒后，用0.5寸毫针快速刺入，不留针。每天1次，5次为1个疗程。或用王不留行籽贴压。左右交替，每天按压3~5次。

3.头针疗法

(1)取穴：额旁2线(双)、额顶线中1/3段(神庭至前顶三等份的中间段)、额中线。

(2)操作：针尖方向由上往下，行抽提法，结合按摩腹部。间歇动留针2小时以上。

4.温和灸疗法

(1)取穴:天枢、足三里、神阙、四缝。

(2)操作:每穴施灸 15～20 分钟,每天 1 次,5～7 次为 1 个疗程。

5.拔罐疗法

(1)取穴:中脘、天枢、脾俞、胃俞、大肠俞。

(2)操作:留罐 3～5 分钟。1 天 1～2 次。

五、预后和调养

(1)针灸通过消食导滞,调理脾胃,对食积治疗效果较好,疗程也短;且其他疗法效果不显,改用针灸疗法,仍可取得理想疗效。若食积兼有他症(如感冒等)时,应食积与他症同时治疗,方能更快收效。

(2)注意节制饮食,乳食宜定时定量,不应过饥过饱。不宜过食生冷、油腻的食物,不吃零食,纠正小儿偏食。

(3)提倡母乳喂养,根据年龄合理添加辅食,不宜过早添加。提倡合理喂养。

(4)做好腹部保暖,防止腹部受凉影响脾胃功能。素体脾胃虚弱的患儿可常按摩腹部,每次顺时针逆时针各 2 分钟。

(5)食疗参考方。①山楂蜜饯:山楂 500 g、蜂蜜 250 g。先将山楂洗净,去掉果核,然后放入砂锅内,加水适量,煮至呈糊状时加入蜂蜜,搅拌均匀后收汁食用。②荸荠粥:鲜荸荠 250 g、粳米 100 g。先将荸荠洗净,去皮后切片与粳米一起煮成稀粥,温热食之。③鸡内金鸡蛋羹:用鸡内金研成粉末调在鸡蛋羹里吃。④白萝卜汤:将白萝卜洗净切块,煮汤喝。

(康春静)

第八节 疳 证

一、概述

疳证是小儿由于喂养不当,或多种疾病影响,导致脾胃功能受损,气液耗伤而形成的慢性疾病。本病发生无明显季节性,好发于幼弱小儿,以 5 岁以下小儿多见。疳证又称疳积,因其与积滞关系密切,固有"积为疳之母,无积不成疳"之说。

疳证是古代儿科四大要证之一,包括现代医学的蛋白质-能量营养不良,维生素或微量元素缺乏等营养不良。因其严重影响小儿的生长发育,历代儿科医家对其十分重视。随着医疗卫生水平的提高,我国疳证的发生率已经明显下降,但由于当今时代独生子女居多,家长喂养不当,饮食不节,过食肥甘厚味、生冷之品,或造成偏食、厌食,使脾胃受损。治疗方面也注重健运脾胃,而不是单单以补益为主。

小儿各系统、器官正处于生长发育的关键时期,如营养缺乏或吸收不良,将影响患儿一生的健康,所以应及时诊治。

二、临床表现

疳证临床表现以形体消瘦,饮食异常,面黄发枯,精神萎靡或烦躁不安为主要特征。初期患儿体重不增,体格生长缓慢,常被家长忽视。后期则体重逐渐下降,皮下脂肪减少,形体逐渐消瘦,皮肤干枯,肚腹胀大,饮食异常,大便干稀不调,面色无华,啼哭无力,毛发稀疏、枯黄、肌肉松弛、萎缩。重者精神萎靡,反应迟钝,或好发脾气,烦躁易怒,睡眠不宁,或喜揉眉擦眼,或吮指、磨牙等,皮下脂肪消失殆尽时,面如老人,可发生水肿,多数从下肢开始,呈凹陷性,严重者全身水肿,头发干枯易断,心率减慢,血压偏低等。

三、中医辨证

"疳"有两种含义,其一是"疳者甘也",谓其因过食肥甘厚味所致;其二是"疳者干也",指其症见气液干涸,形体消瘦,肌肤干瘪的临床特征。疳证病变在脾胃。主要因喂养不当,饥饱无度,或过食肥甘厚味、生冷之品,抑或乳食的质量、数量紊乱,发生伤乳、伤食,损伤脾胃,日久运化失职,水谷精微不能吸收,机体无以滋养,形成疳证。或其他疾病的影响,或病后调理不当,多见长时间的吐泻或慢性腹泻,耗伤津液,伤及脾胃,气血生化不足,形成疳证。

临床辨证主要需辨明虚实和病情的轻重。按常证和兼证可有如下分型。

(一)常证

1.疳气

形体略消瘦,面色萎黄无华,毛发稀少,厌食或食欲不振,精神欠佳,易发脾气,大便或溏或秘。

2.疳积

形体明显消瘦,肚腹鼓胀,甚则青筋暴露,面色萎黄无华,毛发稀疏如穗,精神不振或易烦躁激动,睡眠不宁,或伴有动作异常,食欲减退或多吃多便。

3.干疳

亦称"疳极"。极度消瘦,面呈老人貌,皮肤干瘪起皱,大肉脱,皮包骨,精神萎靡,啼哭无力,毛发干枯,腹凹如舟,大便溏薄或便秘,时有低热,口唇干燥。

(二)兼证

1.眼疳

兼见两目干涩,畏光羞明,白膜遮睛,夜间视物不清。

2.口疳

兼见口舌生疮,甚至糜烂,秽臭难闻,面赤唇红,烦躁哭闹。

3.疳肿胀

兼见小便短少,大便溏薄,全身或四肢目胞水肿,面色无华。

四、针灸治疗

(一)取穴

下脘、中脘、足三里、太溪、公孙。

(二)辨证加减

烦躁不安加内关、神门;脘腹胀满加四缝;气血亏虚加关元;大便稀溏加天枢、上巨虚;脾胃虚弱加脾俞、胃俞;虚脱加百会、神阙。

(三)操作

点刺、浅刺、平补平泻,不留针。四缝穴点刺挤出少量黄色透明黏液或出血。关元、脾俞、胃俞、百会针后加温和灸,神阙用隔盐灸。

(四)方义

下脘健脾化积、和胃消食;中脘为胃之募穴,和胃降逆、健脾助运;足三里为足阳明经合穴,健脾补气、益胃化积;太溪为足少阴经之输穴,肾之原穴,益肾固本、滋阴养津;公孙为足太阴经络穴、八脉交会穴之一,别走胃经,能健脾化食,行滞消胀。内关为手厥阴经络穴,八脉交会穴,有宁心安神、和胃降逆、宽胸理气的作用;神门为手少阴心经之输穴,心之原穴,养心宁神、镇静除烦;四缝为疳证验穴,消食化积、清肠导滞;关元为强壮要穴,大补元气、培根固本;天枢为大肠募穴,上巨虚为大肠之下合穴,两穴合而调中和胃、理气止泻;脾俞、胃俞为脾、胃背俞穴,共奏健脾养胃之功;百会为督脉和手足三阳之会,升阳固脱、醒脑开窍;神阙隔盐灸有回阳救逆固脱之功。

(五)其他针灸法

1.腧穴敷贴疗法(适宜于虚寒型)

(1)取穴:涌泉(双)。

(2)操作:药物组成:白矾、陈醋各适量,调成糊状,敷于涌泉穴固定,每天换1次。

2.温和灸疗法

(1)取穴:脾俞、胃俞、足三里。

(2)操作:每穴施灸5～10分钟,5～7次为1个疗程。

3.灯火灸疗法

(1)取穴:大敦、二间、足三里、四缝。

(2)操作:每穴1～2次,每天1次,10次1个疗程。

4.刺络疗法

(1)取穴:四缝。

(2)操作:直刺0.1～0.2寸,或三棱针点刺,挤出少量黄色透明黏液或出血。每周2次为1个疗程。

5.电针疗法

(1)取穴:脐中四边穴。

(2)操作:四边穴中分上下、左右两组,用G6805电针仪连接,疏密波通电10～15分钟,重者每天1次,轻者隔天1次,5次为1个疗程。

6.头皮针疗法

(1)取穴:额旁2线(双)、额中线、顶中线、额旁3线(双)。

(2)操作:针尖方向:额区治疗线由上往下,顶中线由前往后。行抽提法,配合按摩腹部,间歇动留针2小时以上。每天1次,5次为1个疗程。

7.皮肤针疗法

(1)取穴:华佗夹脊穴。

(2)操作:用皮肤针由上而下反复叩击,至皮肤略红为度。

8.拔罐疗法

(1)取穴:中脘、下脘、天枢、脾俞、胃俞、肾俞。

（2）操作：每穴拔 3～5 钟，每天 1 次。

五、预后和调养

（1）针灸治疗本病有较好疗效，针刺、温和灸、中药敷贴、神阙隔盐灸等疗法可配合应用，对疳证治疗效果更好。四缝穴为治疗本病经验穴，屡治屡验。

（2）对本病的预防和护理比治疗更为重要。要查明病因，积极治疗原发病，同时配合膳食疗法。选择高营养（即高蛋白、高维生素、高能量）、易消化的食物，少量多餐。根据病情轻重，消化功能的强弱，循序渐进逐渐补充到正常食量。

（3）带小儿多晒太阳，增强体质，保持室内空气清新。确保食物新鲜清洁，不食生冷变质乳食。

（4）提倡母乳喂养，不宜过早断奶，添加辅食不宜过早，适应一种辅食之后再添加另一种，循序渐进。

（5）纠正不良饮食习惯，家长不能过于溺爱独生子女，防止厌食、偏食。

（6）食疗参考方。①化积蛋：使君子（去壳炒香）和槟榔各半，共研细末，每次 10 g，早饭前蒸鸡蛋吃。②蛤蟆汤：蛤蟆（蟾蜍亦可）剥去皮，煮成汤汁，每天吃 2 只。③莱菔子散：莱菔子 6 g，研末，水调服。④山药扁豆粥：鲜山药（去皮切片）30 g，白扁豆 15 g，白米 30 g，同煮粥，加白糖适量食之。

（康春静）

第九节　厌　　食

一、概述

厌食是小儿时期较常见的一种脾胃系病症，临床以较长时间厌恶进食，食欲不振或食量减少，甚至拒食为特征。长期厌食患儿形体日渐消瘦，可发展为疳证，严重者将影响体格发育和智力发展。随着现代生活水平提高，独生子女患该病越来越多，各个年龄均可发病，尤以 1～6 岁儿童多见。多因喂养不当或饮食不节，影响脾胃功能，导致受纳运化失健。

厌食是单独存在的一个症状，西医称消化功能紊乱，这些症状不仅出现在消化系统疾病，且常出现在其他系统疾病时，尤其多见于中枢神经系统疾病或精神疾病时。因此必须详细询问有关病史，积极治疗其原发疾病。

二、临床表现

厌食临床主要表现为见食不食，食欲不振，甚至拒食等。厌食患儿虽然体格略消瘦，面色无华，但无大便不调、脾气急躁、精神萎靡和腹鼓作胀等疳证症状。常有喂养不当史，如进食无定时、定量，喜食甘甜厚味、生冷食品，喜吃零食，或偏食等。常有兼见气虚或阴虚的不同证候，气虚患儿有懒言乏力，易汗出，面色萎黄，大便不实，夹有不消化食物残渣的表现；阴虚兼见口舌干燥，面色萎黄无光泽，皮肤干燥，便秘或大便干结，小便黄赤。

三、中医辨证

厌食主要病机为喂养不当,损伤脾胃,或他病及脾,脾胃收纳运化功能失调,气机升降不利,胃气上逆,或先天不足,脾胃怯弱,或情志失调,易受惊恐惊吓,肝木乘脾而致。家长缺乏喂养经验,给小儿滋补肥甘厚味食品,或纵其所好,肆意索取零食,偏食,嗜食;或饮食无节制,饥饱无度,进食杂乱;从而损伤脾胃,影响脾胃的收纳运化功能,导致厌食。小儿体弱,易感外邪,尤其是感受温热病后,津液耗伤,或用药不当,过于寒凉,或过于温燥,或病后调理不当,均可使脾胃气阴不足,收纳功能失调,产生不思饮食或厌食的症状。另外,小儿神气怯弱,猝受惊吓或打骂,或环境变迁,或所欲不遂,均可使情志怫郁,肝失调达,气机不畅,乘脾犯胃,形成厌食。总之,脾胃和则能知五谷饮食之味,脾胃不和,纳运功能失调,则致厌食。

临床辨证主要可分为以下三型。

(一)脾运失健

症见面色少华,不思饮食,或食物无味,拒进饮食,形体偏瘦,精神状态一般无异常,大小便均基本正常,舌苔白或薄腻,脉尚有力。

(二)胃阴不足

口干多饮而不喜进食,皮肤干燥,缺乏润泽,大便多干结。舌苔多见光剥,亦有光红少津者,质偏红,脉细。

(三)脾胃气虚

精神较差,面色微黄,厌食、拒食,若稍进饮食,大便中夹有不消化残渣,或大便不成形,容易汗出,舌苔薄净或薄白,脉无力。

四、针灸治疗

(一)取穴

脾俞、章门、足三里、公孙。

(二)辨证加减

脾失健运加阴陵泉、三阴交。胃阴不足加胃俞、太溪、内庭。脾胃气虚加中脘、胃俞。

(三)操作

以上各穴均浅刺,不留针。章门穴向下斜刺,脾俞、胃俞向脊椎斜刺,余均直刺。内庭用捻转泻法,余穴均用捻转补法。

(四)方义

脾俞、章门为脾之俞穴、募穴,俞募相配,健脾助运;足三里为胃经合穴,公孙为脾经络穴,别走胃经,二者健脾和胃。阴陵泉为脾经合穴,三阴交为足三阴经之交会穴,两穴合而益脾健运、和胃理气;胃俞为胃之背俞穴,养胃滋阴、生津润燥,太溪为肾经输穴、肾之原穴,滋阴降火;内庭为足阳明经之荥穴,可清胃中之热;中脘为胃之募穴,与胃俞俞募相配,益气养胃。

(五)其他针灸法

1.耳针疗法

(1)取穴:胃、脾、皮质下、小肠、神门。

(2)操作:王不留行籽贴压,两耳轮换。隔天1次,10次为1个疗程。每天按压3～5次,每次3～5分钟。

2.头皮针疗法

(1)取穴:额旁 2 线(双)、额中线。

(2)操作:针尖方向由上向下,行抽提法。留针 2 小时以上。

3.温和灸疗法

(1)取穴:中脘、胃俞、脾俞、足三里、公孙、气海、阴陵泉。

(2)操作:每天 1 次,每次 3~4 穴,10 次为 1 个疗程,好转后可改 1 天 1 次。

4.腧穴敷贴疗法

(1)取穴:神阙。

(2)操作:药物组成:槟榔 10 g,高良姜 5 g。共研末,将患儿肚脐洗净后,把药末填入脐中,用纱布覆盖,并用胶布固定。2 天后换药,5 次为 1 个疗程。

5.皮肤针疗法

(1)取穴:脾俞、胃俞、三焦俞、华佗夹脊穴(7~17 椎)、足三里。

(2)操作:轻刺激,隔天 1 次。

6.穴位注射疗法

(1)取穴:足三里。

(2)操作:药物:维生素 B_{12} 注射液 100 μg 加注射用水 1 mL,将药液分别注入双侧足三里穴各半,隔天 1 次,5 次为 1 个疗程。

7.腧穴激光照射疗法

(1)取穴:中脘、下脘、足三里。

(2)操作:用 He-Ne 激光穴位照射,激光波长 632.8~650 nm,输出功率 16 mW,频率 50 Hz,每穴位照射 20 分钟,每周 1 次,4 次为 1 个疗程。

8.刺络疗法

(1)取穴:承浆。

(2)操作:点刺 3~5 mm,每天 1 次,5 次为 1 个疗程。

五、预后和调养

(1)针灸治疗厌食在辨证准确的基础上,疗效确切,且安全无不良反应。但若长期不愈,可致气血生化乏源,抗病能力下降,易于罹患他病,影响生长发育。

(2)家长不能过于溺爱小孩,从小养成良好的饮食习惯,提倡母乳喂养,不盲目吃补药,防止过于滋腻,阻碍脾胃运化。

(3)营造轻松愉快的进食环境。小儿不愿吃某种食物时,家长要积极引导,进行心理疏导,不强求也不过分放纵。

(4)饮食要定时定量,多吃蔬菜、水果、粗粮等,少吃巧克力、煎炸食物、碳酸饮料等。

(5)查明病因,积极治疗引起厌食的原发病。

(6)多晒太阳,加强体育锻炼,增强体质。常给小儿捏脊、摩腹,按揉足三里等,可促进胃肠蠕动,加强脾胃运化功能。

(7)食疗参考方。①扁豆枣肉糕:白扁豆、薏米、山药、芡实、莲子各 100 g,大枣肉 200 g,焙干研为细末,加糯米粉 500 g,白糖 150 g,混匀后蒸糕或做饼,每天 3 次,每次 30~50 g,空服当点心食用。②橘皮鲫鱼汤:鲫鱼 1 条,生姜 30 g,橘皮 10 g,胡椒 1 g,葱适量。将鲫鱼洗净,生姜洗净切片与各味药用纱布包好放入鱼腹内,加水适量,小火炖熟,加盐、葱少许调味,空腹喝汤吃鱼肉(须仔细挑去鱼刺)。分2次服,每天1剂,连服数天。③麦芽粥:麦芽50 g,粳米50 g。煮粥食用。④山楂片:市售山楂片即可。

(康春静)

第十节 呕 吐

一、概述

呕吐是小儿病症中的常见症状,以胃内溶物由胃中经口而出者为其主症,它可以是很多疾病的一种表现。由于胃失和降,气逆于上所致。有声无物谓之呕,有物无声谓之吐,二者常同时出现,故称之呕吐。乳婴儿常见哺乳后乳汁从口中吐出或者溢出者为吐乳。多因乳食过量或过急所致,此外,感受外邪、脾胃虚寒、暴受惊恐、蛔虫侵扰、肝气郁结等都可成为致病因素。

经常呕吐或长期反复呕吐,则损伤胃气,胃纳不足,导致水谷之海损伤,气血津液亏虚而影响小儿的生长发育。尤其在诊断不清楚时,应仔细询问病史及体格检查,并做相关辅助检查,以排除消化道、神经系统疾病及感染性疾病。西医常见小儿胃食管反流症、肠套叠、肥厚性幽门狭窄等引起呕吐者,应在积极治疗原发病的同时,参照本节进行对症治疗。

二、临床表现

呕吐以乳食由口而出为主要临床表现。引起呕吐的原因不同,其临床表现亦不同。感受外邪者,呕吐伴有流涕、恶寒发热、头身不适等表证证候;乳食积滞者,呕吐乳片或不消化食物残渣,吐出为快,吐物酸臭,拒食拒乳,脘腹胀痛拒按等;脾胃虚寒者,呕吐物酸臭不甚,面色㿠白,神疲乏力,四肢欠温;暴受惊恐者,呕吐清涎,睡卧不安,惊惕哭闹。伴有高热抽搐或反复出现剧烈呕吐者,及时进行腹部X线摄片,近年来,超声检查也逐渐受到重视。

三、中医辨证

小儿呕吐主要病机为胃失和降,气逆于上。引起呕吐的病因以感受外邪、乳食积滞、脾胃虚寒、暴受惊恐等为多见。临床辨证首先辨别外感、伤食,感受外邪伴有寒热表证,伤食者有饮食不节制,喂养方式不当,呕吐物酸臭,胃脘疼痛的症状。其次辨寒热虚实,食入即吐多为胃热呕吐,食后方吐,常属脾胃虚寒。

临床可按如下分型。

(一)伤食吐

吐出物多呈酸臭乳块或不消化食物,不思乳食,口气臭秽,大便秘结,舌苔厚腻。

(二)胃热吐

食入即吐,呕吐酸臭,口渴喜饮,身热烦躁,大便秘结,小便黄短,舌红苔黄,脉滑数。

(三)胃寒吐

病程较长,食久方吐,或朝食暮吐,多为清稀淡水,或不消化乳食,不酸不臭,面色苍白,神疲乏力,四肢欠温,大便溏薄,小便清长,舌淡苔白,脉细无力。

(四)惊恐吐

多发生于暴受惊吓之后,呕吐清涎,面色青或白,睡卧不安,或惊惕哭闹。

四、针灸治疗

(一)取穴

中脘、内关、足三里。

(二)辨证加减

外受风寒加大椎、合谷、风池,感受暑湿加胃俞、曲池,伤食加下脘、天枢,胃热加内庭,胃寒加上脘、脾俞、胃俞,惊恐加太冲、神门、阳陵泉。

(三)操作

实证用泻法,虚证用补法,或可加温灸。1天1次。

(四)方义

中脘为足阳明胃经募穴,和胃降逆止呕;内关为手厥阴心包经之络穴,通阴维脉,可宣通上焦、中焦气机,能宽中理气,止呕降逆;足三里为足阳明胃经之下合穴,为循经远端取穴,与中脘募合相配,合内关共奏疏利气机、和胃降逆之功。大椎疏风散热;合谷、风池解表祛邪;胃俞为胃之背俞穴,调中和胃、化湿消滞;曲池调和营卫、清热降逆;下脘为任脉与足太阴脾经交会穴,行气导滞,可消宿食;天枢为大肠募穴,又属足阳明胃经经穴,是调理胃肠气机之枢纽,可收行气导滞之功;内庭为胃经荥穴,以清阳明积热;上脘为任脉穴,与足阳明、手太阳之交会穴,可调节胃肠功能,健脾和胃、宽胸理气;脾俞、胃俞乃脾胃之俞穴,健脾益胃;太冲为足厥阴肝经之输穴,肝之原穴,可平肝息风、镇惊泻逆;神门为手少阴心经原穴,宁心安神;阳陵泉为足少阳胆经合穴,疏肝利胆、解郁和胃。

(五)其他针灸法

1.头皮针疗法

(1)取穴:额中线、额旁2线(双)。

(2)操作:针尖方向由上往下,行抽提法,留针2小时以上,每天1次,5次为1个疗程。

2.耳针疗法

(1)取穴:胃、口、食道、神门、肝、交感、皮质下。

(2)操作:王不留行籽贴压,两耳轮换。隔天1次,10次为1个疗程。每天按压3～5次,每次3～5分钟。

3.腧穴敷贴疗法

(1)取穴:中脘、神阙、足三里(双)。操作:药物制作:吴茱萸研成细末,用姜汁调成膏状,敷于上穴,然后用纱布覆盖,胶布固定,每天换药1次。

(2)取穴:涌泉(双)。操作:药物制作:明矾研成细末,用陈醋加面粉适量调成糊状,敷于涌泉穴,外用纱布覆盖,胶布固定,2小时可除去药物。

4.温和灸疗法

(1)取穴:中脘、章门、气海、足三里、内关、神门。

(2)操作:每次选3～4穴,每穴每次灸5～10分钟。每天1次,5次1个疗程。

5.腧穴激光照射疗法

(1)取穴:中脘、内关、足三里。

(2)操作:用 He－Ne 激光穴位照射,激光波长 632.8～650 nm,输出功率 16 mW,频率 50 Hz,每穴位照射 5 分钟,每天 1 次,5 次为 1 个疗程。

6.腧穴注射疗法

(1)取穴:上脘、胃俞、足三里。

(2)操作:用维生素 B_1、维生素 B_2 或生理盐水,每穴注射 0.5 mL,每天 1 次。

五、预后和调养

(1)针灸治疗小儿呕吐,有较好的疗效,尤以急性呕吐收效较快。

(2)呕吐严重者应停食补液,及时纠正电解质紊乱,预防脱水休克及酸中毒。

(3)乳食不宜过饱,乳婴儿注意喂养姿势,哺乳后抱正小儿身体,轻拍小儿背部。

(4)饮食要定时定量,避免暴饮暴食,忌食生冷煎炸肥腻之品,宜清淡易消化饮食。也可适当喂饮生姜茶。

(5)明确呕吐病因,积极治疗原发病。

(6)为防止呕吐物吸入气管,当令患儿侧卧。

(7)食疗参考方:①焦山楂 10～15 g,水煎少量频服。②酸枣仁粥:酸枣仁 15 g,用纱布袋包扎,粳米 50 g,水煎煮成稠粥,取出纱布袋,加红糖适量,每天温服。③鲜生姜捣汁,加少量开水冲服。④绿豆粥:绿豆适量,白米 50 g,用适量水,文火煮成粥,分次温服。

（刘晓明）

第十一节 遗 尿

一、概述

遗尿俗称尿床,是指 3 周岁以上的小儿睡中小便自遗,醒后方觉的一种疾病。一般情况下,3 周岁以下的儿童,由于大脑皮质发育尚未完善,排尿的正常习惯尚未养成,对排尿的自控能力较差,但正常小儿 1 岁后白天已渐渐能控制小便,随着年龄增长,小儿气血脏腑也随之充实,排尿的控制和表达能力也逐步完善,若 3 周岁以后夜间仍不能自控排尿而尿床,有的甚至持续数年到成年时仍有发生,则属于病态。它不仅给患者本身带来了巨大的精神负担和痛苦,影响了他们的身心健康,同时也给家庭造成了极大的困扰。

中医学认为,尿液的正常排泄,主要取决于肾的气化和膀胱的制约功能。《灵枢·九针论》云:"膀胱不约为遗溺。"而膀胱的约束取决于肾气充足,因此,遗尿的发生,每与肾和膀胱关系密切。因此,中医治疗本病培元益气、固涩小便为主。

随着生长发育,儿童能自行控制排泄小便,若遗尿长时间不愈,应做全面检查,排除了大脑发育不全、泌尿道畸形、隐性脊柱裂等器质性疾病。

二、临床表现

多发生于3周岁以上、10岁以下的儿童。睡中小便自遗,醒后方觉;睡眠较深,不易唤醒,每夜或隔几天发生尿床,甚则一夜尿床数次,而在清醒状态下无尿频状况发生。多数患儿白天贪玩过度,精神疲惫,或睡前多饮,也可发生遗尿。小便常规及尿培养多无异常。对于药物治疗无效的患儿需进行X线摄片检查,部分患儿可发现有隐性脊柱裂,泌尿系统X线造影可见其结构异常。

三、中医辨证

遗尿一症,其病位在膀胱,与肺、脾、肾及三焦气化功能失调有关。多因肾气不足,下元虚寒不能温养膀胱,致使膀胱气化功能失调,不能制约水道而发生遗尿。因此,《针灸甲乙经》曰:"虚则遗溺。"

此外,遗尿的发生与"神"关系密切。遗尿患儿在遗尿中多不自知,醒后方觉遗尿,且睡眠深,不易唤醒的特点即是"窍闭神匿"的表现。

临床上的遗尿可按如下分型。

(一)肾气不足

睡中经常遗尿,多则一夜数次,醒后方觉,神疲乏力,面色苍白,肢冷怕凉,下肢无力,腰腿酸软,智力较差,小便清长,舌质较淡,脉沉迟无力。

(二)脾肺气虚

睡后遗尿,少气懒言,神疲乏力,面色苍黄,食欲不振,大便溏薄,常自汗出,苔薄嫩,脉缓细。

四、针灸治疗

(一)取穴

关元、中极、膀胱俞、三阴交。

(二)辨证加减

肾气不足加肾俞、太溪;肺脾气虚加气海、足三里;睡眠较深加神门、心俞;小便频数加百会、气海;躁烦溲黄加行间、阳陵泉。

(三)操作

关元、中极、三阴交、太溪、足三里、神门、尺泽、行间、阳陵泉均直刺,关元、三阴交、足三里均0.5～1寸,太溪、中极、神门均0.5～0.8寸,针行补法;行间0.5～0.8寸,阳陵泉0.5～1寸,针行泻法。心俞用1寸毫针从脊柱两侧向脊柱方向斜刺0.5～0.8寸,与皮肤呈30°,捻转平补平泻;膀胱俞直刺0.4～0.6寸,肾俞直刺0.5～1寸,均行补法。关元、中极可针后加灸或隔姜灸、隔附子灸。

(四)方义

关元为强壮要穴,系命门真阳,培元固本、温肾助阳;中极为膀胱募穴,膀胱俞为膀胱背俞穴,募俞相配,加强膀胱气化功能;三阴交为三阴经交会穴,补三阴之气,以调节膀胱气化功能;肾俞为肾之背俞穴,益肾强腰、壮阳利水;太溪为足少阴之输穴,肾之原穴,滋阴益肾,加强膀胱气化功能;气海穴为先天元气汇聚之处,主治"脏气虚备,真气不足,一切气疾久不差"(《灵枢·九针十二原》);足三里为强壮要穴,补脾气而濡养肾气;神门为手少阴之输穴,心气出入之门户,心为君主官,神明出焉,睡眠较深为心神失调,故可取神门调之;心俞为心之背俞穴,调气血、通心络、和神门,合而调节心神;阳气不足则小便频数,百会合气海可升阳益气固脱;躁烦多梦溲黄系肝胆有热,加足厥阴之输穴行间可平肝泄热凉血;加足少阳之合穴阳陵泉疏肝利胆除烦。

(五)其他针灸法

1.艾卷灸疗法

(1)取穴:百会、命门、关元、中极、三阴交。

(2)操作:用艾条回旋灸,每天 2～3 穴,每穴 10 分钟,直至痊愈。

2.耳针疗法

(1)取穴:肾、膀胱、皮质下、枕、神门、脑点。

(2)操作:用毫针轻刺或王不留行籽贴压,两耳隔天交替,每天按压 2～3 次,10 天为 1 个疗程。

3.腧穴敷贴疗法

(1)取穴:关元、三阴交。

(2)操作:中药组成:吴茱萸、肉桂各等分,共研细末,用醋适量调成糊状,做成 1 分硬币大小的药饼,分别敷贴于上穴,每天 1 次,5 次为 1 个疗程。

4.梅花针疗法

(1)取穴:关元、中脘、大椎、百会、三阴交、腰椎两侧阳性物。

(2)操作:用梅花针轻度刺激,以皮肤微红为度。隔天 1 次,5 次为 1 个疗程。

5.腧穴激光照射疗法

(1)取穴:中极、三阴交、会阴、足三里。

(2)操作:用 He－Ne 激光穴位照射,激光波长 632.8～650 nm,输出功率 4～15 mW,频率 50 Hz,每穴位照射 5～10 分钟,每天 1 次,10 次为 1 个疗程。

6.头皮针疗法

(1)取穴:顶中线、额中线、额旁 3 线。

(2)操作:针进帽状腱膜下层后,行抽提法,留针至睡前出针。每天 1 次,10 次为 1 个疗程。

7.腧穴埋线疗法

(1)取穴:中极透曲骨、三阴交、肾俞、膀胱俞。

(2)操作:以套管针将羊肠线埋于皮下。

8.腧穴注射疗法

(1)取穴:关元、三阴交;肾俞、膀胱俞。

(2)操作:注射药物:胎盘球蛋白组织液,每穴注射 1 mL,上穴分 2 组隔天交替使用。

9.埋针疗法

(1)取穴:列缺、三阴交(均双)。

(2)操作:取皮内针斜刺入两穴,待有酸、胀、麻感觉后,胶布固定。留针 4～10 天。

五、预后和调养

(1)针灸诸多方法治疗小儿遗尿症效果均较满意,且越早治疗,效果越好。随着小儿生长发育,原发性的遗尿症状会得到控制。对于继发于其他疾病的遗尿需积极治疗原发病。

(2)在治疗期间,患儿与家属应密切配合,过多责骂会加重心理负担,应积极鼓励患儿消除自卑感和紧张情绪。

（3）控制晚饭后饮水，不喝凉水，督促患者小便，白天不宜过度劳累，睡前消除兴奋因素。睡后定时叫醒患儿小便。

（4）保护腰腹部和足部不受凉，及时更换湿冷的衣袜。

（5）从小养成正确的排尿习惯，不长时间使用尿不湿，养成自己排尿的习惯。

（6）平时可食用黑大豆、黑芝麻、山药、芡实、白果、核桃仁、韭菜、海参、猪脬、羊肉、狗肉、麻雀等食物以温肾缩尿。

（7）食疗参考方：金樱子粥：金樱子 15 g 加水适量煎 30 分钟，取汁加粳米 50 g 煮粥，每天 2 次温食。

（刘晓明）

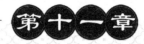

五官科病证的针灸治疗

第一节　麻痹性斜视

麻痹性斜视指由一条或数条眼外肌完全或不完全性麻痹引起的眼位偏斜。为临床常见眼病,多一眼发病,起病突然,伴有复视、头晕、恶心呕吐、步态不稳等症状。本病属于中医学目偏视、风牵偏视的范畴。

一、病因病理

本病可由下列原因引起:颅内疾病如脑炎、脑膜炎、颅脑外伤、肿瘤等;脑炎侵犯神经核和神经束,可以引起眼外肌麻痹,颅底骨折可导致第Ⅵ脑神经损伤,而出现眼外肌麻痹、眼眶局部病变如外伤、炎症、肿瘤等;眶内肿瘤可压迫第Ⅲ、第Ⅳ、第Ⅵ脑神经,鼻咽癌颅底转移压迫第Ⅵ脑神经;全身性疾病如感冒、白喉、糖尿病等,均可损害第Ⅵ脑神经而使眼肌麻痹。

中医学认为,本病多因卫外失固,风邪乘虚侵入经络,导致眼部经筋缓缩不利;或因劳累太过,将息失宜,肾阴亏虚,水不涵木,肝风内动;或因跌仆损伤,肿瘤压迫,致使头颅经络受损,气滞血瘀,目珠维系失衡所致。

二、临床表现

常突然发病,单眼发病者较多,其主要症状为眼球运动受限,表现为向某一方向偏斜,即向麻痹肌行使功能的相反方向偏斜,愈向麻痹肌作用方向转动,眼球的偏斜愈明显,向相反方向转动,偏斜度减小,甚至消失。复视亦为本病的主要症状。表现为双眼注视目标时,将一个物体看成离开的两个物体的现象。由于复视的干扰,患者常伴有头晕目眩、恶心呕吐、步态不稳等全身症状,遮盖患眼后,眩晕等症状即可消失。

三、实验室及器械检查

炎症引起者血常规检查白细胞及分类可升高,肿瘤和外伤引起者 X 线摄片及头颅 CT 可发现相应的征象。

(一)检查眼球运动

嘱患者两眼向右、左、右上、右下、左上、左下运动,观察何肌受限:若一眼向鼻侧受限,表示内直肌麻痹;向颞侧受限,表示外直肌麻痹;向颞上方受限,表示上直肌麻痹;向颞下方受限,表示下直肌麻痹;向鼻上方受限,表示下斜肌麻痹;向鼻下方受限,表示上斜肌麻痹。眼球固定不能向各方转动,称完全性眼外肌麻痹。

(二)检查斜视角

第 2 斜视角大于第 1 斜视角。即用麻痹眼固视时出现的斜视度数大于用健眼固视时的斜视度数,因为麻痹肌固视时,大脑发生较大的神经冲动同样发给健侧的配偶肌,使该肌过度收缩。

(三)复像检查

通过复像检查可进一步确定麻痹的眼外肌,检查中如发现复像的位置比较零乱,则可能是多数肌肉受累的结果,此时应仔细分析复像的情况,并结合反复的眼球运动检查,予以综合判断。

从中医学辨证来看,属风邪袭络者,可伴见恶风寒,发热头痛,舌苔薄白,脉浮。属肝风内动者,可伴见头晕目眩,耳鸣,烦躁易怒,面赤,肢麻震颤,舌红苔黄,脉弦。属外伤瘀滞者,有外伤、手术史,眼痛眼胀,或有胞睑、白睛瘀血,舌暗红,有瘀点、瘀斑,脉涩。

四、诊断与鉴别诊断

(一)诊断

根据眼球运动受限、复视、偏斜,第 2 斜视角大于第 1 斜视角,复像检查,即可作出诊断。

(二)鉴别诊断

本病主要应与共同性斜视相鉴别。共同性斜视多逐渐发生,眼球运动正常,无复视及代偿头位,第 2 斜视角与第 1 斜视角相等,往往有屈光不正或弱视存在,无眩晕、恶心及步态不稳等全身症状。

五、治疗

(一)治疗原则

祛风通络,活血化瘀,养血舒筋。

(二)刺法

1.毫针

常用穴位:睛明、攒竹、印堂、瞳子髎、丝竹空、太阳、上明(眉弓中点,眶上缘下)、承泣、球后、四白、风池、合谷、足三里、太冲、太溪、肝俞、肾俞。

操作方法:每次局部选用患侧 2~3 穴,远部选用 2~3 穴中度刺激强度,留针 20~30 分钟,间歇行针 2~3 次,每天或隔天 1 次,10 次为 1 个疗程。

随症加减:伴恶寒发热头痛者加外关、大椎,伴头晕耳鸣者加中渚、耳门。

2.皮肤针

用皮肤针叩击患侧眼区皮肤,重点叩击睛明、上明、瞳子髎、承泣、球后、攒竹、阳白、丝竹空、太阳、四白等穴,远部可叩击风池、肝俞、太冲、足三里等穴;用中强度刺激,每次 20~30 分钟,每天或隔天 1 次。

3.水针

(1)用当归注射液 4 mL,做太阳、风池、肝俞、足三里注射,每天或隔天 1 次。

（2）用加兰他敏 2.5 mg、维生素 B_{12} 0.5 mg、呋喃硫胺 20 mg，做上述穴位注射，每天或隔天 1 次。

4.氦-氖激光

选用睛明、球后、瞳子髎、合谷、太冲等，采用 3～7 mW 的氦-氖激光照射，每穴 5 分钟，每天 1 次。

5.耳针

选用眼、目 1、目 2、目内眦、目外眦、肝、肾、心等。毫针针刺，每天或隔天 1 次；或皮内针埋植上述穴位，留针 3～5 天，每隔 4 小时压埋针处 1～2 分钟。

6.头针

选眼球协同运动中枢（前额入发际 2 cm，中线旁开 2 cm）、枕上正中线、枕上旁线。方法用平行刺入 0.5～3.0 寸，得气后快速捻转 2～3 分钟，留针 20～30 分钟，留针期间反复捻针 2～3 次。每天或隔天 1 次。

（三）推拿

1.主要手法

揉法、按法、掐法、捏法等。

2.常用穴位及部位

太阳、巨髎、下关、颧髎、迎香、合谷等。

3.操作程序

（1）患者仰卧，医者站在其头前方，用双手拇指螺纹面分置于头部两侧太阳穴处揉动 1～3 分钟；再以一手扶定头部，另一手拇指自左或右侧从头维穴，经太阳至耳门穴止，反复摩动 2～6 分钟。揉动宜轻，摩动宜重。

（2）以一手拇、示指分置两巨髎穴处施行按法，再以两手拇指掌侧分置两侧鼻旁迎香处，自内而外经巨髎至颧髎穴止，反复摩动 1～3 分钟。

（3）以双手拇指分置其鼻旁迎香，沿上颌下缘经颧髎、下关至耳门穴止，先施行指掐迎香穴后，再进行指摩法，反复操作 1～3 分钟。指掐可稍重，摩法从轻从缓。

（4）以手拇、示指掌侧分置两侧上、下关穴位处，施以指按法，然后以拇指掌侧上关处，自上关向上推动至颔厌穴，再以拇指掌侧向下推动，自下关至颊车穴止，反复操作 1～3 分钟。

（5）患者正坐，手指微屈曲，医者坐其侧，以手拇指置腕部桡侧之阳溪穴处，其余四指置其外侧，自阳溪穴起向下沿 1～2 掌关节间隙，经合谷穴沿示指桡缘向下指摩至商阳穴止，反复摩动 1～2 分钟。再以拇指端置合谷穴处捏 2～3 分钟。

（四）其他疗法

属风邪袭络者，内服中药牵正散加味；属肝风内动者，服天麻钩藤饮；属外伤瘀滞者，服桃红四物汤。

六、预后

因炎症、中毒、代谢障碍等原因引起者，预后一般较好；因外伤引起者，预后较差。单条眼肌麻痹者，如内直肌、外直肌、上斜肌麻痹者，预后较好；多条眼肌麻痹者预后较差。本病一旦治愈，远期疗效好，不会因停止治疗而倒退。

七、附注

针灸推拿等综合治疗是本病提高疗效的有效措施,可显著缩短疗程,防止并发症。

(周　颖)

第二节　青少年假性近视

青少年假性近视又称功能性近视,是指远视力低于1.0,近视力正常,使用睫状肌麻痹药后,屈光度消失,呈现远视或正视者。临床主要表现为视近物较为清楚,视远物模糊不清。多见于中小学生。本病属于中医学能近怯远证、视近怯远证的范畴。

一、病因病理

青少年假性近视的病因目前尚不十分清楚,多数学者认为本病与过度阅读和近距离工作、遗传等因素有关。近距离作业如读书、写字等造成眼睛长时期的调节紧张,头部前倾,眼球内不断充血,眼压相应增高,以及眼外肌的紧张和压迫,或因调节时牵引涡状静脉妨碍血液流通,使巩膜抵抗力减弱,致使眼轴延长而形成假性近视,若长期调节紧张,随之而来的则为睫状肌肥厚、晶状体屈折力增加等一系列器质性变化,由假性近视逐渐形成轴性近视。

中医学认为本病可由先天禀赋不足,或后天学习和工作时光线昏暗,体位不正,或因病后目力未复,久视疲劳等原因,引起心阳衰弱,或为肝肾两虚,精血不足,目失濡养,以致神光衰微,光华不能及远。

二、临床表现

多数患者除远视力不好外,无其他症状。从事近工作时感到舒适,因无须调节,故睫状肌萎缩,调节力变弱,但高度近视在从事近工作时,因用集合力过多,也会出现不舒适之感。视力易疲劳,微畏光,有时眼前见有黑点与闪光,度数高的眼球变长而大,故出现眼球突出症状,远视力显著减退,常眯目视物。

三、实验室及器械检查

眼底检查可见视盘颞侧弧形斑,甚至呈环形萎缩斑,豹纹状眼底,黄斑区可有色素增生与出血,形成富克斯角膜凹,致中心视力明显下降,视网膜周边部可有囊样变性,发生裂孔引起视网膜脱离。

四、诊断与鉴别诊断

(一)诊断

根据患者近看清楚,远看模糊,结合主觉验光法、他觉检查法及眼底检查可初步作出诊断。

（二）鉴别诊断

1.真性近视

真性近视为器质性改变眼轴延长所致,当用睫状肌麻痹药后,其屈光度数不变,而假性近视在使用睫状肌麻痹药后,屈光度消失。

2.变性近视

造成变性近视眼的主要原因是眼轴延长,屈光度通常为 −6.00～−10.00 D 或更高,且常伴有眼内病变。

五、治疗

（一）治疗原则

补益肝肾,调补心气,养血濡络。

（二）刺法

1.毫针

常用穴位:风池、承泣、四白、睛明、球后、攒竹、肝俞、肾俞、心俞、合谷、太溪、光明。

操作方法:每次选用 4～6 穴,用毫针轻轻刺入,留针 30 分钟,每天或隔天 1 次。针刺承泣、球后等穴应沿眶下缘慢慢刺入眼球,轻轻捻转后,留针 30 分钟;针风池穴应向对侧眼球方向进针 1～1.5 寸,施以平补平泻法,每天或隔天 1 次。

随症加减:伴有失眠者加神门、安眠;食少加足三里、三阴交;头昏目眩者加百会、印堂。

2.皮肤针

运用皮肤针轻叩风池、大椎、内关、肾俞、心俞、肝俞等穴,每天 1 次。

3.氦-氖激光

选用睛明、承泣、光明等穴位,用 3～7 mW 的氦-氖激光做上述穴位照射,每穴 5 分钟,每天 1 次。

4.耳针

选用眼、目 1、目 2、心、肝、肾等穴,中度刺激后留针 30 分钟,或用王不留行籽按压上述耳穴。

（三）推拿

1.主要手法

一指禅推法、点按法、揉法、拿法、分推法等。

2.常用穴位与部位

除有毫针施穴部位外,还有太阳、鱼腰、翳风、丝竹空、瞳子髎、合谷部、太冲部、小腿外侧部等。

3.操作程序

（1）令患者正坐,术者立于旁侧,先点按攒竹、鱼腰、丝竹空、瞳子髎各 1 分钟,再用分推法分推眉弓10～20 次。

（2）继上,以一指禅推法分别施于四白、阳白、睛明等穴约 5 分钟,再以点揉法于两侧太阳、翳风,施术力量由一般逐渐加重,每穴各 1 分钟。

（3）继上,术者立于患者之后,用拿法施于双侧的风池处,一拿一松,反复进行 10～15 次。

（4）令患者仰卧,用捏拿法施于合谷、太冲和小腿外侧部,时间约 5 分钟。

（四）其他疗法

内服定志丸加味,处方为党参、远志、芜蔚子、五味子、枸杞子、石决明等。

六、预后

青少年假性近视患者若注意改善学习习惯,注意用眼卫生,视力常有所恢复,很少超过－6.0 屈光度,成年后不再发展或发展缓慢,并发症也较少。但部分患者可发展成轴性或真性近视。

七、附注

（1）针灸配合推拿治疗青少年假性近视,在短期内可取得较好的疗效,故治疗应保持一定的疗程,以巩固治疗效果。

（2）在治疗过程中或治疗后的一段时期内,应嘱咐患者保持良好的用眼卫生,如尽可能不看电视、小说,切不可在暗淡的光线下或连续较长时间地看书学习,以免使眼肌过度疲劳,影响治疗效果。

（3）应注意嘱咐患者坚持做眼保健操,对预防和治疗青少年假性近视具有重要作用。眼保健操方法:第 1 节按摩上眶角（攒竹下 3 分天应穴）;第 2 节挤按鼻根（睛明穴）;第 3 节按揉面颊（四白穴）;第 4 节按揉太阳穴,轮刮眼眶上下 1 圈。手法以平揉为主,明确穴位固定解剖位置,操作时要求闭眼,伴随音乐操练,每次需时 4.5 分钟。操练后远望窗外片刻,使眼睛得到充分休息。主要用于中小学校上午、下午课间操或家庭作业后,可做 1～2 次,从而起到放松调节的作用,保护视力及预防近视。

（周　颖）

第三节　睑　腺　炎

睑腺炎是由细菌感染所致的急性化脓性炎症。本病有内外之分,外睑腺炎为睫毛毛囊所属的外睑腺炎;内睑腺炎为睑板腺发炎。本病以眼睑部硬结、疼痛、脓肿为临床特征,多发于上睑,也有上下睑、双眼同时发病的。本病有复发倾向。本病属于中医学针眼的范畴,又称土疳、土疡。

一、病因病理

睑腺位于眼睑组织深部,但开口于睑缘,当卫生习惯不良、人体抵抗力下降时,细菌容易通过睑腺的开口进入而引起炎症。致病菌多为金黄色葡萄球菌。

中医学认为,本病多因风热客于胞睑,煎灼津液而成疮疖;或因多食辛辣炙煿,蕴结湿热,脾胃热毒壅盛,瘀滞胞睑而成。若反复发作,可因余邪未消,热毒蕴伏,或体质虚弱,眼部卫生不良所致。

二、临床表现

本病初起时睫毛根处或睑内呈局限性红肿硬结,状如麦粒,轻者数天后可自行消散,重者经

3～4 天成脓,红肿加重,硬结变软,表面出现黄色脓头,脓溃始愈。若发生于眦部特别是外眦部者,局部红肿较剧,可涉及同侧面颊部,外侧球结膜也发生水肿,状若鱼泡。耳前淋巴结常肿大触痛,自觉眼睑灼热疼痛,成脓时疼痛加剧,若低头或咳嗽时疼痛尤为明显,有些患者可出现畏寒发热等全身症状。若为内睑腺炎,因睑板腺较大,故其炎症也较重。成脓时在睑结膜面出现黄白色脓头,多数穿破睑结膜面,脓出痊愈,也有从睑板腺口排脓者。如细菌毒素强烈,又未能溃破,可广泛侵犯睑板,形成眼睑脓肿。

从中医学辨证来看,此病属风热外袭者,疾病初起,眼睑微有红肿痒痛,局部硬结,伴见发热,头痛,全身不适,苔薄黄,脉浮数;属脾胃热毒者,眼睑红肿涉及面颊,疼痛明显,硬结变软欲成脓,伴见口干口苦,便秘溲赤,苔黄,脉数;属脾胃虚弱、余毒未尽者,睑腺炎反复发生,面色少华,倦怠无力,舌质淡,苔薄白,脉弱。

三、实验室及器械检查

血常规检查白细胞总数及其分类计数常可升高。

四、诊断与鉴别诊断

根据临床表现,本病即可明确诊断。但应与睑板腺囊肿相鉴别。睑板腺囊肿又名霰粒肿,发病缓,进展慢,眼睑皮下可触及大小不等的圆形核状硬结,按之不热不痛,与皮肤无粘连,若自行溃破,则排出胶样物质,一般无畏寒发热等全身症状。

五、治疗

(一)治疗原则
初期宜疏风清热;中期宜泻火解毒;后期脾虚而余毒未尽者宜补脾益气,扶正祛邪。

(二)刺法
1.毫针

常用穴位:太阳、合谷、曲池、攒竹、睛明、瞳子髎、丝竹空、阳白、鱼腰、承泣、四白等。

操作方法:每次选取 4～6 穴,可加用电针,主用平补平泻手法,得气后行补泻操作之法,留针20～30 分钟,留针期间反复行针数次。每天治疗 1 次。

随症加减:风热外袭加风池、外关;脾胃热毒加内庭、行间;脾虚邪恋加足三里、三阴交。

2.皮肤针

第 1 组:运用皮肤针轻叩眼区患部、重叩颈 1～4 椎体两侧、风池、背部红色疹点处及合谷等穴。本组适用于急性期、实证患者。

第 2 组:皮肤针轻叩眼区患部,中等度叩击后颈部、胸 1～12 椎体两侧,肺俞、心俞、肝俞、脾俞等,本组适用于反复发作、虚证者调理治疗。

3.三棱针

在肩胛区胸 1～7 椎体两侧寻找淡红色疹点或敏感点,常规消毒后,用三棱针点刺,挤出黏液或血水,并挑断疹点处的皮下纤维组织。每次 3～5 个,每天 1 次,3 次为 1 个疗程。

4.火针

用细火针或 1.5 寸的粗毫针或圆利针,在酒精灯上烧红后,对准睑腺炎的脓点正中或隆起正中直刺 2～3 mm,速进速出,挤出脓血后外敷金霉素软膏或红霉素软膏。

5.水针

取耳穴眼,选用维生素 B_{12} 0.5 mg,用 4.5 号针头,在患眼同侧耳垂眼穴皮下注射 0.3～0.5 mL,每天 1 次,3 天为 1 个疗程。

6.氦-氖激光

取睛明、承泣、合谷、阿是穴。采用输出功率为 2～7 mW 的氦-氖激光,光斑直径为 1～4 mm,每次每穴照射 5 分钟,每天 1～2 次。

7.耳针

取眼、目 1、目 2、肝、脾、肾上腺。短毫针强刺激,留针 20 分钟,留针期间行针 2 次。每天 1 次。也可取耳尖、耳背小静脉刺络放血。还可以在上述耳穴埋针。屡发者可在上述耳穴用王不留行籽贴压。

(三)火罐

取太阳、大椎等穴,局部常规消毒后,太阳穴点刺放血,大椎穴散刺放血,然后在两穴上拔罐 10～15 分钟,隔天 1 次,5 次为 1 个疗程。

(四)其他疗法

1.内服中药

属风热外袭者,银翘散加减;属脾胃热毒者,黄连解毒汤加减;属脾虚邪恶者,补中益气汤加减。

2.磁疗法

(1)旋磁法:将旋转磁疗机的机头对准患区,嘱患者闭眼,每次治疗 10～15 分钟,每天 1～2 次。

(2)贴敷法:用 0.8～1.5 T 的磁片贴附于患区附近的腧穴。

(3)敷药法:用如意金黄散纱布隔垫后,外敷患区。

(4)热敷法:早期可采用患区湿热敷,每处 2～3 次,每次 20～30 分钟,促其硬结消散。

六、预后

本病具有疖疮病变过程的一般规律,化脓后脓溃流出即愈,预后良好。但也有因治疗不彻底,热毒内伏而致常发者。

（周　颖）

第四节　视 神 经 炎

视神经炎是指视神经任何部位发生炎变的总称。根据发病部位不同,临床上可分为视盘炎和球后视神经炎。临床主要表现为视力下降或伴眼球深方疼痛。多发于青少年。中医学称为暴盲、视瞻昏渺。

一、病因病理

引起视神经炎的病因较为复杂,概括起来有如下几个方面:颅内病变如脑炎、脑膜炎等;全身性疾病如结核、流感、麻疹、伤寒、疟疾及带状疱疹等；局灶性感染如鼻窦炎、扁桃体炎、口腔科疾病等；眼球本身疾病如色素层炎、视网膜脉络膜炎、交感性眼炎、眶蜂窝织炎等；代谢性疾病如糖尿病、B族维生素缺乏等。

上述病因均可引起视神经发生炎性病变，病变部位早期可出现血管扩张充血，炎性渗出，由于变质可致组织界限不清，后期可导致视神经萎缩。

中医学认为本病的病因常为情志郁结，肝失条达，气机失于调畅，或外感急性热病，损肝伤肾，肝肾阴虚，目失所养，均可损伤神光，睛明失用而致暴盲。

二、临床表现

视盘炎多一眼发病，视力急降，或中心暗影，视野向心性缩小，甚至完全失明，眼周围有疼痛或眼动时微痛，有压痛但少见。急性球后视神经炎患者常一眼发病，视力急剧减退，甚至在短期内完全失明，常有头痛和眶内疼痛，眶内疼痛在眼球转动或压眼球向后时加重。视野的变化与病变部位损害的程度有密切关系，视盘黄斑束受累，视野内有中心相对性暗点或绝对性暗点，此暗点有时与生理盲点相连而呈哑铃状，亦可形成包括生理盲点在内的圆形或椭圆形暗点。有时亦可出现视野缩小及部分视野缺损现象，瞳孔光反应迟钝。慢性球后视神经炎常双眼发病，其发生与发展均极缓慢，主要症状也是中心暗点的出现与视力减退。

从中医学辨证来看，本病因邪热引起者，多伴有烦躁，口渴，舌红苔黄，脉洪数；因阴虚阳亢引起者，多伴有心烦，腰酸，手足心热，舌红少苔，脉细数；因肝郁引起者，多伴见急躁易怒，头痛目涩，苔薄脉弦；因气血虚弱引起者，多伴见头昏心悸，四肢倦怠，舌淡苔少，脉细数。

三、实验室及器械检查

眼底检查：视盘炎早期见乳头有轻度充血和边缘模糊，视盘附近视网膜水肿，静脉迂曲等；晚期见视盘苍白，呈萎缩现象。球后视神经炎眼底多无改变，或仅有视盘轻度充血，界限稍模糊，黄斑区有时发暗，但看不见有渗出物及病变。晚期视盘颞侧出现苍白的萎缩性变化，视网膜及其血管正常。

四、诊断与鉴别诊断

（一）诊断

根据患者视力下降，视野及眼底的改变，可初步诊断为视神经炎，还需注意以下情况。

（1）注意观察有无与本病发作相关的全身性疾病，如糖尿病、急性传染病和各种中毒性疾病等。

（2）观察眼球邻近组织有无感染病灶，如副鼻窦炎、扁桃体炎、牙病等。

（3）若患者一只眼患病时，应做两侧眼底检查，注意两眼之间相互比较，以协助诊断。

（二）鉴别诊断

（1）颅内或眶内的占位性病变：表现为视盘水肿，早期视力无改变，视野的改变以生理性盲点扩大为主，多为双侧，且常可因颅内压增高出现剧烈头痛、恶心呕吐等症状而与视神经炎有别。

（2）高度近视眼：表现为假性视盘炎，为屈光不正引起，早期视力正常或可以矫正，视野无改变，视盘周围的视网膜无出血，静脉不扩张，发病多为双侧。

五、治疗

(一)治疗原则

以清解郁热、补益肝肾、活血明目为主。

(二)刺法

1.毫针

常用穴位:球后、攒竹、承泣、睛明、瞳子髎、太阳、肝俞、肾俞、合谷、三阴交、太溪、太冲等。

操作方法:每次选用4~6穴,眼周穴位宜用30号毫针轻轻刺入,稍做捻转,不宜提插,留针15~30分钟,每天1次,10次为1个疗程。

随症加减:伴胸闷胁胀者加日月、期门;伴头痛眩晕者加风池、百会;伴体虚乏力者加膈俞、气海、足三里。

2.皮肤针

用皮肤针叩刺背部膀胱经第1侧线的穴位为主,以皮肤潮红为度。

3.水针

用维生素B_1 100 mg、维生素B_{12} 1 mg分别注射于膈俞、肝俞、肾俞穴位中,每次选用2穴为1组,交替使用,10天为1个疗程。

4.耳针

选用肝、肾、眼、目1、目2等穴,中度刺激后留针,邪热外受者加刺耳尖与轮1~6。

(三)推拿

1.主要手法

一指禅推法、点压法、按法、揉法、拿法等。

2.常用穴位及部位

攒竹、丝竹空、太阳、四白、头临泣、百会、风池、合谷、太冲、肩井、曲池、外关和背部膀胱经第1侧线等。

3.操作程序

(1)急性者:令患者仰卧位,在攒竹、丝竹空、太阳、四白等穴施以一指禅推法10~15分钟,再用掌根部揉头临泣、百会等穴部5~10分钟。再令患者坐位,先用点压法施以风池部2分钟,再用拿法拿风池3分钟,最后拿肩井、合谷,揉拿曲池、外关结束治疗,每天1次。

(2)慢性者:缓慢发病者,令患者取仰卧位,先以一指禅推法推面部攒竹、丝竹空、太阳、四白诸穴5~10分钟,再揉按头部百会、头临泣等穴,为防止损伤眼周皮肤,可用凡士林作为介质。再令患者坐位,先以点按法施以风池穴2分钟,再以拿法拿风池穴3分钟。最后令患者取俯卧位,用点揉法施于背部膀胱经第1侧线的肝俞、膈俞、脾俞、肾俞等穴15分钟,再揉拿合谷、太冲穴结束治疗。每天1次。

(四)其他方法

1.内服中药

急性者可内服龙胆泻肝汤或加味逍遥散;慢性者内服知柏地黄汤或杞菊地黄汤、石斛夜光汤。

2.药物离子导入

可运用50%决明子水溶液或0.8%~3%川芎水溶液,通过电离子导入仪做双侧风池穴位导入。

六、预后

视盘炎虽然有时痊愈甚速,但多数病程较长,大部分病侧预后较佳,经治疗后能恢复到正常视力,但也有因部分视神经萎缩,而使视力减退,有少数严重者,也可因视神经萎缩而失明。急性球后视神经炎预后较好,大部分经治疗后视力可恢复正常,只有少数严重病例可留下中心暗点,视盘颞侧变苍白,极少有永久性失明者。慢性球后视神经炎发展缓慢,颞侧视盘苍白常较急性病例显著,很少导致完全失明。

七、附注

(1)针灸结合推拿治疗视神经炎具有一定的疗效,可以缩短疗程、提高视力,但对部分症状严重的视神经炎应早期进行综合抢救治疗,如应用血管扩张药、类固醇皮质激素、抗生素等。

(2)视神经炎在治疗期间应嘱患者多闭目休息,避免情绪刺激,保持二便通畅,配合服用维生素 B_1、维生素 B_6,哺乳妇女应立即停止给奶。

（周　颖）

第五节　耳鸣、耳聋

一、概述

耳鸣、耳聋都是听觉异常的症状。耳鸣尤以老年人多见。噪声刺激,链霉素、庆大霉素、卡那霉素、奎宁等药物毒性,病毒感染,血管硬化所致内耳供血不足等,均是耳鸣的原因,此外在神经衰弱、失眠、劳累、过度紧张等情况下也会出现耳鸣。

从外耳一直到大脑听觉中枢,无论哪一级病变都能影响听力而产生不同程度的耳聋。如病在外耳和中耳引起耳聋,称为传导性耳聋;如病在内耳、听神经和各级听觉中枢引起耳聋,称为感音神经性耳聋。如同时有传导性耳聋和感音神经性耳聋,称为混合性耳聋。

耳鸣是指自觉耳内鸣响,耳聋是指听力减退或听觉丧失,耳鸣常是耳聋的先兆症状。本病属中医风聋、虚劳耳聋、劳重聋、厥逆耳聋、久聋等范畴。

二、病因病机

耳鸣、耳聋的致病因素有外因、内因之分。临床常分为虚实两类。

外因常见者有风邪乘虚入于耳脉,使经气不宣,耳窍闭塞而致耳聋。

内因皆因暴怒伤肝,肝气上逆,壅于经脉,闭塞清窍而致耳聋;肝阳上亢,扰于清窍,听户失其清静,而致司听失聪;肾气亏损,无以上输于耳,耳脉经气不充;或因年老体衰引起肾阴不足,精气亏损,耳窍失其滋养等而为耳聋。

三、诊断要点

(1)对患者病史进行详细的了解及听觉检查,必要时进行详细的耳鼻咽喉检查,以鉴别出是先天性耳聋或后天性耳聋。先天性耳聋是指出生后即有听力障碍,一直无音响反应,且没有患过致聋疾病。后天性耳聋是指出生后听力正常,有构音能力,因童年得病,发生严重耳聋而致阻碍语言正常发育。

(2)传导性耳聋与神经性耳聋用音叉检查区别。

(3)临床常见的单纯性耳聋:①以耳聋为主的单纯性耳聋,症状主要以耳聋为主,无耳鸣或耳鸣较轻(鸣声细、时有时止),有的患者感到耳内发闷,有堵塞感。一般无明显全身症状。②以耳鸣为主的单纯性耳聋,症状主要以耳鸣为主,耳鸣轻则听力上升,耳鸣重则听力下降。耳鸣声调高低不等,长鸣不止或时轻时重,有时几种声调在耳内鸣响,使患者头昏眼花,脑内鸣响,心情烦闷,睡眠不佳,疲乏无力,或食欲缺乏,情绪沉闷,全身不适。③老年性耳聋,多发生在动脉硬化及内耳神经结构变性的老年人,对高音听力损失较多,这种耳聋进展缓慢但有逐渐加重之势。④癔证性耳聋,多见于因精神刺激所致的癔证患者,耳部检查可无任何改变。其主要特点是不注意听音,听而不闻,常诉双侧性耳聋,但时有变化,无耳鸣、眩晕等症状,有的可突然恢复听力。患者虽主诉耳聋,但语言声调不变。

四、治疗

(一)针灸治疗

1.针刺

治则:益精补肾,泻肝调气。

主穴:翳风、听会、侠溪、中渚。

配穴:肝胆火盛者加太冲、丘墟;外感风邪加外关、合谷;肾气亏损者加肾俞、关元、照海。

方义:手足少阳经脉均绕行耳之前后,故取手少阳之翳风、中渚,足少阳之听会、侠溪,疏导少阳经气,四穴参合为治疗本病之主方。

肝胆火盛取肝经原穴太冲、胆经原穴丘墟,清泄肝胆之火,用"其病在上,取之下"之意。外感风邪加外关、合谷以疏表邪,外邪解则经气宣扬。肾气亏损,其治在肾,而肾又开窍于耳,肾虚则精气不能上注于耳,故取肾俞、关元、照海以调补肾经元气,补肾益精,使精气上输耳窍,升清聪耳,奏止鸣复聪之效。

2.穴位注射

以维生素 B_1 100 mg 加维生素 B_{12} 250 μg;三磷酸腺苷(ATP)注射液 20 mg 与维生素 B_1 100 mg或与维生素 B_{12} 250 μg 混合;当归注射液 2～4 mL;康德灵注射液 1 mL 穴位注射,选用针刺治疗耳鸣耳聋的相应穴位,注意轮换,不宜在同一穴位上连续注射。

3.耳针

皮质下、内分泌、肝、肾、神门。取同侧或双侧,用电针或留针 20～30 分钟,每天或隔天1 次,15～20 次为 1 个疗程。或埋揿针、耳珠、药籽,每天加压 3～4 次,加压处有胀热感即止。

(二)推拿治法

1.治则

补益肾气,调和脾胃,补中益气,滋阴降火。

2.主要手法

按、推、拿、摩。

3.常用穴位

背俞穴。

4.操作

(1)外感风邪者,患者坐位,医者以双手拇指点按大肠俞、肺俞、三焦俞、胆俞,再施用推揉夹脊法;嘱患者仰卧位,施用点按膻中;最后施用提拿足三阴法,点按侠溪、阳陵泉、丰隆、三阴交。

(2)肝阳火盛者,患者坐位,医者以双手拇指点按肝俞、胆俞。

(3)肾气不足者,患者坐位,医者先以双手拇指点按肾俞、脾俞,再施用双指开宫法;又嘱患者仰卧位,施用推摩腹部法;最后施用提拿足三阴法,点按太溪。

(周　颖)

第六节　鼻　炎

鼻炎是指鼻腔黏膜的急性和慢性炎症。临床表现以鼻塞、流涕为主症;四季均可发病;以冬季为多见。本病属于中医学伤风、鼻窒等范畴。

一、病因病理

急性鼻炎由病毒感染引起,常继发细菌感染,受凉、过劳、全身急性或慢性疾病为本病诱因。慢性鼻炎病因很多,但确切病因不明。可能为急性鼻炎反复发作,治疗不彻底,或职业与环境因素等所引起。急性鼻炎鼻黏膜初期毛细血管收缩,腺体分泌减少,继之毛细血管扩张,腺体分泌增多。慢性鼻炎黏膜下层血管扩张,可伴有淋巴细胞和浆细胞浸润,最后可出现鼻黏膜肥厚。

中医学认为本病急性者,多为风寒、风热等邪毒停聚鼻窍所致。慢性者多为急性发展而来。

二、临床表现

急性鼻炎发病甚速,起病时表现为全身不适,发热怕风,食欲缺乏,鼻部干燥。渐有鼻塞、打喷嚏、头痛等现象。鼻塞于夜间睡眠时更甚,患者仅能用口呼吸,以致咽喉干燥疼痛,间有咳嗽现象。鼻腔分泌物增多,初为清液,晚期变为黏液脓性;嗅觉失灵,说话带鼻音;检查见鼻咽部黏膜弥漫性充血、肿胀。慢性鼻炎全身症状轻微,但鼻塞多涕持续或间歇发作,嗅觉失灵,并常有头闷、头痛等症状。

从中医辨证来看,本病可分为急性和慢性两类,急性者可有鼻咽干痒、打喷嚏、流涕,属风热者,兼见发热恶风,口渴喜饮,舌红苔薄黄;属风寒者,兼见恶寒发热,鼻音重浊,舌淡苔薄白。慢性者全身症状不明显,但鼻塞流涕反复发作,舌淡苔腻。

三、实验室及器械检查

急性鼻炎白细胞总数常有升高,以中性粒细胞为主。慢性鼻炎白细胞总数常在正常范围。

四、诊断及鉴别诊断

(一)诊断

根据症状和体征,结合实验室检查,可初步作出诊断。

(二)鉴别诊断

1.流行性感冒

有传染性,全身症状明显,如高热、寒战、头痛、全身关节及肌肉酸楚等。

2.急性鼻窦炎

每在急性鼻炎的急性期或恢复期发生,鼻分泌物转变为黏脓性至纯脓性,一般仅病侧有头痛,发热,鼻黏膜肿胀、充血或息肉样变。

五、治疗

(一)治疗原则

急性者宜宣肺祛邪;慢性者宜健脾化湿。

(二)刺法

1.毫针

常用穴位:上星、印堂、迎香、列缺、合谷等。

操作方法:每次选 3～5 穴,可加用电针,急性者予以强刺激手法,属风热者只针不灸,属风寒者针灸并用。慢性者予以中度刺激强度,留针 20～30 分钟,每天或间日 1 次。

随症加减:伴有发热、头痛者加大椎、曲池;伴有恶寒怕冷者加肺俞、风门;慢性鼻炎出现脘闷纳呆者加阴陵泉、足三里。

2.三棱针

该方法适用于急性鼻炎辨证属于风热者。运用三棱针刺于商阳、少商等穴,挤出血液数滴,每周2～3 次。

3.水针

(1)急性者用柴胡注射液 4 mL 注于双侧曲池穴中,每天或间日 1 次。

(2)慢性者用当归注射液或黄芪注射液 4 mL,注于双侧足三里,每天或间日 1 次。

4.氦-氖激光

急性和慢性鼻炎在发作期均可运用低功率氦-氖激光照射,常用穴位有印堂、迎香等穴,每穴照射2～3 分钟,每周 5 次。

5.耳针

可选用内鼻、外鼻、肺、脾、肾、内分泌、皮质下等穴,急性者宜强刺激,慢性者宜用中度刺激强度,留针 30 分钟,每天 1 次。

(三)灸法

灸法适用于辨证属于寒证者。

1.艾条灸

运用温和灸法施于大椎、肺俞、风门等穴 15～20 分钟,每天 1 次。

2.艾炷灸

使用中或小艾炷置于肺俞、风门等穴,每穴灸 3～5 壮,每天 1 次。

3.二氧化碳激光散焦照射

使用二氧化碳激光或加氦-氖激光双光照射迎香穴各15分钟,每天1次。

(四)火罐

火罐适用于属于风寒的急性鼻炎。可选用大椎、风门、肺俞等穴拔罐5～10分钟,或从大椎开始推罐至肺俞,每天1次。

(五)推拿

1.主要手法

一指禅推法、点法、拿法、擦法、按法、揉法、抹法、搓法等。

2.常用穴位及部位

风池、风府、大椎、肩井、风门、肺俞、通天、印堂、迎香、神庭、合谷等。

3.操作程序

(1)患者取俯伏坐位,术者以拿法施于风池、肩井2分钟,再以一指禅推法或按揉法施于风府、大椎、风门、肺俞2～3分钟,最后在背部督脉施以擦法3～5遍。

(2)继上,令患者仰卧位,术者以一指禅推法或按揉手法施于通天、印堂、迎香穴各2分钟,并以一指禅推法从神庭穴沿督脉推至山根穴,往返4～5遍,最后拿曲池、合谷2分钟,再沿手太阴肺经肘以下施以擦法3～5遍结束治疗。

(六)其他疗法

1.内服中药

急性鼻炎属风寒者可内服通窍汤,属风热者可内服银翘散;慢性鼻炎可内服补中益气汤。

2.滴鼻法

可运用1%麻黄碱液滴鼻,每天数次。

3.吹鼻法

以鹅不食草干粉或碧云散吹鼻,每天3～4次。

六、预后

急性鼻炎为时约1周,可产生短期免疫力,预后一般良好,但易转为慢性鼻炎而反复发作,且可发生中耳炎、咽喉炎、支气管炎等并发症。慢性鼻炎可反复发作,可发生鼻甲肥大或萎缩。

七、附注

(1)针灸和推拿治疗急性和慢性鼻炎具有较好的疗效,可显著改善鼻塞症状,并可治疗全身症状。

(2)注重本病的预防,锻炼身体,增强体质,避免受风凉。戒除烟酒,注意饮食卫生,避免粉尘长期刺激,避免局部长期使用血管收缩药。鼻塞严重时,不可强行擤鼻,以免邪毒入耳。

(周　颖)

第七节　急性扁桃体炎

急性扁桃体炎是指腭扁桃体的急性非特异性炎症。临床主要表现为咽部疼痛,单侧或双侧扁桃体肿大等。本病临床较为常见,多发于儿童和青年,春秋两季发病率较高。中医学称为风热乳蛾。

一、病因病理

本病常因受凉等抵抗力降低时,由飞沫传染而发病,致病菌多为病毒或乙型溶血性链球菌,以及肺炎链球菌、葡萄球菌等。病理变化可分为3型:急性卡他性扁桃体炎,炎症仅限于扁桃体表面黏膜,表现为黏膜充血;急性隐窝性扁桃体炎,炎症发生于扁桃体隐窝内,扁桃体充血肿胀,隐窝开口有脓性分泌物,可融合形成伪膜;急性滤泡性扁桃体炎,炎症发生于扁桃体实质淋巴滤泡,滤泡充血肿胀,部分可在扁桃体内形成脓肿。

中医学认为本病为外受风热邪毒,内由肺胃有热,内外邪毒交结发为急性扁桃体炎。

二、临床表现

起病急骤,开始时咽部不适,疼痛逐渐加重,吞咽或咳嗽时加剧,可伴畏寒高热。体格检查扁桃体肿大,周围充血,隐窝内可有脓性分泌物,逐渐连成假膜,易被剥离,颌下淋巴结肿大且有压痛。

从中医学辨证来看,本病由风热外感者,病在表,邪热浅,病情轻;由肺胃热毒所致者,病在里,邪热深,病情重;病情反复发作,经久不愈者,往往可引起肺肾阴虚,成为虚火乳蛾,时作时止,经久不消。

三、实验室及器械检查

血常规检查显示细胞总数增多,以中性粒细胞为主,如为病毒感染,则白细胞总数正常或减少。

四、诊断与鉴别诊断

(一)诊断

根据急性发病,咽部疼痛显著,扁桃体肿大及血常规检查等,可诊断为本病。

(二)鉴别诊断

1.咽白喉

起病缓慢,致病毒素在局部形成灰白色假膜,可超出扁桃体范围,牢固附着而不易拭去,强行剥离常易引起出血、颈淋巴结肿大。全身症状可有面色苍白、精神萎靡、低热不退。

2.樊尚咽峡炎

由棱形杆菌及樊尚螺旋体感染引起,一侧咽痛,口臭;一侧扁桃体盖有灰色或黄色假膜,擦去后可见下方溃疡。全身症状有不适、发热,颈淋巴结肿大并有压痛等。

五、治疗

(一)治疗原则
疏风清热,宣肺清胃,解毒利咽。

(二)刺法
1.毫针

常用穴位:天容、天突、曲池、合谷、内庭等。

操作方法:宜加用电针,每个穴位均运用毫针行强刺激手法,留针 20～30 分钟,每天可针刺 2～3 次,不拘日数,以症状消失为止。

随症加减:伴有头痛发热者可加风池、大椎。

2.三棱针

运用三棱针点刺少商、商阳或尺泽穴,出血数滴;亦可用三棱针点刺耳尖出血 2～3 滴。

3.水针

运用 2% 利多卡因 1 mL 注于双侧合谷穴,每天 1 次。

4.氦-氖激光

运用 3～7 mW 的氦-氖激光直接照射于肿大的扁桃体,每次照射 5～10 分钟,每天 1 次。

5.耳针

选用咽喉、耳神门、扁桃体、轮 1～6 等穴,短毫针中度刺激强度后留针 20～30 分钟,每天 1 次。

(三)推拿
1.主要手法

一指禅推法、揉法、拿法、按法、抹法等。

2.常用穴位及部位

除用毫针施术的穴位外,还有风池、风府、肩井、天突、曲池、外关等。

3.操作程序

(1)令患者坐位,医者以拿法施于风池、风府、肩井等穴各 2 分钟,以一指禅推法施于天容、天突各1～2 分钟。

(2)让患者取仰卧位,医者以揉按法施于双侧曲池各 1 分钟,揉拿外关、合谷、内庭各 2 分钟,最后以抹法从尺泽至太渊反复 3～5 遍结束治疗。

(四)其他疗法
1.内服中药

风热型可内服银翘散;肺胃积热者可内服清咽利膈汤。

2.局部吹药法

用中成药冰硼散或锡类散吹于局部,每次吹药少许。每隔 1～2 小时吹药 1 次。

六、预后

急性扁桃体炎一般预后良好,反复发作者可转为慢性扁桃体炎,少数患者由于感染向附近蔓延或其细菌毒素输入血液循环而并发急性中耳炎、急性鼻窦炎、风湿热、心肌炎、急性血管球性肾小球肾炎等。

七、附注

(1)针灸及推拿治疗急性扁桃体炎疗效较好,但若并发风湿热、心肌炎等疾病时,应采取中西医综合治疗手段。

(2)重视本病的预防,保持室内空气流畅,注意咽喉部卫生,避免过食辛辣刺激和肥腻食物,戒除烟酒等不良嗜好。

(周　颖)

第八节　牙　痛

一、概述

牙痛可见于各种牙病,一般多为龋齿所引起,亦有牙周炎、冠周炎、急性根尖周围炎、牙本质过敏等引起牙痛。每遇冷、热、酸、甜等刺激时,疼痛加剧。本病在中医临床上一般归纳为虚证与实证两类。

二、病因病机

致病因素有外因和内因之分。

外因为风邪外袭经络,郁于阳明化火,火邪循经上炎而起。内因有实痛、虚痛之分。实痛多因胃火积热,复感风邪,风火之邪循经上扰引起;虚痛多由肾阴不足,虚火上炎而致。

三、诊断要点

牙痛在临床上较易诊断。

(1)起病较快,任何年龄均可发生。患者呈痛苦面容,口张不大,痛侧面肿,拒按,阵阵作痛,饮食咀嚼较为艰难,漱口或遇冷、热等刺激时疼痛更甚。

(2)口腔检查可见患部牙龈肿胀,或见有龋齿、牙髓炎、冠周炎等疾病。

四、治疗

(一)针灸治疗

1.针刺

治则:清热止痛,疏通经络(排除致病因素)。

主穴:合谷、下关、颊车。

配穴:风火牙痛者加风池;肾虚牙病者配太溪;实火牙病者配内庭、太冲。

方义:手阳明之脉入下齿中,足阳明之脉入上齿中,故方中取合谷、下关、颊车等阳明经穴为主;风池疏风火而消肿痛;内庭泻胃火;太溪补水不足,制火有余,太冲清肝火,二穴合用共治虚火牙痛。

2.穴位注射

用 0.5%～1.0%盐酸普鲁卡因注入合谷或患侧下关,每穴注入 0.5～1.0 mL。

3.耳针

取穴上颌、下颌、颊上、屏尖、神门、肾。取牙痛同侧之耳穴,行强刺激,留针 20～30 分钟。

4.指压

前三齿,上牙痛取迎香、人中,下牙痛取承浆;上牙痛取下关、颧突凹下处,下牙痛取耳垂与下颌角连线中点、颊车、大迎。其方法是以指甲切压,用力由轻渐次增重,施压 15～20 秒。

(二)推拿治疗

1.治则

疏风清火,消肿止痛。

2.主要手法

按、点、一指禅推、拿法等。

3.常用穴位

下关、颊车、合谷、内庭、太溪等穴。

4.操作

(1)患者取仰卧位,医者坐于其身旁,先用一指禅偏峰推法从牙痛侧迎香穴起始,经地仓向上到下关穴,再向下至颊车穴,然后推向人中穴,环唇推至承浆穴,3～5 遍。

(2)然后用按揉法按揉牙痛侧之地仓、翳风,每穴 0.5～1 分钟,接着施点按法于牙痛侧之下关、颊车穴,每穴 1～3 分钟。

(3)随后施拿法于双侧或牙痛侧之内庭和合谷穴,每穴 1～3 分钟。

(4)最后用大鱼际揉法在牙痛部位轻轻地揉动,约3分钟。

5.随症加减

(1)阳明火邪牙痛者,可加按揉双侧足三里、解溪穴,每穴 2 分钟。

(2)风火牙痛者,可加按揉曲池、风池穴,每穴 2 分钟。

(3)虚火牙痛者,可加按揉双侧太溪、肾俞穴,每穴 2 分钟。

五、附注

(1)针推治疗牙痛具有较好的疗效。但在止痛的同时,仍应同时对病因进行治疗。

(2)牙痛患者应忌食刺激性食物,如生冷、辛辣、酸性食物。

(周　颖)

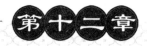

骨伤科病证的推拿治疗

第一节 落 枕

落枕又名"失枕",是以晨起时出现颈部酸胀、疼痛、活动不利为主症的颈部软组织损伤疾病。本病多见于青壮年,男多于女,冬春季发病率较高。轻者4～5天可自愈,重者疼痛剧烈,并向头部及上肢部放射,迁延数周不愈。

一、病因病理

本病多由睡眠时枕头过高、过低或过硬,以及躺卧姿势不良等因素,使头枕部长时间处于偏歪姿势,导致颈部一侧肌群受到过度伸展牵拉,在过度紧张状态下而发生静力性损伤,临床上以一侧胸锁乳突肌、斜方肌及肩胛提肌痉挛多见。

中医认为,本病多因素体亏虚,气血不足,循行不畅,筋肉舒缩活动失调,或夜寐肩部外露,颈肩受风寒侵袭,致使气血凝滞,肌筋不舒,经络痹阻,僵凝疼痛而发病。《伤科汇纂·旋台骨》有"因挫闪及失枕而项强痛者"的记载,因此,颈部突然扭转闪挫损伤,或肩扛重物致局部筋肌扭伤、痉挛也是导致本病的原因之一。

二、诊断

(一)症状

(1)晨起后即感一侧颈部疼痛,颈项僵滞,头常歪向患侧,不能自由旋转,转头视物时往往连同身体转动。

(2)疼痛可向肩部、项背部放射。

(3)颈部活动受限,常受限于某个方位上,主动、被动活动均受牵掣,动则症状加重。

(二)体征

(1)颈部肌肉疼痛痉挛,触之呈条索状。

(2)压痛。在胸锁乳突肌处有肌张力增高感和压痛者,为胸锁乳突肌痉挛;在锁骨外1/3处(肩井穴)或肩胛骨内侧缘有肌紧张感和压痛者,为斜方肌痉挛;在上三个颈椎棘突旁和同侧肩胛骨内上角处有肌紧张感和压痛者,为肩胛提肌痉挛。

(3)活动障碍。轻者向某一方位转动障碍,严重时各方位活动均受限制。

(三)辅助检查

X线检查:一般颈椎骨质无明显变化。少数患者可有椎体前缘增生,颈椎生理弧度改变、序列不整、侧弯等。

三、治疗

(一)治疗原则

舒筋活血,温经通络,解痉止痛。

(二)手法

一指禅推法、滚法、按法、揉法、拿法、拔伸法、擦法等。

(三)取穴与部位

风池、风府、肩井、天宗、肩外俞等穴及受累部位。

(四)操作

1.舒筋活血

患者取坐位,术者立于其身后,用一指禅推法、按揉法沿督脉颈段、两侧颈夹脊穴上下往返操作3～5遍。自两侧肩胛带、颈根部、颈夹脊线用滚法操作,时间3～5分钟。

2.疏通经络

用拇指或中指点按风池、风府、天宗、肩井、肩外俞等穴,每穴按压半分钟;用拿法提拿颈椎两侧软组织,以患侧为重点部位,并弹拨紧张的肌肉,使之逐渐放松。

3.解痉止痛

根据压痛点及肌痉挛部位,分别在痉挛肌肉的起止点及肌腹部用按揉法、抹法、弹拨法操作,时间2～3分钟。

4.拔伸摇颈

嘱患者自然放松颈项部肌肉,术者左手持续托起下颌,右手扶持后枕部,维持在颈略前屈、下颌内收姿势,双手同时用力向上牵拉拔伸片刻,再缓慢左右摇颈10～15次,以活动颈椎小关节。

5.整复错缝

对颈椎后关节有侧偏、压痛者,在颈部微前屈的状态下,以一手拇指按于压痛点处,另一手托住其下颌部,做向患侧的旋转扳法,以整复后关节错缝。手法要稳而快,切忌暴力蛮劲,以防发生意外。在患部沿肌纤维方向做擦法、摩肩、拍打、叩击肩背部数次,结束治疗。

四、注意事项

(1)推拿治疗本病过程中,手法宜轻柔,切忌施用强刺激手法,防止发生意外。

(2)对症状持续1周以上不缓解,短期内有两次以上发作者,必须做X线检查,以明确诊断。

(3)注意颈项部的保暖,科学用枕,参照颈椎间盘突出症。

五、功能锻炼

(1)患者应有意识放松颈部肌肉,疼痛缓解后,应积极进行颈部功能锻炼,可做颈部前屈后仰、左右侧弯、左右旋转等活动,各做3～5次,每天1～2次。

（2）坚持做颈部保健操,参照颈椎病。

六、疗效评定

(一)治愈

颈项部疼痛、酸胀消失,压痛点消失,颈部功能活动恢复正常。

(二)好转

颈项部疼痛减轻,颈部活动改善。

(三)未愈

症状无改善。

（马　涛）

第二节　颈　椎　病

颈椎病是发生在颈段脊柱的慢性退行性疾病,是由于颈椎骨质增生、椎间盘退行性改变及颈部损伤等原因引起脊柱内、外平衡失调,刺激或压迫颈神经根、椎动脉、脊髓或交感神经而引起的一组综合征,又称颈椎综合征。多见于中老年人群,男性多于女性,近年来有明显低龄化趋势。本病临床表现为头、颈、肩臂麻木疼痛,肢体酸软无力,病变累及椎动脉、交感神经、脊髓时则可出现头晕、心慌、大小便失禁、瘫痪等症状。

一、病因病理

颈椎间盘退变是本病的内因,各种急慢性颈部损伤是导致本病的外因。

(一)内因

在一般情况下颈椎椎间盘从 30 岁以后开始退变,退变从软骨板开始并逐渐骨化,通透性随之降低,髓核中的水分逐渐减少,最终形成纤维化,缩小变硬成为一个纤维软骨性实体,进而导致椎间盘厚度变薄,椎间隙变窄。由于椎间隙变窄,使前、后纵韧带松弛,椎体失稳及继发性炎症,后关节囊松弛,关节腔变窄,关节面长时间磨损而导致增生。椎体后关节、钩椎关节等部位的骨质增生,以及椎间孔变窄或椎管前后径变窄是造成脊髓、颈神经根、椎动脉及交感神经受压的主要病理基础。

(二)外因

由于跌仆闪挫或长期从事低头伏案工作,平时姿势不良、枕头和睡姿不当,均可使颈椎间盘、后关节、钩椎关节、椎体周围各韧带及其附近软组织不同程度的损伤,从而破坏了颈椎的稳定性,促使颈椎发生代偿性骨质增生。若增生物刺激或压迫邻近的神经、血管和软组织则引起各种相应的临床症状和体征。

此外,颈项部受寒,肌肉痉挛致使局部组织缺血缺氧,也可引起临床症状。

中医学关于颈椎病的论述多记载于"痹证""痿证""头痛""眩晕""项强""项筋急"和"项肩痛"等病证中。中医认为颈椎病与人的年龄及气血盛衰、筋骨强弱有关。年过四十肾气始衰,年过五十肝气始衰,年过六十筋肌懈惰,骨骸稀疏。年老体弱,肝肾、气血亏虚,筋肌骸节失却滋养;或被风寒湿邪所侵,气血凝滞痹阻;或反复积劳损伤,瘀聚凝结于脊窍,发为本病。

二、诊断

(一)颈型颈椎病

颈型颈椎病由于颈椎过度运动、外伤或长期不良姿势而造成椎旁软组织劳损、颈椎活动节段轻度错缝,颈椎的稳定性下降,从而导致椎间盘代偿性退变。这种退变尚处于退变的早期阶段,表现为椎间盘纤维环结构的部分破坏、椎间盘组织的轻度膨出及椎骨骨质的轻度增生、这些膨出及增生的结构尚未构成对神经、血管组织的实质性压迫,但可刺激分布于其间的椎窦神经感觉纤维。后者则向中枢发出传入冲动,经脊髓节段反射及近节段反射的途径,导致颈项部和肩胛骨间区肌肉处于持续紧张的状态,出现该区域的刺激症状。

1.症状

(1)表现为患者颈部前屈、旋转幅度明显减小,颈夹肌、半棘肌、斜方肌等出现肌紧张性疼痛。

(2)颈部有僵硬感,易于疲劳。

(3)肩胛肩区有酸痛感和沉重感,劳累后症状加重,休息后症状减轻,经常出现"落枕"样现象。

2.体征

同"落枕"。

3.辅助检查

同"落枕"。

(二)神经根型颈椎病

神经根型颈椎病由于颈椎钩椎关节、关节突骨质增生,颈椎椎骨之间结构异常及软组织损伤、肿胀等原因,造成对神经根的机械压迫和化学刺激而引起典型的神经根症状。

1.症状

(1)颈项部或肩背呈阵发性或持续性的隐痛或剧痛;受刺激或压迫的颈脊神经其循行路径有烧灼样或刀割样疼痛,伴针刺样或过电样麻感;当颈部活动、腹压增高时,上述症状会加重。

(2)颈部活动有不同程度受限或发硬、发僵,或颈呈痛性斜颈畸形。

(3)一侧或两侧上肢有放射性痛、麻,伴有发沉、肢冷、无力、握力减弱或持物坠落。

2.体征

(1)颈椎生理前凸减少或消失,甚至反弓,脊柱侧凸。上肢及手指感觉减退,严重时可有肌肉萎缩。

(2)颈部有局限性条索状或结节状反应物,在病变颈椎节段间隙、棘突、棘突旁及其神经分布区可出现压痛。手指放射性痛、麻常与病变节段相吻合。

(3)患侧肌力减弱,病久可出现肌肉萎缩。

(4)臂丛神经牵拉试验、压头试验、椎间孔挤压试验,均可出现阳性。

(5)腱反射可减弱或消失。

3.辅助检查

(1)X线检查:可显示颈椎生理前凸变直或消失,脊柱、棘突侧弯,椎间隙变窄,椎体前、后缘骨质增生,钩椎关节变锐及椎间孔狭窄等改变。

(2)CT检查:可清楚地显示颈椎椎管和神经根管狭窄、椎间盘突出及脊神经受压情况。

（3）MRI检查：可以从颈椎的矢状面、横断面及冠状面对椎管内结构的改变进行观察，对脊髓、椎间盘组织显示清晰。

（三）脊髓型颈椎病

脊髓型颈椎病是由于突出的颈椎间盘组织、增生的椎体后缘骨赘、向后滑脱的椎体、增厚的黄韧带和椎管内肿胀的软组织等，对脊髓造成压迫；或由于血管因素的参与，导致脊髓缺血、变性等改变，引起颈部以下身体感觉、运动和大小便功能等异常。本病与颈椎间盘突出症有相似之处。

1.症状

（1）表现为上肢症状往往不明显，有时仅表现为沉重无力；下肢症状明显，可出现双下肢僵硬无力、酸胀、烧灼感、麻木感和运动障碍，呈进行性加重的趋势。

（2）步态笨拙，走路不稳或有踩棉花感。手部肌肉无力、发抖、活动不灵活、持物不稳、容易坠落。

（3）甚至四肢瘫痪，排尿、排便障碍，卧床不起。

（4）患者常有头痛、头昏、半边脸发热、面部出汗异常等。

2.体征

（1）颈部活动受限不明显，病变相应节段压痛存在。

（2）上肢动作欠灵活，肌力减弱。

（3）下肢肌张力增高。低头1分钟后症状加重。

（4）肱二、三头肌肌腱及膝腱反射减弱；跟腱反射亢进。

（5）髌阵挛和踝阵挛。

（6）腹壁反射和提睾反射减弱。

（7）霍夫曼征、巴宾斯基征均可出现阳性。

3.辅助检查

（1）X线检查：可见病变椎间隙狭窄、椎体骨质增生、节段不稳定等退行性改变。有时可见椎管狭窄、椎间孔缩小。

（2）脊髓造影：脊髓造影可发现硬膜囊前后压迫情况，如压迫严重可呈现不完全一性或完全性梗阻。

（3）CT检查：可确切地了解颈椎椎管的大小、椎间盘突出程度、有无椎体后骨刺等情况。

（4）MRI检查：可明确有无颈椎间盘变性、突出或脱出及其对脊髓的压迫程度，了解脊髓有无萎缩变性等。

（四）椎动脉型颈椎病

椎动脉型颈椎病是由于椎间盘退变及上位颈椎错位，横突孔骨性非连续管道扭转而引起椎动脉扭曲，或因椎体后外缘、钩椎关节的骨质增生而导致椎动脉受压，造成一侧或双侧的椎动脉供血不足，或因椎动脉交感神经丛受刺激而导致基底动脉痉挛等。近年来对椎动脉形态学的研究表明，该病存在椎动脉人横突孔位置变异（图12-1）、先天性纤细、痉挛（图12-2）、钩椎关节增生压迫（图12-3）、横突孔内纤维束带牵拉扭曲（图12-4）及骨质增生压迫椎动脉等病理改变。

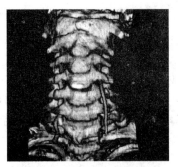

图 12-1　入横突孔位置变异

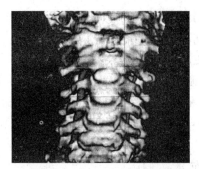

图 12-2　先天性纤细痉挛

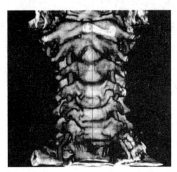

图 12-3　骨质增生压迫椎动脉

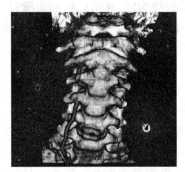

图 12-4　纤维束带牵拉扭曲

因此,可以认为,椎动脉形态学改变使椎动脉血流动力学异常,椎动脉供血不足,小脑缺血、缺氧是导致眩晕的主要原因。

《灵枢》有"髓海不足,则脑转耳鸣""上气不足,脑为之不满,耳为之苦鸣,头为之苦倾,目为之眩"及"上虚则眩"等记载。

1.症状

(1)持续性眩晕、恶心、耳鸣、重听、记忆力减退、后枕部麻木、偏头痛等。

(2)可伴有视物模糊、视力减退、精神萎靡、失眠、嗜睡等。

(3)头部过伸或旋转时,可出现位置性眩晕、恶心、呕吐等急性发作症状。

(4)可出现猝然摔倒、持物坠落,但摔倒时神志多清醒。

(5)部分患者可同时伴有颈肩臂痛等神经根型颈椎病的表现,以及交感神经刺激症状。

2.体征

(1)病变节段横突部压痛。

(2)当出现颈源性眩晕等椎动脉供血不足的症状时,可发作性猝倒。

(3)旋颈试验阳性。

3.辅助检查

(1)X线检查:颈椎正位及斜位片,可见颈椎生理弧度减小或消失,可出现侧凸畸形。可见钩椎关节侧方或后关节部骨质增生、椎间孔变小等。

(2)椎动脉造影:可见椎动脉因钩椎关节骨赘压迫而扭曲或狭窄,可作为确切诊断。

(3)TCD检查:为目前临床常用的检查项目,可发现椎动脉血流速减慢或增快,可供临床参考。

(4)3D-CTA 检查:可清晰观察椎动脉及椎-基底动脉全貌,分析椎动脉与椎体、椎间孔及周围软组织的关系,可明确诊断。

(五)交感神经型颈椎病

1.症状

(1)有慢性头痛史,以眼眶周围、眉棱骨等部位明显,疼痛常呈持续性。

(2)可出现头晕、眼花、耳鸣、恶心或呕吐。

(3)可有心动过速或减慢、心前区闷痛、心悸、气促等症状。

2.体征

(1)两侧颈椎横突前压痛点明显。

(2)部分患者出现霍纳征。

(3)有"类冠心病样综合征"征象。

3.辅助检查

(1)X 线检查:颈椎生理弧度有不同程度的改变,椎体和钩椎关节骨质增生,横突肥厚等。

(2)心电图检查:无异常或有轻度异常。

(六)混合型颈椎病

兼具上述两种类型或两种以上类型的诊断要点。

三、鉴别诊断

临床上根据患者的病史、症状和体征,并通过相应检查可明确诊断,并注意同下列疾病相鉴别。

(一)神经根型颈椎病

(1)风湿性或慢性劳损性颈肩痛有颈肩、上肢以外多发部位的疼痛史,无放射性疼痛,无反射改变,麻木区不按脊神经根节段分布,该病与天气变化有明显关系,服用抗风湿类药症状可好转。

(2)落枕颈项强痛,活动功能受限,无手指发麻症状,起病突然,以往无颈肩症状。

(3)前斜角肌综合征颈项部疼痛,患肢有放射痛和麻木触电感,以手指胀、麻、凉、皮肤发白或发绀为特征。手下垂时症状加重,上举后症状可缓解。前斜角肌痉挛发硬,艾迪森试验阳性。

(二)脊髓型颈椎病

1.颈脊髓肿瘤

脊髓压迫症状呈进行性加重,先有一侧颈、肩、臂手指疼痛或麻木,逐渐发展到对侧下肢,然后累及对侧上肢。X 线平片显示椎间孔增大,椎体或椎弓破坏。CT、MRI、脊髓造影可确诊。

2.脊髓粘连性蛛网膜炎

可有感觉神经和运动神经受累症状,亦可有脊髓的传导损害症状。腰椎穿刺时,脑脊液呈不全或完全梗阻现象。脊髓造影时,造影剂通过蛛网膜下腔困难,并分散为点滴延续的条索状。

3.脊髓空洞症

好发于 20～30 岁的青年人,以痛温觉与触觉分离为特征,尤以温度觉的减退或消失较为明显。脊髓造影通畅,MRI 检查可见颈膨大,有空洞形成。

此外,还需与颈椎骨折脱位、颈椎结核相鉴别。

(三)椎动脉型颈椎病

1.梅尼埃病

平素有类似发作症状,常因劳累、睡眠不足、情绪波动而发作。其症状表现为头痛、眩晕、呕吐、恶心、耳鸣、耳聋、眼球震颤等。

2.位置性低血压

发作于患者突然改变体位时,尤其从卧位、蹲位改为立位时,突然头晕,而颈部活动无任何异常表现。

3.内听动脉栓塞

突发耳鸣、耳聋及眩晕,症状严重且持续不减。

(四)交感神经型颈椎病

1.心绞痛

有冠心病史,发作时心前区剧烈疼痛,伴胸闷心悸、出冷汗,心电图有异常表现。含服硝酸甘油片能缓解。

2.自主神经紊乱症

多见于青壮年,表现为头痛、头晕、睡眠障碍、自制能力差等。X线片显示颈椎无明显异常改变,神经根、脊髓无受累征象。服用调节自主神经类药物有效。对此类患者需长期观察,以防误诊。

四、治疗

(一)治疗原则

消除肌痉挛,纠正椎骨错缝,恢复颈椎内外力平衡。颈型以纠正颈椎紊乱,缓解肌紧张为主;神经根型以活血化瘀,疏经通络为主;脊髓型以疏经理气,温通督脉为主;椎动脉型以行气活血,益髓止晕为主;交感神经型以益气活血,平衡阴阳为主。

(二)手法

㨰法、一指禅推法、按法、拿法、拔伸法、扳法、旋转法、按揉法、擦法等。

(三)取穴与部位

1.五线

(1)督脉线自风府穴至大椎穴连线。

(2)颈夹脊线自天柱穴至颈根穴(大椎穴旁开1寸)连线,左右各一线。

(3)颈旁线自风池穴至颈臂穴(缺盆穴内1寸)连线,左右各一线。

2.五区

(1)肩胛区:冈上肌区域,左右各一区。

(2)肩胛背区:冈下肌区域,左右各一区。

(3)肩胛间区:两肩胛骨内侧缘区域。

3.十三穴

风府穴、风池穴(双)、颈根穴(双)、颈臂穴(双)、肩井穴(双)、肩外俞穴(双)、天宗穴(双)。

(四)操作

1.基本操作

(1)督脉线:用一指禅推法、按揉法、擦法,累计2~3分钟。

（2）颈夹脊线：用一指禅推法、按揉法、拿法、擦法，累计3～5分钟。

（3）颈旁线用一指禅推法、按揉法、擦法、抹法，累计2～3分钟。

（4）肩胛区由肩峰端向颈根部施㨰法、拿法、擦法，累计3～5分钟。

（5）肩胛背区用㨰法、按揉法，累计1～2分钟。

（6）肩胛间区用一指禅推法、按揉法、拨揉法，累计2～3分钟。

2.辨证推拿

（1）颈型颈椎病：①有椎间关节紊乱者，用颈椎定位扳法、旋转扳法等，纠正颈椎生理弧度、侧弯和关节紊乱。②根据症状累及部位，选择相应的五区、十三穴，用一指禅推法、按揉法、拨揉法，累计3～5分钟。③有偏头痛者，同侧风池穴按揉，手法作用力向上，时间2～3分钟。④有眩晕者，用一指禅推风池穴（双），用拇指的尺侧偏峰沿寰枕关节向风府方向推，左手推右侧，右手推左侧。每穴2～3分钟。

（2）神经根型颈椎病：①有椎间关节紊乱者，用颈椎定位扳法、旋转扳法等，纠正颈椎生理弧度、侧弯和关节紊乱。②相应神经根节段治疗。放射至拇指根麻木者，取同侧 C_5～C_6 椎间隙，用一指禅推法、按揉法治疗，累计时间3～5分钟；放射至拇、示、中指及环指桡侧半指麻木者，取同侧 $C_{6～7}$ 椎间隙，用一指禅推法、按揉法治疗，累计时间3～5分钟；放射至小指及环指尺侧半指者，取同侧 C_7～T_1 椎间隙，用一指禅推法、按揉法治疗，累计时间3～5分钟。③根据症状累及部位，选择相应的五区、十三穴，用一指禅推法、按揉法、拨揉法，累计3～5分钟。

（3）脊髓型颈椎病：①根据症状所累及部位，选用相应的五区、十三穴，用一指禅推法、按揉法、拨揉法，累计3～5分钟。②根据所累及的肢体，选用相应穴位操作，以缓解肢体相应症状。时间3～5分钟。

（4）椎动脉型颈椎病：①一指禅推风池穴（双），用拇指的尺侧偏峰沿寰枕关节向风府方向推，左手推右侧，右手推左侧。每穴3～5分钟。②取颈臂穴（双），用一指禅推法、按揉法，每穴1～2分钟。③有椎间关节紊乱者，用颈椎定位扳法、旋转扳法等，纠正颈椎生理弧度、侧弯和关节紊乱。④用鱼际揉前额，拇指按揉印堂、睛明穴、太阳穴，分抹鱼腰穴；用沿足少阳胆经头颞部循线行扫散法治疗。时间约5分钟。

（5）交感神经型颈椎病：①有椎间关节紊乱者，用颈椎定位扳法、旋转扳法等，纠正颈椎生理弧度、侧弯和关节紊乱。②颞部、前额部、眼眶等部位，用抹法、一指禅推法、按揉法、扫散法等治疗，累计时间3～5分钟。③视物模糊、眼涩、头晕者，一指禅推风池穴（双），用拇指的尺侧偏峰沿寰枕关节向风府方向推，左手推右侧，右手推左侧。每穴3～5分钟。④头痛、偏头痛、头胀、枕部痛者，取同侧风池穴按揉，手法作用力向上，时间约3分钟。⑤耳鸣、耳塞者，取风池穴（同侧），用一指禅推法、按揉法向外上方向操作，累计时间2～3分钟。⑥心前区疼痛，心动过速或过缓者，取颈臂穴（双），用一指禅推法、按揉法操作，累计时间3～5分钟。

（6）混合型颈椎病：按证型症状的轻重缓急，综合对症处理。

五、注意事项

（1）对颈椎病的推拿治疗，尤其在做被动运动时，动作应缓慢，切忌暴力、蛮力和动作过大，以免发生意外。

（2）低头位工作不宜太久，避免不正常的工作体位。

（3）避免头顶、手持重物。

(4)睡眠时枕头要适宜。对颈椎生理弧度变直、消失的,枕头宜垫在颈项部;弧度过大的,宜垫在头后部;侧卧时枕头宜与肩膀等高,使颈椎保持水平位。

(5)治疗后可选用合适的颈围固定颈部,并要注意保暖。

(6)本病可以配合颈椎牵引治疗。重量3～5 kg,每次20～30分钟。

(7)对脊髓型颈椎病,禁用斜扳法。推拿治疗效果不佳,或有进行性加重趋势,应考虑综合治疗。

六、功能锻炼

(一)颈肌对抗锻炼

(1)双手交握,置于额前(枕后),颈部向前(后)用力与之对抗,每次持续10～20秒,每组8～10次,每天1～3组。

(2)将手掌置于头同侧,颈部用力与之对抗,每次持续10～20秒,每组8～10次,每天1～3组。

(3)左右侧分别进行。

(二)颈部关节活动度锻炼

头向前缓慢、用力屈至极限,停顿3秒钟后缓慢、用力抬起,向后伸至极限,停顿3秒钟后缓慢回到中立位,每组8～10次,每天2～3组;头向左缓慢、用力屈至极限,停顿3秒钟后缓慢、用力向右屈至极限,停顿3秒钟后缓慢回到中立位,每组8～10次,每天2～3组。

(三)颈保健操

(1)捏九下:用手掌心放在颈后部,用示、中、环及小指与掌根相对用力,提捏颈部肌肉。左手捏九下,右手捏九下。

(2)摩九下:用手掌放在颈后部,用手指、手掌连同掌根,沿颈项做横向的来回往返摩擦。左手摩九下,右手摩九下。至颈项发热舒适。

(3)扳九下:用示、中、环及小指放在颈后部,做头缓缓向后仰,同时手指向前扳拉。左手扳九下,右手扳九下。使颈后部有被牵拉感。

七、疗效评定

(一)治愈

原有各型症状消失,肌力正常,颈、肢体功能恢复正常,能参加正常劳动和工作。

(二)好转

原有各型症状减轻,颈、肩背疼痛减轻,颈、肢体功能改善。

(三)未愈

症状无改善。

(马 涛)

第三节 颈椎间盘突出症

颈椎间盘突出症是指颈椎间盘退行性改变,使纤维环部分或完全破裂,或因外力作用于颈部,使椎间盘纤维环急性破裂,髓核向外膨出或突出,压迫神经根,或刺激脊髓,而出现颈神经支配相应区域的症状和体征的病证。流行病学显示,近年来,由于人们生活方式改变,工作节奏加快,伏案低头工作时间延长,使得颈椎间盘突出症的发病率明显上升,成为颈椎发病的主要病证之一。因此,有必要对该病进行专门论述。

一、病因病理

颈椎间盘突出症多由脊柱急性损伤、慢性积累性劳损,颈椎生理弧度改变或侧弯等因素,在颈椎间盘退变的基础上发生,其病理与腰椎间盘突出基本一致。由于颈部长期负重,椎间盘长时间持续地受挤压,髓核脱水造成椎间盘的变性。纤维环发生变性后,其纤维首先肿胀变粗,继而发生玻璃样变性,弹性降低,纤维环部分、不完全或完全破裂。由于变性纤维环的弹性减退,承受盘内张力的能力下降,当受到头颅的重力作用,椎间盘受力不均匀,或椎周肌肉的牵拉,或突然遭受外力作用时,造成椎间盘纤维环向外膨出,严重时,髓核也可经纤维环裂隙向外突出或脱出,压迫神经根或脊髓,出现相应支配区域的疼痛、麻木症状。由于下段颈椎受力大,活动频繁,因此 $C_6 \sim C_7$ 椎间盘和 C_6 椎间盘最易发病。老年人肝肾亏损,筋失约束;或风寒侵袭,筋脉拘挛,失去了内在的平衡,均可诱发颈椎间盘突出。

影像学上的椎间盘突出症并不一定都会出现症状,只有当突出物压迫或刺激神经根时才会出现症状。临床症状的轻重,则与颈椎间盘突出位置和神经受压的程度有关。根据椎间盘突出的程度,可分为膨出、突出、脱出三种类型。

(一)膨出型

椎间盘髓核变性,向后方或侧后方沿纤维环部分破裂的薄弱部膨出,纤维环已超出椎体后缘,但髓核则未超出,硬脊膜囊未受压。

(二)突出型

椎间隙前宽后窄,椎间盘纤维环和髓核向后方或侧后方沿纤维环不完全破裂部突出,超过椎体后缘,但纤维环包膜尚完整,硬脊膜囊受压。

(三)脱出型

椎间隙明显变窄,纤维环包膜完全破裂,髓核向后方或侧后方沿完全破裂的纤维环向椎管内脱出,或呈葫芦状悬挂于椎管内,脊髓明显受压。

常见突出位置有以下 3 种:①外侧型突出。突出部位在后纵韧带的外侧,钩椎关节内侧。该处有颈神经根通过,突出的椎间盘压迫或刺激脊神经根而产生症状。②旁中央型突出。突出部位偏于一侧,介于脊神经和脊髓之间。突出的椎间盘可以压迫或刺激脊神经根和脊髓而产生单侧脊髓和神经根受压症状。③中央型突出。突出部位在椎管中央,脊髓的正前方。突出的椎间盘压迫脊髓腹面的两侧而产生脊髓双侧压迫症状。

椎间盘突出症临床症状往往表现为 3 种情况:一是疼痛明显,而无麻木;二是麻木明显,而无疼痛;三是疼痛与麻木并存。一般认为,疼痛是由于突出或膨出的椎间盘炎症、水肿明显,刺激硬脊膜或神经根所致;麻木是由于突出或脱出的椎间盘压迫脊神经所致;疼痛与麻木并存则有真性压迫和假性压迫之分,假性压迫由于突出物炎症水肿相当明显,既刺激又压迫脊神经,当炎症、水肿消退后,麻木也随之消失;真性压迫的,当炎症、水肿消退后,压迫依然存在,麻木也难以消失。

本病属中医"节伤"范畴。颈为脊之上枢,督脉之要道,藏髓之骨节,上通髓海,下连腰脊,融汇诸脉。颈脊闪挫、劳损,致使脊窍错移,气血瘀滞,筋肌挛急而痛。窍骸受损,突出于窍,碍于脊髓,诸脉络受阻,经气不通,则筋肌失荣,痿弛麻木,发为本病。

二、诊断

(一)症状

(1)多见于 30 岁以上青壮年。

(2)男性发病多于女性。

(3)本病多发生于 $C_6 \sim C_7$ 椎间盘和 $C_5 \sim C_6$ 椎间盘。

(4)有外伤者,起病较急;无明显外伤者,起病缓慢。

(5)患者常有颈部疼痛,上肢有放射性疼痛和麻木,卧床休息症状可有缓解,活动后症状加重。由于椎间盘突出部位和压迫组织的不同,临床表现也不一致。

(二)体征

1.外侧型突出

(1)主要症状为颈项部及受累神经根的上肢支配区域疼痛与麻木。咳嗽、打喷嚏时疼痛加重。

(2)疼痛仅放射到一侧肩部和上肢,很少发生于两侧上肢。

(3)颈僵硬,颈后肌痉挛,活动受限,当颈部后伸,再将下颌转向健侧时可加重上肢放射性疼痛,做颈前屈或中立位牵引时疼痛可缓解。

(4)由于颈椎间盘突出的间隙不同,检查时可发现不同受累神经节段支配区域的运动、感觉及反射的改变。

(5)颈椎拔伸试验阳性。部分病变节段成角严重的患者可反应为上肢放射性神经痛加重,称反阳性。

(6)椎间孔挤压试验阳性。

(7)病程日久者,可出现相关肌肉肌力减退和肌肉萎缩等。

颈椎不同间隙椎间盘突出神经根受压的症状与体征见表 12-1。

表 12-1　颈椎间盘突出神经根受压的临床定位

颈椎间隙	$C_4 \sim C_5$	$C_5 \sim C_6$	$C_6 \sim C_7$	$C_7 \sim T_1$
受压神经	C_5 神经	C_6 神经	C_7 神经	C_8 神经
疼痛区域	颈根、肩部和上臂	肩、肩胛内缘	肩胛内侧中部和胸大肌区	肩胛内缘下部、上臂和前臂内侧至手内侧
感觉异常	肩外侧	前臂桡侧、拇指	手背示指和中指	前臂内侧至环指、小指
肌肉萎缩和肌力减退	三角肌,或肱二头肌	肱二头肌	肱三头肌	大小鱼际肌,手握力减退
腱反射减退	肱二头肌腱	肱二头肌腱	肱三头肌腱	腱反射正常

2.旁中央型突出

患者除有椎间盘外侧型突出的症状、体征外,还有一侧脊髓受压的症状和体征,可出现同侧下肢软弱无力,肌肉张力增加。严重时可出现腱反射亢进,巴宾斯基征、霍夫曼征阳性。

3.中央型突出

主要表现为脊髓受压,最常见的症状为皮质脊髓束受累,由于病变程度不一,可出现下肢无力,平衡明显障碍,肌张力增高,腱反射亢进;踝阵挛、髌阵挛及病理反射。重症者可出现两下肢不完全性或完全性瘫痪,大小便功能障碍,胸乳头以下感觉障碍。

(三)辅助检查

1.X 线检查

正位片显示颈椎侧弯畸形,侧位片上可显示颈椎生理弧度改变、椎间隙变窄及增生性改变。斜位片上可显示椎间孔的大小及关节突情况。颈椎 X 线片不能显示是否有椎间盘突出,但可排除颈椎结核、肿瘤、先天性畸形。

2.CT 及 MRI 检查

CT 检查可显示颈椎椎管的大小及突出物与受累神经根的关系。MRI 检查可显示突出的椎间盘对脊髓压迫的程度,了解脊髓有无萎缩变性等。

3.肌电图和神经诱发电位检查

可确定受累神经根及损害程度,客观评价受损程度和评定治疗效果。

三、治疗

(一)治疗原则

舒筋通络,活血祛瘀,解痉止痛,扩大椎间隙,减轻或解除神经根和脊髓受压症状。

(二)手法

㨰法、按法、揉法、拿法、拔伸法、旋转复位法等。

(三)取穴与部位

风池、风府、肩井、秉风、天宗、曲池、手三里、小海、合谷等穴及颈根、颈臂等经验穴,突出节段相应椎旁、颈肩背及患侧上肢部。

(四)操作

1.舒筋通络

患者取坐位,术者立于其身后,用一指禅推法、按揉法沿督脉颈段、两侧颈夹脊穴上下往返操作 3～5 遍。自两侧肩胛带、颈根部、颈夹脊线用㨰法操作,时间约 5 分钟。

2.解痉止痛

在上述操作的同时,在风池、风府、肩井、秉风、天宗穴及颈根、颈臂穴做一指禅推法或按揉法操作,时间约 5 分钟。

3.活血祛瘀

根据神经根受累的相应节段定位,在椎间盘突出间隙同侧,用一指禅推法、按揉法重点治疗,并对上肢相应穴位用按法、揉法操作,时间约 5 分钟。

4.扩大椎间隙

采用颈椎拔伸法操作,可配合颈椎摇法。时间 2～3 分钟。

5.颈椎整复

采用颈椎旋转复位法,减轻或解除神经根和脊髓受压症状。患者取坐位,术者立于其身后,以一手屈曲之肘部托住患者下颌,手指托住枕部,另一手拇指顶推偏凸之颈椎棘突;令患者逐渐屈颈,至拇指感觉偏凸棘突有动感时,即维持该屈颈姿势;然后术者将患者头部向上牵拉片刻,以消除颈肌反射性收缩,在逐渐将颈部向棘突偏凸侧旋转至弹性限制位,在拇指用力顶推患椎棘突下做一瞬间有控制的扳动,使颈椎复位。旋转幅度控制在 3°～5°。此法只用于患侧。对患者因心理紧张或老年人,可采用在仰卧位牵引拔伸状态下进行旋转整复。

6.理筋放松

重复舒筋通络手法操作,并拿肩擦颈项,搓、抖上肢,结束治疗。

四、注意事项

(1)科学用枕,对颈椎生理弧度变直、消失的,枕头宜垫在颈部;弧度过大的,宜垫在枕后部;侧卧时枕头宜与肩膀等高,使颈椎保持水平位。

(2)避免长时间连续低头位工作或看书,提倡做工间颈椎活动。

(3)注意颈部保暖,适当休息,避免劳累。

(4)乘机动车应戴颈托保护,以防紧急制动时引起颈椎挥鞭性损伤,甚至高位截瘫。

五、功能锻炼

(1)采用"与项争力"的功法以提高颈伸肌肌力和颈椎平衡代偿能力。

(2)坚持做颈保健操,同颈椎病。

（马　涛）

第四节　寰枢关节半脱位

寰枢关节半脱位又称为寰枢关节失稳,是指寰椎向前、向后脱位,或寰齿两侧间隙不对称,导致上段颈神经、脊髓受压以致患者出现颈肩上肢疼痛,甚至四肢瘫痪、呼吸肌麻痹,严重时危及生命。

寰枢关节为一复合关节,由4个小关节组成,其中部及外侧各有两个关节,中部的齿状突和寰椎前弓中部组成前关节,齿状突和横韧带组成后关节,即齿状突关节。在寰椎外侧由两侧块的下关节面和枢椎上关节面组成关节突关节。寰枢关节的关节囊大而松弛,关节面较平坦,活动幅度较大,且寰枢椎之间无椎间盘组织,因此受到外力或在炎症刺激下容易发生寰枢关节半脱位。

一、病因病理

寰枢关节半脱位是临床常见病证,其发病原因主要有炎症、创伤和先天畸形。

(一)寰枢关节周围炎症

咽部与上呼吸道的感染、类风湿等可以使寰枢关节周围滑膜产生充血水肿和渗出,引起韧带松弛而脱位;炎症又可使韧带形成皱襞而影响旋转后的复位,形成旋转交锁,造成关节半脱位。

(二)创伤

创伤可以直接造成横韧带、翼状韧带两者或两者之一发生撕裂或引起滑囊、韧带的充血水肿,造成寰枢关节旋转不稳并脱位。寰椎骨折、枢椎齿状突骨折可直接造成寰枢椎脱位。青少年可由于跳水时头部触及游泳池底,颈部过度屈曲,寰椎横韧带受到枢椎齿状突向后的作用力引起寰枢关节前脱位。而成年人多由于头颈部受到屈曲性外伤而引起不同程度的寰椎前脱位;也可表现为向侧方及旋转等方向移位,与外伤作用力方向有关。

（三）寰枢椎的先天变异和/或横、翼状韧带的缺陷

发育对称的寰枢两上关节面，受力均衡，关节比较稳定，当寰枢两上关节面不对称（即倾斜度不等大、关节面不等长）时，关节面则受力不均衡，倾斜度大的一侧剪力大，对侧小，使关节处于不稳定状态，易发生寰枢关节半脱位。

中医关于该病的论述，多记载于"筋痹""错缝"等病证中。中医认为患者素体气虚，筋肌松弛，节窍失固，或有颈部扭、闪、挫伤致脊窍错移，迁延不愈。脊之筋肌损伤，气血瘀聚不散则为肿为痛。筋肌拘挛，脊错嵌顿则活动受掣。

二、诊断

（一）症状

（1）有明显外伤史或局部炎症反应。其症状轻重与寰椎在枢椎上方向前、旋转及侧方等半脱位的程度有关。

（2）颈项部、头部、肩背部疼痛明显，活动时疼痛加剧，疼痛可向肩臂放射。

（3）颈项肌痉挛、颈僵，头部旋转受限或呈强迫性体位为主要症状。

（4）当累及椎-基底动脉时，可出现头晕、头痛、恶心、呕吐、耳鸣、视物模糊等椎-基底动脉供血不足症状。

（5）当累及延髓时，则主要影响延髓外侧及前内侧，出现四肢运动麻痹、发音障碍及吞咽困难等。

（二）体征

（1）枢椎棘突向侧后偏突，有明显压痛，被动活动则痛剧。

（2）如为单侧脱位，头偏向脱位侧，下颌转向对侧，患者多用手托持颌部。

（3）累及神经支配区域皮肤有痛觉过敏或迟钝。

（4）累及脊髓时则出现脊髓受压症状，上肢肌力减弱，握力减退，严重时腱反射亢进，霍夫曼征阳性。下肢肌张力增高，步态不稳，跟、膝腱反射亢进，巴宾斯基征阳性。

（5）位置及振动觉多减退。

（三）辅助检查

（1）X线检查：颈椎张口正位，齿状突中线与寰椎中心线不重叠，齿状突与寰椎两侧块之间的间隙不对称或一侧关节间隙消失，齿状突偏向一侧。

（2）CT检查：寰枢椎连续横断面扫描可显示寰枢椎旋转程度。矢状位和冠状位图像可显示关节突关节的序列，但大多数不能显示齿状突与寰椎分离。

（3）肌电图和神经诱发电位检查：可评价神经功能受损害程度。

三、治疗

（一）治则

舒筋活血，松解紧张甚至痉挛的颈枕肌群；整复失稳的寰枢关节，纠正发生寰枢关节异常位移的因素，扩大椎管的有效容积，改善椎管内外的高应力状态，减少或消除椎动脉或脊髓的机械性压迫和刺激。采用松解类手法与整复手法并重，以颈项部操作为主的原则。

（二）手法

一指禅推法、㨰法、拔伸法、推法、拿法、按揉法和整复手法等。

（三）取穴与部位

颈项部、枕后部及患处等；风池、颈夹脊、天柱、翳风、阿是穴等。

（四）操作

（1）患者坐位，术者用轻柔的㨰法、按揉法、拿法、一指禅推法等手法在颈椎两侧的夹脊穴部位及肩部治疗，以放松紧张、痉挛的肌肉。

（2）整复手法。患者仰卧位，头置于治疗床外，便于手法操作。助手两手扳住患者两肩，术者一手托住后枕部，一手托住下颌部，使头处于仰伸位进行牵拉，助手配合做对抗性拔伸。在牵拉拔伸状态下，做头部缓慢轻柔的前后活动和试探性旋转活动。如出现弹响，颈椎活动即改善，疼痛减轻，表示手法整复成功。

（3）复位后，患者取仰卧位，采用枕颌带于头过伸牵引，牵引重量控制在 2～3 kg，持续牵引，日牵引时间不少于 6 小时。3～4 周撤除牵引，用颈托固定。

四、注意事项

（1）严格掌握推拿治疗适应证，有重度锥体束体征者不宜手法复位。

（2）注意平时预防，纠正平时的不良习惯姿势，平时戴颈围固定保护。

（3）少数伴炎症患者，可有发热，体温可达 38～40 ℃，注意观察，采取必要的降温措施。

（4）注意用枕的合理性和科学性；注意颈项、肩部的保暖。

五、功能锻炼

寰枢关节半脱位功能锻炼宜在病情基本稳定后进行，根据生物力学原理，强化颈部肌肉的功能锻炼，增强颈部的肌肉力量，对提高颈椎稳定性，延缓或防止肌萎缩，是很有必要的。锻炼方法有以下几种。

（1）立位或坐位，用全力收缩两肩。重复 5～10 次。

（2）立位或坐位，两手扶前额，给予一定的阻力，用全力使颈部向前屈，坚持 6 秒钟。重复3～5 次。

（3）立位或坐位，一手扶头侧部，给予一定的阻力，用全力使颈部向同侧侧倾，坚持 3～6 秒钟。左、右交替，重复 3～5 次。

（4）立位或坐位，两手扶后枕部，给予一定的阻力，用全力使头部往后倾，坚持 3～6 秒钟。重复 3～5 次。

（马　涛）

第五节　前斜角肌综合征

前斜角肌综合征是指因外伤、劳损、先天颈肋、高位肋骨等因素刺激前斜角肌，或前斜角肌痉挛、肥大、变性等，引起臂丛神经和锁骨下动脉的血管神经束受压，而产生的一系列神经血管压迫症状的病证。本病好发于 20～30 岁女性，右侧较多见。

一、病因病理

颈部后伸、侧屈位时,头部突然向对侧旋转,或长期从事旋颈位低头工作,使对侧前斜角肌受到牵拉扭转而损伤,出现前斜角肌肿胀、痉挛而产生对其后侧神经根的压迫症状。神经根受压又进一步加剧前斜角肌痉挛,形成恶性循环。

先天性结构畸形,如肩部下垂、高位胸骨、第 7 颈椎横突肥大、高位第 1 肋骨、臂丛位置偏后等,使第1肋骨长期刺激臂丛,使受臂丛支配的前斜角肌发生痉挛,压迫臂丛神经而发病。若前斜角肌痉挛、变性、肥厚,则易造成锁骨上部臂丛及锁骨下动脉受压。如颈肋或第 7 颈椎横突肥大,或前、中斜角肌肌腹变异合并时,当前斜角肌稍痉挛,即可压迫其间通过的臂丛神经和锁骨下动脉而导致出现神经血管症状。本病运动障碍出现较迟,可表现为肌无力和肌萎缩,偶见手部呈雷诺征象。

中医将本病归属"劳损"范畴。多由过度劳损,或风寒外袭,寒邪客于经络,致使经脉不通,气血运行不畅,发为肿痛。

二、诊断

(一)症状

(1)一般缓慢发生,均以疼痛起病,程度不一。

(2)局部症状。患侧锁骨上窝稍显胀满,前斜角肌局部疼痛。

(3)神经症状。患肢有放射性疼痛和麻木触电感,以肩、上臂内侧、前臂和手部的尺侧及小指、环指明显,表现为麻木、蚁行、刺痒感等。少数患者偶有交感神经症状,如瞳孔扩大、面部出汗、患肢皮温下降,甚至出现霍纳综合征。

(4)血管症状。早期由于血管痉挛致使动脉供血不足而造成患肢皮温降低,肤色苍白;后期因静脉回流受阻,出现手指肿胀、发凉、肤色发绀,甚至手指发生溃疡难愈。

(5)肌肉症状。神经长期受压,患肢小鱼际肌肉萎缩,握力减弱,持物困难,手部发胀及有笨拙感。

(二)体征

(1)颈前可摸到紧张、粗大而坚韧的前斜角肌肌腹,局部有明显压痛,并向患侧上肢放射性痛麻。

(2)局部及患肢的疼痛症状在患肢上举时可减轻或消失,自然向下或用力牵拉患肢时则加重

(3)艾迪森试验、超外展试验阳性,提示血管受压。

(4)举臂运动试验、臂丛神经牵拉试验阳性,提示神经受压。

(三)辅助检查

X线检查:颈、胸段的 X 线正侧位摄片检查,可见颈肋或第 7 颈椎横突过长或高位胸肋征象。

三、治疗

(一)治疗原则

舒筋活血,通络止痛。

(二)手法

滚法、按法、揉法、拿法、擦法等。

(三)取穴与部位

缺盆、肩井、翳风、风池、颈臂、曲池、内关、合谷、颈肩及上肢部。

(四)操作

1.活血通络

患者取坐位。术者站于患侧,先用滚法在患侧自肩部向颈侧沿斜角肌体表投影区往返施术,同时配合肩关节活动,时间3～5分钟。

2.理筋通络

继上势,术者以一指禅推法沿患侧颈、肩、缺盆穴及上肢进行操作,斜角肌部位、颈臂穴重点治疗,时间5～7分钟。

3.舒筋通络

继上势,术者以拇指弹拨斜角肌起止点及压痛点,拇指揉胸锁乳突肌及锁骨窝硬结处为重点,拇指自内向外沿锁骨下反复揉压,时间3～5分钟。

4.通络止痛

沿患侧斜角肌用拇指平推法,然后施擦法,以透热为度。时间1～2分钟;然后摇肩关节,揉、拿上肢5～10遍,抖上肢结束治疗。

四、注意事项

(1)注意不宜睡过高枕头,患部注意保暖。

(2)避免患侧肩负重物或手提重物,以免加重症状。

(3)嘱患者配合扩胸锻炼,每天1～2次,可缓解症状。

(马 涛)

第六节 胸椎小关节错缝

胸椎小关节错缝是指胸椎小关节的解剖位置改变,以致胸部脊柱功能失常所引起的一系列临床表现,属于脊柱小关节功能紊乱的范畴。本节主要讨论胸椎小关节滑膜嵌顿和因部分韧带、关节囊紧张引起反射性肌肉痉挛,致使关节面交锁在不正常或扭转的位置上而引起的一系列病变。多发生在胸椎第3～7节段,女性发生率多于男性。以青壮年较常见,老人则很少发生。

一、病因病理

脊柱关节为三点承重负荷关节,即椎体及椎体两侧的上、下关节突组成的小关节,构成三点承重,小关节为关节囊关节。具有稳定脊柱,引导脊椎运动方向的功能。胸椎间关节面呈额状位,故胸部脊柱只能做侧屈运动而不能伸屈,一般不易发生小关节序列紊乱。但是,当突然的外力牵拉、扭转,使小关节不能承受所分担的拉应力和压应力时,则可引起胸椎小关节急性错缝病变。

因姿势不良或突然改变体位引起胸背部肌肉损伤或胸椎小关节错位,使关节滑膜嵌顿其间,从而破坏了脊柱力学平衡和运动的协调性,引起活动障碍和疼痛。同时,损伤及炎性反应可刺激感觉神经末梢而加剧疼痛,并反射性地引起肌肉痉挛,也可引起关节解剖位置的改变,发生交锁。日久可导致小关节粘连而影响其功能。典型胸椎小关节错缝在发病时可闻及胸椎后关节突然错缝时的"咯嗒"声响,错缝局部疼痛明显。

　　本病属中医"骨错缝"范畴。常因姿势不当,或不慎闪挫,以致骨缝错开,局部气血瘀滞,经脉受阻,发为肿痛。

二、诊断

(一)症状

(1)一般有牵拉、过度扭转外伤史。

(2)局部疼痛剧烈,甚则牵掣肩背作痛,俯仰转侧困难,常固定于某一体位,不能随意转动,疼痛随脊柱运动增强而加重,且感胸闷不舒、呼吸不畅、入夜翻身困难,重者可有心烦不安、食欲减退。

(3)部分患者可出现脊柱水平面有关脏腑反射性疼痛,如胆囊、胃区等疼痛。

(二)体征

1.棘突偏歪

脊柱病变节段可触及偏歪的棘突。表现为一侧偏突,而对侧空虚感。

2.压痛

脊柱病变节段小关节处有明显压痛,多数为一侧,少数为两侧。

3.肌痉挛

根据病变节段的不同,菱形肌、斜方肌可呈条索状痉挛,亦有明显压痛。

4.功能障碍

多数无明显障碍,少数可因疼痛导致前屈或转侧时活动幅度减小,牵拉疼痛。

(三)辅助检查

胸椎小关节错缝属解剖位置上的细微变化,故而 X 线摄片常不易显示。严重者可见脊柱侧弯、棘突偏歪等改变。

三、治疗

(一)治疗原则

舒筋通络,理筋整复。

(二)手法

㨰法、按法、揉法、弹拨法、擦法、拔伸牵引、扳法等。

(三)取穴与部位

局部压痛点、胸段华佗夹脊穴及膀胱经等部位。

(四)操作

(1)患者取俯卧位,术者立于其一侧,以㨰法、按法、揉法在胸背部交替操作,时间 5～8 分钟。

(2)继上势,沿脊柱两侧竖脊肌用按揉法、弹拨法操作,以松解肌痉挛,时间 3～5 分钟。暴露背部皮肤,涂上介质,沿两侧膀胱经行侧擦法,以透热为度。

（3）俯卧扳压法。患者俯卧，术者站立在患侧，一手向上拨动一侧肩部，另一手掌抵压患处棘突，两手同时相对用力扳压。操作时可闻及弹响。

（4）患者取坐位，术者立于其身后，采用胸椎对抗复位扳法，或采用抱颈提升法操作，以整复关节错缝。

四、注意事项

（1）整复关节错缝手法宜轻、快、稳、准，勿以关节有无声响为标准。当一种复位法未能整复时可改用其他复位法。

（2）治疗期间应卧硬板床。

（3）适当休息，避免劳累，慎防风寒侵袭。

（马　涛）

第七节　急性腰扭伤

急性腰扭伤是指劳动或运动时腰部肌肉、筋膜、韧带、椎间小关节、腰骶关节的急性损伤，多为突然承受超负荷牵拉或扭转等间接外力所致。俗称"闪腰""岔气"。急性腰扭伤是临床中常见病、多发病。多见于青壮年和体力劳动者，平素缺少体力劳动锻炼的人，或偶尔运动时，用力不当亦易发生损伤。男性多于女性。急性腰扭伤若处理不当，或治疗不及时，可造成慢性劳损。

一、病因病理

造成急性腰扭伤的因素常与劳动强度、动作失误、疲劳，甚至气候、季节有关。大部分患者能清楚讲述受伤时的体态，指出疼痛部位。下列因素易造成腰部损伤：腰部用力姿势不当，如在膝部伸直弯腰提取重物时，重心距离躯干中轴较远，因杠杆作用，增加了肌肉的承受力，容易引起腰部肌肉的急性扭伤。行走失足，行走不平坦的道路或下楼梯时不慎滑倒，腰部前屈，下肢处于伸直位时，亦易造成腰肌筋膜的扭伤或撕裂。动作失调，两人搬运重物，动作失于协调，身体失去平衡，重心突然偏移，或失去控制，致使腰部在肌肉无准备情况下，骤然强力收缩，引起急性腰扭伤。对客观估计不足，思想准备不够，如倒水、弯腰、猛起，甚至打喷嚏等无防备的情况下，也可发生"闪腰岔气"等。

腰部肌肉、筋膜、韧带和关节的急性损伤可单独发生，亦常合并损伤，但不同组织的损伤其临床表现又不完全相同。急性腰扭伤临床常见于急性腰肌筋膜损伤、急性腰部韧带损伤和急性腰椎小关节紊乱等。

本病属中医"筋节伤""节错证"范畴，腰脊为督脉和足太阳经脉所过，经筋所循，络结汇聚，脏腑之维系，运动之枢纽。凡跌仆、闪挫、扭旋撞击，伤及腰脊，筋络受损，或筋节劳损，气滞血淤，筋拘节错，致使疼痛剧烈，行动牵掣。

二、诊断

(一)急性腰肌筋膜损伤

急性腰肌筋膜损伤是一种较常见的腰部外伤,多因弯腰提取重物用力过猛,或弯腰转身突然闪扭,致使腰部肌肉强烈的收缩,而引起腰部肌肉和筋膜受到过度牵拉、扭捩损伤,严重者甚至撕裂。本病属于中医伤科跌仆闪挫病证。其损伤因受力大小不同,组织损伤程度亦不一样,筋膜损伤,累及血脉,造成局部瘀血凝滞,气机不通,产生瘀血肿胀、疼痛、活动受限等表现。临床以骶棘肌骶骨起点部骨膜撕裂,或筋膜等组织附着点撕裂多见。

1.症状

有明显损伤史,患者常感到腰部有一响声或有组织"撕裂"感;疼痛。伤后即感腰部一侧或两侧疼痛,疼痛多位于腰骶部,可影响到一侧或两侧臀部及大腿后部;轻伤者,损伤当时尚能坚持继续劳动,数小时后或次日症状加重,重伤者,损伤当时即不能站立,腰部用力、咳嗽、打喷嚏时疼痛加剧;活动受限。患者不能直腰、俯仰、转身,动则疼痛加剧。患者为减轻腰部疼痛,常用两手扶住并固定腰部。

2.体征

肌痉挛,肌肉、筋膜和韧带撕裂可引起疼痛,引起肌肉的保护性痉挛,腰椎生理前凸减小;不对称性的肌痉挛引起脊柱生理性侧弯等改变;压痛,损伤部位有明显的局限性压痛点,常见于腰骶关节、第 3 腰椎横突尖和髂嵴后部,可伴有臀部及大腿后部牵涉痛;功能障碍,患者诸方向的活动功能均明显受限;直腿抬高、骨盆旋转试验可呈阳性。

3.辅助检查

X 线检查一般无明显异常。可排除骨折、骨质增生、椎间盘退变等。

(二)急性腰部韧带损伤

1.症状

有明显外伤史;伤后腰骶部有撕裂感、剧痛,弯腰时疼痛加重疼痛可放散到臀部或大腿外侧。

2.体征

(1)肿胀:局部可见有肿胀,出血明显者有瘀肿。

(2)肌肉痉挛:以损伤韧带两侧的骶棘肌最为明显。

(3)压痛:伤处压痛明显,棘上韧带损伤压痛浅表,常跨越两个棘突及以上;棘突间损伤压痛较深,常局限于两个棘突之间;髂腰韧带损伤压痛点常位于该韧带的起点处深压痛;单个棘突上浅压痛常为棘突骨膜炎。有棘上、棘间韧带断裂者,触诊可见棘突间的距离加宽。

(4)活动受限:尤以腰部前屈、后伸运动时最为明显。

(5)普鲁卡因局封后疼痛减轻或消失,也可作为损伤的诊断性治疗方法之一。

3.辅助检查

严重损伤者应做 X 线摄片检查,以排除骨折的可能性。

(三)急性腰椎后关节滑膜嵌顿

1.症状

有急性腰部扭闪外伤史,或慢性劳损急性发作;腰部剧痛,精神紧张,不能直立或行走,惧怕任何活动;腰部不敢活动,稍一活动疼痛加剧。

2.体征

(1)体位:呈僵直屈曲的被动体位,腰部正常生理弧度改变,站、坐和过伸活动时疼痛加剧。

(2)肌痉挛:两侧骶棘肌明显痉挛,重者可引起两侧臀部肌肉痉挛。

(3)压痛:滑膜嵌顿的后关节和相应椎间隙有明显压痛,一般无放射痛。棘突无明显偏歪。

(4)功能障碍:腰部紧张、僵硬,各方向活动均受限,尤以后伸活动障碍最为明显。

3.辅助检查

X线检查可见脊柱侧弯和后凸,两侧后关节不对称,椎间隙左右宽窄不等。可排除骨折及其他骨质病变。

三、治疗

(一)治疗原则

舒筋活血,散瘀止痛,理筋整复。

(二)手法

一指禅推法、㨰法、按法、揉法、弹拨法、擦法、抖腰法、腰部斜扳法。

(三)取穴与部位

阿是穴、肾俞、大肠俞、命门、三焦俞、秩边、委中等穴位,腰骶部及督脉腰段。

(四)操作

1.急性腰肌筋膜损伤

(1)患者取俯卧位。用一指禅推法和㨰法在腰脊柱两侧往返操作3～4遍,以放松腰部肌肉。然后在伤侧顺竖脊肌纤维方向用㨰法操作,配合腰部后伸被动活动,幅度由小到大,手法压力由轻到重。时间5～8分钟。

(2)继上势,用一指禅推法、按揉法在压痛点周围治疗,逐渐移至疼痛处做重点治疗。时间为5分钟左右。

(3)继上势,按揉肾俞、大肠俞、命门、秩边、环跳、委中、阿是穴等穴位,以酸胀为度,在压痛点部位做弹拨法治疗,弹拨时手法宜柔和深沉。时间为5分钟左右。

(4)继上势,在损伤侧沿竖脊肌纤维方向用直擦法,以透热为度。患者侧卧位,患侧在上做腰部斜扳法。

2.急性腰部韧带损伤

主要是指棘上韧带、棘间韧带和髂腰韧带在外力作用下,导致的撕裂损伤,使韧带弹性和柔韧性降低或松弛。是引起腰背痛的常见原因之一。以腰骶部最为多见。

正常情况下,腰部韧带皆由骶棘肌的保护而免受损伤。当腰椎前屈90°旋转腰部时,棘上韧带和棘间韧带所承受的牵拉力最大,此时突然过度受力,如搬运重物,或用力不当等,超越了韧带的负荷能力,则出现棘上韧带、棘间韧带或髂腰韧带的损伤。此外,腰脊柱的直接撞击也可引起韧带损伤。轻者韧带撕裂,重者韧带部分断裂或完全断裂。可因局部出血、肿胀、炎性物质渗出,刺激末梢神经而产生疼痛。临床上以L_5～S_1间韧带损伤最为多见,其次为髂腰韧带、L_4～L_5间韧带损伤。

(1)患者取俯卧位:用按揉法和㨰法在腰脊柱两侧往返操作3～4遍,然后在伤侧顺竖脊肌纤维方向用㨰法操作,以放松腰部肌肉。时间3～5分钟。

(2)继上势,用一指禅推法、按揉法在韧带损伤节段脊柱正中线上下往返治疗,结合指摩、指揉法操作。时间5～8分钟。

（3）继上势，点按压痛点，可配合弹拨法操作，对棘上韧带剥离者，用理筋手法予以理筋整复。时间3～5分钟。

（4）继上势，在损伤节段的督脉腰段用直擦法，以透热为度。对髂腰韧带损伤者，加用侧卧位，做患侧在上的腰部斜扳法。

3.急性腰椎后关节滑膜嵌顿

亦称腰椎后关节紊乱症或腰椎间小关节综合征。是指腰部在运动过程中，由于动作失误或过猛，后关节滑膜被嵌顿于腰椎后关节之间所引起的腰部剧烈疼痛。本病为急性腰扭伤中症状最重的一种类型。以 L_4、L_5 后关节最为多见，其次为 L_5、S_1 和 L_3、L_4 后关节。其发病年龄以青壮年为多见，男性多于女性。

腰椎后关节为上位椎骨的下关节突及下位椎骨的上关节突所构成。每个关节突是互成直角的两个面，一是冠状位，一是矢状位，所以侧弯和前后屈伸运动的范围较大。腰骶关节，则为小关节面介于冠状和矢状之间的斜位，由直立面渐变为近似水平面，上下关节囊较宽松，其屈伸和旋转等活动范围增大。当腰椎前屈时，其后关节后缘间隙张开，使关节内产生负压，滑膜被吸入关节间隙，此时如突然起立或旋转，滑膜来不及退出而被嵌顿在关节间隙，形成腰椎后关节滑膜嵌顿。由于滑膜含有丰富的感觉神经末梢，受嵌压后即刻引起剧痛，并引起反射性肌痉挛，使症状加重。

（1）患者取俯卧位：用按揉法和㨰法在患者腰骶部治疗。时间5～8分钟。

（2）继上势，根据滑膜嵌顿相应节段，在压痛明显处用按揉法操作，手法先轻柔后逐渐深沉加重，以患者能忍受为限。时间 3～5分钟。

（3）继上势，术者双手握住其踝部，腰部左右推晃 10～20 次，幅度由小至大，然后抖腰法操作3～5 次，以松动后关节，有利于嵌顿的滑膜自行解脱。

（4）解除嵌顿：在上述治疗的基础上，可选用以下方法操作。①斜扳法：患者侧卧位，伸下腿屈上腿，对滑膜嵌顿位于上腰段的，按压臀部用力宜大；对滑膜嵌顿位于下腰段的，推扳肩部用力宜大；对滑膜嵌顿位于中腰段的，按压臀部和推扳肩部两手用力应相等。左右各扳 1 次，不要强求"咯嗒"声响。②背法：具体操作见背法。

（5）沿督脉腰段用直擦法，以透热为度。

四、注意事项

（1）患者注意睡硬板床，避免腰部过度活动，以利于损伤的恢复。

（2）注意腰部保暖，必要时可用腰围加以保护。

（3）缓解期应加强腰背肌功能锻炼，有助于巩固疗效

五、功能锻炼

(一)屈膝收腹

双膝关节屈曲，收腹，双手交叉置于胸前，后背部用力压床，坚持 10 秒钟，重复 6～8 次。

(二)屈伸髋膝

双髋、双膝关节屈曲，双手抱膝，抬头，往上方前倾，坚持 5 秒钟，重复 6～8 次。

(三)俯卧撑

双手撑地,一侧膝关节贴于胸前,另一侧下肢绷直,脚尖着地,腰部慢慢下沉,坚持5秒钟。左右交替,重复6~8次。

(四)抱膝蹲立

患者立姿,双脚与肩同宽,上体前屈,慢慢下蹲,两手抱膝,坚持5秒钟。动作重复6~8次。

六、疗效评定

(一)治愈

腰部疼痛消失,脊柱活动正常。

(二)好转

腰部疼痛减轻,脊柱活动基本正常。

(三)未愈

症状无改善。

(马　涛)

第八节　腰椎退行性脊柱炎

腰椎退行性脊柱炎是指以腰脊柱椎体边缘唇样增生和小关节的肥大性改变为主要病理变化的一种椎骨关节炎,故又称"增生性脊柱炎""肥大性脊柱炎""脊椎骨关节炎""老年性脊柱炎"等。本病起病缓慢,病程较长,症状迁延,多见于中老年人,男性多于女性。体态肥胖、体力劳动者及运动员等发病则偏早。其临床特征主要表现为慢性腰腿疼痛。

一、病因病理

本病分为原发性和继发性两种。原发性为老年生理性退变,人到中年,随着年龄的增长人体各组织器官逐渐衰退,骨质开始出现退行性改变。这种改变主要表现在机体各部组织细胞所含水分和胶质减少,而游离钙质增加,其生理功能也随之衰退,腰椎椎体边缘形成不同程度的骨赘,椎间盘发生变性,椎间隙变窄,椎间孔缩小,椎周组织反应性变化刺激或压迫周围神经,而引起腰腿疼痛。继发性常由于各种损伤、慢性炎症、新陈代谢障碍,或内分泌紊乱等因素,影响到骨关节软骨板的血液循环和营养供给,从而导致软骨的炎性改变和软骨下骨反应性骨质增生,而引起腰腿痛。

本病主要的病理机制为关节软骨的变性、椎间盘的退行性改变。人体在中壮年以后,椎体周围关节的软骨弹性降低,其边缘、关节囊、韧带等附着处,逐渐形成保护性的骨质增生。椎间盘退变表现为髓核内的纤维组织增多,髓核逐渐变性,椎间盘萎缩,椎间隙变窄,椎间孔变小,又加速了髓核和纤维环的变性。椎间盘退变使脊柱失去椎间盘的缓冲,椎体前、后缘应力增加,所受压力明显增大,椎体两端不断受到震荡、冲击和磨损,引起骨质增生。椎体受压和磨损的时间越长,骨质增生形成的机会越多。此外,在椎间盘变性的同时,也会发生老年性的骨质疏松现象,削弱了椎体对压力的承重负荷能力。

本病属中医"骨痹""骨萎证"范畴。中医认为本病与年龄及气血盛衰、筋骨强弱有关。人过中年，内因肝肾亏虚，骨失充盈，筋失滋养；外因风寒湿邪客于脊隙筋节，或因积劳成伤，气血凝滞，节窍黏结，筋肌拘挛，脊僵筋弛而作痛，每遇劳累即发，病程缠绵。

二、诊断

（一）症状

（1）发病缓慢，45岁以后逐渐出现腰痛，缠绵持续，60岁以后腰痛反而逐渐减轻。

（2）一般腰痛并不剧烈，仅感腰部酸痛不适，活动不太灵活，或有束缚感。晨起或久坐起立时腰痛明显，而稍事活动后疼痛减轻，过度疲劳、阴雨天气或受风寒后症状又会加重。

（3）腰痛有时可牵涉至臀部及大腿外侧部。

（二）体征

（1）腰椎弧度改变，生理前凸减小或消失，明显者可见圆背。

（2）两侧腰肌紧张、局限性压痛，有时腰椎棘突有叩击痛。臀上皮神经和股外侧皮神经分布区按之酸痛。

（3）急性发作时腰部压痛明显，肌肉痉挛，脊柱运动受限。

（4）直腿抬高试验、后伸试验可呈阳性。

（三）辅助检查

X线检查可显示腰椎体边缘骨质增生、唇样改变或骨桥形成。椎间隙变窄或不规则，关节突模糊不清，可伴有老年性骨萎缩。

三、治疗

（一）治疗原则

行气活血，舒筋通络。

（二）手法

㨰法、按法、揉法、点法、弹拨法、扳法、摇法、擦法等。

（三）取穴和部位

命门、阳关、气海俞、大肠俞、关元俞、夹脊、委中等穴及腰骶部。

（四）操作

（1）患者取俯卧位。术者用㨰法、按揉法在腰部病变处、腰椎两侧膀胱经及腰骶部往返操作，可同时配合下肢后抬腿活动，手法宜深沉。时间5～8分钟。

（2）继上势，用拇指按命门、阳关、气海俞、大肠俞、关元俞等穴，叠指按揉或掌根按脊椎两旁夹脊穴。时间5～8分钟。

（3）有下肢牵涉痛者，继上势，在臀部沿股后肌群至小腿后侧，大腿外侧至小腿外侧用㨰法、按揉法、捏法、拿法操作，并按揉，点压委中、承山、阳陵泉等穴位。时间5～8分钟。

（4）继上势，在腰部边用㨰法，边做腰部后伸扳法操作，然后改为侧卧位，做腰部斜扳法，左右各1次，以调整脊柱后关节。

（5）患者俯卧位，沿督脉腰段及脊柱两侧夹脊穴用掌擦法，腰骶部用横擦法治疗，以透热为度。然后患者仰卧位，做屈髋屈膝抖腰法，结束治疗。

四、注意事项

（1）对骨质增生明显或有骨桥形成者，老年骨质疏松者，伴有椎体滑移者，不宜用扳法。

（2）有腰椎生理弧度变直或消失者，可采用仰卧位腰部垫枕；对腰椎生理弧度增大者，可采用仰卧位臀部垫枕，以矫正或改善其生理弧度。

（3）注意腰部保暖，慎防受风寒湿邪侵袭。注意适当的功能锻炼。

（王　荻）

第九节　第三腰椎横突综合征

第三腰椎横突综合征是以第三腰椎横突部明显压痛为特征的慢性腰痛，又称为第三腰椎横突周围炎，或第三腰椎横突滑囊炎。本病是腰肌筋膜劳损的一种类型，多数为一侧发病，部分患者可有两侧发病。本病以青壮年体力劳动者多见。

一、病因病理

由于第三腰椎为腰脊椎的中心，活动度大，其横突较长，抗应力大。为腰大肌、腰方肌起点，并附有腹横肌、背阔肌的深部筋膜。当腰、腹部肌肉强力收缩时，该处所承受的牵拉应力最大。因此，第三腰椎横突上附着的肌肉容易发生牵拉损伤，引起局部组织的炎性出血、肿胀、渗出等病理变化。横突顶端骨膜下假性滑囊形成，渗出液吸收困难，使穿行其间的血管、腰脊神经后支的外侧支受到刺激或压迫，产生腰痛和臀部痛，反应性地引起骶棘肌痉挛。日久横突周围瘢痕粘连，筋膜增厚，神经纤维可发生变性，使症状持续。

本病属中医伤科"腰痛"范畴。常因闪挫扭腰，筋肌损伤，气血瘀滞，筋粘拘僵，时时作痛；或因慢性劳损，或被风寒湿邪所困，致气血痹阻，筋肌失荣，久而黏结挛僵，活动掣痛，发为本病。

二、诊断

（一）症状

（1）腰部常有疲劳、不适感、疼痛等表现，疼痛常以一侧为甚，呈弥漫性。

（2）腰痛多呈持续性，劳累、天气变化、晨起或弯腰时加重，稍事活动疼痛减轻。

（3）少数患者可出现间歇性酸胀乏力、疼痛，可牵涉臀部、股后部及股内侧等部位。

（二）体征

（1）压痛：一侧或两侧的第3腰椎横突顶端有局限性压痛，可触及纤维性结节状或囊性样肿胀。

（2）肌痉挛：病变侧腰部肌肉紧张或肌张力减弱。

（3）活动功能：活动功能基本正常。急性发作时，腰部活动功能可明显受限。

（4）直腿抬高试验可为阳性。

（三）辅助检查

X线检查可发现第3腰椎横突明显过长，远端边缘部有钙化阴影，或左右横突不对称、畸形等。

三、治疗

(一)治疗原则

活血散瘀,舒筋通络。

(二)手法

㨰法、摩法、推法、揉法、按法、点法、弹拨法、擦法。

(三)取穴与部位

阿是穴、环跳、承扶、殷门、委中、承山,腰背部。

(四)操作

(1)患者取俯卧位,术者用㨰法在脊柱两侧的竖脊肌、骶骨背面或臀部操作,并配合用手掌根或肘尖,在病变侧第三横突上下反复地推、揉、按、点等手法操作。时间约 5 分钟。

(2)继上势,术者以拇指反复按、揉环跳、承扶、殷门、委中、承山等穴,并配合腰部后伸被动活动。时间 3～5 分钟。

(3)继上势,术者用一手拇指在第 3 腰椎横突处对结节样或条索状硬块进行弹拨、按揉,操作要围绕横突的顶端、上侧面、下侧面和腹侧面进行操作,用力要由轻到重,以缓解疼痛。时间 5～8 分钟。

(4)医师用掌根沿患侧骶棘肌自上而下的推、摩、按、揉操作;最后在病变侧沿竖脊肌纤维方向做上下往返的擦法,以透热为度。时间 2～3 分钟。

四、注意事项

(1)治疗期间应睡硬板床,可佩戴腰围加以保护。

(2)纠正不良姿势,避免或减少腰部的前屈、后伸和旋转活动。

(3)注意腰部保暖,避免过度疲劳。

五、功能锻炼

同"急性腰扭伤"。

六、疗效评定

(一)治愈

腰痛消失,功能恢复。

(二)好转

腰痛减轻,活动功能基本恢复,劳累后仍觉疼痛不适。

(三)未愈

腰痛未明显减轻,活动受限。

（王　荻）

第十节 慢性腰肌劳损

慢性腰肌劳损指腰部肌肉、筋膜、韧带等组织的慢性疲劳性损伤,又称慢性腰部劳损、腰背肌筋膜炎等。本病好发于体力劳动者和长期静坐缺乏运动的文职人员。

一、病因病理

引起慢性腰肌劳损的主要原因是长期从事腰部负重、弯腰工作,或长期维持某一姿势操作等,引起腰背肌肉筋膜劳损。或腰部肌肉急性扭伤之后,没有得到及时有效的治疗,或治疗不彻底,或反复损伤,迁延而成为慢性腰痛。或腰椎有先天性畸形和解剖结构缺陷,如腰椎骶化、先天性隐性裂、腰椎滑移等,引起腰脊柱平衡失调,腰肌功能下降,造成腰部肌肉筋膜的劳损。其病理表现为肌筋膜渗出性炎症、水肿、粘连、纤维变性等改变,刺激脊神经后支而产生持续性腰痛。

中医认为,平素体虚,肾气亏虚,劳累过度,或外感风、寒、湿邪,凝滞肌肉筋脉,以致气血不和,肌肉筋膜拘挛,经络阻滞而致慢性腰痛。

二、诊断

(一)症状
(1)有长期腰背部酸痛或胀痛史,时轻时重,反复发作。
(2)天气变化,劳累后腰痛加重,经休息后,或适当活动、改变体位后可减轻。
(3)腰部怕冷喜暖,常喜欢用双手捶腰或做叉腰后伸动作,以减轻疼痛。
(4)少数患者有臀部及大腿后外侧酸胀痛,一般不过膝。

(二)体征
(1)脊柱外观正常,腰部活动一般无明显影响。急性发作时可有腰部活动受限、脊柱侧弯等改变。
(2)腰背肌轻度紧张,压痛广泛,常在一侧或两侧骶棘肌、髂嵴后部、骶骨背面及横突处有压痛。
(3)神经系统检查多无异常。直腿抬高试验多接近正常。

(三)辅助检查
X线检查一般无明显异常。部分患者可见脊柱生理弧度改变、腰椎滑移、骨质增生等;有先天畸形或解剖结构缺陷者,可见第5腰椎骶化、第1骶椎腰化、隐性脊柱裂等。

三、治疗

(一)治疗原则
舒筋通络,活血止痛。

(二)手法
擦法、推法、按法、揉法、点法、弹拨法、擦法等。

(三)取穴与部位

肾俞、命门、大肠俞、关元俞、秩边、环跳、委中、阿是穴,腰背部和腰骶部。

(四)操作

(1)患者取俯卧位,术者用㨰法或双手掌推、按、揉腰脊柱两侧的竖脊肌。时间约5分钟。

(2)继上势,用拇指点按或按揉、弹拨竖脊肌数遍。再用拇指端重点推、按、拨揉压痛点。时间约5分钟。

(3)继上势,用双手指指端或指腹按、揉、振肾俞、命门、大肠俞、关元俞、秩边、环跳、委中等穴,每穴各半分钟。

(4)继上势,沿督脉腰段及两侧膀胱经用直擦法,横擦腰骶部,以透热为度。

四、注意事项

(1)保持良好的姿势,注意纠正习惯性不良姿势,维持腰椎正常的生理弧度。

(2)注意腰部保暖,防止风寒湿邪侵袭。

(3)注意劳逸结合,对平素体虚,肾气亏虚者配合补益肝肾的中药治疗。

五、功能锻炼

(一)腰部前屈后伸运动

两足分开与肩同宽站立,两手叉腰,做腰部前屈、后伸各8次。

(二)腰部回旋运动

姿势同前。做腰部顺时针、逆时针方向旋转各8次。

(三)"拱桥式"运动

仰卧床上,双腿屈曲,以双足、双肘和后头部为支点(五点支撑)用力将臀部抬高,呈"拱桥状"8次。

(四)"飞燕式"运动

俯卧床上,双臂放于身体两侧,双腿伸直,然后将头、上肢和下肢用力向上抬起,呈"飞燕式"8次。

六、疗效评定

(一)治愈

腰痛症状消失,腰部活动自如。

(二)好转

腰痛减轻,腰部活动功能基本恢复。

(三)未愈

症状未改善。

(王　荻)

第十一节　肩关节周围炎

　　肩关节周围炎简称"肩周炎",指肩关节囊及关节周围软组织因劳损、退变、风寒湿侵袭等因素所致的一种慢性非特异性炎症。临床上以肩关节周围疼痛、活动功能障碍、肌肉萎缩为主要特征。本病好发于中老年人(50 岁左右),女性发病率高于男性,故有"五十肩"、肩凝症、肩关节粘连症、冻结肩之称。

一、病因病理

　　肩关节周围炎的发病原因与年龄、气候环境、劳损及关节周围软组织病变有关。人到中年以后,形体气血渐衰,骨节疏弛,复感风寒湿邪,致使肩部气血凝滞,筋失濡养,筋脉拘急发为本病。

　　肩关节活动范围大,关节灵活,活动频繁,关节囊薄弱,参与肩部活动的肌肉、韧带、滑液囊多,易受到来自各方面的摩擦、挤压和牵扯,而致非特异性炎症或退变;肩部的急慢性劳损,可造成关节周围韧带、肌腱、关节囊广泛性充血、渗出、水肿、增厚、粘连,导致关节活动功能障碍。邻近组织的病变,如冈上肌肌腱炎、肩袖损伤、肩峰下滑囊炎等,日久也可引起肩关节功能障碍。上肢其他部位的骨折、脱位后的固定,使肩关节长期处于不活动状态,也是引起肩关节粘连的一个因素。

　　本病的发展过程可分为炎症期、粘连期和肌肉萎缩期。炎症期由于局部渗出、充血水肿明显,局部张力增加,刺激神经末梢而疼痛剧烈,其功能障碍以主动活动受限明显,而被动活动则不明显为主;粘连期由于关节囊及周围软组织广泛性粘连导致活动功能障碍,此期疼痛明显减轻,而关节主动活动和被动活动均受限;肌肉萎缩期由于粘连日久,因关节功能障碍出现失用性肌萎缩,尤以三角肌、冈上肌萎缩明显,萎缩的程度与病程时间的长短有关。

　　本病中医称"肩凝""漏肩风"等。筋络节,节属骨,骨为肾所主。人值中年之后,形体渐退,肾气将衰,肾气衰则不足以生精养髓,骨疏节弛,髓不足以养肝,则筋纵。若因动之太过,或跌仆闪挫,或劳伤筋节,气血瘀滞,筋拘节挛,日久,则筋肌节窍滞僵,或因气血失于疏导而瘀滞,或为风寒湿邪所客,寒凝气聚,气血痹阻,筋肌节窍失于濡养,筋肌拘结而不得舒展,节窍不得屈伸而僵固。脉络不通,不通则痛。久之筋脉失养,拘挛不用,发为本病。

二、诊断

(一)症状

　　(1)中年后发病,起病缓慢。多数患者有肩关节劳损史,少数可因感受风寒而急性发作。

　　(2)初起感患肩经常性酸楚疼痛,局部怕冷,有僵滞感,肩关节不灵活,甚者害怕活动。

　　(3)肩部疼痛,多数为钝痛,日轻夜重,肩部动作过大时则剧烈疼痛。疼痛可累及整个肩部,可向上臂及颈背部放散。

　　(4)活动受限,呈进行性加重,早期因疼痛所致,中后期因关节粘连所致。可影响穿脱衣服、梳头、洗脸、叉腰等动作。

(二)体征

1.压痛

肩关节周围均有广泛性压痛,在肩内陵、肩髃、秉风、肩贞等穴及三角肌前后部均有不同程度的压痛。

2.功能障碍

患肩前屈、后伸、外展、内收、旋内及旋外运动均有不同程度的障碍,尤以上举、旋内后弯摸背障碍明显。

3.肌肉萎缩

病情较久者,患肩肌肉萎缩、僵硬,肩峰突起。肌肉萎缩以三角肌、冈上肌尤为明显。

(三)辅助检查

X线摄片检查可排除骨性病变。病程较久者可见有骨质疏松,肌腱、韧带不同程度的钙化征象。

三、治疗

(一)治疗原则

初期以舒筋通络,活血止痛为主;中期以松解粘连为主;后期以促进功能恢复为主。

(二)手法

㨰法、一指禅推法、按法、揉法、拿法、摇法、扳法、搓法、抖法、擦法等。

(三)取穴与部位

肩内陵、肩髃、肩贞、秉风、天宗、臂臑、曲池等穴,肩关节周围、三角肌部。

(四)操作

(1)患者取坐位。术者站于患侧,以一手托起患肢手臂,另一手用㨰法或按揉法在肩前部、三角肌、上臂至肘部往返治疗,同时配合患肢做外展、后伸和旋转活动。手法宜轻柔,时间约5分钟。

(2)继上势,术者一手托住患肢手臂,另一手在肩外侧、腋后部用㨰法治疗,同时配合患肢做前屈、上举活动。手法宜轻柔,时间约5分钟。

(3)术者站于患侧,按揉肩内陵、肩髃、肩贞、秉风、天宗、臂臑、曲池等穴。手法宜深沉缓和,每穴约1分钟。

(4)继上势,术者将患肩抬至最大上举幅度,分别在肩前部、胸大肌、肱二头肌短头肌腱处和肩后部、大圆肌、小圆肌及冈下肌处,做按揉、弹拨手法治疗,手法宜深沉缓和,约3分钟。

(5)采用肩关节杠杆扳法。术者站于患肩侧背后,以一手前臂置于患肩腋下,另一手托其肘部使肘关节呈屈曲状,利用杠杆原理,一手上抬患肩,另一手将肘部向内侧推3～5次,以松解关节内粘连,增加关节活动度。

(6)术者站于患侧,做托肘摇肩法或大幅度摇肩法操作,操作时幅度应由小到大,顺时针、逆时针方向各5～8次。以松解粘连,促进功能恢复。

(7)术者站于患侧后方,在肩背部、冈下区用㨰法、按揉法交替治疗,并提拿肩井穴、三角肌部,时间约3分钟。再在肩关节周围施擦法,以深透热为宜,以促进功能恢复。

(8)术者站于患侧,从肩关节至前臂用搓法往返3～5次。患肩外展约60°做抖肩法,时间1～2分钟。以起到舒筋活络时的作用。

四、注意事项

(1)注意肩部保暖,避免风寒刺激。

(2)初期患肩应减少活动量,以免炎性渗出增多。

(3)中、后期患肩应主动功能锻炼。

五、功能锻炼

肩关节周围炎功能锻炼应持之以恒,循序渐进。常用锻炼方法有以下几种,供选择应用。

(一)背墙外旋法

患者背靠墙站立,患肢屈肘 90°握拳,掌心向上,上臂逐渐外旋,尽可能使拳眼接近墙壁,反复进行。适用于外旋功能障碍者。

(二)越头摸耳法

患侧手指越过头顶摸对侧耳朵,反复进行。适用于梳头功能障碍者。

(三)面壁摸高法

患者面朝墙壁站立,患侧手沿墙壁做摸高动作,尽量使胸部贴近墙壁,反复进行。适用于上举功能障碍者。

(四)背后拉手法

双手放于背后,用健侧手握住患肢手腕部,渐渐向健侧拉并向上抬举,反复进行。适用于旋内后弯摸背功能障碍者。

(五)扶墙压肩法

患侧手外展扶墙,用健侧手向下压肩至最大幅度,反复进行。适用于外展功能障碍者。

(六)单臂环转法

患者站立,患肩做顺时针和逆时针方向交替的环转运动,反复进行。适用于旋转功能障碍者。

六、疗效评定

(一)治愈

肩部疼痛消失,肩关节功能完全或基本恢复。

(二)好转

肩部疼痛减轻,活动功能改善。

(三)未愈

症状无改善。

（王　荻）

第十二节　冈上肌肌腱炎

冈上肌肌腱炎又称冈上肌肌腱综合征、外展综合征。指肩峰部由于外伤、劳损或感受风寒湿邪,产生无菌性炎症,从而引起肩峰下疼痛及外展活动受限。好发于中年以上的体力劳动者、家庭妇女和运动员。

一、病因病理

冈上肌肌腱炎的发病与损伤、劳损及局部软组织的退行性病变有关。冈上肌是组成肩袖的一部分,起于肩胛骨冈上窝,止于肱骨大结节的上部,被视为肩关节外展的起动肌。由于冈上肌肌腱从喙肩韧带及肩峰下滑囊下面的狭小间隙通过,与肩关节囊紧密相连,虽然增加了关节囊的稳定性,但影响了本身的活动。冈上肌与三角肌协同动作使上肢外展,在上肢外展 60°～120°时,肩峰与肱骨大结节之间的间隙最小,冈上肌在其间易受肩峰与大结节的挤压磨损,继发创伤性炎症,充血、水肿、渗出增加,引起疼痛、活动功能受限。日久,可致肌腱肿胀、纤维化、粘连。肿胀的肌腱纤维一方面加重了肌腱的挤压、摩擦损伤,另一方面促进了钙盐沉积,以致继发冈上肌肌腱钙化。

本病可急性发作或慢性发作,后者患者因无明显的功能活动影响,很少诊治。

本病属于中医伤科"筋伤"范畴。手阳明经筋循肩络节,凡肩部用力不当,或扭捩伤及筋络,血瘀经络,筋肌挛急而为筋拘;或积劳成伤,气血瘀滞,久之不散;或为风寒湿邪所侵,肌僵筋挛,筋肌失荣,发为筋结。

二、诊断

(一)症状

1.发病

起病缓慢,有急、慢性损伤史或劳损史。

2.疼痛

肩部外侧疼痛,并扩散到三角肌附近。有时疼痛可向上放射到颈部,向下放射到肘部及前臂,甚至手指。

3.活动受限

患者害怕做外展活动,常外展到某一角度时突然疼痛而不敢再活动,为本病的主要特点。

(二)体征

(1)压痛。常位于冈上肌肌腱的止点,即肱骨大结节之顶部和肩峰下滑囊区、三角肌的止端。同时可触及该肌腱增粗、变硬等。

(2)功能障碍。患肩在外展 30°以内启动困难,在外展 60°～120°范围内疼痛加剧,活动受限,超过此活动范围则活动不受限。

(3)肌肉萎缩。病情较久者,患肩三角肌、冈上肌萎缩。

(4)疼痛弧试验阳性。

(三)辅助检查

X 线检查,可排除骨性病变。少数患者可显示冈上肌肌腱钙化。

三、治疗

(一)治疗原则

舒筋通络,活血止痛。

（二）手法

滚法、一指禅推法、按法、揉法、拿法、弹拨法、摇法、搓法、抖法、擦法等。

（三）取穴与部位

肩井、肩髎、肩贞、秉风、天宗、曲池等穴，肩关节周围、三角肌等。

（四）操作

（1）患者取坐位。术者站于患侧，以一手托起患肢手臂，另一手用滚法施术于肩外部及肩后部、三角肌处，同时配合患肢做外展、内收和旋转活动。然后用拿法施术于同样部位，时间约5分钟。

（2）术者站于患侧，按揉肩井、肩髎、肩贞、秉风、天宗、曲池等穴，手法宜深沉缓和。时间每穴约1分钟。

（3）继上势，术者用拇指拨揉痛点及病变处，手法宜深沉缓和，时间约3分钟。

（4）继上势，医者先用双手掌放置患肩前后做对掌挤压、按揉，然后在肩关节外侧施掌擦法治疗，以透热为度。时间3～5分钟。

（5）摇肩关节，可选用托肘摇肩法或大幅度摇肩法操作。最后搓肩关节及上臂，牵抖上肢，结束治疗。时间2～3分钟。

四、注意事项

（1）急性损伤，手法宜轻柔缓和，适当限制肩部活动。

（2）慢性损伤，手法宜深沉内透，同时配合肩部适当功能锻炼。

（3）无论急、慢性损伤，在运用弹拨法时，刺激要柔和，不宜过分剧烈，以免加重损伤。

（4）注意局部保暖，可配合局部湿热敷。

五、功能锻炼

可参照"肩关节周围炎"的功能锻炼方法。

六、疗效评定

（一）治愈

肩部疼痛及压痛消失，肩关节活动功能恢复。

（二）好转

肩部疼痛减轻，功能改善。

（三）未愈

症状无改善。

（王　荻）

第十三节　肱二头肌长头腱腱鞘炎

肱二头肌长头腱腱鞘炎指肩关节急、慢性损伤，退变及感受风寒湿邪等，导致局部发生创伤性炎症、渗出、粘连、增厚等病理改变，引起肩前疼痛和外展、后伸功能障碍的一种病证。本病是肩关节常见疾病之一。

一、病因病理

肱二头肌长头肌腱起于肩胛骨盂上结节,越过肱骨头穿行于肱骨横韧带和肱二头肌腱鞘,藏于结节间沟的纤维管内,在肩部用力外展、外旋时,该肌腱在腱鞘内滑动的幅度最大。人到中年以后因退行性改变,使结节间沟底部粗糙或结节间沟底部骨质增生,沟床变浅,以及其他软组织因素造成肩部不稳等,均可增加肌腱的摩擦。长期从事肩部外展、外旋用力过度,加剧了肌腱与腱鞘的摩擦,造成腱鞘滑膜层慢性创伤性炎症。其病理表现为腱鞘充血、水肿,鞘壁肥厚,肌腱肿胀、粗糙、失去光泽,腱鞘内容积变小,处于超"饱和"状态,影响了肌腱在鞘内的活动,阻碍了肩关节的活动功能,甚至纤维粘连形成。

本病属于中医"筋伤""筋粘证"范畴。肩前部为手太阴经筋、络筋所聚,凡扭捩撞挫,伤及肩髃,或慢性积劳,致使血瘀凝聚,气滞不通而为肿痛;或风寒湿邪客于肩髃之筋,寒主收引,湿性重着,气血痹阻,筋失濡养,筋挛拘急,发为本病。

二、诊断

(一)症状

(1)发病缓慢,有急慢性损伤和劳损史。

(2)初起表现为肩部疼痛,可伴有轻度肿胀,以后逐渐加重,直至出现肩前或整个肩部疼痛。受凉或劳累后症状加重,休息或局部热敷后减轻,有时肩部有乏力感,提物无力。

(3)肩部活动受限,尤其以上臂外展、向后背伸及用力屈肘时明显,可向三角肌部放射,影响前臂屈肌。

(二)体征

1.压痛

肱骨结节间沟处有锐性压痛,少数患者可触及条索状物。

2.功能障碍

关节活动明显受限,尤其上臂外展再向后背伸时受限明显。肱二头肌收缩时,常能触及轻微的摩擦感。

3.特殊检查

肩关节内旋试验阳性,抗阻力试验阳性。

(三)辅助检查

X线摄片检查一般无病理体征,可排除骨性病变。病程较久者可有骨质疏松,肌腱、韧带不同程度的钙化征象。

三、治疗

(一)治疗原则

急性损伤者应以活血化瘀、消肿止痛为主;慢性劳损者应以理筋通络、松解粘连为主。

(二)手法

揉法、一指禅推法、按法、揉法、拿法、弹拨法、摇法、搓法、抖法等。

（三）取穴与部位

肩内陵、肩髃、肩髎、肩贞、曲池、手三里等穴。

（四）操作

（1）患者取坐位。术者站于患侧，以一手托起患肢手臂，另一手用㨰法施术于肩前与肩外部。然后用拿法、一指禅推法施术于同样部位，重点在肱二头肌长头肌腱与三角肌前部，使之放松。时间约5分钟。

（2）继上势，术者用拇指按揉肩内陵、肩髃、肩髎、肩贞、曲池、手三里等穴，每穴约1分钟。

（3）继上势，术者用拇指弹拨结节间沟内的肱二头肌长头肌腱，手法宜深沉缓和，时间约3分钟。

（4）接上势，医者先用双手掌放置患肩前后做对掌挤压、按、揉操作。然后用托肘摇肩法或大幅度摇肩法摇肩关节，搓肩部，牵抖上肢结束治疗。时间为3～5分钟。

四、注意事项

（1）疼痛剧烈者，手法宜轻柔缓和，适当限制肩部活动，尤其不宜做外展、外旋活动。

（2）慢性损伤，手法宜深沉内透，同时配合肩部适当功能锻炼。

（3）注意局部保暖，可配合局部湿热敷。

五、功能锻炼

可参照"肩关节周围炎"的功能锻炼方法。

六、疗效评定

（一）治愈

肩部疼痛及压痛点消失，肩关节功能恢复。

（二）好转

肩部疼痛减轻，功能改善。

（三）未愈

症状无改善。

（王　荻）

第十四节　肩峰下滑囊炎

肩峰下滑囊炎是指其滑囊的急、慢性损伤所致的炎症性病变。临床上以肩峰下肿胀、疼痛和关节活动功能受限为主要症状的一种病证。本病又称三角肌下滑囊炎。

一、病因病理

肩峰下滑囊位于三角肌深面，肩峰、喙肩韧带与肩袖和肱骨大结节之间，将肱骨大结节与三角肌、肩峰突隔开，冈上肌肌腱在肩峰下滑囊的底部。正常情况下，滑囊分泌滑液，起润滑作用，能减少肱骨大结节与肩峰及三角肌之间的磨损。肩峰下滑囊炎可分为原发性病变和继发性病变两种,以继发性病变为多见。原发性病变是因肩部遭受明显的直接撞击伤或肩部外展时受间接暴力损伤,使三角肌下滑囊受损,造成急性的肩峰下滑囊炎。继发性病变常因滑囊在肩峰下长期摩擦引起炎性渗出,滑囊周围邻近组织的损伤、劳损或退变,促使肩峰下滑囊产生水肿、增厚、囊内张力增高,或发生滑囊壁内互相粘连,从而限制了上臂外展和旋转肩关节的正常活动。同时由于炎症和张力的因素反射性地刺激神经末梢产生疼痛。冈上肌肌腱发生急、慢性损伤时,滑囊也同时受累,从而继发肩峰下滑囊的非特异性炎症。

肩峰下滑囊与三角肌下滑囊的囊腔是相通的,因而在病理情况下也是相互影响的。在手下垂时,三角肌下滑囊肿胀明显;当手上举时,则肩峰下滑囊肿胀明显。

本病属中医伤科"筋伤"范畴。肩髃部为手少阳经筋所循,手阳明、手太阴经筋所结。凡磕碰扭挫、慢性劳损,所循经筋受累,筋肌挛急,气滞血瘀,渗液积聚,故肿胀疼痛。久滞不散则筋肌失荣,拘僵牵掣。

二、诊断

(一)症状

(1)常有急、慢性损伤和劳损史,多继发于冈上肌肌腱炎。

(2)肩外侧深部疼痛,并向三角肌止点方向放散。疼痛一般为昼轻夜重,可因疼痛而夜寐不安。

(3)急性期可因滑囊充血水肿,三角肌多呈圆形肿胀。后期可出现不同程度的肌肉萎缩。

(4)初期肩关节活动受限较轻,日久与肌腱粘连而使活动明显受限,尤以外展、外旋受限更甚。

(二)体征

1.压痛

肩关节外侧肩峰下和肱骨大结节处有明显的局限性压痛;手下垂时则三角肌止点处饱满,有广泛性深压痛。

2.功能障碍

肩关节外展、外旋功能障碍。急性期多因疼痛引起,慢性期多因粘连而限制功能活动。

3.肌肉萎缩

病程日久可出现冈上肌萎缩,甚至三角肌也可出现失用性萎缩。

(三)辅助检查

X线摄片检查一般无异常,但可排除骨性病变。晚期可见冈上肌腱内有钙盐沉着。

三、治疗

(一)治疗原则

急性期以活血化瘀,活血止痛为主;慢性期以舒筋通络,滑利关节为主。

(二)手法

擦法、一指禅推法、按法、揉法、拿法、弹拨法、摇法、搓法、抖法、擦法及运动关节类手法。

(三)取穴与部位

肩井、肩髃、肩髎、臂臑等穴,肩峰下方及三角肌止点处。

(四)操作

(1)患者取坐位。术者站于患侧,以一手托起患肢手臂,另一手用滚法施术于患肩外侧,重点在肩峰下及三角肌部位。同时配合拿法,使之放松。时间约5分钟。

(2)继上势,用按揉法或一指禅推法在肩井、肩髃、肩髎、臂臑等穴施术,并在三角肌止点处重点按揉,时间5~8分钟。

(3)继上势,术者用拇指弹拨肩外侧变性、增厚的组织,约3分钟。

(4)继上势,在患肩三角肌部位用冬青膏或按摩霜等做擦法,以透热为度。

(5)医者先用双手掌放置患肩前后做对掌挤压、按、揉操作,时间2~3分钟。然后用托肘摇肩法或大幅度摇肩法摇肩关节,搓肩部,牵抖上肢结束治疗。

四、注意事项

(1)急性期手法宜轻柔,可配合局部热敷,以促进炎症、水肿吸收;慢性期手法宜深透,应加强肩关节各方向的被动运动,防止关节粘连。

(2)急性期应以制动休息为主;慢性期应坚持肩关节主动功能锻炼。

五、功能锻炼

可参照"肩关节周围炎"的功能锻炼方法。

六、疗效评定

(一)治愈

肩部无疼痛及压痛,肿块消失,功能恢复正常。

(二)好转

肩部疼痛减轻,肿块缩小或基本消失,功能改善。

(三)未愈

症状无改善。

(王　荻)

第十五节　肱骨外上髁炎

肱骨外上髁炎是指因急、慢性损伤而致的肱骨外上髁周围软组织的无菌性炎症。临床上以肘关节外侧疼痛,旋前功能受限为主要特征。本病为劳损性疾病,好发于右侧,并与职业工种有密切关系。常见于从事反复前臂旋前、用力伸腕作业者,如网球运动员、木工、钳工、泥瓦工等。因本病最早发现于网球运动员,故又名"网球肘"。

一、病因病理

肱骨外上髁为肱桡肌及前臂桡侧腕伸肌肌腱的附着处。在前臂旋前位做腕关节主动背位的突然猛力动作,使前臂桡侧腕伸肌强烈收缩,最易造成急性损伤。其病理表现如下。

（1）桡侧腕伸肌肌腱附着处骨膜撕裂、出血、渗出、水肿，引起局部组织发生粘连、机化，或肌腱附着点钙化、骨化等病理改变。

（2）引起前臂腕伸肌群痉挛、挤压或刺激神经导致疼痛。

（3）肘关节囊的滑膜可能嵌入肱桡关节间隙，加剧疼痛。

（4）可能引起桡侧副韧带损伤，从而继发环状韧带损伤，而使疼痛范围扩大，甚至引起尺桡近侧关节疼痛。

（5）由于反复牵拉损伤，使肌腱附着点形成一小的滑液囊，渗出液积聚在囊内，致使囊内压力增高，反射性刺激局部组织和神经末梢，形成固定压痛。

本病属中医伤科"筋节损伤"范畴。肘节外廉为手阳明经筋所络结，其结络之处急、慢性劳伤，累及阳明经筋；或风寒湿邪客犯筋络，致使气血瘀滞，积聚凝结，筋络粘连，壅阻作痛，筋肌拘挛，则屈伸旋转失利。

二、诊断

（一）症状

（1）有急、慢性损伤史。

（2）肘关节桡侧疼痛，牵涉前臂桡侧酸胀痛。轻者症状时隐时现；重者反复发作，持续性疼痛。

（3）前臂旋转，腕背伸、提拉、端、推等活动时疼痛加剧，影响日常生活，如拧衣、扫地、端水壶、倒水等。

（二）体征

（1）肿胀：肱骨外上髁局部肿胀，少数患者可触及一可活动的小滑液囊。

（2）压痛：肱骨外上髁压痛，为桡侧腕短伸肌起点损伤；肱骨外上髁上方压痛，为桡侧腕长伸肌损伤；肱桡关节处压痛，为肱桡关节滑囊损伤；桡骨小头附近压痛，可能为环状韧带或合并桡侧副韧带损伤。可伴有前臂桡侧伸腕肌群痉挛、广泛压痛。

（3）前臂旋前用力时，肱骨外上髁处疼痛明显。

（4）前臂伸肌紧张试验阳性，网球肘试验阳性。

（三）辅助检查

X线摄片检查一般无异常，可排除骨性病变。有时可见钙化阴影或肱骨外上髁处粗糙。

三、治疗

（一）治疗原则

舒筋活血，通络止痛。

（二）手法

㨰法、一指禅推法、按法、揉法、拿法、弹拨法、擦法等。

（三）取穴与部位

曲池、曲泽、手三里等穴，肱骨外上髁、前臂桡侧肌群。

（四）操作

（1）患者取坐位或仰卧位，将前臂旋前屈肘放于软枕上。术者站于患侧，用轻柔的㨰法从患肘部桡侧至前臂桡外侧往返治疗，可配合按揉法操作。时间为3～5分钟。

(2)继上势,在肱骨外上髁部位用一指禅推法和弹拨法交替重点治疗,用拇指按揉曲池、手三里、曲泽、合谷等穴位,手法宜缓和,同时配合沿前臂伸腕肌往返提拿。时间3～5分钟。

(3)继上势,术者一手拇指按压肱骨外上髁处,其余四指握住肘关节内侧部,另一手握住其腕部做对抗牵引拔伸肘关节片刻,然后于肘关节完全屈曲位,前臂旋前至最大幅度时,快速向后伸直肘关节形成顿拉,连续操作3次。目的使滑液囊撕破,以利滑液溢出而吸收。

(4)继上势,在肱骨外上髁部用掌根或鱼际按揉,沿前臂伸腕肌群做按揉弹拨法治疗。时间约3分钟。施术后患者有桡侧三指麻木感及疼痛减轻的现象。

(5)最后,用拇指自肱骨外上髁向前臂桡侧腕伸肌推揉8～10次。以肱骨外上髁为中心行擦法,以透热为度。

四、注意事项

(1)疼痛剧烈者,手法宜轻柔缓和,以免产生新的损伤。

(2)治疗期间应避免做腕部用力背伸动作。

(3)注意保暖,可配合局部湿热敷。

(4)保守治疗无效时,可局部封闭治疗或小针刀治疗。

五、功能锻炼

患者屈患肘,用健侧手拇指按压肱骨外上髁痛点处,做患肢前臂向前向后的旋转活动,使旋转的支点落在肘外侧部。每天2次,每次1～2分钟。

六、疗效评定

(一)治愈
疼痛消失,持物无疼痛,肘部活动自如。

(二)好转
疼痛减轻,肘部功能改善。

(三)未愈
症状无改善。

（王　荻）

第十六节　腕管综合征

腕管综合征是指由于腕管内压力增高,腕管狭窄,压迫从腕管内通过的正中神经及屈腕肌腱,导致功能障碍的一种病证。临床上以手指麻木、无力、刺痛、感觉异常、腕管部压痛为主要特征。本病又称"腕管卡压综合征""正中神经卡压征"。好发于中年人,女性多于男性。

一、病因病理

腕管是由背侧的8块腕骨组成的凹面与掌侧的腕横韧带构成的一个骨纤维管道,管内有正中神经、屈指浅肌腱(4 根)、屈指深肌腱(4 根)和拇长肌腱通过。正常情况下,管内有一定的容积供肌腱滑动。当局部遭受损伤,如骨折脱位、畸形愈合、骨质增生、韧带增厚等因素;或腕管内腱鞘囊肿、脂肪瘤压迫、指屈浅、深肌腱非特异性慢性炎症的影响,可导致腕管相对变窄,或腕管内容物体积增大,肌腱肿胀,正中神经即被卡压而发生神经压迫症状。

中医学认为本病由于急性损伤或慢性劳损,使血瘀经络,以及寒湿淫筋,风邪袭肌,致气血流通受阻而引起。

二、诊断

(一)症状

(1)起病缓慢,少数患者有急、慢性损伤史。

(2)初期主要为正中神经卡压症状,患手桡侧三个半手指(拇、示、中、环指桡侧半指)有感觉异常、麻木、刺痛。昼轻夜重,当手部温度增高时更显著。劳累后加重,甩动手指,症状可缓解。偶可向上放射到臂、肩部。患肢可发冷、发绀、活动不利。

(3)后期患者出现鱼际肌(拇展短肌、拇对掌肌)萎缩、麻痹及肌力减弱,拇指外展、对掌无力,握力减弱。拇、示、中指及环指桡侧的一半感觉减退。肌萎缩程度常与病程长短有密切关系,一般病程在 4 个月以后可逐步出现。

(二)体征

(1)感觉障碍。多数患者痛觉减退,少数患者痛觉过敏,温觉、轻触觉不受影响,痛觉改变以拇、示、中三指末节掌面为多。

(2)肌力减退。鱼际肌变薄,拇指肌力减弱,外展、对掌无力,活动功能受限。

(3)叩击腕管时,正中神经支配的手指有触电样放射性麻木、刺痛。

(4)屈腕试验阳性。

(三)辅助检查

1.X 线检查

一般无异常,可排除骨性病变。

2.肌电图检查

鱼际肌可出现神经变性。

三、治疗

(一)治疗原则

舒筋通络,活血化瘀。

(二)手法

一指禅推法、擦法、按法、揉法、拿法、摇法、擦法等。

(三)取穴与部位

曲泽、内关、大陵、鱼际、劳宫等穴,腕管部、前臂手厥阴心包经循行线。

(四)操作

(1)患者正坐,将手掌心朝上放于软枕上,术者面对患者而坐,用擦法沿前臂屈肌群至腕部往返治疗,并配合轻快的拿法使前臂肌肉放松。时间 2～3 分钟。

(2)继上势,术者用一指禅推法、拿揉法在前臂沿手厥阴心包经往返治疗。重点在腕管及鱼际处,手法先轻后重。时间 2～3 分钟。用拇指点按曲泽、内关、大陵、鱼际、劳宫等穴,每穴 1 分钟。

(3)摇腕法。患者正坐,前臂放于旋前位,手背朝上。术者双手握患者掌部,右手在桡侧,左手在尺侧,而拇指平放于腕关节的背侧,以拇指指端按入腕关节背侧间隙内。在拔伸情况下摇晃腕关节,然后,将手腕在拇指按压下背伸至最大限度,随即屈曲,并左右各旋转其手腕 2～3 次。

(4)患肢屈肘 45°,术者一手握患手以固定腕部,另一手拇指从腕管向前臂屈肌方向做推揉法 8～10 次。可使腕管内渗出液推至前臂肌群以利吸收,从而缓解管内压力。

(5)继上势,从腕管至前臂用掌擦法操作,以透热为度。最后,摇腕关节及各指关节,并捻各指关节结束治疗。时间 2～3 分钟。

四、注意事项

(1)治疗期间,腕部避免用力,必要时可应用护腕保护,或制动休息。
(2)注意保暖,可配合局部湿热敷。

五、功能锻炼

可进行各手指的灵活精细动作锻炼。

(王　荻)

第十七节　腕关节扭伤

腕关节扭伤又称损伤性腕关节炎、腕关节软组织损伤等,指因外力作用,或慢性劳损,造成腕关节周围韧带、肌肉、肌腱、关节囊等软组织受到过度牵拉损伤,临床以腕关节周围肿胀、疼痛、功能障碍为主要特征。可发生于任何年龄。

一、病因病理

腕部结构复杂,软组织众多,活动又频繁,因此极易发生扭伤。慢性劳损多见于腕关节频繁劳作,或长期从事某一单调的动作,使韧带、肌腱过度紧张和牵拉所致;急性损伤常见于生产劳动、体育运动过程中,或不慎跌仆,手掌猛力撑地,腕关节突然过度背伸、掌屈或扭转,使腕关节超越了正常活动范围;或因持物而突然旋转及伸屈腕关节;或因暴力直接打击,致使韧带、肌腱、关节囊受损。轻者出血、关节周围的韧带撕裂,或部分纤维断裂;重者肌腱错位、韧带完全断裂。当暴力过大时可合并发生撕脱骨折和脱位。由于损伤的作用机制不同,所造成损伤的部位也各不相同。常见损伤的部位有腕掌侧韧带、腕背侧韧带、腕桡侧副韧带和腕尺侧副韧带,其相应部位疼痛明显。

中医认为本病由"筋脉受损,气血凝滞"所致,属中医"骨错缝""筋出槽"范畴。腕节为多气少血之节,为手三阴、手三阳经筋起循之处,各种急、慢性损伤,伤筋伤节,筋脉受损,气血凝滞,为肿为痛,有伤筋、伤节、伤窍之分。《诸病源候论》说腕关节扭伤"皆是卒然致损,故气血隔绝,不能周荣……按摩导引,令其血气复也。"

二、诊断

(一)症状

(1)有腕部急、慢性损伤史。

(2)急性损伤腕部疼痛,不敢活动,活动时疼痛加剧;慢性劳损者腕关节疼痛不甚,较大幅度活动时,可有痛感。腕部常有乏力、不灵活之感。

(3)肿胀程度。急性损伤明显,皮下有瘀肿,瘀肿范围大小与损伤程度有关,早期呈青紫色,后期呈紫黄相兼,慢性损伤则不明显。

(二)体征

1.压痛

损伤一侧的韧带有明显压痛,因损伤部位不同其压痛也不相同。

(1)腕背侧韧带与伸指肌腱损伤。压痛点常在桡背侧韧带部。

(2)腕掌侧韧带与屈指肌腱损伤。压痛点常在桡掌侧韧带部。

(3)腕桡侧副韧带损伤。压痛点常在桡骨茎突部。

(4)腕尺侧副韧带损伤。压痛点常在尺骨小头部。

2.功能障碍

常与损伤侧相反方向的活动障碍明显。

(1)腕背侧韧带与伸指肌腱损伤。腕关节掌屈时疼痛,活动受限。

(2)腕掌侧韧带与屈指肌腱损伤。腕关节背屈时疼痛,活动受限。

(3)腕桡侧副韧带损伤。腕关节向尺侧屈时疼痛,活动受限。

(4)尺侧副韧带损伤。腕关节向桡侧屈时疼痛,活动受限。

(5)伴有肌腱复合损伤。各方向活动均有疼痛,且活动明显受限。

3.辅助检查

X线摄片检查一般无异常,可排除腕骨骨折和脱位。

三、治疗

(一)治疗原则

舒筋通络,活血止痛。

(二)手法

一指禅推法、按法、揉法、拿法、弹拨法、摇法、拔伸法、擦法等。

(三)取穴与部位

内关、外关、神门、阳谷、阳溪、阳池、大陵、太渊、腕骨等穴及腕关节部。

(四)操作

患者取坐位。因损伤部位和时间不同,在手法的具体运用上也有所不同。

(1)在伤处附近选用相应经络上的穴位,如尺侧掌面,可选手少阴心经的神门穴;桡侧背面,可选手阳明大肠经的合谷、阳溪等穴;桡侧掌面,可选手太阴肺经的列缺、太渊等穴。其他部位同上法选取相应穴位,用点按法使之得气,每穴约1分钟。

(2)在伤处周围用按揉法或一指禅推法操作,同时配合拿法,并沿肌肉组织做垂直方向的轻柔弹拨时间为3～5分钟。

（3）一手握其前臂下端,一手握其手的掌骨部,做腕关节的拔伸摇动,并做腕关节的旋转、背伸、掌屈、侧偏等动作,以恢复其正常的活动功能。

（4）在腕关节损伤侧用擦法治疗,以透热为度。搓揉腕关节,局部可加用湿热敷。

四、注意事项

（1）推拿应在排除骨折、脱位、肌腱完全断裂后才能进行。

（2）急性损伤局部肿胀、皮下出血严重者,应及时给予冷敷或加压包扎,防止出血过多。推拿应在损伤后 24～48 小时进行。

（3）急性期手法宜轻柔缓和,以免加重损伤;慢性期手法宜深沉。

（4）治疗期间注意局部保暖,可佩戴护腕保护。

（5）合并脱位、撕脱性骨折时,应按脱位、骨折处理,固定 6～8 周后。解除固定后再考虑推拿治疗。

五、功能锻炼

嘱患者在疼痛减轻后进行功能锻炼。可用抓空增力势,即五指屈伸运动,先将五指伸展张开,然后用力屈曲握拳。

六、疗效评定

(一)治愈
腕部肿痛消失,无压痛,腕关节活动自如。

(二)好转
腕部肿痛减轻,活动时仍有不适。

(三)未愈
症状无改善。

（王　荻）

第十八节　桡骨茎突狭窄性腱鞘炎

桡骨茎突狭窄性腱鞘炎是指因腕及拇指经常用力过度或劳损,而致拇长展肌腱与拇短伸肌腱的腱鞘发生非特异性炎症,出现桡骨茎突处肿胀、疼痛为特点的病证。狭窄性腱鞘炎在指、趾、腕、踝等部位均可发生,但以桡骨茎突部最为多见,是中青年的好发病,多发生于经常用腕部劳作的人,如瓦工、木工、家庭妇女等,女性多于男性。本病又称拇短伸肌和拇长展肌狭窄性腱鞘炎。

一、病因病理

桡骨茎突腱鞘的内侧为桡骨茎突,外侧和背侧由晚背侧横韧带包裹,形成一狭窄的骨纤维管道,且腱沟浅窄而粗糙不平。腕部经常活动或短期内活动过度,腱鞘因摩擦而慢性劳损或慢性寒冷刺激是导致本病的主要原因。在日常生活和工作中,若经常用拇指捏持操作,或做拇指内收和腕关节过度尺偏动作的劳作,使拇长展肌腱和拇短伸肌腱在狭窄的腱鞘内不断地摩擦,日久可引起肌腱、腱鞘的损伤性炎症,如遇寒则症状加重。其主要病理变化表现为肌腱与腱鞘发生炎症、水肿,腱鞘内外层逐渐增厚,使原本狭窄的腱鞘管道变得更加狭窄。腱鞘炎症初期水肿明显,继而因受挤压而变细,两端增粗形成葫芦状,以致肌腱从腱鞘内通过变得困难,影响拇指的功能活动,可产生交锁现象。

由于肌腱的肿胀、受压,腱鞘内张力增加,在腱鞘部位产生肿胀、疼痛,甚至肌腱与腱鞘之间粘连,活动障碍更为明显。

本病属中医伤科"筋伤"范畴。腕桡之节为手阳明经筋所结,拇指过度展伸牵拉劳损,渗液积聚,留而不去,以致气血瘀滞,筋肌僵粘,拘凝挛掣,发为本病。

二、诊断

(一)症状

(1)起病缓慢,一般无明显外伤史。早期仅感局部酸痛,腕部无力。

(2)腕背桡骨茎突及拇指掌指关节部疼痛,初起较轻,逐渐加重,可放散到肘部及拇指,严重时局部有酸胀感或烧灼感,遇寒冷刺激或拇指活动时疼痛加剧。

(3)拇指活动无力,伸拇指或外展拇指活动受限,常活动到某一位置时突然不能活动。日久可引起鱼际萎缩。

(二)体征

1.肿胀

桡骨茎突处轻度肿胀,可触及豆粒大小的硬结,质似软骨状。

2.压痛

桡骨茎突部明显压痛,腕部尺偏动作时疼痛加重。

3.摩擦感

拇指外展、背伸时,可触及桡骨茎突处有摩擦感或摩擦音,功能障碍常固定在拇指活动到某一位置时,待肌腱有摩擦跳动后则又能活动。

4.特殊检查

握拳尺偏试验阳性。

(三)辅助检查

X线检查一般无异常。

三、治疗

(一)治疗原则

舒筋活血,松解粘连,消肿止痛。

(二)手法

㨰法、一指禅推法、按法、揉法、拔伸法、弹拨法、擦法等。

(三)取穴与部位

手三里、偏历、阳溪、列缺、合谷,桡骨茎突部及前臂桡侧。

(四)操作

(1)患者坐位或仰卧位。患腕下垫软枕,小鱼际置于枕上,术者先于前臂桡侧伸肌群桡侧施㨰法往返操作 4～5 遍;再点按手三里、偏历、阳溪、列缺、合谷等穴,以达到舒筋活血之目的。时间为 5～8 分钟。

(2)沿前臂拇长展肌与拇短伸肌到第一掌骨背侧,用轻快柔和的弹拨法,上下往返治疗 4～5 次,然后术者用拇指重点揉按桡骨茎突部及其上下方。时间为 3～5 分钟。

(3)术者以一手握住患腕,另一手握其拇指做拔伸法,同时配合做拇指的外展、内收活动,缓缓摇动腕关节并做掌屈、背伸活动。时间为 2～3 分钟。

(4)推按阳溪穴(相当于桡骨茎突局部)。以右手为例,术者左手拇指置于桡骨茎突部,右手示指及中指夹持患者拇指,拇指及示指等握住患者其他四指向下牵引,同时向尺侧屈曲,然后,术者用左手拇指捏紧桡骨茎突部,用力向掌侧推压挤按,同时右手用力将患者腕部屈曲,以后再伸展,反复 3～4 次。

(5)以桡骨茎突为中心做擦法,擦时可配合介质,以透热为度。并可配合热敷及外敷膏药。

四、注意事项

(1)治疗期间应避免或减少拇指外展、内收活动;手法应柔和,避免刺激量过大。

(2)注意局部保暖,避免风寒刺激;后期患者应主动功能锻炼。

(王　荻)

第十九节　掌指、指间关节扭挫伤

手指是日常生活中活动最频繁的器官,所以受伤的机会也多,尤以指间关节及掌指关节的侧副韧带及关节囊等软组织纤维的损伤最为常见。严重时可有一侧或两侧侧副韧带断裂。临床表现为关节周围肿胀、疼痛明显,且不易消失,多见于年轻人。近年来随着电脑应用的普及,"鼠标指"的发生率明显上升,尤以右手的示、中指发病居多。

一、病因病理

在正常情况下,掌指关节与指间关节两侧都有副韧带加强稳定,限制指关节的侧向活动。当掌指关节屈曲时,侧副韧带紧张;指间关节的侧副韧带在手指伸直时紧张,屈曲时松弛。

拇指的掌指关节和其他四指的近侧指间关节囊比较松弛,当关节遭受来自侧方或指端方向的暴力冲击,或指间关节受外力作用过度背伸扭转,使关节的侧向运动瞬间加大,而引起一侧副韧带的牵拉损伤或撕裂,甚至断裂。这种损伤往往伴有该关节的暂时性半脱位。有的在韧带附着处有撕脱骨折的小骨片,骨片常包含一部分关节软骨。由于侧副韧带和指间关节囊紧密地连在一起,当侧副韧带断裂时,必然有关节囊的撕裂伤,影响到关节的稳定性。临床上双侧副韧带损伤较少见。

本病属中医伤科"节伤"范畴。指节扭挫,筋腱撕掖,轻者伤及筋节,气血瘀滞于节窍,节肿如梭,拘挛疼痛;重者伤及节窍,节隙错脱,瘀肿痛剧,筋节畸挛,屈伸不能。

二、诊断

(一)症状

(1)有明显的暴力受伤史,或慢性劳损史。

(2)关节周围肿胀,疼痛明显,常伴有皮下出血。

(3)关节功能活动受限,少数患者伴有畸形,手指偏向一侧,并向该侧活动程度增加。

(二)体征

1.压痛

损伤关节周围有明显压痛,做被动侧向活动时疼痛加重。

2.肿胀

损伤关节呈梭形肿胀,瘀血初起为青紫色,逐渐转为紫黄相兼。

3.功能障碍

关节屈伸功能受限。侧副韧带断裂时,关节畸形突向伤侧,侧向活动幅度增大。

(三)辅助检查

X 线摄片检查可明确是否有关节脱位和撕脱性骨折。

三、治疗

(一)治疗原则

有撕脱性骨折及脱位者,应及时复位固定;单纯性扭挫伤者,宜活血祛瘀,消肿止痛。

(二)手法

按法、揉法、捻法、摇法、拔伸法、擦法等。

(三)取穴与部位

以损伤关节部位为主。

(四)操作

(1)患者取坐位。术者一手捏住伤指,另一手拇、示指在其损伤关节的周围用捻法,配合按揉法在局部交替治疗。手法宜轻柔缓和,时间为 5～8 分钟。

(2)继上势,术者一手用拇、示两指捏住伤指关节近侧,指骨两侧;另一手捏住伤指远端,做关节拔伸法,并轻轻摇动损伤关节 6～7 次;然后,在拔伸的同时做捻法、按揉法、抹法操作,反复伸屈关节数次,以理顺损伤筋膜,整复损伤关节。时间为 3～5 分钟。

(3)在损伤关节周围用擦法,以透热为度。

(4)伴有侧副韧带断裂或关节脱位者,应先复位固定 3 周,待解除固定后才能进行推拿治疗。

四、注意事项

(1)损伤有出血者,应在伤后 24～48 小时后才能推拿。

(2)推拿应在排除骨折、脱位的情况下进行。

(3)治疗期间患指应减少活动量,制动休息。

(4)损伤伴撕脱性骨折者,按骨折处理,固定 6～8 周。待解除固定后再考虑推拿。

五、疗效评定

(一)治愈

腕桡侧肿痛及压痛消失,功能恢复,握拳尺偏试验阴性。

(二)好转

腕部肿痛减轻,活动时轻微疼痛,握拳尺偏试验(±)。

(三)未愈

症状无改善。

(王　荻)

第二十节　臀上皮神经炎

臀上皮神经炎亦称臀上皮神经损伤,是指臀上皮神经在腰臀部的腰背筋膜和臀筋膜交汇处受到挤压、牵拉引起无菌性炎症,刺激臀上皮神经所致的以臀部及腿部疼痛为主的一组综合征。本病是临床常见的"臀腿痛"发病原因之一。

一、病因病理

臀上皮神经由 $L_1 \sim L_3$ 脊神经后支的外侧支组合而成,经骶棘肌外缘穿出腰背筋膜,穿出后的各支行于腰背筋膜的表面,向外下方形成臀上皮神经血管束,越过髂嵴进入臀上部分叶状结缔组织中,至臀大肌肌腹缘处,支配相应部位的臀筋膜和皮肤组织的感觉。

由于腰背筋膜与臀筋膜的纤维方向不一致,臀上皮神经分布其中,当弯腰动作过猛或过久,突然地腰骶部扭转、屈伸牵拉损伤,局部受到直接暴力的撞击可引起筋膜撕裂损伤。其病理表现为局部充血、水肿、炎症渗出增多,刺激臀上皮神经而出现分布区域疼痛。损伤不愈或反复损伤则出现局部组织粘连、变性、机化、肥厚或瘢痕挛缩,压迫周围血管、神经,使疼痛缠绵。

本病属中医伤科"筋伤""筋出槽"范畴。

二、诊断

(一)症状

(1)多数患者有腰骶部闪挫或扭伤史,部分患者外伤史不明显或仅臀部受凉后慢性发病。

(2)一侧腰臀部疼痛,呈刺痛、酸痛或撕裂样疼痛,急性发作者疼痛剧烈,且有患侧大腿后部牵拉样痛,但多不过膝。

(3)行走不便,弯腰受限,坐或起立困难;尤以改变体位时,疼痛加剧。严重者下坐或起立需他人搀扶,或自己扶持物体方能行动。

(二)体征

(1)患侧臀上部及下腰区皮肤及肌肉呈板状,臀上皮神经分布区域有广泛的触痛。

(2)在髂嵴最高点内侧 $2 \sim 3$ cm 处下方的皮下可触及隆起的、可滑动的"条索状"筋结物,触压时感酸、麻、胀、刺痛难忍。

（3）对侧下肢直腿抬高可受限,但无神经根受刺激征。

三、治疗

（一）治疗原则

舒筋通络,活血止痛。

（二）手法

滚法、一指禅推法、按法、揉法、点法、弹拨法、擦法等。

（三）取穴与部位

阿是穴、肾俞、白环俞、秩边、环跳、风市、委中及腰臀部等。

（四）操作

（1）患者俯卧位,术者立于患侧,用滚、按、揉手法在患侧腰臀部及大腿后外侧往返施术,用力宜深沉和缓,时间为3～5分钟。以放松局部及相关的筋肌组织,促进炎症、水肿吸收,以达到舒筋活血的目的。

（2）继上势,在上述穴位用一指禅推法、指揉法治疗,重点在阿是穴、白环俞、秩边等穴。时间为3～5分钟。

（3）在髂嵴最高点内侧2～3 cm处下方条索状肌筋处施以弹拨法,手法由轻渐重,以患者能忍受为限,可与按揉法交替操作,时间为2～3分钟。以松解粘连,消散挛缩筋结,以解痉止痛。

（4）沿神经、血管束行走方向施擦法,以透热为度。以促进局部血液循环,达到祛瘀散结、止痛之目的。

四、注意事项

（1）因臀上皮神经位置浅表,故弹拨手法宜轻柔,避免强刺激。
（2）治疗期间以卧床休息为主,减少腰臀部活动,以减少渗出,有利于炎症水肿吸收。
（3）缓解期应进行腰部前屈、后伸及左右侧屈、旋转活动锻炼,可减少复发。
（4）注意局部保暖,避免过度劳累。

（王　荻）

第二十一节　梨状肌综合征

梨状肌综合征是指由于间接外力,如闪扭、下蹲、跨越等,使梨状肌受到牵拉损伤,引起局部充血、水肿、肌痉挛,进而刺激或压迫坐骨神经,产生局部疼痛、活动受限和下肢放射性痛、麻等一系列症状的综合征。本病又称梨状肌损伤、梨状肌孔狭窄综合征。

一、病因病理

（一）损伤

本病多由于髋臀部闪、扭、下蹲、跨越等间接外力所致,尤其在下肢外展、外旋位突然用力;或外展、外旋蹲位突然起立;或在负重情况下,髋关节突然内收、内旋,使梨状肌受到过度牵拉而损伤。其病理表现为梨状肌撕裂、出血、渗出,肌肉呈保护性痉挛。日久,出现局部粘连,若损伤经久不愈,刺激坐骨神经出现下肢放射性疼痛、麻木。

(二)变异

梨状肌与坐骨神经关系密切。正常情况下,坐骨神经经梨状肌下孔穿过骨盆到臀部,约占62%;而梨状肌变异或坐骨神经高位分支的,约占38%。这种变异表现为一是坐骨神经高位分支为腓总神经和胫神经,腓总神经从梨状肌肌腹中穿出,而胫神经从梨状肌下孔穿出的,约占35%;二是坐骨神经从梨状肌肌腹中穿出,或从梨状肌上孔穿出,约占3%。

由于上述变异,当臀部受风寒湿邪侵袭,可导致梨状肌痉挛、增粗,局部充血、水肿,引起无菌性炎症,使局部张力增高,刺激或压迫穿越其肌腹的坐骨神经和血管而出现一系列临床症状。

本病属中医伤科足少阳经筋病。骶尻部为足少阳经筋所络,凡闪扭、蹲起、跨越等损伤,或受风寒湿邪侵袭,以致气血瘀滞,经气不通,循足少阳经筋而筋络挛急疼痛;若累及足太阳经筋则出现循足太阳经筋的腿痛。

二、诊断

(一)症状

(1)有髋部闪扭或蹲位负重起立损伤史,或臀部受凉史。

(2)患侧臀部深层疼痛,呈牵拉样、刀割样或蹦跳样疼痛,且有紧缩感,可沿坐骨神经分布区域出现下肢放射痛。偶有小腿外侧麻木,会阴部下坠不适。

(3)患侧下肢不能伸直,自觉下肢短缩,步履跛行,或呈鸭步移行。髋关节外展、外旋活动受限。

(4)咳嗽、解便、打喷嚏时疼痛加剧。

(二)体征

(1)压痛。沿梨状肌体表投影区深层有明显压痛,有时沿坐骨神经分布区域出现放射性痛、麻。

(2)肌痉挛。在梨状肌体表投影处可触及条索样或弥漫性的肌束隆起,日久可出现臀部肌肉松弛、无力,重者可出现萎缩。

(3)患侧下肢直腿抬高在60°以前疼痛明显,超过60°时疼痛却反而减轻。

(4)梨状肌紧张试验阳性。

(三)辅助检查

X线摄片检查可排除髋关节骨性病变。

三、治疗

(一)治疗原则

舒筋活血,通络止痛。

(二)手法

㨰法、按揉法、弹拨法、点按法、推法、擦法及运动关节类手法等。

(三)取穴与部位

环跳、承扶、秩边、风市、阳陵泉、委中、承山及梨状肌体表投影区及下肢前外侧等。

（四）操作

（1）患者俯卧位。术者站于患侧，先用柔和而深沉的㨰法沿梨状肌体表投影反复施术 3～5 分钟；然后用掌按揉法于患处操作 2～3 分钟；再在患侧大腿后侧、小腿前外侧施㨰法和拿揉法 2～3 分钟，使臀部及大腿后外侧肌肉充分放松。

（2）继上势，术者用拇指弹拨法于梨状肌肌腹呈垂直方向弹拨治疗，并点按环跳、承扶、阳陵泉、委中、承山等穴。以酸胀为度，达通络止痛之目的。时间 5～8 分钟。

（3）继上势，术者施掌推法或深按压法，顺肌纤维方向反复推压 5～8 次，力达深层；再以肘尖深按梨状肌 1～2 分钟，以达理筋整复之目的。

（4）术者一手扶按髋臀部，一手托扶患侧下肢，做患髋后伸、外展及外旋等被动运动，反复数次，以滑利关节，松解粘连，最后在其梨状肌体表投影区沿肌纤维方向施擦法，以透热为度。时间 2～3 分钟。

四、注意事项

（1）梨状肌位置较深，治疗时不可因位置深而施用暴力，以免造成新的损伤。

（2）急性损伤期手法宜轻柔，恢复期手法可稍重，并配合弹拨法，一般能获得较好效果。

（3）注意局部保暖，避免风寒刺激。

五、功能锻炼

急性损伤期应卧床休息 1～2 周，以利损伤组织的修复。

六、疗效评定

（一）治愈
臀腿痛消失，梨状肌无压痛，功能恢复正常。

（二）好转
臀腿痛缓解，梨状肌压痛减轻，但长时间行走仍痛。

（三）未愈
症状、体征无改善。

（卢意宽）

第二十二节　股内收肌损伤

股内收肌损伤是指大腿过度用力或牵拉使内收肌遭受急性损伤，使大腿内侧疼痛，内收、外展活动时疼痛加剧，导致功能障碍的一种临床上较为常见的损伤。过去多见于骑马致伤，故又称为"骑士捩伤"。武术、跳高、跨栏、体操等运动最易造成此类损伤。

一、病因病理

股内收肌群为大腿内侧肌肉，包括大收肌、长收肌、短收肌和耻骨肌等，其作用为使大腿内收。当大腿过度内收,或大腿在外展时负重起立,内收肌强力收缩,超过了肌纤维的负荷能力,导致内收肌群的损伤;骑马、武术、跳高、跨栏、体操等运动,可由于内收肌遭受强力的牵拉而损伤。损伤常发生在肌腹或肌腹与肌腱交界处。其病理表现为肌纤维部分或大部分撕裂,或肌腱附着处损伤等,如股内收肌群的起、止点损伤,可造成创伤性骨膜炎;肌腹损伤,可造成肿胀、瘀血、肌肉痉挛与粘连。治疗失宜,或日久,可引起血肿机化,甚至成为骨化性肌炎,限制大腿外展和前屈的功能活动。炎性渗出刺激闭孔神经时,则引起反射性肌痉挛,疼痛加剧。

本病属中医伤科"筋肌伤"范畴。股内侧为足太阴经筋所过,过度收缩或强力牵拉,致髋节筋伤,气血瘀滞,拘挛掣痛而发为本病。

二、诊断

(一)症状

(1)有大腿过度用力收缩或强力牵拉损伤史。

(2)大腿内侧疼痛,尤以耻骨部位疼痛为甚,患部感觉僵硬,脚尖不敢着地,走路跛行,站立或下蹲时更痛。

(3)髋关节功能活动受限,不敢做大腿内收、外展活动,患肢常呈半屈曲位的保护性姿势。

(二)体征

(1)肿胀。大腿内侧肿胀,部分患者有皮下出血。

(2)压痛。内收肌广泛压痛,耻骨部内收肌起点处或肌腹部压痛明显,肌紧张,有时可在大腿内侧触摸到肌肉呈条束状痉挛。

(3)功能障碍。髋关节内收功能受限,被动外展时疼痛加剧。

(4)内收肌阻抗试验阳性。患者仰卧,屈膝屈髋,双足心相对平放在床上,术者双手放于膝内侧,压双膝外展,嘱患者内收髋部,疼痛加剧为阳性。

(5)屈膝屈髋试验、"4"字试验呈阳性。

(三)辅助检查

X线摄片检查一般无明显异常。当有骨化性肌炎时,可显示其转化阴影。

三、治疗

(一)治疗原则

活血祛瘀,解痉止痛。

(二)手法

推法、擦法、按法、揉法、拿法、擦法等,并配合被动运动。

(三)取穴与部位

阴陵泉、阴廉、箕门、血海、委中等穴及患侧大腿内侧为主。

(四)操作

(1)患者仰卧位,患肢呈屈膝略外旋位。术者在大腿内侧用擦法、按揉法上下往返治疗。以拇指在内收肌附着处重点按揉,手法宜轻柔缓和。时间为5~8分钟。

(2)继上势,以拇指按揉阴陵泉、阴廉、箕门、血海诸穴,每穴1分钟。再沿内收肌用轻柔的拿法与弹拨法交替操作2~3分钟。

(3)继上势,患肢呈屈膝屈髋分腿位,足踝置于健侧膝上部。术者在其大腿内侧肌群用擦法治疗,边滚动边按压患肢膝部,一按一松,使之逐渐完成"4"字动作。

(4)患者俯卧位,术者在大腿后侧用㨰法,并配合下肢后伸及外展内收的被动运动,继之拿委中穴,并用按揉法于臀部及坐骨结节处治疗。

(5)患者仰卧位,患侧下肢外展位,沿内收肌肌纤维方向施擦法,以透热为度。

四、注意事项

(1)急性损伤有皮下出血者,视出血量多少,在伤后 24～48 小时后才能推拿。

(2)治疗期间应避免大腿过度外展和内收活动。

(3)推拿治疗期间可根据病情需要,配合蜡疗、超声波疗法或中药外敷法治疗。

五、功能锻炼

适当进行功能锻炼,可做侧压腿及髋部外展练习。

六、疗效评定

(一)治愈

肿痛消失,局部无压痛,无硬结,髋关节外展、内收无疼痛,股内收肌抗阻试验阴性。

(二)好转

症状基本消失,髋外展、劳累或剧烈活动后仍有疼痛、乏力,股内收肌抗阻试验(±)。

(三)未愈

症状无改善。

(卢意宽)

第二十三节 髌下脂肪垫劳损

髌下脂肪垫劳损是指膝关节由于急性损伤或慢性劳损引起脂肪垫的无菌性炎症,临床上以两膝眼肿胀、压痛、关节屈伸受限为主的一种病证。本病好发于运动员及膝关节屈伸运动过多的人,如经常爬山、下蹲起立者。肥胖者更易发生。

一、病因病理

髌下脂肪垫位于髌骨下方,是髌韧带后方及两侧与关节囊之间的脂肪组织,呈三角形,充填于膝关节前部间隙,有增加膝关节稳定性和减少摩擦的作用。引起髌下脂肪垫劳损的原因可见于急性损伤、慢性劳损和继发性损伤。急性损伤常因膝关节极度过伸或膝前部遭受外力的撞击损伤;慢性劳损常因膝关节过度屈伸活动,脂肪垫嵌于胫股关节之间受挤压、摩擦,形成慢性损伤;继发性损伤多为髌骨软骨炎、创伤性滑膜炎、半月板损伤等病证所引发。其病理表现为脂肪垫肥厚、充血、水肿,发生无菌性炎症,刺激神经末梢而疼痛;肥厚的脂肪垫在膝关节活动时嵌入关节间隙,出现交锁现象;无菌性炎症反应又促使渗出增多,两膝眼饱满。病史较长者则脂肪垫肥厚,并与髌韧带发生粘连,从而影响膝关节的伸屈活动。

本病属中医伤科"筋伤证"范畴。膝为胫股之枢纽,隙为脂垫之所在,起稳定关节的作用。过度屈伸膝节,脂垫嵌入而伤,或积劳成伤,累及脂垫,气血瘀滞,为肿为痛,以致膝关节屈而不伸。

二、诊断

(一)症状

(1)膝关节有急性损伤或慢性劳损史。

(2)膝前部髌韧带两侧疼痛或酸痛无力,尤以站立或运动时膝关节过伸时明显,可放散到小腿部、足部。

(3)膝关节髌韧带两侧饱满,劳累后加重,休息后减轻。

(4)膝关节屈伸活动不灵活,少数患者可有被卡住的感觉。

(二)体征

(1)髌韧带两侧肿胀,两膝眼部可见明显膨隆。

(2)髌韧带两侧关节间隙按之酸胀痛,屈膝活动时有深部挤压痛。

(3)脂肪垫挤压试验阳性。

(4)膝关节过伸试验阳性。

(三)辅助检查

1.X线检查

可排除膝关节骨与关节病变。

2.实验室检查

血、尿常规检查,血沉检查,抗"O"及类风湿因子检查未见异常。

三、治疗

(一)治疗原则

舒筋通络,活血消肿。

(二)手法

㨰法、一指禅推法、按法、揉法、擦法及被动运动手法等。

(三)取穴与部位

梁丘、内膝眼、犊鼻、阴陵泉、阳陵泉等穴及髌韧带两侧关节间隙。

(四)操作

(1)患者仰卧位,患膝腘窝部垫枕使膝关节呈微屈(约屈膝30°)。术者先在其膝关节周围施㨰法往返操作,重点在髌骨下缘部。手法宜轻柔,时间约为5分钟。

(2)继上势,术者用拇指点、按揉梁丘、内膝眼、犊鼻、阴陵泉、阳陵泉等穴,以酸胀为度,用力不宜过重。每穴约1分钟。

(3)继上势,术者以一指禅推法或按揉法在髌韧带两侧的关节间隙重点治疗,手法宜深沉,并配合做髌韧带的左右弹拨操作。时间为5~8分钟。

(4)被动运动手法。患者仰卧屈膝屈髋90°,一助手握住股骨下端,术者双手握持踝部,两者相对牵引,术者内、外旋转小腿数次,然后做膝关节尽量屈曲,再缓缓伸直数次。此法对脂肪垫嵌入关节间隙者效果尤著。

(5)患者仰卧位,半屈膝位,沿关节间隙施擦法,以透热为度。搓揉膝关节结束治疗。

四、注意事项

（1）急性期避免膝关节过度屈伸活动,后期宜加强膝关节功能锻炼。

（2）对手法治疗无效者,可行手术切除肥厚的脂肪垫;或局部注射泼尼松 12.5～25 mg 加 1% 普鲁卡因 5～10 mL,效果良好,此法可重复 2～3 次。

（3）注意膝部保暖,对伴有膝部其他疾病者,应同时给予治疗。

五、功能锻炼

同"膝关节创伤性滑膜炎"。

六、疗效评定

（一）治愈

膝关节无肿痛,功能完全或基本恢复,膝过伸试验阴性。

（二）好转

膝部肿痛减轻,下楼梯仍有轻微疼痛,膝过伸试验(±)。

（三）未愈

症状未改善,X 线摄片可见脂肪垫钙化阴影。

（卢意宽）

第二十四节　原发性增生性膝关节炎

原发性增生性膝关节炎是由于膝关节的退行性改变和慢性积累性关节磨损,引起膝部关节软骨变性,关节软骨面反应性增生,骨刺形成,导致膝关节疼痛,活动受限伴关节活动弹响及摩擦音的一种病证。本病又名退行性膝关节炎、肥大性膝关节炎、老年性膝关节炎。是中老年人最常见的疾病之一,且肥胖女性多见。

一、病因病理

本病的病因尚未完全明了,一般认为主要与膝关节积累性机械损伤和退行性改变有关。

（一）损伤

膝关节因超负荷等因素反复持久刺激而引起关节软骨面和相邻软组织的慢性积累性损伤,同时使膝关节内容物的耐受应力降低。当长时间行走或跑跳时在关节应力集中的部位受到过度磨损,导致膝关节腔逐渐变窄,关节腔内容物相互摩擦,产生炎性变使腔内压增高。异常的腔内压刺激局部血管、神经,使之反射性地调节减弱,应力下降,形成作用于关节的应力和对抗应力的组织性能失调。

（二）退变

由于老年人软骨基质中的黏多糖减少,纤维成分增加,使软骨的弹性减低而遭受力学伤害产生退行性改变。

增生好发于胫骨平台髁间突,其次为髌骨边缘。髁间突增生可能与膝关节长期超负荷支撑、过度运动、交叉韧带的起止部反复机械牵拉有关。一方面关节软骨积累性损伤导致关节软骨的胶原纤维变性,而使关节软骨变薄或消失,关节活动时产生疼痛与受限;另一方面韧带与髁间突结合部反复损伤与修复并存,钙盐沉积,纤维化,形成骨质增生。髌骨边缘增生则可能与股四头肌、髌韧带及膝关节胫侧、腓侧支持带牵拉损伤有关。由于增生使关节间隙逐渐变窄,增生物直接刺激关节面产生疼痛;若刺激关节腔内容物和滑膜,产生无菌性炎症渗出,腔内压增高,导致关节肿胀。后期因关节囊纤维化、增厚,滑膜肥厚肿胀,出现关节粘连,活动受限,关节周围肌肉萎缩。当软骨面龟裂剥脱,进入关节腔内形成"关节鼠",则是引起关节交锁征的主要原因。

本病属中医"骨痹"范畴。膝关节乃胫股之枢纽,机关之室,诸筋之会,多气多血之节。年老体弱,肝肾亏虚,气血失荣,肝亏则筋弛,肾虚则骨疏,动之不慎伤节,或复感风寒湿邪,凝聚节窍,发为痹证,滞留不去,为肿为痛。骨质稀疏,骨赘形成,筋挛成拘,屈而不伸,伸而不屈。

二、诊断

(一)症状

(1)起病缓慢,有膝关节慢性劳损史。

(2)初起时仅感膝部乏力,逐渐出现行走时疼痛,后为持续性;劳累和夜间疼痛较重。

(3)上下楼梯时疼痛明显,跑跳跪蹲均受到不同程度的限制。

(4)行走时跛行,少数患者有膝关节轻度肿胀,活动受限。

(二)体征

(1)关节内疼痛,关节间隙有深压痛,关节伸屈功能受限。

(2)行走或下楼梯时,关节内有一步一刺痛的感觉,尤以下楼梯时刺痛明显。

(3)关节活动时可闻及摩擦或弹响音,炎症渗出明显者两侧膝眼饱隆肿胀。

(4)后期可见股四头肌轻度萎缩。

(三)辅助检查

1.X线检查

正位片显示关节间隙变窄,关节边缘硬化,胫骨平台髁间突明显增生变尖。侧位片可见股骨内侧髁和外侧髁粗糙,胫股关节面模糊,髌股关节面变窄,髌骨边缘骨质增生及髌韧带钙化。

2.实验室检查

血、尿常规检查,血沉检查,抗"O"及类风湿因子检查未见异常;关节液为非炎性。

三、治疗

(一)治疗原则

舒筋通络,活血止痛,滑利关节。

(二)手法

㨰法、点按法、拿捏法、弹拨法、摇法、擦法、搓揉法及运动关节类手法。

(三)取穴与部位

鹤顶、内外膝眼、梁丘、血海、阴陵泉、阳陵泉、委中、承山等穴及患膝髌周部位。

(四)操作

(1)患者仰卧位,患膝腘窝部垫枕使膝关节呈微屈(约屈膝30°)。术者立于其患侧,沿股四头肌至髌骨两侧施擦法,重点在髌骨两侧部,然后在小腿前外侧施擦法操作。时间约5分钟。

(2)继上势,术者以拇指按揉髌骨周围及关节间隙,重点在髌韧带两侧,配合做髌韧带弹拨法。时间3~5分钟。

(3)继上势,按揉鹤顶、内外膝眼、梁丘、血海等穴,每穴约1分钟。

(4)继上势,在膝前部用掌根按揉大腿股四头肌及膝髌周围,并配合做髌骨拿捏手法。时间2~3分钟。

(5)患者改俯卧位,术者在其腘窝部、大腿及小腿后侧用擦法操作,重点在腘窝部,并与膝关节屈伸活动配合进行。时间3~5分钟。

(6)患者改仰卧位,术者在其膝关节周围用擦法治疗,以透热为度。然后摇膝关节左右各5~8次。双掌抱膝搓揉1~2分钟。局部可加用湿热敷。

四、注意事项

(1)膝关节肿痛严重者应卧床休息,避免超负荷活动与劳动,以减轻膝关节负担。

(2)注意患膝保暖,可佩戴护膝予以保护。

(3)适当进行膝关节功能锻炼,防止股四头肌萎缩和关节粘连。

五、功能锻炼

患者应主动进行膝关节功能锻炼,如膝关节伸屈活动,每天1次,每次20~30遍,以改善膝关节的活动范围及加强股四头肌力量。

(卢意宽)

第二十五节　膝关节创伤性滑膜炎

膝关节创伤性滑膜炎主要是指膝关节遭受扭挫等外伤或劳损,导致关节囊滑膜层损伤,发生充血、渗出,关节腔内大量积液积血,临床以关节肿胀、疼痛、活动困难为主要特征的一种疾病。本病又称急性损伤性膝关节滑膜炎,可发生于任何年龄。

一、病因病理

膝关节的关节囊分纤维层和滑膜层,滑膜层包裹胫、股、髌关节。正常情况下,滑膜层分泌少量滑液,有利于关节活动和保持软骨面的润滑。当膝关节由于跌仆损伤、扭伤、挫伤、遭受撞击等急性损伤,或过度跑、跳、起蹲等活动及慢性劳损、关节内游离体等因素,使滑膜与关节面过度摩擦,挤压损伤滑膜,导致创伤性滑膜炎的发生。其病理表现为滑膜充血、水肿、渗出液增多并大量积液,囊内压力增高,影响组织的新陈代谢,形成恶性循环。若滑液积聚日久得不到及时吸收,则刺激关节滑膜,使滑膜增厚,纤维素沉积或机化,引起关节粘连,软骨萎缩,从而影响膝关节正常活动。久之可导致股四头肌萎缩,使关节不稳。

本病属中医伤科"节伤""节粘证"范畴。膝为诸筋之会,多气多血之枢,机关之室。凡磕仆闪挫,伤及节窍;或过劳虚寒,窍隙受累,气血疲滞,瘀阻于窍则节肿,筋络受损则痛,拘挛则屈而不能伸,伸而不能屈,久之则节粘不能用。

二、诊断

(一)症状

(1)膝关节有明显的外伤史或慢性劳损史。

(2)膝关节呈弥漫性肿胀、疼痛或胀痛,活动后症状加重。

(3)膝软乏力、屈伸受限、下蹲困难。

(4)急性损伤者,常在伤后 5～6 小时出现髌上囊处饱满膨隆。

(二)体征

(1)膝关节肿大,屈膝时两侧膝眼饱胀。

(2)局部皮温增高,关节间隙广泛压痛。

(3)膝关节屈伸受限,尤以膝关节过伸、过屈时明显。抗阻力伸膝时疼痛加重。

(4)浮髌试验阳性。

(三)辅助检查

1.膝关节穿刺

可抽出淡黄色或淡红色液体。

2.膝关节 X 线检查

一般无明显异常,但可排除关节内骨折及骨性病变。

三、治疗

(一)治疗原则

活血化瘀,消肿止痛。

(二)手法

摇法、按法、揉法、㨰法、拿法、摩法及擦法等。

(三)取穴与部位

伏兔、梁丘、血海、双膝眼、鹤顶、委中、阳陵泉、阴陵泉等穴及患侧膝关节周围。

(四)操作

(1)患者仰卧位、伸膝位。术者立于患侧,以㨰法或掌按揉法在膝关节周围治疗,先治疗肿胀周围,然后治疗肿胀部位,并配合揉拿股四头肌。手法先轻,后适当加重,以患者能忍受为度。时间 5～8 分钟。

(2)继上势,术者用拇指依次点按伏兔、梁丘、血海、双膝眼、鹤顶、委中、阳陵泉、阴陵泉等穴,每穴0.5～1 分钟。

(3)继上势,术者以手掌按于患膝部施摩法,以关节内透热为宜。

(4)继上势,术者将患肢屈髋屈膝呈 90°,以一手扶膝部,另一手握踝上,左右各摇晃膝关节6～7 次,然后做膝关节被动屈伸运动6～7 次。动作要求轻柔缓和,以免再次损伤滑膜组织。

(5)继上势,在髌骨周围及膝关节两侧用擦法,以透热为度。再用两手掌搓揉膝关节两侧。局部可加用湿热敷。

四、注意事项

(1)急性期膝关节不宜过度活动。可内服活血化瘀的中药,外敷消瘀止痛膏。

（2）对严重积液者，可用关节穿刺法将积液或积血抽出，并注入 1% 盐酸普鲁卡因 3～5 mL 及泼尼松 12.5～25 mg，再用加压包扎处理。此法可重复 2～3 次。

（3）患膝注意保暖，避免受风寒湿邪侵袭。

（4）慢性期应加强股四头肌功能锻炼，防止肌萎缩。

五、功能锻炼

急性期过后，做股四头肌等长收缩练习，每次 5～6 分钟，并逐渐增加练习次数，以防肌肉萎缩。慢性期做膝关节屈伸活动，防止或解除关节粘连。

六、疗效评定

（一）治愈

疼痛肿胀消失，关节活动正常。浮髌试验阴性，无复发者。

（二）好转

膝关节肿痛减轻，关节活动功能改善。

（三）未愈

症状无改善，并见肌肉萎缩或关节强硬。

（卢意宽）

第二十六节 膝关节侧副韧带损伤

膝关节侧副韧带损伤是指由于膝关节遭受暴力打击、过度内翻或外翻引起膝内侧或外侧副韧带损伤，临床以膝关节内侧或外侧疼痛、肿胀、关节活动受限，小腿外展或内收时疼痛加重为主要特征的一种病证。膝关节侧副韧带损伤可分为内侧副韧带损伤和外侧副韧带损伤，临床以内侧副韧带损伤多见。可发生于任何年龄，以运动损伤居多。

一、病因病理

（一）内侧副韧带损伤

膝关节生理上呈轻度外翻。当膝关节微屈（130°～150°）时，膝关节的稳定性相对较差，此时，如果遇外力作用使小腿骤然外翻、外旋，牵拉内侧副韧带造成损伤；或足部固定不动，大腿突然强力内收、内旋；或膝关节伸直位时，膝或腿部外侧受到暴力打击或重物挤压，促使膝关节过度外翻，即可造成内侧副韧带损伤。若损伤作用机制进一步加大，则造成韧带部分撕裂或完全断裂，严重时可合并半月板或交叉韧带的损伤。

（二）外侧副韧带损伤

由于膝关节呈生理性外翻，又有髂胫束共同限制膝关节内翻和胫骨旋转的功能，所以外侧副韧带的损伤较少见。但在小腿突然内翻、内旋；或大腿过度强力外翻、外旋；或来自膝外侧的暴力作用或小腿内翻位倒地掼伤，使膝关节过度内翻，导致膝外侧副韧带牵拉损伤。损伤多见于腓骨小头抵止部撕裂。严重者可伴有外侧关节囊、腘肌腱撕裂，腓总神经损伤或受压，可合并有腓骨小头撕脱骨折。

韧带损伤后引起局部出血、肿胀、疼痛,日久血肿机化、局部组织粘连,进一步导致膝关节活动受限。

本病属中医伤科"筋伤"范畴。中医认为膝为诸筋之会,内为足三阴经筋所结之处,外为足少阳经筋、足阳明经筋所络,急、慢性劳伤,损伤筋脉,气血瘀滞,致筋肌拘挛,牵掣筋络,屈伸不利,伤处为肿为痛。

二、诊断

(一)症状

(1)有明显的膝关节外翻或内翻损伤史。

(2)伤后膝内侧或外侧当即疼痛、肿胀,部分患者有皮下瘀血。

(3)膝关节屈伸活动受限,跛行或不能行走。

(二)体征

1.肿胀

伤处肿胀,多数为血肿。血肿初起为紫色,后逐渐转为紫黄相兼。

2.压痛

膝关节内侧或外侧伤处有明显压痛。内侧副韧带损伤压痛点局限于内侧副韧带的起止部;外侧副韧带损伤时,压痛点常位于股骨外侧髁,或腓骨小头处。

3.放散

痛内侧副韧带损伤,疼痛常放散到大腿内侧、小腿内侧肌群,伴有肌肉紧张或有痉挛;外侧副韧带损伤,疼痛可向髂胫束、股二头肌和小腿外侧放散,伴有肌肉紧张或有痉挛。

4.侧向运动试验

膝内侧或外侧疼痛加剧,提示该侧副韧带损伤。

5.韧带断裂

侧副韧带完全断裂时,可触及该断裂处有凹陷感,做侧向运动试验时,内侧或外侧关节间隙有被"拉开"或"合拢"的感觉。

6.合并损伤

合并半月板损伤时麦氏征阳性;合并交叉韧带损伤时抽屉试验阳性;合并腓总神经损伤时,小腿外侧足背部有麻木感,甚者可有足下垂。

(三)辅助检查

X线检查:内侧副韧带完全断裂时,做膝关节外翻位应力下摄片,可见内侧关节间隙增宽;外侧副韧带完全断裂者做膝关节内翻位应力下摄片,可见外侧关节间隙增宽;合并有撕脱骨折时,在撕脱部位可见条状或小片状游离骨片。

三、治疗

(一)治疗原则

活血祛瘀,消肿止痛,理筋通络。

(二)手法

擦法、按法、揉法、屈伸法、弹拨法、搓法、擦法等。

（三）取穴与部位

1.内侧副韧带损伤

血海、曲泉、阴陵泉、内膝眼等穴及膝关节内侧部。

2.外侧副韧带损伤

膝阳关、阳陵泉、犊鼻、梁丘等穴及膝关节外侧部。

（四）操作

1.内侧副韧带损伤

（1）患者仰卧位，患肢外旋伸膝。术者在其膝关节内侧用㨰法治疗，先在损伤部位周围操作，后转到损伤部位操作。然后沿股骨内侧髁至胫骨内侧髁施按揉法，上下往返治疗。手法宜轻柔，切忌粗暴。时间5～8分钟。

（2）继上势，术者用拇指按揉血海、曲泉、阴陵泉、内膝眼等穴，每穴约1分钟。

（3）继上势，术者做与韧带纤维垂直方向施轻柔快速的弹拨理筋手法，掌根揉损伤处，配合做膝关节的拔伸和被动屈伸运动，手法宜轻柔，以患者能忍受为限。时间3～5分钟。

（4）继上势，术者在膝关节内侧做与韧带纤维平行方向的擦法，以透热为度。搓、揉膝部，轻轻摇动膝关节数次结束治疗。时间2～3分钟。

2.外侧副韧带损伤

（1）患者取健侧卧位，患肢微屈。术者在其大腿外侧至小腿前外侧用㨰法治疗，重点在膝关节外侧部。然后自股骨外侧髁至腓骨小头处施按揉法，上下往返治疗。手法宜轻柔，切忌粗暴。时间5～8分钟。

（2）继上势，术者用拇指按揉膝阳关、阳陵泉、犊鼻、梁丘等穴，每穴约1分钟。

（3）继上势，术者在与韧带纤维垂直方向施轻柔快速的弹拨理筋手法，掌根揉损伤处，配合做膝关节的拔伸和被动屈伸运动，手法宜轻柔，以患者能忍受为限。时间3～5分钟。

（4）患者俯卧位，术者沿大腿后外侧至小腿后外侧施㨰法治疗。然后转健侧卧位，在膝关节外侧与韧带纤维平行方向施擦法，以透热为度。搓、揉膝部，轻轻摇膝关节数次结束治疗。时间3～5分钟。

四、注意事项

（1）急性损伤有内出血者，视出血程度在伤后24～48小时才能推拿治疗。

（2）损伤严重者，应做X线摄片检查，在排除骨折的情况下才能推拿。若损伤为韧带完全断裂或膝关节损伤三联征者宜建议早期手术治疗。

（3）后期应加强股四头肌功能锻炼，防止肌萎缩。

五、功能锻炼

损伤早期，嘱患者做股四头肌等长收缩练习，每次5～6分钟，并逐渐增加锻炼次数，以防肌肉萎缩，然后练习直腿抬举，后期做膝关节屈伸活动练习。

六、疗效评定

（一）治愈

肿胀疼痛消失，膝关节功能完全或基本恢复。

(二)好转

关节疼痛减轻,功能改善,关节有轻度不稳。

(三)未愈

膝关节疼痛无减轻,关节不稳,功能障碍。

(卢意宽)

第二十七节　腓肠肌损伤

腓肠肌损伤主要是指小腿后侧肌群因急、慢性损伤,或受风寒湿侵袭引起小腿部肌肉痉挛、疼痛的一种病证。本病又称损伤性腓肠肌炎、腓肠肌痉挛等。多见于运动员或长时间站立者。

一、病因病理

常因弹跳时用力过猛,小腿肌肉强力收缩,或踝关节过度背伸用力牵拉等原因,造成腓肠肌急性损伤。也可因直接暴力撞击小腿后部造成损伤。伤势较轻者多为小腿腓肠肌牵拉损伤;重者则可能引起腓肠肌部分或全部断裂。慢性劳损一般多见于腓肠肌长期反复受牵拉,超过肌肉负荷所致。损伤常发生在肌腹及股骨内、外侧髁附着处和肌与腱联合部。

此外,少数患者可在游泳、睡眠时发生小腿突然抽筋,或某次剧烈运动后引起疼痛、痉挛。前者可能与小腿受凉有关;后者可能由于运动后乳酸积聚所致。

本病属中医伤科"筋伤"范畴,可分气滞筋拘和血瘀筋僵两种证型。小腿为足太阳经筋所过,凡小腿牵拉过度,或直接扭挫筋肌,伤及太阳经筋,致筋肌挛急,气血瘀滞而肿痛。轻者气滞筋拘,重者血瘀筋僵,筋肌硬结,膝屈不能伸。

二、诊断

(一)症状

(1)多数患者有急、慢性损伤史,或小腿受凉史。

(2)急性损伤时即感小腿后部疼痛,不能行走或踮足尖行走;慢性劳损者多为局部酸痛;小腿受凉者常于游泳、睡眠中突然小腿抽筋、疼痛剧烈。

(3)损伤严重者在伤后数小时出现小腿肿胀、疼痛,可见有弥漫性的皮下出血。

(二)体征

(1)患侧腓肠肌痉挛,局部肿胀可有硬结,有明显压痛。

(2)急性损伤者压痛点多在腓肠肌肌腹或肌腱联合部;慢性劳损者压痛点多在股骨内、外侧髁腓肠肌起点处。

(3)做踝关节主动跖屈或被动背伸时,伤处疼痛加重。

(4)肌纤维断裂或部分断裂时,可见皮下广泛性出血和肿胀。可触及纤维断裂处凹陷,断裂两端隆起。

(5)腓肠肌牵拉试验阳性。

（三）辅助检查

X 线片一般无明显异常。

三、治疗

（一）治疗原则

舒筋通络,解痉止痛。

（二）手法

揉法、㨰法、按揉法、拿捏法、擦法及湿热敷等。

（三）取穴与部位

委中、承山、承筋、昆仑等穴及小腿后侧肌群。

（四）操作

(1)患者俯卧位,术者立于患侧,沿其腘窝部经腓肠肌至跟腱部用㨰法往返治疗,手法宜轻柔缓和,并配合做踝关节被动跖屈和背伸运动。时间 5～8 分钟。

(2)继上势,术者以拇指按揉法在委中、承山、承筋、昆仑等穴施术,每穴约 1 分钟。

(3)继上势,术者以掌根揉法沿腓肠肌肌腹至跟腱进行按揉。并用拇指按揉腓肠肌内、外侧头附着处,配合五指拿捏腓肠肌数次。时间 3～5 分钟。

(4)继上势,术者自腘窝至跟腱与腓肠肌平行方向施擦法,以透热为度。局部可加用湿热敷。

(5)患者改仰卧位,屈膝屈髋约 45°,术者沿其腓肠肌做轻柔的上下往返的揉拿法,搓揉小腿部结束治疗,时间 2～3 分钟。

四、注意事项

(1)对于腓肠肌完全断裂者,应及早进行手术治疗。部分断裂或肌肉牵拉、慢性劳损者,应按其损伤的情况进行手法治疗。

(2)治疗期间避免过久行走,小腿不宜用力。局部注意保暖。

(3)急性损伤有内出血者,视出血程度在伤后 24～48 小时才能推拿。

(4)因受凉、游泳时引起的腓肠肌急性痉挛,可立即采用一手扳踝关节背伸,另一手捏拿腓肠肌的方法使其缓解。

五、功能锻炼

急性炎症期要注意适当休息,以减少炎症渗出,平时应加强提足跟锻炼,以提高腓肠肌的肌力,避免损伤。

（卢意宽）

第二十八节　踝关节侧副韧带损伤

踝关节侧副韧带损伤是指由于行走时不慎踏在不平的路面上或腾空后足跖屈落地,足部受力不均,踝关节过度内翻或外翻,致使踝关节外侧或内侧副韧带受到强大的张力作用而损伤。临床以踝部肿胀、疼痛、瘀血，关节活动功能障碍为主要特征的一种病证。本病是临床上常见的一种损伤，任何年龄均可发生，尤以青壮年多见。

一、病因病理

(一)外侧副韧带损伤

外侧副韧带损伤是踝关节最容易发生的损伤，占踝部损伤的 70% 以上。造成踝关节外侧副韧带损伤的主要因素有三个，一是外踝长，内踝短，外侧副韧带较内侧副韧带薄弱，容易造成踝关节在内翻位的损伤；二是足外翻背屈的肌肉(第三腓骨肌)不如内翻的肌肉(胫前肌)强大，因此足部向外的力量不如向内的力量大；三是踝穴并非完全坚固，位于胫腓骨之间的胫腓横韧带纤维斜向下、向外，同时外踝构成踝穴的关节面比较倾斜，因此腓骨下端能向上或向外适度的活动。

由于上述因素，踝关节容易发生内翻位的损伤。当路面场地不平，跑、跳时失足，或下楼梯、下坡时易使足在跖屈位突然向内翻转，身体重心偏向外侧，导致外侧副韧带突然受到强大的张力牵拉损伤。最易造成损伤的是距腓前韧带，其次是跟腓韧带，距腓后韧带损伤则少见。损伤后，轻者韧带附着处骨膜撕裂，骨膜下出血；重者韧带纤维部分撕裂；更甚者韧带完全断裂，可伴有撕脱性骨折或距骨半脱位。

(二)内侧副韧带损伤

内侧副韧带比较坚韧，损伤机会相对较少。损伤常发生在踝关节突然外翻及旋转时。在跑跳运动中，由于落地不稳，身体重心偏移至足内侧，踝关节突然向外侧掫扭，超过了踝关节的正常活动范围及韧带的维系能力，致使内侧副韧带撕裂损伤。如果外翻的作用力继续增强，可造成内侧副韧带撕脱，伴胫腓下联合韧带撕裂，或胫腓骨下端分离，伴内踝撕脱骨折。

本病属中医伤科"筋伤"范畴。踝为足之枢纽，足之三阴、三阳经筋所结。因足踝用力不当，经筋牵抻过度，致使经筋所结之处撕掫，阳筋弛长，阴筋拘挛，气血离经，为瘀为肿，活动牵掣，屈伸不利，伤处作痛。

二、诊断

(一)症状

(1)有足踝急性内翻位或外翻位损伤病史。

(2)踝关节外侧或内侧即出现肿胀、疼痛，多数有皮下出血。肿胀程度与出血量的多少有关，轻者可见局部肿胀，重者则整个踝关节均肿胀。

(3)踝关节活动受限，行走呈跛行或不敢用力着地行走。

(二)体征

(1)肿胀瘀血。损伤部位常见皮下瘀血、肿胀，轻者局限于外踝前下方或内踝下方，重者可扩散到整个踝关节。伤后 2～3 天，皮下瘀血青紫更为明显。

(2)压痛。外侧副韧带损伤时，压痛点主要在外踝前下方(距腓前韧带)或下方(跟腓韧带)；内侧副韧带损伤时，压痛点常位于内踝下方。胫腓下联合韧带损伤时，则在胫腓下关节处压痛。

(3)被动活动。外侧副韧带损伤，做足内翻跖屈时外踝部疼痛加剧；内侧副韧带损伤，做足外翻动作时踝内侧疼痛加剧。

(4)伴有撕脱性骨折时，可触及骨折碎片。

（三）辅助检查

X线摄片可明确是否有骨折、脱位及骨折、脱位的程度。做足部强力内翻或外翻位摄片，可见踝关节间隙明显不等宽或距骨脱位的征象，则提示韧带完全断裂。

三、治疗

（一）治疗原则
活血化瘀，消肿止痛。

（二）手法
揉法、㨰法、按法、拔伸法、摇法、扳法、擦法等。

（三）取穴与部位
1.外侧副韧带损伤
阳陵泉、足三里、丘墟、解溪、申脉、金门等穴及外踝部。
2.内侧副韧带损伤
商丘、照海、太溪等穴及内踝部。

（四）操作
1.外侧副韧带损伤

(1)患者仰卧位，术者沿其小腿外侧至踝外侧用㨰法或按揉法上下往返治疗，手法宜轻柔缓和。并配合按揉足三里、阳陵泉穴。时间3～5分钟。

(2)继上势，术者用鱼际或掌根先在损伤周围按揉，待疼痛稍缓解后再在伤处按揉，手法宜轻柔缓和，时间5～8分钟。

(3)继上势，术者用拇指按揉丘墟、解溪、申脉、金门等穴，每穴约1分钟。

(4)继上势，施拔伸摇法。术者以一手托住患足跟部，另一手握住其足趾部做牵引拔伸，在拔伸的同时轻轻摇动踝关节，并配合做足部逐渐向内翻牵拉，然后再做足部外翻动作。重复3～5次。

(5)继上势，术者在损伤局部施擦法，以透热为度。然后用推抹法自上而下理顺筋肌。局部可加用湿热敷。

2.内侧副韧带损伤

(1)患者取患侧卧位，健肢屈曲，患肢伸直术者自小腿下端经内踝至内侧足弓部施按揉法或㨰法上下往返操作。重点在内踝下方，手法宜轻柔，时间3～5分钟。

(2)继上势，术者在内踝下用掌根或鱼际揉法，配合按揉商丘、照海、太溪等穴，时间5～8分钟。

(3)继上势，施拔伸摇法。术者以一手托住患足跟部，另一手握住其足趾部做牵引拔伸，在拔伸的同时轻轻摇动踝关节，并配合做足部逐渐向外翻牵拉，然后再做足部内翻动作。重复3～5次。

(4)继上势，术者在损伤局部施擦法，以透热为度。然后用揉抹法自上而下理顺筋肌。局部可加用湿热敷。

四、注意事项

(1)急性损伤有出血者，即刻用敷止血。推拿应视出血程度在伤后24～48小时才能进行。

（2）急性期患足宜固定，用弹性绷带包扎固定1～2周。内侧副韧带损伤者应内翻位固定，外侧副韧带损伤者应外翻位固定，以减少损伤韧带的张力，有利于损伤韧带的修复。

（3）恢复期加强功能锻炼，避免重复扭伤。

五、功能锻炼

外固定期间，应练习足趾的屈伸活动和小腿肌肉收缩活动。拆除外固定后，要逐渐练习踝关节的内、外翻及跖屈、背伸活动，以预防粘连，恢复踝关节的功能。

六、疗效评定

（一）治愈
踝关节肿痛消失，关节稳定，踝关节活动功能正常。

（二）好转
踝关节疼痛减轻，轻度肿胀或皮下瘀斑，关节欠稳，步行乏力，酸痛。

（三）未愈
踝关节疼痛无改善，关节不稳定，活动受限。

（卢意宽）

第二十九节　跟　痛　症

跟痛症是指跟骨下组织因急、慢性损伤引起的一种无菌性炎性病证。临床上以跟骨下肿胀、疼痛及足跟部不能着地行走为主要特征。本病包括跟骨下滑囊炎、跟下脂肪垫损伤、跟骨骨膜炎及跟骨骨刺症等。本病以骨刺症引起疼痛最为多见，好发于中老年人及肥胖者。

一、病因病理

跟骨承受人体重量的50％，跟骨下脂肪垫和滑液囊具有吸收和减轻震荡的作用。当场地太硬，跑、跳时落地姿势欠佳，身体重心落在足跟部，则引起足底部皮下脂肪纤维垫、滑液囊挫伤，表现为脂肪垫充血、肿胀、滑液渗出增多、囊壁增厚、跟骨骨膜增生等病理改变，导致跟底疼痛。由于反复的劳损、肥胖，或过多的运动，使跖腱膜、拇短屈肌、跖方肌和跖长韧带在其附着于跟骨底面结节部分受到反复牵拉，引起慢性炎性反应，吸收与渗出并存并逐渐发展成骨刺。当骨刺方向与着力点成垂直时，则出现跟底痛。

本病属中医伤科"筋粘证"和"骨痹"范畴。跟底为足太阳经筋所结，因足底着力不当，或用力过度，牵掣经筋损伤，气血瘀滞，筋拘黏结，故肿痛。或年老体弱，肝肾亏虚，肝主筋，肾主骨，久虚及骨，以致骨赘形成而为骨痹。

二、诊断

（一）症状
（1）有急、慢性跟底损伤史。

(2)跟底部疼痛,初起时仅为跟底酸胀痛,逐渐发展为疼痛明显。运动后疼痛加重,休息后症状能减轻。

(3)站立、行走、跑、跳时,足跟不敢着地,呈跷足尖跛行。

(二)体征

(1)足底部肿胀,局部皮肤增厚,少数患者肿胀不明显。

(2)足跟部有明显压痛点。脂肪垫损伤和跟骨下滑囊炎的压痛点在跟底中部或偏内侧;跟骨骨膜炎的压痛点在跟底后偏外侧;跟骨骨刺的压痛点在跟底脂肪垫前、跟骨结节前内侧。

(3)跟骨有骨刺者,足底跟骨基底结节处可触及骨性隆起,并有明显压痛。

(三)辅助检查

X线摄片检查可排除跟骨骨折可能。跟骨骨膜炎后期显示骨膜增厚,多数患者在跟骨结节部有粗糙的骨质增生或骨刺形成。

三、治疗

(一)治疗原则

舒筋通络,活血止痛。

(二)手法

一指禅推法、㨰法、揉法、点按法、弹拨法、擦法等。

(三)取穴与部位

然谷、涌泉、阿是穴及跟底部。

(四)操作

(1)患者俯卧位,术者用㨰法自跟底部至足心往返治疗,并与按揉法交替使用,手法宜深沉缓和。时间3~5分钟。

(2)继上势,术者用拇指重点按揉足底跟骨基底结节部,以深层有温热感为佳。并按揉涌泉、然谷等穴。时间5~8分钟。

(3)继上势,术者自跟底部沿跖腱膜方向施擦法,以透热为度。

(4)跟底敲击法。在上述推拿的基础上,患足屈膝90°,足底朝上。术者以一手握其足跖部使足背屈以固定踝关节,另一手持敲击槌,对准骨刺部位敲击数十次,要求敲击时用腕力,如蜻蜓点水状,频率要快,有节奏感,不能用蛮力。以被敲击部位有麻木感为宜。

(5)敲击完毕后,术者用掌根按揉或摩法操作,结束治疗。

四、注意事项

(1)治疗期间注意患足的休息,避免足底过多与地面等硬物接触。

(2)穿软底鞋,可在鞋内跟底部垫一块海绵,或与骨刺相应部位挖一个洞,以缓冲对骨刺的过度刺激。

(3)可自行对骨刺部位进行敲击,配合湿热敷,每天1~2次。

(卢意宽)

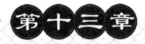

第十三章

儿科病证的推拿治疗

第一节 惊 风

惊风又称抽风、惊厥。以抽搐伴神昏、两目上视为主要临床特征。多见于6岁以下小儿,年龄越小,发病率越高,病情变化越迅速,是古代中医儿科"四大要证"之一。临床上分为急惊风和慢惊风两种,急惊风来势凶急,处理不当可使脑组织和局部机体缺血缺氧,遗留后遗症,严重的可引起窒息,发生呼吸和循环衰竭,因此治疗要及时、果断,必要时要积极抢救。

西医学认为,惊风是中枢神经系统功能紊乱或器质性异常的一种表现,发病原因很多,本节所述为因高热或中枢神经系统感染而引起的惊风。

一、病因病机

急惊风主要因感受风邪或温热疫毒,出现痰、热、惊、风四证,病位在心、肝两经,属实证、热证;慢惊风多由急惊或大病后等因素所致,病情复杂,多属虚证、寒证。

(一)急惊风

小儿体属纯阳,感受风邪,化热极速,风热化火,侵扰心、肝两经,易发一过性高热惊风,热退后抽搐自止;感受温热疫毒,邪毒内闭,从热化火,炼津成痰,痰蒙心窍,引动肝风,故见神昏、抽搐;小儿神情怯弱,暴受惊恐或乳食积滞,积滞、痰热内壅,清窍蔽塞,气机逆乱,发为惊风。

(二)慢惊风

急惊延治,或久痢、久泻、久吐、大病后正气亏损,气血津液耗伤,筋脉失于滋养而致虚风内动。

西医学认为小儿中枢神经系统发育不完善,当产伤、高热或炎症刺激时,容易促使大脑皮质运动神经元异常放电,导致全身或局部肌肉暂时性的不随意收缩。

二、诊断

(一)诊断要点

(1)多见于6岁以下小儿。

（2）发病突然，变化迅猛。

（3）以肢体痉挛抽搐、两目上视、意识不清为特征。

（二）临床表现

1.急惊风

（1）高热惊风：急性热病或不明原因的高热致使高热内闭，扰乱神明，引动肝风而发为惊风。患儿体温在39℃以上，初起神情紧张，烦躁不安，项背不适，继则壮热无汗，口渴欲饮，眼红颊赤，神昏谵语，颈项强直，四肢抽搐，牙关紧闭，两目上视，舌质红绛、苔黄，脉数，指纹青紫。

（2）突受惊恐：暴受惊恐后，神情紧张，突然抽搐，惊惕不安，惊叫，面色乍青乍白，睡眠不安，或昏睡不醒，醒时啼哭，四肢厥冷，大便色青，舌苔薄白，脉细数，指纹青紫。

（3）乳食积滞：好发于饱食或过食之后，先见脘腹胀满，呕吐，腹痛，便秘，继而目瞪视呆，神昏抽搐，呼吸短促，苔黄腻，脉滑数。兼有痰湿者，喉中痰声辘辘，咳吐不利，呼吸急促，苔白腻等症状。

2.慢惊风

起病缓慢，病程长。面色苍白，嗜睡无神，两手握拳，抽搐无力，时作时止，有的在沉睡中突发痉挛，形寒肢冷，纳呆，便溏，舌淡苔白，脉沉无力。

（三）辅助检查

（1）除血、尿、大便常规外，应有选择性地做血电解质测定、肝肾功能、血糖等化验，必要时做脑脊液检查。

（2）惊风控制后，要有选择性进行头颅X线、脑电图、CT、MRI等检查。

（四）鉴别诊断

需与癫痫相鉴别。癫痫是一种由于脑功能异常所致的疾病，以突然昏仆，不省人事，口吐白沫，两目直视，四肢抽搐，发过即苏，醒后如常人为特征。多见于年长儿，一般不发热，有反复发作病史，发作时，先有猪、羊样叫声。脑电图检查可见棘波或尖波、棘慢或尖慢复合波、高幅阵发性慢波等癫痫波形。

三、推拿治疗

（一）急惊风

1.治疗原则

急则治其标，先以开窍镇惊，然后分别予以清热、导痰、消食以治其本。

2.处方

（1）开窍：掐人中、拿合谷、掐端正、掐老龙，掐十宣、掐威灵、拿肩井、拿仆参（以上穴位可选择应用）。

（2）止抽搐：拿合谷、拿曲池、拿肩井、拿百虫、拿承山、拿委中。

3.方义

掐人中、掐老龙、掐十宣等，醒神开窍；拿合谷、拿委中、拿承山等，止抽搐。

4.辨证加减

（1）肝风内动，角弓反张：拿风池、拿肩井、推天柱骨、推脊、按阳陵泉、拿承山。

（2）痰湿内阻：清肺经、推揉膻中、揉天突、揉中脘、搓摩胁肋、揉肺俞、揉丰隆。

（3）乳食积滞：补脾经、清大肠、揉板门、揉中脘、揉天枢、摩腹、按揉足三里、推下七节骨。

(4)邪热炽盛:清肝经、清心经、清肺经、退六腑、清天河水、推脊。

(二)慢惊风

1.治则

培补元气,息风止搐。急性发作时可按急惊风处理。

2.处方

补脾经、清肝经、补肾经、按揉百会、推三关、拿曲池、揉中脘、摩腹、按揉足三里、捏脊、拿委中。

3.方义

补脾经、补肾经、推三关、揉中脘、摩腹、按揉足三里、捏脊,健脾和胃,培补元气;清肝经、按揉百会、拿曲池、拿委中,平肝息风,止抽搐。

四、注意事项

(1)推拿治疗本病,着重醒神开窍解痉,同时要抓住危及生命的主要矛盾,积极查找病因,中西结合对症治疗。

(2)在发作时,应使患儿侧卧,并用纱布包裹的压舌板放在上下牙齿之间,以免咬伤舌头。

(3)保持环境安静,避免患儿受不良刺激。

(4)对于发热患儿,尤其既往有惊风病史者,要注意降温,以防体温过高,再次引发惊风。

(康春静)

第二节 夜 啼

夜啼是指婴儿入夜则啼哭不安,或每夜定时啼哭,甚则通宵达旦,而白天如常的病证。本病多见于小婴儿,一般预后良好。如长期夜啼失治,可影响小儿正常生长发育。

夜啼原因甚多,大致可分脾寒、心热、伤食、惊吓四类。此外,若因口疮、发热等疾病引起的夜啼,应积极治疗其主要病症。至于因尿布潮湿,或衣被过暖过寒,或因饥渴等引起者,找出原因及时处理后,啼哭可停止,不必治疗。

一、病因病机

(一)脾寒

由于孕妇素体怯弱,胎儿禀赋不足,虚怯则脏冷;或护理不当,沐浴受凉、睡眠时腹部中寒,导致寒邪犯脾。阴盛于夜,阴胜则脏冷愈盛,脾为阴中之至阴,喜温而恶寒,寒则运化不健,气机不利,绵绵腹痛而夜啼不止。

(二)心热

由于孕妇性素躁急,或喜食辛辣香燥之物,导致心热内蕴,胎儿在母腹中感受已偏,出生后蕴有胎热,热盛则心烦而多啼,夜寝不安。

(三)伤食

由于喂养不当,乳食积滞,导致脾胃功能失调,积滞郁结于胃肠不化,胃不和则卧不安,故夜间时时啼哭。

(四)惊吓

小儿脏气娇嫩,神气怯弱,如遇非常之物,或闻特异声响等意外刺激,则心神不宁,神志不安而夜间时时啼哭。

二、诊断

(一)诊断要点

(1)入夜啼哭,不得安睡,甚则通宵不眠,连夜不止,少则数天,多则月余,白天如常。体格检查无异常。

(2)从小儿的年龄、啼哭的时间、精神状况、面色、舌、脉、腹部体征、体温及实验室检查等方面,排除因各种疾病引起的啼哭。

(二)临床表现

1.脾寒啼

面色白,手足欠温,蜷曲而啼,啼声无力,不欲吮乳,口中气冷,腹痛喜按喜暖,大便色青而溏,唇舌淡白,指纹淡红。

2.心热啼

面赤唇红,神烦啼哭,哭声洪亮有力,手腹俱热,吮乳时口中气热,大便秘结,小便短赤,舌尖红,指纹紫滞。

3.伤食啼

夜卧不安,时时啼哭,不欲吮乳,脘腹胀满,或有腹痛拒按,甚则呕吐酸腐,大便秘结或泻下秽臭,苔厚腻,脉滑,指纹滞。

4.惊吓啼

面色青,有恐惧啼哭之状,或睡眠中时作惊惕不安,猝然啼哭惊叫,指纹青色。

(三)辅助检查

实验室及其他各项检查多无异常指标。

(四)鉴别诊断

小儿不会言语,啼哭是他的一种表达方式,可以通过听啼哭的声音和伴随症状鉴别因感冒、发热、咳嗽、出疹、腹泻、呕吐、肠套叠、中耳炎等病证引起的啼哭。

三、推拿治疗

夜啼的治疗原则以温脾、清心、镇惊安神为主。

(一)脾寒啼

1.治则

温中健脾,养心安神。

2.处方

推三关、揉外劳宫、补脾经、揉中脘、揉脐、揉小天心、揉百会。

3.方义

推三关、补脾经、揉中脘,温中健脾;揉外劳宫、揉脐,加强温中散寒,止腹痛作用;揉小天心、揉百会能镇惊安神。

(二)心热啼

1.治则

导赤清心,安神。

2.处方

清心经、揉内劳宫、清天河水、掐五指节、捣小天心。

3.方义

清心经、揉内劳宫、清天河水,清心散热,除烦;掐五指节、捣小天心,镇惊安神。

4.加减

小便赤者,加清小肠;腹胀者,加运内八卦、摩腹。

(三)伤食啼

1.治则

消积导滞,和中安神。

2.处方

清补脾经、揉板门、清肝经、运八卦、分腹阴阳、揉中脘、推下七节骨。

3.方义

清肝经、清补脾经,抑木扶土;运内八卦、分腹阴阳,理气消积;揉中脘、推下七节骨,导滞和中,综合方义,积滞得消,胃和则睡安。

(四)惊吓啼

1.治则

平肝,镇惊安神。

2.处方

清肝经、清心经、清补脾经、掐五指节、掐揉小天心、猿猴摘果、清天河水。

3.方义

清肝经、清心经、清补脾经、清天河水,清心平肝;掐五指节、掐揉小天心、猿猴摘果,镇惊安神。

四、注意事项

(1)推拿治疗夜啼疗效显著。

(2)加强新生儿护理,注意保暖,温度适宜;及时换尿布。

(3)保持环境安静,养成良好睡眠习惯。

(4)合理喂养,以满足生长发育需要为原则。

(5)乳母饮食不宜辛辣厚味和寒凉。

(康春静)

第三节 遗 尿

　　遗尿是指 3 周岁以上小儿在睡眠中小便自遗,醒后方觉的一种疾病。本病有原发和继发之分,临床以前者为多见。3 岁以下小儿,肾气未盛,脑髓未充,智力未全,排尿控制能力尚未健全;

学龄儿童因白天贪玩过度,精神疲劳,夜间熟睡,偶发遗尿,这些都不属病态。

遗尿多自幼得病,也有在儿童期发生,可以为一时性,也有持续数月后消失,而后又反复者,有的可持续到性成熟时才消失。遗尿若长期不愈,会妨碍儿童的身心健康,影响智力及体格发育。

一、病因病机

尿液的生成、排泄与肺、脾、肾、三焦、膀胱有密切关系。其病因主要为肾气不足,肺脾气虚,肝经郁热。

(一)肾气不足

下元虚冷为遗尿的主要病因。肾为先天之本,主水,藏真阴元阳,开窍二阴,职司二便,与膀胱互为表里。肾气不足,不能温养膀胱,膀胱气化功能失调,闭藏失职,不能制约水道而成遗尿。

(二)脾肺气虚

肺主一身之气,为水之上源,有通调水道、下输膀胱功能;脾为后天之本,属中焦,主运化,喜燥恶湿而制水。肺脾功能正常,则水液得以正常输布排泄。素体虚弱,或久病肺脾俱虚,上虚不能制下,无权约束水道而成遗尿。

以上肺、脾、肾功能失健者,均属虚证。

(三)肝经郁热

肝主疏泄,调畅气机,通利三焦。若肝经郁热,郁而化火,或夹湿下注,疏泄失常,影响三焦水道正常通利,迫注膀胱,而成遗尿,其尿臭难闻,此属实证。

二、诊断

(一)诊断要点

3岁以上小儿,睡眠中不经意遗尿,轻则数夜1次,重则每夜1～2次或更多,且睡眠较深。年长儿童有害羞和紧张心理。

(二)临床表现

1.肾气不足

睡中经常遗尿,多则一夜数次,醒后方觉,面色无华,精神萎靡,记忆力减退,腰酸腿软,小便清长,舌淡苔少,脉细。

2.脾肺气虚

睡中遗尿,尿频量少,神疲乏力,面色萎黄,自汗消瘦,食少便溏,舌淡苔白,脉细弱。

3.肝经郁热

睡眠中遗尿,尿量不多,气味腥臊,小便色黄,平素性情急躁,面红唇赤,舌红苔黄,脉数。

(三)辅助检查

1.尿常规及尿培养

原发性遗尿一般无异常。继发性遗尿,根据病史,可检查尿常规、尿比重、尿糖等。

2.X线检查

继发性遗尿,注意有无脊柱裂、尿道造影有无畸形或其他异常。

(四)鉴别诊断

1.糖尿病

因尿量增多,儿童患者常有遗尿。但多伴有多饮、消瘦、乏力等症状。通过检查尿糖可以确诊。

2.尿崩症

本病儿童也可表现为遗尿,但饮水量明显多于正常,且尿比重明显下降。做垂体加压素试验或禁水试验可以确诊。

3.泌尿系统感染

常有尿频、尿急、尿痛等膀胱刺激症状,尿常规检查可证实。

4.脊柱裂

脊柱 X 线摄片即可明确诊断。

5.蛲虫感染

肛周瘙痒,夜间有虫体在肛周排卵。大便镜检虫卵可确诊。

三、推拿治疗

遗尿的治疗原则以固涩下元为主。虚者温补脾肾,肝经郁热者平肝清热。

(一)脾肺肾虚

1.治则

补益脾肺,温肾固涩。

2.处方

补脾经、补肺经、补肾经、推三关、揉外劳宫、按揉百会、揉丹田、按揉肾俞、擦腰骶部、按揉三阴交、灸关元、灸百会、揉小天心。

3.方义

推三关、揉丹田、补肾经、按揉肾俞、擦腰骶部以温补肾气;补肺经、补脾经,补肺脾气虚;按揉百会、揉外劳宫温阳升提;按揉三阴交以通调水道。

4.加减

食少便溏加揉板门、捏脊、揉足三里、补大肠。

(二)肝经郁热

1.治则

平肝清热。

2.处方

清肝经、清心经、分手阴阳、清小肠、捣小天心、推箕门、补肾经、揉上马、揉三阴交、揉涌泉。

3.方义

清肝经、清心经、清小肠,清心火以平肝;补肾经、揉上马、推箕门,养阴清热;捣小天心,清热镇惊安神。

4.加减

小便色黄,尿频加清补肾经。

四、注意事项

(1)注意对继发性遗尿相关疾病的诊断和综合治疗。

（2）建立良好的医患关系,鼓励患儿树立信心,消除焦虑情绪,战胜疾病。同时请家长配合,不要打骂和歧视小儿。

（3）夜间入睡后,家长要定时叫醒小儿起床排尿,建立合理的生活制度,养成按时排尿习惯。

（康春静）

第四节　发　　热

发热即体温异常升高,是小儿时期许多疾病中的一个常见症状。热程在两周以内为短期发热,持续两周以上为长期发热。在临床上,发热一般分为外感发热、肺胃实热、阴虚发热3种。其中以外感发热为常见,但除感冒以外,某些急性传染病的初期均有不同程度的发热。如麻疹、流行性乙型脑炎、丹痧、水痘等;年幼体弱患儿,在病程中还易出现变证、兼证,这些都应加以注意。

一、病因病机

（一）外感发热

小儿脏腑娇嫩,形气未充,肌肤薄弱,卫外不固,当气候骤变,冷热失常,或看护不周时,外邪乘虚袭表,卫阳被郁而致外感发热。

（二）肺胃实热

外感误治或乳食内伤,导致肺胃壅实,郁而化热,郁热熏蒸于肌肤而为肺胃实热。

（三）阴虚发热

小儿先天禀赋不足,肝肾阴亏,或后天失养,或久病伤阴,致阴液亏损,引起虚热内生。

二、诊断

（一）诊断要点

（1）小儿体温异常升高。

（2）患儿面红,五心烦热,但体温正常,多为阴虚发热。也可见于体质虚弱者及新生儿,甚至严重感染者。

（3）应根据发病年龄、病史、发病区域、主证、伴随症状和体征、体格检查、实验室及其他相关必要检查,全面分析,综合判断。

（二）临床表现

1.外感发热

风寒者,发热轻,恶寒重,头痛,无汗,鼻塞流清涕,打喷嚏,喉痒,苔薄白,指纹鲜红;风热者,发热重,恶风,微汗出,鼻流黄涕或浊涕,口干,咽痛,苔薄黄,指纹红紫。

2.肺胃实热

高热,面赤,烦躁,气促,不思饮食,口渴喜饮,便秘溺黄,舌红苔燥,指纹深紫。

3.阴虚发热

午后发热,手足心热,盗汗,形体瘦削,食欲减退,心烦少寐,苔少或无苔,脉细数,指纹淡紫。

（三）辅助检查

1.测体温

体温 37.5～38 ℃为低热,38.1～39 ℃为中度发热,39.1～41 ℃为高热,41 ℃以上为超高热。

2.血常规

病毒感染时,白细胞计数和中性粒细胞比例大多正常或减少;细菌感染时,白细胞计数和中性粒细胞比例大多增高,体弱患儿亦可减少。

3.大便常规

侵袭性细菌性肠炎粪便镜检有大量白细胞、不同数量的红细胞,常有吞噬细胞;出血性大肠埃希菌性肠炎粪便镜检有大量红细胞,常无白细胞;疫毒痢粪便镜检有大量脓细胞、白细胞,并见红细胞;病毒性肠炎粪便镜检有少量白细胞。

4.尿常规

清晨排出的中段尿,离心后镜检 Addis 计数＞100 万/12 小时,应考虑泌尿系统感染,如白细胞聚集成堆,诊断价值更大。

5.其他

根据病情需要还可选择 X 线、B 超、心电图等相关检查。

（四）鉴别诊断

1.时行疾病

如麻疹、风痧、丹痧、奶麻、水痘、腮腺炎等,初期均有不同程度发热,有明显的流行史和传染性。依据其初期症状、发热与出疹的关系、皮疹特点、特殊体征,加以鉴别。麻疹初期,除一般上呼吸道症状外,以眼部症状突出,结膜发炎,目赤胞肿、畏光流泪等,口腔颊黏膜出现灰白小点,外有红色晕圈的麻疹黏膜斑;风痧发热较轻,伴耳后、颈后、枕部淋巴结肿大,有触痛,疹点呈淡红色斑丘疹;丹痧发热较高,伴咽喉肿痛或腐烂,"杨梅舌","环口苍白圈",皮疹呈猩红色丘疹;水痘除发热外,皮肤及黏膜分批出现红色斑疹或丘疹,迅速发展为清亮、卵圆形、泪滴状小水泡样疱疹,其易破溃结痂,各期皮疹可同时出现,呈向心性分布;腮腺炎除发热外,以耳垂为中心腮部漫肿疼痛为主要表现。

2.夏季热

多见于 3 岁以下小儿,其发病主要集中在每年夏季 6、7、8 月,临床以长期低热、口渴多饮、多尿、汗闭为特征,秋凉后好转。

3.结核病

小儿结核以原发性肺结核多见,临床常表现为午后低热、盗汗、易乏、体重不增等,多有结核病密切接触史,结核菌素试验（OT 试验）多为强阳性,X 线检查可见结核病灶。

4.其他

如乳蛾、肺炎喘嗽亦可出现发热,但乳蛾可见喉核肿大或红肿疼痛;肺炎喘嗽伴明显咳嗽、喘急、鼻翼翕动等。

三、推拿治疗

发热的治疗原则以清热为主。外感者,佐以发散解表;肺胃实热者,佐以清泻里热,理气消食;阴虚者,佐以滋阴。

（一）外感发热

1.治则

疏风解表。风热者,佐以清热利咽;风寒者,佐以宣肺散寒。

2.处方

开天门、推坎宫、揉太阳、运耳后高骨、清肺经、清天河水。风热者加推脊、揉大椎、揉曲池、揉合谷;风寒者,加推三关、揉二扇门、拿风池。

3.方义

开天门、推坎宫、揉太阳、运耳后高骨,以疏风解表;清肺经、清天河水,以宣肺清热;风热者,加推脊、揉大椎、揉曲池、揉合谷,以清热解表;风寒者,加推三关、揉二扇门、拿风池,以散寒解表。

4.加减

咳嗽者,加推揉膻中、运内八卦、揉肺俞;痰多者,加揉丰隆;鼻塞者,加黄蜂入洞;咽痛者,加掐揉少商、拿合谷、清板门;脘腹胀满、不思乳食、嗳腐吞酸、恶心呕吐者,加揉中脘、分腹阴阳、运板门、推天柱骨;夜寐不宁、惊惕不安者,加清肝经、掐揉小天心、掐揉五指节。

（二）肺胃实热

1.治则

清泻里热,理气消食。

2.处方

清肺经、清胃经、清大肠、揉板门、运内八卦、清天河水、水底捞明月、退六腑、揉天枢、摩腹。

3.方义

清肺经、清胃经,以清肺胃实热;清大肠、揉天枢,以调理大肠、通腑泄热;清天河水、水底捞明月、退六腑,以清热除烦;揉板门、运内八卦、摩腹,以理气消食。

4.加减

肠热便结者,加推下七节骨、掐揉膊阳池;夜寐不安者,加揉小天心、掐揉五指节。

（三）阴虚发热

1.治则

滋阴清热。

2.处方

揉二马、补脾经、补肺经、补肾经、清天河水、推擦涌泉、运内劳宫、按揉足三里。

3.方义

揉二马、补肾经、补肺经,以滋阴补肾养肺;清天河水、运内劳宫,以退虚热;补脾经、按揉足三里,以健脾和胃;推擦涌泉,以滋阴清热,引火归原。

4.加减

自汗盗汗者,加揉肾顶;烦躁不安者,加清肝经、清心经、开天门、揉百会、掐揉五指节。

四、注意事项

（1）推拿对小儿功能性发热、夏季热、外感发热疗效显著,而对其他因素引起的发热,如肺炎等,虽有退热作用,只能作为辅助治疗,需采用综合治疗。

（2）对危及小儿生命的急性传染病,要早期诊断,中西医结合治疗,切勿痛失治疗良机。

（3）为加强退热作用，手法操作时，需配合使用凉水、乙醇、薄荷水等推拿介质。

（4）发热患儿应卧床休息，多饮开水，冷温适度，饮食有节。

（康春静）

第五节　咳　　嗽

咳嗽是小儿肺脏疾病的主要症状之一。有声无痰为咳，有痰无声为嗽，有声有痰谓之咳嗽。咳嗽一证，一年四季均可发病，而以冬春季节多见。不论外邪袭肺或其他脏腑病变累及肺脏，均可引起。本节着重讨论外感风寒、风热及肺脾两虚等所致的咳嗽。

西医学的急、慢性支气管炎等，以咳嗽为主要表现者，均可参照本节辨证治疗。

一、病因病机

（一）外邪犯肺

肺为娇脏，外合皮毛，小儿形气未充，肌肤柔弱，卫外不固，外邪侵袭，首当犯肺。若风寒或风热之邪外侵，邪客肌表，肺气郁闭不宣，肺失清肃；或燥邪外袭，伤津灼肺，痰涎黏结，阻塞气道，肺气上逆，均可引起咳嗽。

（二）内伤咳嗽

平素体弱，或久病不愈，耗伤肺阴，肺失清润，肺气上逆，或饮食不当，损伤脾胃，致脾胃虚寒，脾失健运，痰湿内生，上渍于肺，肺失宣降而出现咳嗽。

总之，咳嗽的病因虽有外感与内伤之别，但其基本病机，均为肺失宣降，肺气上逆。

二、诊断

（一）诊断要点

（1）以有咳声或伴咳痰为主要临床表现。

（2）常发生于感冒后。

（3）辨外感、内伤：外感咳嗽多起病急、病程短，咳声粗且高，常伴恶寒、发热、鼻塞流涕等表证；内伤咳嗽多起病缓慢，病程较长，咳声低弱，常伴其他脏腑功能失调的证候，而无表证。

（4）辨寒热、虚实：一般外感咳嗽多属实证；内伤咳嗽多属虚证或虚中夹实；咳嗽痰黄、质稠，舌红苔黄或花剥，多属热证；咳嗽痰白、质稀，舌淡红，苔白腻或薄白，多属寒证。

（二）临床表现

1.外感咳嗽

（1）风寒咳嗽：咳嗽，痰白质稀，咽痒声重，鼻流清涕，恶寒无汗，头身疼痛，苔薄白，脉浮紧，指纹淡红。

（2）风热咳嗽：咳嗽，痰黄质稠，咽喉疼痛，鼻流浊涕，发热口渴，舌红苔薄黄，脉浮数，指纹鲜红或紫红。

2.内伤咳嗽

（1）痰湿咳嗽：咳嗽痰多，色白质稀，胸闷纳呆，神倦乏力，舌淡，苔白腻，脉滑。

（2）气虚咳嗽：咳而无力，痰白质稀，面色㿠白，气短懒言，语声低微，畏寒多汗，舌淡嫩，脉细少力。

（3）阴虚咳嗽：干咳无痰，或痰少、黏稠，口渴咽干，喉痒声嘶，手足心热或潮热盗汗，舌红少苔或花剥，脉细数，指纹紫。

（三）辅助检查

1.肺部听诊

肺部听诊可闻及不固定的干性或细湿啰音。啰音的特点：多变，可随体位的改变，或咳嗽后减少。

2.胸部 X 线检查

多正常或出现片状阴影。

3.实验室检查

轻症病例，白细胞数正常或稍增高；重症病例或继发性细菌感染者，白细胞总数常明显增高及核左移，或有中毒性颗粒。

（四）鉴别诊断

1.百日咳

本病亦表现为咳嗽。临床以阵发性、痉挛性咳嗽，咳毕有特殊的吸气性吼声，最后吐出痰沫而止为特征。肺部极少有阳性体征。

2.肺炎喘嗽

本病亦有咳嗽，但临床常伴发热、喘急、鼻翼翕动等症状。胸部 X 线检查可见小片状、斑片状阴影，或见不均匀的大片阴影。

3.肺结核

临床亦以咳嗽为主症，但多伴有咯血、潮热、盗汗及身体逐渐消瘦等症状。结核菌素试验或痰涂片多呈阳性。X 线摄片可见肺部结核病灶。

三、推拿治疗

咳嗽的治疗原则以宣降肺气为主。外感咳嗽者，佐以疏风解表；内伤咳嗽者，佐以燥湿化痰，或养阴润肺等法。

（一）外感咳嗽

1.风寒咳嗽

（1）治则：解表散寒，宣肺止咳。

（2）处方：开天门、推坎宫、揉太阳、运耳后高骨、推三关、掐揉二扇门、运内八卦、推揉膻中、分推肩胛骨、揉乳旁、揉乳根、揉风门、揉肺俞。

（3）方义：开天门、推坎宫、揉太阳、运耳后高骨、推三关、掐揉二扇门，以解表散寒；运内八卦、推揉膻中、分推肩胛骨、揉乳旁、揉乳根、揉风门、揉肺俞，以宣肺化痰止咳。

（4）加减：发热者，加清天河水；风寒无汗、流清涕者，加拿风池、揉迎香。

2.风热咳嗽

（1）治则：疏风清热，宣肺止咳。

（2）处方：开天门、推坎宫、揉太阳、运耳后高骨、清天河水、清肺经、按揉天突、推揉膻中、揉乳旁、揉乳根、揉肺俞、分推肩胛骨、运内八卦。

(3)方义:开天门、推坎宫、揉太阳、运耳后高骨,以解表清热;清肺经,以宣肺清热,疏风解表,化痰止咳;按揉天突、推揉膻中、揉乳旁、揉乳根,以宽胸理气,止咳化痰;揉肺俞、分推肩胛骨、运内八卦,以宣肺化痰止咳。

(4)加减:高热者,加推脊;痰多喘咳者,加揉丰隆;肺部有干、湿啰音者,分别加推小横纹、揉掌小横纹。

(二)内伤咳嗽

1.痰湿咳嗽

(1)治则:健脾除湿,化痰止咳。

(2)处方:补脾经、补肺经、揉脾俞、揉肺俞、摩中脘、按揉足三里、推揉膻中、揉乳旁、揉乳根、运内八卦、分推肩胛骨。

(3)方义:补脾经、揉脾俞、摩中脘、按揉足三里,以健脾和胃,除湿化痰;补肺经、揉肺俞,以补益肺气,化痰止咳;推揉膻中、揉乳旁、揉乳根、运内八卦、分推肩胛骨,以宽胸理气,化痰止咳。

(4)加减:腹泻者,加补大肠、推上七节骨、揉龟尾;痰多者,加揉丰隆。

2.肺虚咳嗽

(1)治则:补肺养阴,化痰止咳。

(2)处方:补肺经、补肾经、补脾经、推揉膻中、揉乳根、按揉肺俞、分推肩胛骨、运内八卦。

(3)方义:补肺经、补肾经,以补益肺肾,润肺止咳;补脾经,以培土生金;推揉膻中、揉乳旁、揉乳根,以宽胸理气,化痰止咳;按揉肺俞、分推肩胛骨、运内八卦,以宣肺化痰止咳。

(4)加减:阴虚甚者,加揉二马;气虚甚者,加揉气海;久咳体虚者,加捏脊;虚热者,加清天河水、推涌泉;痰涎壅盛者,加揉丰隆。

四、注意事项

(1)推拿治疗咳嗽以外感和一般内伤为佳;对于服药困难的患儿,可作为首选方法;肺炎喘嗽等引起的咳嗽,可作为重要的辅助治疗手段,应配合其他疗法综合治疗。

(2)注意保暖防寒,以防病情加重。

(3)饮食宜清淡,少食辛辣香燥、肥甘厚味等食物。

（康春静）

第六节 哮 喘

哮喘是小儿时期常见的一种以反复发作,喉间痰鸣,呼吸急促,甚至张口抬肩、难以平卧为主要特征的肺部疾病。本病好发于春秋季节,每因气候骤变、寒温失宜、饮食不当、接触异物等诱发,常在夜间和清晨发作、加剧。多数患儿可经治疗和随着年龄增长,发育至成熟期后逐渐康复。少数失于防治,病程越长,对患儿机体的影响则越大,往往缠绵难愈。我国的哮喘发病率为1%,儿童达3%。

一、病因病机

小儿哮喘的发生，内因肺、脾、肾三脏功能不足，痰饮内伏，在气候突变或接触异物等外因作用下，触动体内伏痰而发。

(一)内因

素体肺、脾、肾不足，痰饮内伏，是导致本病发作的主要因素。小儿肺脏娇嫩，脾常不足，肾常虚。若肺气不足，卫外不固，易被外邪所侵，致肺失肃降，痰饮内伏；脾气不足，运化失司，则聚湿生痰；肾气不足，不能化气行水，水湿停聚，积久成痰。因此，肺、脾、肾不足，易导致津液输布失常，水湿停聚，聚湿生痰，痰饮内伏，阻塞气道而成哮喘。

(二)外因

气候变化或接触异物等是本病发作的重要条件。气候骤变，寒温失调，风寒外袭，肺失宣降，肺气上逆，与痰搏结；或接触花粉、油漆、绒毛、尘埃、煤气等物，刺激气道，引动伏痰，诱发哮喘。

总之，本病的发生是外因作用于内因的结果。

西医学认为，本病的发生受遗传和环境的双重因素影响，主要是机体过敏状态所致。当接触某些变应原时(如花粉、尘埃、鱼虾、油漆、煤气等)，致使细小支气管平滑肌发生痉挛，而产生一系列症状。气候变化、过度疲劳、情绪冲动等亦常为本病的诱发因素。

二、诊断

(一)诊断要点

1.有诱发因素

如气候突变、环境改变、接触异物等。

2.病史

有过敏史、家族哮喘史或婴幼儿湿疹史。

3.哮喘典型症状

常突然发作，发作时喉间痰鸣，呼气性呼吸困难，甚则张口抬肩，不能平卧，鼻翼翕动，口唇青紫。

4.肺部听诊

两肺满布哮鸣音，呼气延长。

(二)临床表现

1.哮喘发作期

婴幼儿哮喘多为呼吸道病毒感染诱发，起病较缓慢；年长儿多在接触变应原后发作，呈急性过程。哮喘发作前，部分患儿可有鼻、喉作痒，打喷嚏，呼吸不畅，胸闷不适等先兆症状。发作时，出现呼吸急促，呼吸困难，呼气延长，喉间痰鸣，有哮吼声，甚则抬肩撷肚，烦躁不安，不能平卧，伴有唇甲发绀，出汗，颈静脉曲张。哮喘的发作，一般每次持续几分钟，甚者几小时。哮喘急剧发作，经合理应用拟交感神经药物仍不能在24小时内缓解，称为哮喘持续状态。发作缓解时，先咳出大量泡沫性黏痰，痰鸣气喘方可平静。

2.缓解期

哮喘主症消失即为缓解期。患儿面色无华，形寒肢冷，易反复感冒，自汗，纳谷不香，或便溏，舌淡苔白，脉弱。

(三)辅助检查

1.血常规

血白细胞一般正常,继发感染时增高;血嗜酸性粒细胞比例常在 6％以上,最高可至 30％。

2.X 线检查

肺过度充气,透明度增高,肺纹理可能增多。

(四)鉴别诊断

1.肺炎

本病亦可出现哮喘,但多伴有发热、咳嗽等症状,无突发、突止、反复发作的特点,肺部听诊以细湿啰音为主。

2.支气管淋巴结结核

支气管穿孔时,可引起哮喘。但本病常伴有不规则低热、盗汗、食欲缺乏、疲乏、消瘦等慢性结核中毒症状。结核菌素试验阳性。

3.支气管异物

亦可见哮喘,但有异物吸入史,起病突然,无喉间痰鸣,X 线摄片可提示诊断。

三、推拿治疗

哮喘的治疗原则,发作期降气平喘化痰,治标;缓解期补肾健脾,养肺化痰,治本。

(一)治则

化痰降气平喘。

(二)处方

清肺经、揉肺俞、搓摩胁肋、推揉膻中、揉天突、运内八卦、揉丰隆。

(三)方义

清肺经、揉肺俞,以宣肺化痰,降气平喘;搓摩胁肋、揉天突,以顺气化痰;推揉膻中、运内八卦、揉丰隆,以宽胸理气,化痰平喘。

(四)加减

发热者,加清天河水;鼻流清涕,形寒无汗者,加揉风池、揉外劳宫、揉二扇门、推三关、擦上背;咳痰黄稠,面赤烦躁,便秘尿赤者,加掐总筋、清大肠、退六腑、推脊;缓解期,去清肺经、揉天突,加补肺经、补脾经、补肾经、揉肺俞、揉脾俞、揉肾俞、揉足三里、摩中脘、揉丹田。

四、注意事项

(1)推拿适用于哮喘缓解期和发作时的辅助治疗。

(2)加强锻炼,增强体质;在气候变化季节,保暖防寒,以防感冒诱发哮喘。

(3)哮喘持续状态,应以药物治疗为主。

(康春静)

第七节 泄 泻

泄泻是指由多种原因引起,以大便次数增多,粪质稀薄或如水样为主症的一种小儿常见病,亦称消化不良。本病四季皆可发生,尤以夏、秋两季为多见。发病年龄以婴幼儿为主,其中 6 个月至 2 岁的小儿发病率最高。本病轻者预后良好,如治疗不及时,迁延日久,影响小儿的营养和生长发育。重症患儿还可产生脱水、酸中毒等一系列严重症状,甚至危及生命,故临诊时必须十分注意。

一、病因病机

(一)感受外邪

小儿脏腑娇嫩,卫外不固,极易被外邪所袭,外感风、热、寒、暑之邪常与湿邪相合引起腹泻,尤以夏秋之季的暑湿之邪多见。脾恶湿喜燥,湿困脾阳,运化失司,对饮食水谷的消化、吸收发生障碍而致泄泻。

(二)内伤乳食

由于喂养不当,饥饱无度,或突然改变食物性质,或恣食油腻、生冷,或饮食不节,导致脾胃损伤,运化失职,不能腐熟水谷而致泄泻。

(三)脾胃虚弱

小儿脾常不足,如后天喂养不当,则可损伤脾胃;或因久病迁延不愈,造成脾胃虚弱;或为早产、难产、低体重儿,脾胃素体不足,脾虚健运失调,水谷不得运化,则水反为湿,谷反为滞,水湿滞留,下注肠道形成泄泻。

西医学认为婴儿腹泻除与饮食、气候等因素有关外,尚与致病性大肠埃希菌、病毒及其他感染有关。另外,婴幼儿消化系统发育不成熟,功能不完善,神经调节功能较差,胃酸与消化酶分泌较少,酶的活力低等,是发病的内在因素。

二、诊断

(一)诊断要点

(1)大便次数增多,每天 3～5 次,多者达 10 次以上,大便呈淡黄色、黄绿色或褐色,可呈蛋花样或水样,可有黏液、奶瓣或不消化物,或伴恶心、呕吐、腹痛、发热等症状。

(2)轻型腹泻无脱水和中毒症状;中型有轻至中度脱水或中毒症状;重型腹泻及呕吐严重者,可见少尿,皮肤干瘪,囟门凹陷,眼眶下陷,啼哭无泪,烦躁口渴,神疲乏力,体温升高,腹胀等脱水和中毒症状。

(3)有乳食不节、饮食不洁或感受外邪史。

(二)临床表现

1.寒湿泻

大便清稀多沫,色淡不臭,肠鸣腹痛,面色淡白,口不渴,小便清长,苔白腻,脉濡,指纹色红。

2.湿热泻

大便稀水样,或如蛋花汤样,或有黏液,或黄褐热臭,腹痛即泻,急迫暴注,身有微热,口渴引饮,烦躁,小便短黄,舌红苔黄腻,脉滑数,指纹色紫。

3.伤食泻

大便稀溏夹有奶瓣或不消化的食物残渣,腹痛胀满,泻前哭闹,泻后痛减,大便酸臭,量多,嗳气纳呆,矢气频频臭秽,或伴呕吐酸馊,苔厚腻或黄垢,脉滑,指纹色紫。

4.脾虚泻

久泻不愈,食后即泻,或反复发作,时轻时重,面色萎黄,形体消瘦,食欲缺乏,大便稀溏夹有奶瓣及不消化的食物残渣,舌淡苔薄,脉濡。若泄泻日久不愈,进而可损及肾阳,症见面色淡白,大便水样,次数多,四肢厥冷,舌淡苔白,脉弱无力。甚至出现泄泻不止,完谷不化,四肢逆冷,脉微欲绝,昏不识人等津竭阳脱之症。

西医学根据腹泻的轻重将其分为轻型、中型和重型。重型者常急性起病,也可由轻型逐渐加重、转变而来,腹泻一般每天10次以上,除有较重的胃肠道症状外,并伴有显著全身症状,大便中含有大量水分,患儿食欲低下,常并发呕吐、发热等,体重很快下降,若不及时治疗,可逐渐出现脱水和酸中毒的症状,甚至可危及生命,故在临床上必须严密观察病情变化。

(三)鉴别诊断

1.生理性腹泻

多见于6个月以下的小儿,出生后不久即出现大便次数较多,但食欲好,不影响生长发育,体重不减,添加辅食后大便正常。

2.痢疾

大便呈黏液脓血便,里急后重,次频量少,时有发热,大便常规检查可见脓细胞、红细胞和吞噬细胞,大便培养有痢疾杆菌。

三、推拿治疗

泄泻的治疗原则以运脾化湿为主,针对不同病因,分别采用温中散寒,清热利湿,消食导滞,健脾益气,温阳补肾等法。

(一)寒湿泻

1.治则

温中散寒,化湿止泻。

2.处方

补脾经、推三关、补大肠、揉外劳宫、揉脐、推上七节骨、揉龟尾、按揉足三里。

3.方义

推三关、揉外劳宫,以温阳散寒,配补脾经、揉脐与按揉足三里,能健脾化湿,温中散寒;补大肠、推上七节骨、揉龟尾,能温中止泻。

4.加减

腹痛、肠鸣重者,加揉一窝风、拿肚角;体虚者,加捏脊;惊惕不安者,加清肝经、掐揉五指节。

(二)湿热泻

1.治则

清热利湿,调中止泻。

2.处方

清脾经、清胃经、清大肠、清小肠、退六腑、揉天枢、揉龟尾。

3.方义

清脾胃,以清中焦湿热;清大肠、揉天枢,以清利肠腑湿热积滞;退六腑,以清热利尿除湿,配揉龟尾,以理肠止泻。

4.加减

烦躁不安者,加掐揉小天心。

(三)伤食泻

1.治则

消食导滞,和中助运。

2.处方

补脾经、清大肠、揉板门、运内八卦、揉中脘、摩腹、揉天枢、揉龟尾。

3.方义

补脾经、揉中脘、运内八卦、揉板门、摩腹,以健脾和胃,行滞消食;清大肠、揉天枢,以疏调肠腑积滞;配揉龟尾,以理肠止泻。

4.加减

呕吐者,加推天柱骨。

(四)脾虚泻

1.治则

健脾益气,温阳止泻。

2.处方

补脾经、补大肠、推三关、摩腹、揉脐、推上七节骨、揉龟尾、捏脊。

3.方义

补脾经、补大肠,以健脾益气,固肠实便;推三关、摩腹、揉脐、捏脊,以温阳补中;配推上七节骨、揉龟尾,以温阳止泻。

4.加减

肾阳虚者,加补肾经、揉外劳宫;腹胀者,加运内八卦;久泻不止者,加按揉百会。

四、注意事项

(1)本病推拿治疗有一定疗效,每天治疗 1 次,较重者可每天 2 次,一般 3～10 次可治愈。

(2)在泄泻期间,应适当控制饮食,减轻胃肠道负担,不吃粗纤维蔬菜和难消化食物。伴严重呕吐者,暂禁食 4～6 个小时,可饮用淡盐水和糖水。腹泻好转后进食,应由稀到稠,由少到多。

(3)要勤换尿布,保持臀部皮肤干燥,防止发生红臀。

(4)如小儿出现面色苍白,小便极少或无尿,眼眶凹陷,呕吐频繁,饮食难进,精神萎靡等症状时,宜抓紧时机,中西医结合治疗。

（康春静）

第八节 腹 痛

腹痛是小儿时期许多疾病中常见的一个症状,是腹部外科疾病主要表现之一,尤其是急腹症。许多内科疾病也经常发生腹痛,其病因十分复杂。本节讨论的是针对小儿常见的由感受寒邪、乳食积滞、虫积腹中、脾胃虚寒引起的非外科急腹症之腹痛。

西医学根据病因将腹痛分为腹内脏器和腹外脏器引起的两类,其中腹内脏器腹痛中有功能性和器质性之分。功能性腹痛由管腔壁痉挛或蠕动异常所致,如消化不良、胃肠蠕动紊乱、过敏性肠痉挛;腹痛呈阵发性或持续性,无固定痛点,腹肌柔软,间歇时精神好,肠鸣音正常。器质性腹痛因脏器的炎症、梗阻、穿孔、套叠、扭转等引起,如阑尾炎、肠炎、急性肠梗阻、急性肠套叠等;腹痛呈持续性,部位固定,有压痛或反跳痛,腹肌紧张,可触及肿块或肠型等。腹外脏器病变也可表现为局部腹痛。在诊断中,必须详细询问发病经过,注意腹痛性质、伴随症状及有关体征,以防贻误病情。

一、病因病机

(一)感受外邪

护理不当,或气候突变,或过食生冷,腹部中寒。寒为阴邪,性主收引,寒凝而滞,经络不通,气机壅阻,不通则发为腹痛。

(二)乳食积滞

乳食不节,或暴饮暴食,或过食不易消化食物,以致脾胃受损,运化失常,食积中焦,壅塞气机,升降失调,传化失职,而致食积腹痛。

(三)虫积

由于感染蛔虫,扰动肠中,或蛔入胆道,或虫多而扭结成团,阻滞气机,致气滞作痛。

(四)脾胃虚寒

由于平素脾胃虚弱,或久病脾虚,致中阳不足,脾运失司,寒湿内停,气机不利,血脉凝滞,而致虚寒腹痛。

二、诊断

(一)诊断要点

(1)疼痛在胃脘以下,脐周及耻骨以上。

(2)腹痛起病急骤或较缓慢。疼痛呈阵发性或持续性,疼痛范围不清楚,痛止后活动如常。

(3)腹软,多喜按,多无包块,无腹膜刺激征,肠鸣音正常或亢进。

(二)临床表现

1.寒痛

腹痛突发,阵阵发作,哭吵不安,得温则舒,面色青白,甚则唇色紫暗,肢冷,或兼大便清稀,小便清长,舌淡、苔白滑,指纹色红。

2.伤食痛

腹部胀满疼痛,按之痛甚,不思饮食,嗳哕酸腐,时有呕吐,吐物酸腐,矢气频作,大便臭秽,或腹痛欲泻,泻后痛减,夜卧不安,苔厚腻,脉滑。

3.虫痛

腹痛突发,以脐周为甚,时作时休,食欲不佳,或嗜食异物,形体消瘦,有时可在腹部摸到蠕动的块状物,按之腹软,可凹陷变形,时隐时现,多有便虫史;若蛔虫窜入胆道,则痛如钻顶,时发时止,伴呕吐。

4.脾胃虚寒

腹痛绵绵,喜暖喜按,精神倦怠,面色萎黄,形体消瘦,食欲缺乏,大便稀溏,舌淡苔薄,指纹色淡。

(三)辅助检查

1.血常规

功能性腹痛一般无异常。器质性腹痛,根据病史,可查血常规、血糖等。

2.粪便常规

虫积腹痛,大便中可找到虫卵。

(四)鉴别诊断

1.急性阑尾炎

本病多见于年长儿,以脐周痛,转移性右下腹疼痛为主,且有明显的压痛、反跳痛和腹肌紧张,常伴呕吐及发热,白细胞数和中性粒细胞比例增高。

2.肠套叠

多发生在婴幼儿,突然发生间歇性腹痛,伴呕吐、便血,腹部可触到腊肠样肿块。

3.肠扭转

除一般腹痛、腹胀、频繁呕吐等症状外,可触及胀大的肠襻,X线检查可协助诊断。

4.急性坏死性肠炎

腹痛呈阵发性加剧,腹泻,明显中毒现象,排腥臭味、赤豆汤样大便。X线腹部平片可协助诊断。

5.过敏性紫癜

腹型或混合型,常腹痛明显,下肢对称性紫癜及关节疼痛或肿胀。

6.肠痉挛(肠绞痛)

本病亦可出现腹痛,但多由不消化食物刺激,食物过敏,寒冷、饥饿等导致肠蠕动过强,或肠内气体过多所致。

三、推拿治疗

腹痛的治疗原则以理气止痛为主。外感者,佐以温经散寒;食积者,佐以消食导滞;虫积者,佐以安蛔;脾胃虚寒者,佐以温补脾肾。

(一)寒痛

1.治则

温中散寒,理气止痛。

2.处方

补脾经、推三关、揉外劳宫、掐揉一窝风、摩腹、拿肚角、揉中脘、按揉足三里。

3.方义

补脾经、摩腹、揉中脘、按揉足三里,以温中健脾;推三关、揉外劳宫,以助阳散寒;掐揉一窝风、拿肚角,以理气散寒止痛。

4.加减

大便清稀者,加补大肠。

(二)伤食痛

1.治则

消食导滞,和中止痛。

2.处方

揉板门、摩腹、拿肚角、补脾经、清大肠、揉中脘、揉一窝风、分腹阴阳、揉天枢、揉足三里、运内八卦。

3.方义

揉板门、摩腹、补脾经、揉中脘、揉足三里,以健脾和胃,消食导滞,理气止痛;清大肠、揉天枢,以疏调肠腑积滞;揉一窝风,以行气止痛;运内八卦,以宽胸理气,调和气血;拿肚角,以止腹痛。

4.加减

呕吐者,加清胃经、推天柱骨、横纹推向板门;发热者,加退六腑、清天河水。

(三)虫痛

1.治则

温中行气,安蛔止痛。

2.处方

揉一窝风、揉外劳宫、推三关、摩腹、揉脐。

3.方义

揉一窝风、揉外劳宫、推三关,以温中散寒,安蛔止痛;摩腹、揉脐,以健脾和胃,行气止痛。

4.加减

腹痛甚者,加按揉脾俞、胃俞、足三里。

(四)虚寒腹痛

1.治则

温补脾肾,益气止痛。

2.处方

补脾经、补肾经、揉丹田、推三关、揉外劳宫、揉中脘、揉脐、按揉足三里。

3.方义

补脾经、补肾经、推三关、揉外劳宫,以温补脾肾,益气止痛;揉丹田,以温补下元;揉中脘、揉脐、按揉足三里,以温中和胃,散寒止痛。

4.加减

腹泻者,加补大肠、摩腹。

四、注意事项

(1)推拿治疗小儿腹痛效果明显,但需明确诊断,排除非适应证。

（2）急腹症引起的腹痛,应及时采取其他治疗方法,以免延误病情。

（3）部分内科性腹痛,除推拿治疗外,配合药物治疗效果更好。

（4）虫积腹痛者,推拿止痛后,应以驱虫药根治。

（康春静）

第九节　呕　　吐

呕吐是小儿时期最常见的症状之一,由胃气上逆,胃或肠呈逆行蠕动所致。可见于多种疾病。外邪犯胃、饮食内伤、蛔虫侵扰等均可导致胃失和降,而发生呕吐。小婴儿的胃呈水平状,贲门松弛,若因哺乳过量或过急,或吸入过多空气,哺乳后乳汁从口角溢出,则称为溢乳,并非病态。

本节讨论的是以呕吐为主症的一般性消化道疾病,对于某些急性传染病、急腹症、颅内高压等引起的呕吐,均不属本节讨论范畴。

一、病因病机

呕吐因感受外邪、乳食积滞等引起胃失和降,胃气上逆所致。

(一)感受外邪

小儿脾胃薄弱,六淫之邪外袭,侵扰胃腑,以致胃失和降,胃气上逆而发生呕吐。

(二)饮食内伤

小儿乳食不节,或过食生冷、油腻、不洁之物,积滞中脘,损伤脾胃,胃失和降,气逆于上而致呕吐。

二、诊断

(一)诊断要点

（1）以乳食由口而出为主要临床表现。

（2）根据发病的年龄,呕吐的方式,呕吐物的性质、气味,吐势的缓急,与进食的关系,伴随症状,必要的辅助检查等方面加以确诊。

(二)临床表现

1.寒吐

饮食稍多即吐,时作时止,吐物不甚酸臭,面色苍白,四肢欠温,腹痛喜暖,大便溏薄,小便清长,舌淡、苔薄白,指纹色红。

2.热吐

食入即吐,吐物酸臭,身热口渴,烦躁不安,大便臭秽或秘结,小便黄赤,唇红,舌干、苔黄腻,指纹色紫。

3.伤食吐

呕吐频作,吐物酸馊,口气臭秽,拒食拒乳,脘腹胀痛,拒按,大便酸臭,或溏或秘,苔黄腻,脉滑实,指纹滞。

369

（三）辅助检查

1.体格检查

注意有无感染性疾病的体征及中枢神经系统的阳性体征,并特别注意腹部切诊,检查腹部有无膨隆、胀气、蠕动波、腹壁紧张、压痛、肿块等。

2.呕吐物

多为未消化的食物残渣或乳片,或夹有痰液,或带有少量出血,或吐出黄绿色胃液。

3.血常规

有助于确立感染、出血倾向等情况的诊断。

4.粪便常规

可查明有无肠道感染。

（四）鉴别诊断

1.中枢性呕吐

多因颅内压升高、神经症、代谢紊乱等所致。其中颅内压增高引起的呕吐多为喷射性,常在剧烈头痛时发生,呕吐前无恶心。

2.反射性呕吐

多由消化系统的炎症、胃肠道的梗阻、药物或毒性刺激、内耳疾病、呼吸系统或心脏疾病所引起。

三、推拿治疗

呕吐的治疗原则以降逆止呕为主。外邪犯胃者,佐以疏散外邪,或温中散寒,或清热和胃;伤食者,予以消食导滞。

（一）寒吐

1.治则

温中散寒,和胃降逆。

2.处方

补脾经、横纹推向板门、揉外劳宫、推三关、推天柱骨、揉中脘。

3.方义

补脾经、揉中脘,以健脾和胃,降逆止呕;推天柱骨、横纹推向板门,以和胃降逆,止呕吐;揉外劳宫、推三关,以温中散寒。

4.加减

腹痛者,加拿肚角。

（二）热吐

1.治则

清热和胃,降逆止呕。

2.处方

清脾经、清胃经、清大肠、退六腑、推天柱骨、横纹推向板门、运内八卦、推下七节骨。

3.方义

清脾经、清胃经、推天柱骨,以清中焦积热;横纹推向板门,以降逆止呕;退六腑,以加强清热作用;运内八卦,以宽胸理气,和胃止呕;清大肠、推下七节骨,以清利肠腑,泄热通便。

4.加减

发热者,加清天河水、重推脊。

(三)伤食吐

1.治则

消食导滞,和中降逆。

2.处方

补脾经、揉板门、运内八卦、揉中脘、按揉足三里、横纹推向板门、推天柱骨、分腹阴阳。

3.方义

补脾经、揉中脘、按揉足三里,以健脾和胃;揉板门,以消食化滞,和胃止呕;推天柱骨、横纹推向板门,以降逆止呕;运内八卦、分腹阴阳,以宽胸理气,消食导滞。

4.加减

大便秘结者,加清大肠、揉膊阳池、推下七节骨。

四、注意事项

(1)推拿治疗小儿呕吐效果独特,但有一定适应证,需明确诊断。

(2)呕吐严重或反复呕吐者,应中西医结合治疗,同时要加强护理。

(3)饮食宜清淡,勿暴饮暴食或过食生冷。

(康春静)

第十节 疳 积

疳积是积滞和疳证的总称,因证候轻重虚实不同,分为积滞和疳证。病因均为伤于乳食,停聚不化,形成积滞;积久不消,进一步发展形成疳证。两者关系密切,故有"积为疳之母,无积不成疳"之说。本病多见于5岁以下小儿,发病无季节性,呈慢性过程,迁延日久,影响小儿生长发育。古代疳证被列为儿科"四大要证"之一。

西医学所说的蛋白质-热量营养不良与疳证的临床表现相似,主要是小儿摄入不足或摄入食物不能充分利用的结果。近年来疳证的发病明显下降,临床症状也有所减轻。

一、病因病机

本病因喂养不当,乳食内积不化或其他疾病影响,致脾胃功能受损而逐渐形成。

(一)乳食不节

小儿饥饱失调,过食肥甘生冷之品,或偏食,致脾胃受损,运化失职,升降不调,而成积滞。积滞日久,脾胃更伤,转化为疳。

(二)喂养不当

因母乳不足,或过早断乳,未能及时添加辅食,使乳食摄入不足,脾胃生化乏源,而致营养失调,日久便形成疳证。

(三)疾病影响

病后失调,反复发热,或久吐久泻,或肠道虫证等,均可耗伤津液,导致脾胃受损,气血生化不足,诸脏失养而成疳证。

(四)禀赋不足

先天禀赋不足,加之后天喂养、调护不当,致脾胃虚弱,乳食不化,停滞中州,营养失调,气血两亏,日久形成疳积。

二、诊断

(一)诊断要点

(1)有消化不良史或其他急、慢性疾病史。

(2)积滞以不思乳食,食而不化,嗳腐吞酸,脘腹胀满,大便不调,但病程不长为特征。

(3)疳证以长期形体消瘦,体重低于正常值的15%,面色不华,毛发稀疏枯黄,饮食异常,肚腹膨胀,大便干稀不调,或精神不振,烦躁易怒,有明显的脾胃和精神症状为特征。

(二)临床表现

1.积滞伤脾

形体消瘦,体重不增,肚腹膨胀,纳食不香,精神不振,夜卧不安,大便不调,常有恶臭,或手足心热,舌苔厚腻。

2.气血两亏

面色萎黄或㿠白,骨瘦如柴,毛发枯黄稀疏,精神萎靡,烦躁不安,睡卧不宁,啼哭无力,四肢不温,发育障碍,腹凹如舟,大便溏泄,舌淡苔薄,指纹色淡。

(三)辅助检查

1.血常规

合并贫血时,红细胞、血红蛋白均低于正常值。

2.血浆蛋白

正常或稍偏低;血清蛋白显著减低者,常易发生水肿。

3.大便常规

多有不消化食物残渣或脂肪球。

(四)鉴别诊断

1.营养不良性水肿

水肿前可有体重减轻、消瘦等表现,但血浆蛋白显著减少。常继发于多种维生素缺乏症,以维生素A、B族维生素、维生素C的缺乏为多见。

2.厌食

主要表现为长期食欲缺乏,但精神状态尚可,无明显形体消瘦和其他症状。

三、推拿治疗

疳积的治疗原则以调理脾胃为主。积滞伤脾者,佐以消食导滞;气血亏虚者,佐以补益气血。

(一)积滞伤脾

1.治则

调理脾胃,消积导滞。

2.处方

补脾经、揉板门、推四横纹、揉中脘、揉天枢、按揉足三里、分腹阴阳、运内八卦、摩腹。

3.方义

补脾经、摩腹、按揉足三里,以健脾和胃,消食和中;揉板门、揉中脘、揉天枢、分腹阴阳,以消积导滞;推四横纹、运内八卦,以理气调中,调和气血。

4.加减

便溏者,加补大肠、揉龟尾;便秘者,加清大肠、按揉膊阳池、推下七节骨。

(二)气血两亏

1.治则

温中健脾,补益气血。

2.处方

补脾经、推三关、揉外劳宫、掐揉四横纹、运内八卦、揉中脘、按揉足三里、捏脊。

3.方义

补脾经、推三关、揉中脘、捏脊,以温中健脾,补益气血;掐揉四横纹,以主治疳积;运内八卦、揉外劳宫,以温阳助运,理气和中;按揉足三里,以健脾和胃,调和气血。

4.加减

烦躁不安者,加掐五指节、清肝经;五心烦热、盗汗者,去推三关、揉外劳宫,加补肾经、揉二马、清肝经;便溏者,加补大肠;便秘者,加清大肠、推下七节骨。

四、注意事项

(1)推拿治疗疳积,疗效显著,1个疗程7～10天,单用捏脊法或配合针刺四横纹治疗,隔天1次或每周2次,效果亦好。病情严重者,配合药物治疗效果更好。

(2)手法治疗食欲好转时,应逐渐添加食物,防止损伤脾胃。

(3)寻找病因,综合治疗。

(4)调整饮食,给予喂养指导。

(康春静)

第十一节　厌　食

厌食是指小儿较长时间不欲饮食,甚至拒食的一种病证。临床以食欲缺乏为主要特征。本病多见于1～6岁小儿。城市儿童发病率较高,无明显季节性。患儿一般除厌食外,其他情况较好。若长期不愈,营养缺乏,影响小儿生长发育。

一、病因病机

厌食的病因病机主要为喂养不当,或先天不足,或病后失调,导致脾胃不和,受纳运化失健。

(一)喂养不当

饮食过于滋补,或过于溺爱,乱投杂食;或纵其所好,养成偏食、吃零食的习惯;或饮食不节,饥饱无度等,均可导致脾失健运,胃失受纳,脾胃不和而厌食。

(二)先天不足

先天禀赋不足,加之后天喂养调护不当,致脾胃虚弱,胃不思纳而致厌食。

(三)病后失调

小儿热病伤津;或用药不当,过于寒凉;或过于温燥;或病后调理不当,均可导致胃津受灼,脾胃气阴不足,受纳运化功能失调,而产生厌食。

二、诊断

(一)诊断要点

(1)以长期食欲缺乏为主要特征。

(2)除形体偏瘦、面色少华外,一般无其他阳性体征。

(3)排除其他慢性疾病和外感病。

(二)临床表现

1.脾胃不和

食欲缺乏,甚至厌恶饮食,多食或强迫进食,则脘腹饱胀;形体偏瘦,但精神尚好;舌质淡红,苔薄白或白腻,脉有力,指纹淡红。

2.脾胃气虚

不欲饮食,甚或拒食,面色萎黄,精神倦怠,懒言乏力,大便夹有不消化的食物残渣,舌淡,苔薄白,脉弱无力,指纹色淡。

3.胃阴不足

不欲进食,口干多饮,皮肤干燥,手足心热,大便秘结,小便黄赤,舌红少津,苔少或花剥,脉细数,指纹淡紫。

(三)辅助检查

血生化检查示锌、铜、铁等多种微量元素含量偏低。

(四)鉴别诊断

1.积滞

有伤乳食病史,除食欲缺乏、不思乳食外,伴有嗳气酸腐,大便酸臭,脘腹胀痛。

2.疳证

亦可有食欲缺乏,但也可有食欲亢进、嗜食异物者。以体重下降,明显消瘦,肚腹膨胀,面黄发枯,伴烦躁易怒或萎靡不振的精神症状为主要特征。

3.疰夏

以食欲缺乏为主,可有全身倦怠,大便不调,或有发热。本病发生在夏季,有明显季节性。

三、推拿治疗

厌食的治疗原则以开胃运脾为主。根据临床表现的不同,或运脾和胃,或健脾益气,或养胃育阴。

(一)脾胃不和

1.治则

和胃运脾。

2.处方

补脾经、补胃经、揉中脘、按揉足三里、摩腹、揉板门、推四横纹、运内八卦。

3.方义

补脾经、补胃经、按揉足三里，以和胃运脾；揉中脘，以消食助运；摩腹、揉板门，以健脾和胃，理气消食；运内八卦、推四横纹，以调中和胃。

4.加减

手足心热者，加清天河水。

(二)脾胃气虚

1.治则

健脾益气。

2.处方

补脾经、揉脾俞、揉胃俞、摩腹、摩中脘、揉足三里、运内八卦、捏脊、推三关、揉外劳宫、摩脐。

3.方

义补脾经、揉脾俞、揉胃俞、摩中脘、揉足三里，以健脾益气，和胃消食；摩腹、运内八卦、捏脊，以理气和中，补益气血；推三关、揉外劳宫，以温阳益气；摩脐，以补中益气，消食助运。

4.加减

大便不实者，加补大肠。

(三)胃阴不足

1.治则

养胃育阴。

2.处方

补胃经、补脾经、揉二马、揉板门、运内八卦、揉脾俞、揉胃俞、运内劳宫、清天河水。

3.方义

补胃经、补脾经、揉胃俞、揉脾俞，以开胃运脾；揉二马，以养阴清热；揉板门，以健脾和胃，消食导滞；运内八卦，以理气和中；运内劳宫、清天河水，以滋阴退热。

4.加减

大便秘结者，加清大肠、摩腹、推下七节骨、揉龟尾。

四、注意事项

(1)纠正不良饮食习惯。定时进餐，饭前勿吃零食和糖果，荤、素、粗、细粮合理搭配，不挑食、不偏食，少食生冷、肥甘厚味之品。饭前、饭后勿大量饮水。

(2)切勿在进食时训斥、打骂小儿。营造良好进食环境，增强小儿食欲。

(3)积极寻找厌食原因，采取针对性有效措施。

（康春静）

第十二节 便 秘

便秘是指不能按时排便,或大便坚硬干燥,欲大便而排时不爽,艰涩难于排出。便秘是一个症状,本身并非一种疾病,除先天性巨结肠以外,便秘在婴幼儿时期比较少见,相对地多见于幼儿和儿童。可单独出现,有时继发于其他疾病过程中。

单独出现的便秘,多为习惯性便秘,与体质、饮食习惯、生活不规律有关。突然改变生活环境,过食辛辣香燥,可发生一时性便秘。某些器质性疾病以便秘为主要临床症状出现。

便秘通常分为虚秘、实秘两类,虚秘多因气血虚弱,津液不足;实秘则多因燥结气滞。

一、病因病机

(一)饮食不节

过食辛热厚味,以致肠胃积热,气滞不行。人工喂养儿因牛乳蛋白质、钙质高于人乳,食物成分如含大量蛋白质而缺少碳水化合物,大便就会干燥而发生便秘。

(二)病后体虚

热病后期津液耗伤,导致肠道燥热,津液失于输布不能下润,而致大便秘结;久病体虚,气血亏损。气虚则大肠输送无力,血虚则津少不能滋润大肠,以致大便排出困难。

二、诊断

(一)诊断要点

大便干结,排出困难,有的数天1次,排时艰涩不爽。

(二)临床表现

1.实秘

大便干结如羊屎状,排出困难,烦热口臭,面赤身热,腹胀痛,胸胁痞满,纳食减少,口干唇燥,小便短赤,苔黄或燥,脉弦滑,指纹色紫。

2.虚秘

大便秘结或不甚干燥,时有便意,努挣难下,排便时间长,面色无华,形瘦乏力,神疲气怯,舌淡苔薄,指纹色淡。

(三)辅助检查

单纯性便秘实验室与其他检查多无异常。

(四)鉴别诊断

1.肛裂

根据排便时和排便后剧烈疼痛、便秘、出血,典型的临床表现及局部检查肛管后正中部位肛裂,进行鉴别。

2.肛管闭锁

新生儿出生后无胎粪排出,腹膨胀,呕吐,检查肛门即可证实。

3.先天性巨结肠

有典型的出生后排便延迟,有时数天无排便,伴呕吐,以后可出现顽固性便秘和逐渐加重的腹膨胀,不难确诊。必要时,进行钡灌肠 X 线检查,明确部位和范围。

4.其他原因的便秘

呆小病、大脑发育不良、大脑萎缩、小头畸形等常伴有便秘和腹胀。

三、推拿治疗

便秘的治疗原则以导滞通便为主。

(一)实秘

1.治则

顺气行滞,清热通便。

2.处方

清大肠、退六腑、运内八卦、按揉膊阳池、摩腹、按弦走搓摩、按揉足三里、推下七节骨、揉天枢。

3.方义

清大肠、揉天枢,荡涤肠腑邪热积滞;摩腹、按足三里,健脾和胃,行滞消食;按弦走搓摩、运内八卦,疏肝理气,顺气行滞;推下七节骨、按揉膊阳池、退六腑,通便清热。

4.加减

腹痛加拿肚角。

(二)虚秘

1.治则

益气养血,滋阴润燥。

2.处方

补脾经、清大肠、推三关、揉上马、按揉膊阳池、揉肾俞、捏脊、按揉足三里、摩腹、揉脐。

3.方义

补脾经、推三关、捏脊、按揉足三里,补气养血,健脾调中,强壮身体;清大肠、按揉膊阳池配揉上马、摩腹、揉脐、揉肾俞,滋阴润燥,理肠通便。

四、注意事项

(1)推拿治疗单纯性便秘疗效颇佳。虚秘配合内服中药效果更好。

(2)合理膳食,注意添加粗纤维食物;生活应有规律,养成定时排便习惯。

(3)轻型先天性巨结肠引起的便秘,推拿治疗有一定疗效,可作为辅助疗法。

（康春静）

第十四章

妇科病证的针灸推拿治疗

第一节 月 经 不 调

　　月经不调是以月经的周期、经量、经色、经质异常为表现的妇科常见病证,其中主要是月经周期改变。月经先期指月经周期提前 7 天以上,并连续 2 个月经周期以上,又称月经提前、经行先期、经早等。月经后期指月经周期延后 7 天以上,并连续 2 个月经周期以上,也称经水过期、经行后期、经期错后、月经稀发、经迟等。月经先后无定期指月经周期时而提前或时而延后达 7 天以上,并连续 2 个月经周期以上,亦称经水无定、月经延期、经乱等。

　　本证相当于西医学中的功能失调性子宫出血、盆腔炎症、子宫肌瘤等引起的月经紊乱。

一、病因病机

　　本证多与肝脾肾功能失调、情志不畅、外邪侵犯、冲任不调等因素有关。

　　(一)血热内扰

　　素体阳盛,或过食辛热,或肝郁化火,热蕴胞宫;或阴血亏耗,阴虚阳盛,热迫血行,致月经先期而下。

　　(二)血寒凝滞

　　经行之际,过食生冷或感受寒凉,胞宫受寒,血为寒凝;或因素体阳虚,阴寒内生,血寒凝滞,致使月经后期才下。

　　(三)肝气郁滞

　　情志抑郁或愤怒,气机郁滞,若气滞血行不畅,冲任受阻,则月经后期;若肝气逆乱,疏泄失调,血海蓄溢无常,则经来无定期。

　　(四)痰湿阻滞

　　痰湿之体,湿浊内壅;或脾虚生湿聚痰,滞留冲任,致月经后期而下。

　　(五)气血不足

　　劳倦过度,饮食失节或素体亏虚,致使脾气虚弱,气血生化之源不足;或久病体虚,产乳、失血过多,气血俱虚。若气虚统摄无权,冲任不固,致月经先期而下;若血虚不能渗灌冲任,则月经后期而至。

(六)肾气亏虚

素体肾虚，或房事不节，孕育过多，损伤冲任，以致肾失闭藏，血海蓄溢无常，则经来无定期。

二、辨证

(一)月经先期

证候：月经周期提前。气不摄血者，经量或多或少，色淡质稀，神疲乏力，气短懒言，小腹坠胀、食欲缺乏、便溏，舌淡，脉细弱。血热内扰者，兼经量多，色红质黏，夹血块，烦热或潮热，口干，尿黄便干，舌红苔黄，脉弦数或细数。

治法：气不摄血者补气摄血调经；血热内扰者清热凉血调经。

(二)月经后期

证候：月经周期延后，经量少。血寒凝滞者，经色暗，有血块，小腹冷痛，得热痛减，畏寒肢冷，苔白，脉沉紧。肝气郁滞者，兼见经色暗红，或有小血块，小腹作胀，胸胁、乳房胀痛，脉弦。痰湿阻滞者，经色淡紫质黏，胸脘痞满，形体渐胖，舌胖苔腻，脉濡。阴血亏虚者，兼见经色淡，无血块，或小腹隐痛，头晕眼花，心悸少寐，面色苍白或萎黄，舌淡红，脉细弱。

治法：血寒凝滞者温经散寒调经；肝气郁滞者理气行血调经；痰湿阻滞者化痰除湿调经；阴血亏虚者养血益气调经。

(三)月经先后无定期

证候：月经周期不定。肾气不足者，兼见经量少，色淡质稀，神疲乏力，腰骶酸痛，头晕耳鸣，舌淡苔少，脉细尺弱。肝气郁滞者，兼见经量或多或少，色紫红，有小血块，经行不畅，胸胁、乳房及小腹胀痛，脘闷不舒，时叹息，苔薄白或薄黄，脉弦。

治法：肾气不足者补肾调经；肝气郁滞者理气行血调经。

三、针灸治疗

(一)刺灸

取穴：气海、三阴交。

随症配穴：气不摄血见月经先期者，加足三里、脾俞。血热内扰见月经先期者，加太冲、血海。血寒凝滞见月经后期者，加关元、命门、归来。肝气郁滞见月经后期或先后无定期者，加太冲、蠡沟。痰湿阻滞见月经后期者，加丰隆、阴陵泉。阴血亏虚见月经后期者，加肝俞、血海。肾气不足见月经先后无定期者，加肾俞、关元、太溪。月经量多者，加隐白。小腹冷痛者，加灸关元。胸胁胀痛者，加支沟。腰骶痛者，加次髎。

刺灸方法：针用补泻兼施法，可加灸。

方义：气海属任脉，可调理冲任。三阴交为肝、脾、肾经交会穴，为调经要穴。补足三里、脾俞可健脾益气以统经血。泻太冲、血海可清血热以调经。针补艾灸关元、命门、归来可温经散寒、暖宫调经。泻太冲、蠡沟可疏肝理气、活血调经。丰隆、阴陵泉以健脾化痰。补肝俞、血海可滋养肝血，以渗灌冲任。取肾俞、关元、太溪可补益肾气、调理冲任。

(二)耳针

取内生殖器、内分泌、肝、脾、肾、皮质下，每次选 2~4 穴，毫针中度刺激，留针 15~30 分钟，每天或隔天 1 次，或埋针、埋籽刺激。

(三)穴位注射

取子宫、足三里、肝俞、脾俞、肾俞,每次选 2～4 穴,以当归注射液或丹参注射液每穴注射 0.5 mL,每天或隔天 1 次。

(四)头针

取额旁三线,毫针刺激,留针 30 分钟。

四、推拿治疗

(一)基本治法

取穴:气海、关元、子宫、膈俞、肝俞、脾俞、肾俞、八髎、血海、三阴交等。

手法:一指禅推、按、揉、摩、擦、擦等法。

操作:患者仰卧位,先用掌摩法治疗下腹部,从患者右下腹开始向上与脐平,向左移至左脐旁,再向下与中极穴平,然后又向右下腹移动,如此反复数次。接着以一指禅推气海、关元、子宫、中脘。然后,用拇指按揉血海、三阴交。

患者俯卧位,用一指禅推法在背部两侧膀胱经第一侧线上进行治疗,重点在膈俞、肝俞、脾俞、肾俞。再按揉肝俞、脾俞、肾俞及八髎。擦腰骶部,随之以小鱼际擦法横擦八髎,以有温热感为度。再自下向上捏脊 3 遍。

(二)辨证加减

气不摄血见月经先期者,着重按揉气海、足三里、脾俞。血热内扰见月经先期者,加点按血海、委中、三阴交、太冲。血寒凝滞见月经后期者,加按揉关元、命门、神阙,直擦背部督脉、两侧膀胱经线,透热为度。肝气郁滞见月经后期或先后无定期者,加按揉章门、期门、膻中、太冲,斜擦两胁。痰湿阻滞见月经后期者,加按揉中脘、丰隆、阴陵泉,横擦左背部、腰骶部,透热为度。阴血亏虚见月经后期者,加按揉足三里、太溪,横擦左背部、腰骶部。肾气不足见月经先后无定期者,着重按揉肾俞、关元、太溪,直擦背部督脉、两侧膀胱经线,横擦腰骶部,透热为度。

(李文秀)

第二节 痛 经

妇女在行经前后或行经期间发生周期性小腹疼痛称为痛经,以青年未婚者多见。

本证相当于西医学中的原发性痛经和继发性痛经,后者如子宫过度前倾和后倾、子宫颈狭窄、子宫内膜增厚、子宫异物、盆腔炎、子宫内膜异位症等所引起的痛经,均可参照本节辨证论治。

一、病因病机

本证多由情志所伤、六淫为害、气血亏虚、肝肾不足所致。

(一)气血瘀滞

素多抑郁,致肝气不舒,气机不利,气滞则血瘀,胞宫受阻,经血流通不畅,不通则痛。

(二)寒湿凝滞

多因经期冒雨涉水,或贪凉饮冷,或久居湿地,风冷寒湿客于胞中,以致经血凝滞不畅,不通而痛。

（三）肝郁湿热

肝郁脾虚，水湿内生，郁而化火；或经期、产后调摄不当，湿热之邪，蕴结胞中，流注冲任，湿热与经血相搏结，瘀滞而成痹阻，不通则痛。

（四）气血亏虚

禀赋不足，脾胃素虚，或大病久病，气血两亏，经期行经下血，血海空虚，冲任、胞宫濡养不足，不荣则痛。

（五）肝肾亏损

禀赋素弱，或多产房劳，损及肝肾，精亏血少，冲任不足，行经之后，精血更虚，胞脉失养而痛；若肾阳不足，冲任、胞宫失于温煦濡养，经行滞而不畅，亦致痛经。

二、辨证

（一）气血瘀滞

证候：经前或经期小腹胀痛拒按，或伴乳胁胀痛和经量少而不畅，色紫黑有块，块下痛减，舌紫暗或有瘀点，脉沉弦或涩。

治法：理气活血，化瘀止痛。

（二）寒湿凝滞

证候：经行小腹冷痛，得热则舒，经量少，色紫暗有块，伴形寒肢冷，小便清长，苔白，脉细或沉紧。

治法：温经暖宫，化瘀止痛。

（三）肝郁湿热

证候：经前或经期小腹疼痛，或痛及腰骶，或感腹内灼热，经量多、质稠，色鲜或紫，有小血块，时伴乳胁胀痛，大便干结，小便短赤，平素带下黄稠，舌红，苔黄腻，脉弦数。

治法：清热除湿，理气止痛。

（四）气血亏虚

证候：经期或经后小腹隐痛喜按，经量少、质稀，神疲肢倦，头晕目花，心悸气短，舌淡，苔薄，脉细弦。

治法：益气养血，调经止痛。

（五）肝肾亏损

证候：经期或经后小腹绵绵作痛，经量少，色红无块，腰膝酸软，头晕耳鸣，舌淡红，苔薄，脉细弦。

治法：补益肝肾，养血止痛。

三、针灸治疗

（一）刺灸

1.气血瘀滞

取穴：气海、次髎、太冲、三阴交、合谷。

随症配穴：乳胁胀痛甚者，加乳根。

刺灸方法：针用泻法，可加灸。

方义:气海、次髎、太冲理气活血,化瘀止痛。三阴交为调气血、化瘀滞的常用穴,配气海有理气化瘀止痛的作用。合谷配太冲能调气止痛。

2.寒湿凝滞

取穴:关元、中极、水道、地机。

随症配穴:小腹冷痛甚者,加次髎。湿重者,加阴陵泉。

刺灸方法:针用泻法,可加灸。

方义:关元温补元气,加灸可温经暖宫。中极、水道调理冲任,灸之可温经利湿。地机为脾经的郄穴,既可健脾利湿,又可调经理血止痛。

3.肝郁湿热

取穴:期门、中极、次髎、行间。

随症配穴:乳胁胀痛甚者,加阳陵泉、乳根。少腹热痛者,加蠡沟、血海。大便干结者,加支沟。

刺灸方法:针用泻法。

方义:期门疏肝解郁,清热利湿。中极、次髎能清热除湿,调理冲任。行间为肝经荥穴,可疏肝凉肝,清利湿热。

4.气血亏虚

取穴:脾俞、足三里、关元、三阴交。

随症配穴:心悸失眠者,加神门。头晕者,加百会。

刺灸方法:针用补法,可加灸。

方义:脾俞、足三里健脾和胃,益气养血。关元、三阴交益气养血,调经止痛。

5.肝肾亏损

取穴:肝俞、肾俞、照海、关元、三阴交。

随症配穴:头晕耳鸣者,加太溪、悬钟。腰膝酸软者,加命门、承山。

刺灸方法:针用补法,可加灸。

方义:肝俞、肾俞、照海补养肝肾,调理冲任。关元有益肝肾精血、调冲任督带的作用。三阴交可补肾调肝扶脾,加强调经止痛之功效。

(二)耳针

取内生殖、内分泌、交感、肝、肾、神门,每次选2~4穴,毫针中度刺激,经期每天1次或2次,经前经后隔天1次。

(三)皮肤针

扣打少腹任脉、肾经、脾经和腹股沟部,以及腰骶部督脉、膀胱经,疼痛剧烈者用重度刺激;发作前或疼痛较轻或体质虚弱者用中度刺激。

(四)穴位注射

取三阴交、十七椎,选用当归注射液、阿尼利定各4 mL,于月经来潮前2~3天或经期内每穴注入2 mL。共注射2~4次,治疗2个月经周期。

(五)艾灸

以艾条温灸关元、曲骨、子宫、三阴交诸穴,每穴3~5分钟。

四、推拿治疗

（一）基本治法

取穴：气海、关元、曲骨、肾俞、八髎、三阴交等。

手法：一指禅推、摩、按、揉、㨰、擦等法。

操作：患者仰卧位，用摩法顺时针方向摩小腹，一指禅推或揉气海、关元、曲骨。

患者俯卧位，㨰腰部脊柱两旁及骶部，用一指禅推或按揉肾俞、八髎，以酸胀为度。擦八髎，以透热为度。按揉三阴交，以酸胀为度。

患者坐位或侧卧位，实证痛经患者若第一至第四腰椎（大部分在第二腰椎）有棘突偏歪及轻度压痛者，可用旋转复位或斜扳法。

（二）辨证加减

气血瘀滞者，加按揉章门、期门、肝俞、膈俞，拿血海、地机。寒湿凝滞者，加按揉血海、阴陵泉、三阴交。直擦背部督脉、膀胱经，横擦肾俞、命门，以透热为度。肝郁湿热者，加按揉曲泉、蠡沟、行间、委中。气血亏虚者，加按揉脾俞、胃俞、中脘、足三里。直擦背部督脉、膀胱经，横擦脾俞、胃俞，以透热为度。肝肾亏损者，加一指禅推或按揉太溪、复溜、肝俞。直擦背部督脉、膀胱经，横擦肾俞、命门、八髎，以透热为度。

（李文秀）

第三节　闭　　经

闭经是以女子年满 18 周岁，月经尚未来潮，或已行经非怀孕又中断 3 个月以上的月经病。前者称为原发性闭经，后者称为继发性闭经。闭经又名经闭或不月，妊娠期、哺乳期或生活变迁、精神因素影响等出现停经（3 个月内），因月经可自然恢复不属闭经的范畴。

西医学中的下丘脑性、垂体性、卵巢性等内分泌障碍引起的闭经均可参照本节治疗。

一、病因病机

本证病因病机较为复杂，但不外虚实两端。虚者因肝肾亏虚或气血虚弱，实者由气滞血瘀、痰湿阻滞、血寒凝滞引起。

（一）肾气不足

禀赋不足，肾精未充，冲任失于充养，壬癸不至或多产房劳，堕胎久病，肾气受损，导致闭经。

（二）气血亏虚

饮食劳倦，或忧思过极，损伤心脾，化源不足，大病久病，堕胎小产，吐血下血，虫积伤血，致冲任空虚，无血可下。

（三）气滞血瘀

情志怫郁，郁怒伤肝，肝气郁结，气滞血瘀，胞脉壅塞，经血不得下行。

（四）痰湿阻滞

形体肥胖，痰湿内生；或脾阳失运，湿聚成痰，脂膏痰湿阻滞冲任，胞脉闭而经不行。

（五）阴虚内热

素体阴虚,或久病耗血,失血伤阴,精血津液干涸,均可发为虚劳闭经。

（六）血寒凝滞

经期产后,过食生冷,或外感寒邪,寒凝血滞,而致经闭。

二、辨证

（一）肾气不足

证候:年逾18周岁,月经未至或来潮后复闭,素体虚弱,头晕耳鸣,腰腿酸软,腹无胀痛,小便频数,舌淡红,苔少,脉沉弱或细涩。

治法:益肾调经。

（二）气血亏虚

证候:月经周期后延,经量偏少,经色淡而质薄,继而闭经,羸瘦萎黄,头晕目眩,心悸气短,食欲缺乏,神疲乏力,舌淡边有齿印,苔薄,脉无力。

治法:益气养血调经。

（三）气滞血瘀

证候:月经数月不行,精神抑郁,烦躁易怒,胸胁胀满,少腹胀痛或拒按,舌边紫暗或有瘀点,脉沉弦或沉涩。

治法:理气活血调经。

（四）痰湿阻滞

证候:月经停闭,形体肥胖,神疲嗜睡,头晕目眩,胸闷泛恶,多痰,带下量多,苔白腻,脉濡或滑。

治法:豁痰除湿通经。

（五）阴虚内热

证候:月经先多后少,渐至闭经,五心烦热,颧红升火,潮热盗汗,口干舌燥,舌红或有裂纹,脉细数。

治法:滋阴清热调经。

（六）血寒凝滞

证候:经闭不行,小腹冷痛,得热痛减,四肢欠温,大便不实,苔白,脉沉紧。

治法:温经散寒调经。

三、针灸治疗

（一）刺灸

1.肾气不足

取穴:肾俞、关元、太溪、三阴交。

随症配穴:腰酸者,加命门、腰眼。

刺灸方法:针用补法,可加灸。

方义:肾俞、关元补肾益气调经。太溪为肾经原穴,有益肾的作用。三阴交补肾调肝扶脾,养血调经。

2.气血亏虚

取穴:脾俞、膈俞、气海、归来、足三里、三阴交。

随症配穴:纳少者,加中脘。心悸者,加内关。

刺灸方法:针用补法,可加灸。

方义:脾俞与血会膈俞健脾养血。气海、归来益气养血调经。足三里配三阴交健脾益气,养血调经。

3.气滞血瘀

取穴:太冲、气海、血海、地机。

随症配穴:少腹胀痛或拒按者,加四满。胸胁胀满加期门、阳陵泉。

刺灸方法:针用泻法,可加灸。

方义:太冲配气海可理气通经,调理冲任。血海配地机,能行血祛瘀通经。

4.痰湿阻滞

取穴:脾俞、中脘、中极、三阴交、丰隆。

随症配穴:白带量多者,加带脉、阴陵泉。胸闷泛恶者,加膻中。

刺灸方法:针用平补平泻法,可加灸。

方义:脾俞、中脘健脾胃化痰湿。中极、三阴交利湿调经。丰隆健脾化痰湿。

5.阴虚内热

取穴:肾俞、肝俞、关元、三阴交、太溪、行间。

随症配穴:潮热盗汗者,加膏肓、然谷。大便燥结者,加照海、承山。

刺灸方法:针用补法。

方义:肾俞、肝俞补益肝肾,滋阴清热。关元、三阴交补肾滋阴,调理冲任。太溪配行间养阴清热调经。

6.血寒凝滞

取穴:关元、命门、三阴交、归来。

随症配穴:小腹冷痛者,加灸神阙。

刺灸方法:针用泻法,可加灸。

方义:关元、命门可温经散寒,调理冲任。三阴交、归来活血通经。

(二)耳针

取内生殖器、内分泌、皮质下、肝、脾、肾、神门,每次选用 2～4 穴,毫针中度刺激,隔天或每天 1 次。

(三)电针

取归来、三阴交,中极、地机,天枢、血海三组穴位,每次选 1 组或 2 组,或各组穴位交替使用。针刺后通疏密波脉冲电流 10～20 分钟,隔天或每天 1 次。

四、推拿治疗

(一)基本治法

取穴:关元、气海、肝俞、脾俞、肾俞、血海、足三里、三阴交等。

手法:一指禅推、摩、按、揉、擦、擦法。

操作:患者仰卧位,用摩法顺时针方向治疗小腹,手法要求深沉缓慢,按揉关元、气海、血海、足三里、三阴交。

患者俯卧位,用一指禅推法治疗腰背部膀胱经,重点在肝俞、脾俞、肾俞,或用㨰法在腰背部脊柱两旁治疗,然后再按揉上述穴位,以酸胀为度。

(二)辨证加减

肾气不足者,着重按揉肾俞、命门、八髎。直擦背部督脉及两侧膀胱经,横擦腰骶部,以透热为度。气血亏虚者,摩腹重点在关元、气海、中脘。直擦背部督脉,横擦脾俞、胃俞,透热为度。气滞血瘀者,加按揉期门、膻中、太冲,直擦背部督脉及两侧膀胱经,斜擦两胁。痰湿阻滞者,加按揉中脘、建里、八髎,横擦左侧背部及腰骶部,以透热为度。阴虚内热者,加直擦背部督脉及两侧膀胱经,横擦左侧背部及腰骶部,擦涌泉,按揉太溪。血寒凝滞者,加按揉神阙、命门,直擦背部督脉及两侧膀胱经,透热为度。

(李文秀)

第四节 崩 漏

崩漏是指妇女不规则的阴道出血。崩是指经血量多、暴下不止,漏是指经血量少、淋漓不尽。在发病过程中,两者常交替出现或互相转化,故以崩漏并称。又称崩中、漏下或崩中下血,是妇科常见病,亦是疑难重症。发病以青春期、更年期或产后为多见。

西医学中的功能失调性子宫出血、子宫内膜脱落不全、盆腔炎及生殖系统肿瘤等引起的阴道出血可参照本节治疗。

一、病因病机

本证主要因冲任损伤、固摄无权、经血失其制约,故非时而至。

(一)血热

素体阳盛,或感受热邪,或过食辛辣助阳之品,酿成实火;或情志失畅,肝郁化火,伏于冲任,内扰血海,迫血妄行。

(二)瘀血

七情损伤,肝气郁结,气滞血瘀;或经期、产后余血未尽,复感外邪,或夹内伤,瘀阻胞宫,恶血不去,新血不得归经而成崩漏。

(三)肾虚

素体肾虚,或早婚、房劳、多产、年老而致肾衰,肾阳不足,肾失封藏之司,冲任不固,发为崩漏;或肾阴不足,虚火内炽,血海扰动,冲任失约而成崩漏。

(四)脾虚

忧思过度或饮食劳倦,伤及脾胃,中气下陷,统摄无权,致气不摄血,冲任失固,经血妄下。

二、辨证

(一)血热内扰

证候:经血非时忽然大下,或淋漓日久不净,色深红或紫色,质黏稠,面红,口干身热,溲赤便秘,舌红,苔黄或干糙,脉弦数或滑数。

治法:清热凉血,止血调经。

(二)瘀滞胞宫

证候:阴道出血淋漓不净或忽然急下量多,经色紫暗,质稠,夹有血块,小腹疼痛拒按,血块下则痛减,舌紫暗,苔薄白,脉弦紧或沉涩。

治法:活血化瘀,止血调经。

(三)肾虚

证候:肾阳亏虚见阴道出血量多或淋漓不尽,色淡质稀,形寒肢冷,面色晦暗,小腹冷痛,腰膝酸软,小便清长,舌淡胖,有齿痕,苔薄白,脉沉细。肾阴亏虚见阴道出血量时多时少或淋漓不止,色鲜红,质稍稠,头晕耳鸣,五心烦热,失眠盗汗,舌红,无苔或花剥苔,脉细数。

治法:肾阳亏虚者温肾固冲,止血调经;肾阴亏虚者滋肾养阴,止血调经。

(四)气不摄血

证候:阴道出血量多或淋漓不尽,色淡质稀,伴少腹坠胀,面色萎黄,动则气促,神情倦怠,纳呆,便溏,舌淡,苔薄白,脉细弱或芤而无力。

治法:益气摄血,养血调经。

三、针灸治疗

(一)刺灸

1.血热内扰

取穴:血海、中极、行间、水泉、隐白。

随症配穴:面红身热者,加大椎、曲池。便秘者,加天枢。

刺灸方法:针用泻法,隐白可刺血。

方义:血海调理血分,有清热凉血的作用。中极穴近胞宫,可疏调局部经气。行间为肝经荥穴,配肾经水泉以凉血止血。隐白刺血可泄热凉血止血,是治疗崩漏之效穴。

2.瘀滞胞宫

取穴:地机、血海、膈俞、中极、三阴交。

随症配穴:小腹痛甚者,加四满、太冲。

刺灸方法:针用泻法,可加灸。

方义:地机配血海、膈俞可活血化瘀、调经止血。中极、三阴交祛瘀血、理胞宫。

3.肾虚

取穴:肾俞、交信、三阴交、子宫。

随症配穴:肾阳亏虚者,加关元、命门。肾阴亏虚者,加阴谷、太溪。腰膝酸软者,加大肠俞、委阳。失眠者,加神门、四神聪。

刺灸方法:针用补法,肾阳亏虚可加灸。

方义:肾俞强壮肾气。交信为阴跷脉郄穴,可调经止血。三阴交为足三阴经之交会穴,可补肾调经。子宫为经外奇穴,可固胞宫止崩漏。配关元、命门以温肾助阳。配阴谷、太溪以滋肾养阴。

4.气不摄血

取穴:脾俞、足三里、气海、百会、隐白。

随症配穴:便溏者,加天枢、公孙。

刺灸方法:针用补法,可加灸。

方义:脾俞、足三里、气海健脾益气,固摄经血。百会升提阳气,止下漏之血。隐白为治疗崩漏之效穴。

(二)耳针

取内生殖器、内分泌、肝、脾、肾、神门,每次选 2~4 穴,毫针中度刺激,留针 1~2 小时,每天或隔天 1 次。

(三)皮肤针

扣打腰椎至尾椎、下腹部任脉、腹股沟部、下肢足三阴经,中度刺激。

四、推拿治疗

(一)基本治法

取穴:中脘、气海、关元、中极、八髎、肝俞、脾俞、肾俞、血海、三阴交等。

手法:一指禅推、按、揉、振、擦、摩等法。

操作:患者仰卧位,先用一指禅推中脘、气海、关元、中极等穴,并于少腹部施摩法,再施振法于少腹部。按揉血海、三阴交。

患者俯卧位,用一指禅推法从背部沿两侧膀胱经上下往返 8~10 次,然后用较重的按揉法施于肝俞、脾俞、肾俞,施擦法于八髎,透热为度。

(二)辨证加减

血热内扰者,加点按血海、委中、三阴交,按揉大椎。瘀滞胞宫者,加按揉章门、期门、膈俞,摩少腹部,使热量渗透。肾虚者,加直擦背部督脉及两侧膀胱经,横擦肾俞、命门、八髎,透热为度;肾阴虚者再加擦涌泉。气不摄血者,着重摩中脘,点按脾俞、胃俞、地机。

(李文秀)

第五节 带 下 病

一、非炎性带下病

带下量明显增多,或色、质、量、气味异常,而非生殖器炎症所致者,称为非炎性带下病,与某些内分泌失调、盆腔充血及精神因素有关。其内容散见于中医医籍对带下病的记载中,并无此病名。

(一)病因病理

西医学认为,本病主要是由于雌激素偏高或孕激素不足而雌激素相对升高,使黏膜中腺体细胞分泌增多;盆腔充血类疾病,如盆腔静脉淤血综合征、盆腔部分肿瘤等,引起盆腔静脉血液回流受阻,组织渗出液过多,从而导致本病的发生。中医学认为,本病是因为内生之湿,伤及任、带二脉所致。湿之内生,病因较多,有饮食不节,劳倦,思虑过度损伤脾胃,水湿运化失常者;有素体肾气不足,命门火衰,或久病伤肾,房劳、多产致肾气亏乏,肾阳不振,封藏功能不及,气化不行者;有忧思多虑,五志过及,致肝火太盛,反克脾土,水湿失运者;有经产之时感受外邪或手术损伤,致冲任瘀阻,血行迟滞,水湿不行,流注下焦,损伤任、带二脉而致带下病者。带下为机体的一种阴液,由脾化运,肾封藏,任、带二脉约束。且脾肾为母子之脏,故脾损可伤肾,肾损可及脾。然湿为阴邪,阴盛必伤及阳,可致脾肾阳虚;同时肝气郁滞,克伐脾土,亦能导致肝郁脾虚。

(二)临床表现

本病的共同临床表现为带下量明显增多,淋漓不断。色白,质稀,气味无明显改变。可见疲乏无力,食欲缺乏、小便清长等全身症状。临床上应与炎性白带病,经间期出血和子宫黏膜下肌瘤相鉴别。

(三)诊断要点

1.症状

带下量明显增多,色白、质稀,气味无异常。有些伴有全身症状。

2.妇科检查

无明显器质性病变,阴道内白带量多,质稀,无明显异味。

3.辅助检查

内分泌检查示基础体温多呈单相曲线,或为双相但高低温差小于 0.3 ℃;孕酮分泌量降低,或雌激素分泌量过低。子宫内膜活检示经潮 6～12 小时内,子宫内膜组织活检为增殖期或分泌反应欠佳,怀疑盆腔充血类疾病,应做盆腔 B 超,可提示盆腔静脉淤血,或有子宫、卵巢肿瘤存在。

(四)针灸治疗

1.刺灸

处方一:气海、中极、关元、带脉、肾俞、次髎。

操作:气海向下斜刺。中极向耻骨联合方向斜刺,深 1～1.5 寸,施提插平补平泻法,使针感传至会阴部为佳,关元直刺,针 1～1.5 寸,施捻转补法:带脉朝脐中方向斜刺,深 1～1.5 寸,施捻转补法。肾俞直刺,深 1 寸,施捻转补法。次髎宜刺入第 2 骶后孔内,深 1～2 寸,施捻转补法。

处方二:关元、肾俞、照海、带脉、次髎。

操作:局部皮肤常规消毒后,关元、肾俞、照海 3 穴用补法。带脉、次髎施以艾灸。

处方三:关元、三阴交、肾俞、足临泣、带脉。

操作:用毫针中等强度刺激,手法宜用补法,得气后,留针 30 分钟,每天 1 次,10 次为 1 个疗程,疗程间隔 3～5 天。

处方四:足临泣、中极。

操作:穴位局部常规消毒后,毫针刺,足临泣直刺 0.5 寸,捻转行针,中度刺激;中极穴直刺 1～1.2 寸,中度刺激,使针感放射至前阴部,留针 20～60 分钟,每 10～15 分钟捻转行针 1 次。每天或隔天 1 次,3 次为 1 个疗程。

处方五:曲骨。

操作:患者排空尿液,取仰卧位,穴位常规消毒后,直刺或稍向会阴部刺 2.5～3 寸深,以麻电感放射至阴道为佳。每 10 分钟捻转 1 次,用平补平泻法,留针 1 小时,每 3 天 1 次,2 次为 1 个疗程。

2.耳针

处方一:内生殖器、肾上腺、脾、肺、肾、肝、子宫。

操作:耳部消毒后,每次选 3~4 穴,毫针中度刺激,留针 15~30 分钟。每天或隔天 1 次,两耳交替。

处方二:内分泌、肾、卵巢、子宫。

操作:取单侧耳穴,消毒后,用 0.5 分毫针刺,刺入耳软骨,留针 30~60 分钟,每天 1 次。本方用于肾虚者。

处方三:膀胱、子宫、肝、脾、肾、神门、内分泌。

操作:每次选 3~5 穴,耳部常规消毒后,毫针中度刺激,每天 1 次,留针 20 分钟。10 次为 1 个疗程。

处方四:内生殖器、肾上腺、膀胱、肾、三焦、内分泌。

操作:每次选 3~5 穴,局部常规消毒后,毫针中度刺激,留针 20 分钟,每天或隔天 1 次。

3.穴位注射

处方一:中极、曲骨、关元、足三里、三阴交。

操作:每次取 2 个穴,皮肤常规消毒后,每穴注入 5% 当归注射液 2 mL,隔天 1 次,7 次为 1 个疗程,疗程间隔 3~5 天。

处方二:带脉、曲骨、三阴交、地机。

操作:穴位常规消毒后,选用红花注射液或鱼腥草注射液。每次取腹部及下肢各 1 穴,每穴注入 1~2 mL,隔天 1 次,10 次为 1 个疗程。

4.电针法

处方一:带脉、三阴交。

操作:局部穴位常规消毒后,毫针刺,再通脉冲电流 15~20 分钟。每天 1 次,7 次为 1 个疗程。

处方二:①归来、阴陵泉。②曲骨、太冲。③气海、阴陵泉。

操作:每次选用 1 穴,局部穴位常规消毒后,毫针中度刺激,再通疏密波,通电 20 分钟,每天 1 次,7 次为 1 个疗程。

5.灸法

处方一:隐白、大都。

操作:用艾条点燃靠近穴位施灸,灸至局部皮肤红晕温热为度,每穴施灸 10 分钟,隔天 1 次,10 次为 1 个疗程。

处方二:中极、关元、气海、三阴交。

操作:用艾条点燃靠近穴位施雀啄灸,灸至局部皮肤红晕温热为度,每穴施灸 10 分钟,隔天 1 次,10 次为 1 个疗程。

二、炎性带下病

带下量多,色、质、气味异常,外阴、阴道肿痛或瘙痒,或伴有全身症状,实验室检查可见病原体,称为炎性带下病。本病首先记载于《素问·骨空论》。多见于已婚妇女。西医学的阴道炎、宫颈炎等所致的白带增多,属于本病的范畴。

(一)病因病理

西医学认为,当阴道、宫颈的自然防御功能受到损害,可导致疾病的发生。阴道和宫颈常被侵袭和感染的病原体主要有以下几类。①细菌:常见的有链球菌、葡萄球菌、大肠埃希菌等。

②病毒:常见的有单纯疱疹病毒、巨细胞病毒等。③原虫或真菌:如阴道滴虫、白假丝酵母(白色念珠菌)等。主要由于生殖器与外界直接相通,经期或性卫生不良,流产和引产、分娩、产妇阴道宫颈损伤、阴道手术损伤或医源性的污染;异物、腐蚀性物质损伤阴道和邻近器官炎症向下蔓延至阴道和宫颈。病原体直接扩散于外阴表皮、阴道、宫颈,引发宫颈炎和阴道感染;也可通过淋巴扩散、血行传播,但比较少见。

中医学认为,本病主要是外感热毒之邪,或秽浊郁遏化毒生虫,伤及任、带,任脉失调,带脉失约,导致带下量多,色、质、气味异常,发为炎性带下病。经行、产后,胞脉虚损,或洗浴用具不洁或不洁性交等,或肝郁化火,木克脾土,湿热内生伤及任、带;或饮食不节,思虑过度,或劳倦伤脾,脾气虚损,运化失常,湿热内生流注下焦伤及任、带,蓄于阴器化热,郁遏生虫;或素体肾虚,房劳、多产,或多次人流伤肾,封藏失职,伤及任、带,复感湿热之邪,伤及阴器发为炎性带下病。

(二)临床表现

主要症状是带下量多,色、质,气味异常,如呈现黏液脓性或血性带,或泡沫黄绿色带,或白色豆渣样或凝乳样带,或黏液性黄色淡红色带,或黄色水样带,或赤白带下,或灰白色乳状带下等,秽臭、腐臭、血腥臭气,或伴有阴部灼热肿痛,或外阴瘙痒,或坠痛不适,或腰骶酸胀,或尿频、尿急、尿痛,或性交痛,甚或下腹或全身不适,或不孕,或月经量少,经期延长,或闭漏交替。

(三)诊断要点

1.症状

带下量明显增多,不同病邪引起白带的颜色、气味各不相同,或伴有阴部瘙痒、灼热、疼痛等;或兼有尿频、尿痛,或有腥臭味。

2.妇科检查

外阴、阴道炎急性期可见局部潮红肿胀;慢性期局部体征不明显。滴虫性阴道炎的带下为稀薄泡沫状的黄带,阴道壁可见散布的出血点;念珠菌阴道炎为凝乳或豆渣样的稠厚白带,阴道黏膜附有白色膜状物;老年性阴道炎白带稀薄,为淡黄色或血样脓性赤带,外阴、阴道黏膜呈老年性改变,易出血;淋病性阴道炎白带呈黄色或脓样,常见尿道口充血,经阴道挤压尿道旁腺,可见尿道旁腺出口处有脓样分泌物排出;支原体或衣原体阴道炎的白带多无明显改变或有黄带;细菌性阴道炎多为稀薄黄带,可有腥臭味;宫颈糜烂或宫颈管炎、子宫内膜炎时,白带呈黏液样,脓样从宫颈管流出。

3.辅助检查

阴道分泌物涂片或宫颈拭子病原体培养有助于诊断。

(四)针灸治疗

1.毫针法

处方一:三阴交、足三里、带脉、气海、脾俞。

操作:脾俞朝督脉方向斜刺,进针0.5～1寸,施捻转补法,气海向下斜刺,带脉针尖向脐斜刺,均深1～1.5寸,施提插平补平泻法,足三里、三阴交均直刺,施捻转补法。

处方二:气海、次髎、肾俞、足三里、带脉、关元。

操作:气海、关元直刺,针1～1.5寸,施捻转补法,或用大艾炷灸疗;带脉朝脐中方向斜刺,深1～1.5寸,施捻转补法。肾俞直刺,深1寸,施捻转补法,次髎宜刺入第2骶后孔内,深1～2寸,施捻转补法。足三里直刺,进针1～2寸,施捻转补法。

处方三:中极、太溪、次髎、关元、带脉、肾俞。

操作:关元、带脉、肾俞、次髎刺法同处方二。中极向耻骨联合方向斜刺,深1～1.5寸,施提插平补平泻法,使针感传至会阴部为佳。太溪直刺,深0.5寸,施提插平补平泻法。

处方四:照海、关元、肾俞、带脉、次髎。

操作:局部皮肤常规消毒后,关元、肾俞、照海3穴用补法。带脉、次髎施以艾灸。

处方五:复溜、关元、三阴交、血海。

操作:局部皮肤常规消毒,用毫针中度刺激,手法宜平补平泻,得气后,留针30分钟左右,每天1次,10次为1个疗程,疗程间隔3～5天。

处方六:关元、复溜、三阴交、肾俞、足临泣、带脉。

操作:用毫针中等强度刺激,手法宜用补法,得气后,留针30分钟,每天1次,10次为1个疗程,疗程间隔3～5天。

处方七:白环俞、三阴交、关元、带脉、气海。

操作:诸穴以常规针刺为主;关元、气海针尖向下斜刺,使针感传至耻骨联合上下;带脉向前斜刺,不宜深刺;白环俞直刺,使骶部出现较强的酸胀感。

2.耳针法

处方一:内生殖器、肾上腺、神门、脾、肾、肝、三焦。

操作:耳部消毒后,每次选3～4穴,毫针中度刺激,留针15～30分钟。每天或隔天1次,两耳交替。

处方二:脾、肺、子宫。

操作:取单侧耳穴,局部消毒后,用0.5分毫针刺,刺入耳软骨,留针30～60分钟,每天或隔天1次。适用于脾虚型。

处方三:内分泌、肾、卵巢、子宫。

操作:取单侧耳穴,消毒后,用0.5分毫针刺,刺入耳软骨,留针30～60分钟,每天1次。本方用于肾虚型。

处方四:膀胱、子宫、肝、脾、肾、神门、内分泌、三阴交。

操作:每次选3～5穴,耳部常规消毒后,毫针中度刺激,每天1次,留针20分钟。10次为1个疗程。

处方五:内生殖器、肾上腺、膀胱、肝、脾、肾、内分泌、三焦。

操作:每次选3～5穴,局部常规消毒后,毫针中度刺激,留针20分钟,每天或隔天1次。

处方六:子宫、内分泌、三焦、肾、膀胱。

操作:耳部常规消毒后,用毫针捻转入穴,中度刺激,留针15～20分钟,留针期间可捻针2～3次,隔天1次,双耳同时施治,7～10次为1个疗程,疗程间隔5～7天。

3.穴位注射法

处方一:三阴交(双)。

操作:局部皮肤消毒后,每穴注入小檗碱注射液1～3 mL。

处方二:耳穴选子宫、内分泌。体穴选血海、关元、中极、三阴交。

操作:选耳穴或体穴注射,或交替穴注。耳穴每穴每次注入0.1 mL 3%～5%当归注射液,体穴每次0.5 mL,每天1次,10次为1个疗程。

处方三:中极、曲骨、关元、足三里、三阴交。

操作:每次取2个穴,皮肤常规消毒后,每穴注入5%当归注射液2 mL,隔天1次,7次为

1 个疗程,疗程间隔 3~5 天。

处方四:曲骨、三阴交、横骨、地机。

操作:穴位常规消毒后,选用红花注射液或鱼腥草注射液,每次取腹部及下肢各 1 穴,每穴注入1~2 mL,隔天 1 次,10 次为 1 个疗程。

处方五:中极、关元、带脉、血海、三阴交。

操作:穴位常规消毒后,每穴注入 1~2 mL 当归注射液或鱼腥草注射液,隔天 1 次,7 次为 1 个疗程。

4.皮肤针法

处方:下腹部、脊柱两侧,腹股沟、三阴交、期门、带脉区。

操作:常规消毒后,中度或重度叩击。重点叩打腰骶部、三阴交、期门、带脉、带脉区,以及小腹部、腹股沟、腰骶部等处的阳性反应区,反复叩刺 4~5 遍,每天 1 次,7 次为 1 个疗程。

5.腕踝针法

处方:双侧下 2 穴。

操作:患者取仰卧位,采用 30 号的 1.5 寸毫针,用拇、示、中三指持针柄,针体与皮肤表面呈30°,用拇指端轻旋针柄,使针尖进入皮肤。过皮后即将针放平,贴近皮肤表面,针尖向下顺直线沿皮下表浅进针。进针速度稍缓慢,如有阻力或出现酸麻胀痛等感觉,则表示针刺太深已入肌层,应将针退至皮下,重新刺入。刺进皮下的长度一般为 1.4 寸,留针 20~30 分钟,每天治疗 1 次,7 次为 1 个疗程。

6.电针法

处方一:带脉、三阴交。

操作:局部穴位常规消毒后,毫针刺,再通脉冲电流 15~20 分钟,每天 1 次,7 次为 1 个疗程。

处方二:①归来、阴陵泉。②曲骨、太冲。③气海、阴陵泉。

操作:每次选用 1 穴,局部穴位常规消毒后,毫针中度刺激,再通密波,通电 20 分钟,每天 1 次,7 次为1 个疗程。

7.拔罐法

处方:十七椎、腰眼、骶骨孔周围的络脉。

操作:局部消毒后,用三棱针点刺出血,然后拔罐 5~10 分钟,出血量为 3~5 mL,最多可达60 mL。每3~5天复治 1 次。用于湿热下注型。

8.灸法

处方一:隐白、大都。

操作:用艾条点燃靠近穴位施灸,灸至局部皮肤红晕温热为度,每穴施灸 10 分钟,隔天 1 次,10 次为1个疗程。本方用于脾肾阳虚带下色白稀薄者。

处方二:双俞(膈俞、胆俞)、小肠俞(双)、带脉(双)、中极、归来(双)。

操作:蘸水湿润穴位,使艾炷不易坠落,用艾绒如炷状黏土,以绒香引火燃着,一炷燃完,第二炷黏附在第一炷灰上继续连灸七壮。先灸背部,再灸腹部。轻者每天 1 次,连续灸 1 周,重症连灸 3 周。

(五)推拿治疗

处方一:关元、神阙、中脘、三阴交、血海、八体、命门、肾俞、中极、气海俞、腰阳关。

操作:患者仰卧位,先用一指禅推法自中脘向下至关元、中极,反复数次;继之揉神阙,摩腹;再按揉血海、三阴交。再俯卧位,掖腰骶部,按揉肾俞、气海俞、命门、腰阳关,然后横擦八髎,以透热为度。

处方二:神阙、中脘、气海、关元、中极、血海、阴陵泉、足三里、三阴交、命门、肾俞、次髎、长强、腰阳关、八髎、环跳。

操作:患者仰卧于床上,施术者站其身旁,先用手掌着力,反复按揉腰部,调补神阙,再用中指着力,反复按揉中脘、气海、关元、中极等穴。再捏揉下肢肌肉及血海、阴陵泉、足三里、三阴交等穴各约半分钟。再用手掌反复推摩小腹数次,抓提拿揉3次。然后让患者翻身俯卧,术者用拇指或中指着力,点揉命门、肾俞、次髎、长强等穴。再用双手掌反复按揉腰骶及臀部,在肾俞、命门、腰阳关、八髎、环跳等穴处,进行重点按揉,并进行搓摩,使其温热之感传至小腹为度。

处方三:白环俞、腰阳关、中脘、下脘、气海、关元、中极、章门、带脉、肾俞、命门。

操作:患者仰卧位,医者施摩法于腹部,以腹部自感微热为适,时间约5分钟。继用掌根揉法从中脘沿任脉向下至中极穴往返治疗,重点在中脘、下脘、气海、关元、中极等穴,时间约5分钟。然后按揉章门、期门穴及带脉穴两侧,重点在带脉穴约5分钟。患者再俯卧,医者先施四指推法于腰骶部约5分钟;再施一指禅推法于肾俞及白环俞穴各1分钟;然后按揉肾俞、命门,腰阳关、白环俞穴各半分钟,以酸胀为度,最后搓两胁肋部。

(李文秀)

第六节　子宫内膜异位症

子宫内膜异位症是指子宫内膜生长于子宫腔面以外的组织或器官而引起的疾病,临床上分为内在性和外在性两种。当异位的子宫内膜出现在子宫体的肌层时,因其尚在子宫内,称为内在性子宫内膜异位症;而当异位的子宫内膜发生于子宫壁层以外的任何其他部位时,称为外在性子宫内膜异位症。外在性子宫内膜异位症最常发生于卵巢、子宫骶骨韧带、盆腔腹膜等处。子宫内膜异位症是一种常见的妇科疾病,多见于30~45岁的妇女,但20岁以下的年轻患者也并不罕见。

本病属中医学痛经、月经不调、不孕等范畴。

一、病因病机

子宫内膜异位症的病因目前尚不完全清楚。多数认为由子宫内膜种植所致,但也有人认为与体腔上皮化生、淋巴静脉播散、免疫因素等有关。主要病理变化是异位内膜周期性出血和周围组织纤维化。

中医认为本病多由气虚、热郁、寒凝而使冲任受阻所致。

(一)气虚血瘀

素体虚弱,或脾失健运,气虚不能行血,经脉不通。

(二)热郁血瘀

素体阳盛,或嗜食辛辣肥甘,湿热内蕴,阻滞胞宫,冲任不调。

（三）寒凝血瘀

素体阳虚，或寒邪侵袭，经脉阻滞，气血不通。

二、辨证

外在性子宫内膜异位症表现为继发性、渐进性痛经，月经不调，原发性或继发性不孕。内在性子宫内膜异位症除了继发性痛经外，还见经量增多、经期延长、子宫增大、继发性不孕等。

（一）气虚血瘀

证候：病程较长，痛经，小腹拒按，经血有瘀块，或月经不调，性交痛，不孕，神疲乏力，便溏，或肛门下坠疼痛感，舌淡胖或紫暗，或舌边有齿印，苔薄，脉沉细弱。

治法：益气化瘀。

（二）热郁血瘀

证候：痛经，小腹拒按，经血有瘀块，或月经不调，性交痛，不孕，经期发热，带下黄臭，口干思饮，大便秘结，舌红有瘀点，苔薄黄，脉弦数。

治法：清热化瘀。

（三）寒凝血瘀

证候：月经不调，行经小腹或脐周疼痛，或有会阴部坠痛，带下清，腹胀便溏，舌青紫，苔白滑，脉弦而沉涩。

治法：散寒化瘀。

三、针灸治疗

（一）刺灸

1.气虚血瘀

取穴：关元、气海、脾俞、足三里、次髎、带脉。

随症配穴：月经不调者，加三阴交。

刺灸方法：针用补法，可加灸。

方义：关元、气海补元气，调冲任。脾俞、足三里能健脾益气。次髎、带脉能通调冲任，活血化瘀。

2.热郁血瘀

取穴：曲池、支沟、三阴交、子宫、血海、行间。

随症配穴：大便秘结者，加天枢。

刺灸方法：针用泻法。

方义：曲池、支沟可通腑泄热。三阴交、子宫调理冲任，疏通胞宫。血海、行间泄热理气。

3.寒凝血瘀

取穴：关元、命门、三阴交、带脉、天枢。

随症配穴：小腹冷痛者，加灸神阙。

刺灸方法：针用平补平泻法，可加灸。

方义：血得寒则凝，寒气散则经通，故取关元、命门以温经散寒，调理冲任。三阴交、带脉以通经活血。天枢能散寒止腹痛。

(二)穴位激光照射

取子宫、中极、气海、血海、三阴交、足三里,每次选 2～4 穴,每穴用氦-氖激光治疗仪照射 10～15 分钟,隔天治疗。

(三)穴位注射

取中极、水道、次髎,可用当归注射液或红花注射液每穴注射 1 mL,每天 1 次,10 次为 1 个疗程。

四、推拿治疗

(一)基本治法

取穴:气海、关元、子宫、血海、阴陵泉、三阴交、膈俞、肾俞、肝俞、八髎等。

手法:一指禅推、按、揉、摩、震、颤、擦法。

操作:患者仰卧位,先用一指禅推法推气海、关元、子宫,后用中指按揉气海、关元、中极、子宫。用摩法顺时针方向摩腹,用掌颤法震颤腹部。用一指禅推法推血海、三阴交,用拇指按揉血海、阴陵泉、三阴交。

患者俯卧位,用一指禅推法在背部沿膀胱经第一侧线上下往返操作 2 次,后用拇指按揉膈俞、肝俞、肾俞、八髎。以小鱼际擦法直擦背部两侧膀胱经第一侧线,以透热为度,以小鱼际擦法横擦八髎,以温热为佳。

(二)辨证加减

气虚血瘀者,加按揉脾俞、足三里。热郁血瘀者,加按揉章门、期门、曲池。寒凝血瘀者,加小鱼际擦法横擦肾俞、命门,以透热为度。

(李文秀)

第七节　经前期综合征

经前期综合征是指出现在月经来潮前数天的一系列症状,如乳房胀痛、烦躁易怒、胸闷、头晕、头痛、四肢面目水肿、失眠或嗜睡、倦怠无力、盆腔沉重感、腰背部钝性疼痛等。一般在月经来潮前 7～14 天出现,经前 2～3 天加重,月经来潮后症状随之消失。大多数妇女有轻度的经前期综合征,少数患者有精神症状及性格和行为的改变,以致影响生活和工作。

本病与中医学月经前后诸症、经行乳房胀痛等相似。

一、病因病机

在月经周期中,由于雌激素和雄激素比例失调,雌激素相对过高可使血液内液体进入组织,也使抗利尿激素和醛固酮升高,致使水钠潴留而引起水肿、头痛、烦躁、乳房胀痛等症状。精神紧张也可通过内分泌调节引起醛固酮分泌增加,加重水钠潴留。平素情绪紧张、急躁、忧郁的妇女反应更明显。

中医学认为本病的发生由肝气郁滞、脾肾阳虚、肝肾阴虚等引起。

(一)肝气郁结

情志抑郁,肝失条达,气机失畅,经脉不通。若肝郁日久,肝火上炎。

(二)脾肾阳虚

素体阳虚,或久病体弱,脾肾不足,气血亏虚,水湿停留。

(三)肝肾阴虚

素体阴虚,或久病房劳伤肾,阴虚阳亢。

二、辨证

经前精神神经症状见情绪激动,精神紧张,忧郁,不安,烦躁易怒,失眠或嗜睡,疲乏,注意力不集中,健忘等。水钠潴留则引起全身水肿(以足踝、眼睑部明显)或体重增加、胃肠功能紊乱、食欲缺乏、腹胀、腹泻,下腹和腰骶部坠痛、盆腔沉重感,头痛、偏头痛、鼻塞、咳嗽和个别患者哮喘发作,全身疼痛、乳房胀痛(并有触痛性结节)。这些症状周期性地于经前期出现,在经期内多数减轻或消失。有些患者可能伴有舌炎、颊部黏膜溃疡、外阴瘙痒、湿疹、荨麻疹及痤疮样疹等。

(一)肝气郁结

证候:经前紧张或抑郁,胸胁胀满,乳房胀痛,舌淡苔薄,脉弦。若肝火上炎,可见头痛,烦躁易怒,小便短黄,吐衄血,舌红苔黄,脉弦数。

治法:疏肝解郁,清肝泻火。

(二)脾肾阳虚

证候:经前肢体面目水肿,嗜睡,倦怠乏力,身痛,腰膝酸痛,食欲缺乏,腹胀腹泻,舌淡,脉沉细。

治法:温补脾肾。

(三)肝肾阴虚

证候:经前心烦不安,头痛头晕,潮热盗汗,心悸失眠,舌红,苔少,脉细数。

治法:滋养肝肾。

三、针灸治疗

(一)刺灸

1.肝气郁结

取穴:太冲、内关、膻中、三阴交。

随症配穴:乳房胀痛者,加阳陵泉。头痛者,加百会。烦躁易怒者,加行间。

刺灸方法:针用泻法。

方义:太冲可疏肝理气解郁。内关、膻中宽胸理气。三阴交调经通络。

2.脾肾阳虚

取穴:脾俞、肾俞、关元、中脘、足三里、三阴交。

随症配穴:腹胀腹泻者,加天枢。面浮足肿者,加三焦俞、水分。

刺灸方法:针用补法,可加灸。

方义:脾俞、肾俞温补脾肾。关元可温阳利水。中脘、足三里健脾益气化湿。三阴交可补脾肾,调冲任。

3.肝肾阴虚

取穴：肝俞、肾俞、太溪、阴郄、三阴交。

随症配穴：头痛者,加行间、风池。潮热盗汗者,加复溜、合谷。心悸失眠者,加神门。

刺灸方法：针用补泻兼施法。

方义：肝俞、肾俞滋补肝肾。太溪可滋肾养阴。阴郄可养阴清热。三阴交可补肝肾,调冲任。

(二)耳针

取内分泌、皮质下、神门、心、肝、肾、脾、内生殖器,每次选 2～4 穴,毫针中度刺激,或埋籽压迫刺激。

四、推拿治疗

(一)基本治法

取穴：印堂、神庭、太阳、风池、百会、内关、神门、心俞、肝俞、膈俞、脾俞等。

手法：一指禅推、按、揉、擦等法。

操作：患者坐位,用一指禅推或揉印堂、神庭、太阳,抹前额数遍。按揉风池、百会、内关、神门。擦胸胁,以透热为度。

患者俯卧位,用一指禅推肺俞、心俞、膈俞、肝俞、脾俞、胃俞,按揉三阴交,用小鱼际擦法直擦背部督脉和膀胱经第一侧线,以温热为度。

(二)辨证加减

肝气郁结者,加按揉章门、期门、膻中、太冲,搓两胁。肝火旺加颞部扫散法,击百会数次,拿肩井。脾肾阳虚者,加摩腹,按揉脾俞、肾俞、命门,横擦腰骶、四肢,透热为佳。肝肾阴虚者,加按揉肝俞、肾俞、心俞、太溪、阴郄,横擦腰骶,擦涌泉。

(李文秀)

第八节 围绝经期综合征

妇女在绝经期前后可出现一系列因性激素减少所致的症状,包括自主神经功能失调的症状,称为围绝经期综合征,其突出表现为潮热和潮红,易出汗,情绪不稳定,头痛失眠等。围绝经期为妇女卵巢功能逐渐减退直至完全消失的一个过渡时期,在更年期的过程中月经停止来潮,称绝经,一般发生于 45～55 岁。绝经为妇女一生中的一个生理过程,正常的卵巢遭到破坏或手术切除,也可能提前绝经,围绝经期综合征也随之发生。围绝经期综合征的持续时间因人而异,可持续数月至3年或更长。

本病相当于中医学的经断前后诸证或绝经前后诸证。

一、病因病机

本病是因卵巢功能衰退、体内雌激素水平降落所直接产生的,且与机体老化也密切相关,它们共同引起神经血管功能不稳定的综合征。

中医认为本病由肝肾阴虚、肾阳亏虚引起。

(一)肝肾阴虚

素体阴虚,或房劳多产伤肾,天癸将竭,肾阴益亏,阳失潜藏。

(二)肾阳亏虚

素体阳虚,或劳倦过度,大病久病,过用寒凉,日久伤肾,肾阳不足,天癸渐竭,元阳更虚,经脉五脏失于温养。

二、辨证

由于绝经前无排卵周期的增加,月经开始紊乱。表现为月经周期延长,经量逐渐减少,乃至停闭;或周期缩短,经量增加,甚至阴道大出血,或淋漓不断,或由月经正常而突然停止来潮。常见潮红或潮热、汗出、眩晕、心悸、高血压等心血管症状,往往有抑郁、忧愁、多疑、失眠、记忆力减退、易激动,甚至喜怒无常等精神神经症状。因雌激素逐渐减少,外阴及阴道萎缩,分泌物减少可产生老年性阴道炎、外阴瘙痒或灼热感、性交时疼痛、阴道血性分泌物等。常伴骨质疏松,可造成腰部疼痛,易发生骨折或关节痛。因活动减少及新陈代谢改变易致肥胖,消化功能改变产生肠胃胀气及便秘,内分泌改变致水钠潴留而出现水肿等。实验室检查见促性腺激素中卵泡刺激素和黄体生成素的含量均增加,但卵泡刺激素的增加比黄体生成素多。血中的雌激素水平很低。阴道细胞学检查涂片中出现中层及低层细胞。

(一)肝肾阴虚

证候:月经先期,量多色红或淋漓不绝,烘热汗出,五心烦热,口干便艰,腰膝酸软,头晕耳鸣,舌红少苔,脉细数。兼肝旺者,多见烦躁易怒。兼心火旺者,可见心悸失眠。

治法:滋养肝肾,育阴潜阳。

(二)肾阳亏虚

证候:月经后期或闭阻不行,行则量多,色淡质稀,或淋漓不止,神萎肢冷,面色晦暗,头目晕眩,腰酸尿频,舌淡,苔薄,脉沉细无力。兼脾阳虚者,可见纳少便溏,面浮肢肿。兼心脾两虚者,可见心悸善忘,少寐多梦。

治法:温肾助阳,调理冲任。

三、针灸治疗

(一)刺灸

1.肝肾阴虚

取穴:肝俞、肾俞、太溪、三阴交、神门、太冲。

随症配穴:烦躁易怒者,加行间。心悸失眠者,加内关。潮热汗出者,加复溜、合谷。月经量多者,加地机。外阴瘙痒者,加蠡沟。

刺灸方法:针用补泻兼施法。

方义:取肝俞、肾俞调补肝肾。太溪补肾滋阴。三阴交交通肝、脾、肾经,调理冲任。神门养心安神。太冲补可柔肝养血,泻可疏肝解郁。

2.肾阳亏虚

取穴:肾俞、关元、命门、三阴交。

随症配穴:腰酸者,加腰阳关。纳少便溏者,加脾俞、足三里。少寐者,加神门。神疲肢冷者,加灸关元。

刺灸方法：针用补法，可加灸。

方义：针补艾灸肾俞、关元、命门可益肾助阳。三阴交为足三阴经交会穴，可健脾益肾，调理冲任。

（二）耳针

取内分泌、内生殖器、肾、肝、神门、皮质下，每次选 2～4 穴，毫针中度刺激，留针 30～40 分钟，或用埋针、埋籽刺激。

四、推拿治疗

（一）基本治法

取穴：中脘、气海、关元、阴陵泉、三阴交、足三里、太阳、攒竹、百会等。

手法：一指禅推、摩、按、揉、拿、擦法。

操作：患者仰卧位，用一指禅推法推中脘、气海、关元，然后掌摩腹部。按揉阴陵泉、三阴交、足三里。

患者俯卧位，用拇指按揉厥阴俞、肝俞、脾俞、肾俞、命门，然后用小鱼际蘸取少许冬青油膏直擦背部督脉及膀胱经第一侧线，横擦肾俞、命门，以透热为度。

患者坐位，用一指禅推前额部，拇指按揉太阳、攒竹、迎香、百会。五指拿头顶约 5 次，拿风池、肩井各约 10 次。

（二）辨证加减

肝肾阴虚者，着重按揉肝俞、肾俞、心俞、期门、内关、太溪、照海，擦涌泉。肾阳亏虚者，着重按揉肾俞、脾俞、胃俞、章门、关元。

（李文秀）

第九节 不 孕 症

凡育龄妇女未避孕，配偶生殖功能正常，婚后有正常性生活，同居 2 年以上而未怀孕者称为原发性不孕。曾有过生育或流产，未避孕而又 2 年以上未怀孕者，称继发性不孕。中医学称原发性不孕为无子、全不产，称继发性不孕为断绪。

一、病因病理

西医学认为，引起不孕的原因有卵巢、输卵管、子宫体、子宫颈、阴道缺损，以及精神等方面的因素。此外还有性器官以外的因素，以及部分妇女血清中含有抗精子抗体而不孕者。其中由于卵巢功能低下或卵巢内分泌功能障碍，以及下丘脑、垂体、卵巢之间内分泌平衡失调而引起月经异常、无排卵月经或黄体功能不全所致的不孕占有很大比例。

中医学认为，导致不孕的原因很多，如古人所说的五不女，即螺、纹、鼓、角、脉五种，大多属于先天性生理缺陷，这是针灸所不能奏效的。就脏腑气血而论，本证与肾精关系密切；如先天肾虚，或精血亏损，使冲任虚衰，寒客胞脉而不能成孕；或情志不畅，肝气郁结，气血不和；或恶血留内，气滞血瘀；或脾失健运，痰湿内生，痰瘀互阻，胞脉不通均可致不孕。

二、临床表现

婚后 2 年以上未孕,多见有月经不调,经期紊乱,或先或后,经量不一,量少或淋漓不断,或量多而出血凶猛。经色或淡或红或紫黑,或有瘀块。由于导致不孕的原因不同,可伴不同的症状。

三、诊断要点

(1)育龄妇女未避孕,配偶生殖功能正常,婚后有正常性生活,同居 2 年以上而未怀孕,或曾有过生育或流产,未避孕而又 2 年以上未怀孕。

(2)因男方因素导致不孕症约占 30%,首先应排除男方因素。要注意有无慢性病、结核、腮腺炎、附睾炎、睾丸炎等病史,有无接触铅、磷或放射线。还应做局部检查及精液检查。

(3)女方应了解月经史、分娩史及流产史,有无生殖器感染,性生活情况,是否采取避孕措施。还要进行体格检查、卵巢功能检查、性交后试验、输卵管通畅试验,必要时进行腹腔镜、宫腔镜,以及免疫等各项检查,以查明原因。

(4)妇科检查、基础体温、基础代谢率、血清雌激素、孕激素的测定,以及诊断性刮宫、输卵管通畅试验、宫颈黏液检查等有助于诊断。

四、针灸治疗

(一)针刺

1.处方一

肾俞、太溪、照海、关元、三阴交、足三里。

操作:常规针刺,施提插捻转补泻法,关元穴可加用灸法。每天 1 次,10 次为 1 个疗程。适用于肾虚型不孕。

2.处方二

肾俞、关元、中极、子宫、三阴交、足三里、血海、脾俞。

操作:常规针刺,施补法。得气后留针 20~30 分钟,每天 1 次,10 次为 1 个疗程。适用于血虚型不孕。

3.处方三

中极、气冲、足三里、丰隆、三阴交、阴陵泉、子宫。

操作:常规针刺,施泻法。得气后留针 20~30 分钟,每天 1 次,10 次为 1 个疗程。适用于痰湿型不孕。

4.处方四

中极、四满、三阴交、太冲、子宫。

操作:中极向曲骨方向斜刺,针刺 1~1.5 寸,施提插泻法,以针感向会阴传导为佳。四满直刺,进针 1~1.5 寸,施捻转平补平泻法。三阴交直刺,进针 1 寸;太冲直刺,进针 0.5~0.8 寸;子宫穴直刺 1.5 寸,使患者感到局部酸胀,均施捻转泻法。每天 1 次,10 次为 1 个疗程,适用于肝郁型不孕。

5.处方五

主穴取关元、中极、子宫、血海。肾虚配肾俞、命门;气血亏虚配百会、足三里;肝郁气滞配内关;痰湿郁滞配丰隆、阴陵泉、三阴交;宫寒血瘀配归来、膈俞;湿热内阻配阴陵泉。

操作:每次取主穴 2～3 个加配穴,施平补平泻手法。针刺关元穴时,针尖应向斜下,进针 2 寸左右,使针感向会阴部扩散。子宫穴直刺达 1.5～3 寸,使患者感到局部酸胀,并向下腹部扩散为宜。留针 20～30 分钟,留针期间行针 2～3 次,每天 1 次,10 次为 1 个疗程,疗程间隔 5～7 天,经期暂停。

6.处方六

主穴取中极、三阴交、大赫、地机。肾虚型配肾俞、气穴、照海;血虚型配膈俞、血海、足三里;肝郁型配太冲、阴廉、气门;痰湿型配四满、丰隆、阴陵泉;血瘀型配气冲、胞门、次髎。

操作:在月经周期第 12 天开始针刺,连续 3 天,每天 1 次,留针 15 分钟,均用平补法。月经期和增生期,根据辨证取穴治疗,每天 1 次。

7.处方七

主穴取中极、大赫、三阴交、地机。肾虚者配肾俞、关元、太溪;血虚者配肝俞、血海、足三里;痰盛者配中脘、丰隆、阴陵泉;肝郁者配阴廉、曲泉、太冲;血瘀者配膈俞、次髎、血海。

操作:虚证施以补法,实证施以泻法,并可配合采用艾灸。针灸治疗在月经期及增生期根据证型,辨证用穴,隔天治疗 1 次,月经周期第 12 天开始,用上述处方的主穴,每天治疗 1 次。

8.处方八

中极、归来、子宫、气穴、三阴交。

操作:中极、归来、气穴、子宫均直刺,可刺 1～2 寸,施捻转泻法。三阴交直刺,针 1～1.5 寸,施提插捻转泻法。每天 1 次,10 次为 1 个疗程。

9.处方九

中极、气冲、丰隆、三阴交、阴陵泉。

操作:中极直刺,进针 1～1.5 寸,施提插捻转泻法。气冲直刺或稍向上斜刺,进针 0.5～1 寸,施捻转泻法。丰隆直刺,进针 1～1.5 寸,施提插泻法。阴陵泉、三阴交直刺,进针 1～1.5 寸,施捻转平补平泻法。每天 1 次,7 次为 1 个疗程。

10.处方十

关元、气海、中极、血海、天枢、三阴交、八髎、肾俞。

操作:针刺用平补平泻法,每次引出强烈针感。每次留针 30 分钟,每 10 分钟行针 1 次。针刺完毕后可配合以按摩手法在腹部及腰骶部操作,手法以按法、揉法为主,手法要求深透柔和,以患者感觉局部明显温热感为度。治疗自月经来潮前 15 天开始,每天 1 次,12 次为 1 个疗程。

(二)芒针

处方:志室、肾俞、血海、气海、中极、八髎、昆仑、太溪。

操作:针刺八髎时,由上髎进针沿皮平刺至下髎。气海穴透中极穴时,先直刺气海 0.5～1 寸,得气后,将针稍稍退出少许,沿皮浅刺透中极穴。余穴用常规针法。隔天 1 次,每次留针 0～30 分钟,7～10 次为 1 个疗程,疗程间隔 5～7 天。经期暂停。

(三)皮肤针

1.处方一

肾俞、命门、八髎、关元、气海、中极、足三里、三阴交。

操作:用皮肤针中、重度刺激,每天 1 次,7 次为 1 个疗程,疗程间隔 7 天,于每次月经前 7 天施治。适用于各型不孕症。

2.处方二

气海、关元、中极、天枢、命门、肾俞、八髎。

操作：用中、重度刺激，下腹部由脐向下至耻骨联合上缘反复叩刺2～3行，可加叩横向3～4行，重点叩刺气海、关元、中极、天枢穴。腰、骶部可沿督脉及其夹脊穴自上而下海条经脉叩刺1～2行，每天施治1次，7次为1个疗程，疗程间隔7天，可于每次月经前7天左右开始施治。

(四)耳针

1.处方一

子宫、肾、屏间、脑、卵巢。

操作：穴位常规消毒，用中度刺激，留针20分钟，每天1次，10次为1个疗程，或用锹针耳内埋入法、压豆法，亦可用耳穴磁疗法。适用于本病各型。

2.处方二

内分泌、肾、子宫、皮质下、卵巢。

操作：穴位严格消毒，毫针刺，用中度刺激，每天1次，每次2～3穴，10次为1个疗程。亦可用锹针耳内埋入法。

3.处方三

子宫、脑点、腹、皮质下、内分泌、肝、肾。

操作：先用75％乙醇在穴位上消毒，用28号毫针刺激，留针20～30分钟，留针期间捻针刺激1～2次，每天或隔天1次，10次为1个疗程。

4.处方四

内分泌、肾、子宫、卵巢。

操作：毫针刺，经期第12天开始治疗，连续3天，中度刺激，留针30分钟，每天1次。

5.处方五

子宫、卵巢、肾、肝、内分泌、皮质下。

操作：每次选用2～4穴，或两耳交替。毫针刺法在月经周期第12天开始，连续3天，中度刺激，留针30分钟，每天1次。

6.处方六

子宫、肾、卵巢。肝郁加肝；痰湿加内分泌。

操作：毫针中度刺激，每天1次，10次为1个疗程，亦可用耳穴埋针治疗。

(五)三棱针

处方：主穴曲泽、腰俞；配穴阴陵泉、委阳。

操作：用三棱针点刺放血，若出血量少，可配合针刺后拔罐。主要用于血瘀型不孕。

(六)皮内针

处方：肾俞配关元，志室配中极，气海配血海，三阴交配足三里。

操作：每次取1组穴，局部常规消毒后，用皮内针平刺入皮肤0.5～1.2 cm，用小块胶布固定针柄，埋针时间为2～3天，7次为1个疗程，疗程间隔5～7天。

(七)穴位注射

1.处方一

肾俞、气海、关元、天枢、归来、子宫、足三里、三阴交。

操作：每次取2～3穴，每穴注入5％当归注射液或胎盘组织液0.5～1 mL，隔天1次，10次为 1 个疗程,经期暂停。适用于各型不孕症。

2.处方二

肾俞、关元、天枢、归来、三阴交、足三里。

操作:每次只取 2～3 个穴,上穴轮换使用,用 5％当归注射液或胎盘组织液,每穴注入 0.5～1 mL,隔天 1 次,10 次为 1 个疗程,经期暂停。

3.处方三

子宫、次髎、肾俞、关元、曲骨、足三里、三阴交、然谷。

操作:用胎盘组织液 2 mL 或人绒毛膜促性腺激素或当归注射液,每次选 3～4 穴,每穴注入 0.5～1 mL,治疗从经期第 10 天开始,每天 1 次,连续 5 天。

4.处方四

中极、大赫、三阴交、地机。

操作:每次选用 2 穴,或选用胎盘注射液、当归注射液、人绒毛膜促性腺激素等,每穴注入药液 1～2 mL,治疗从月经周期第 12 天开始,每天 1 次,连续 5 次。

(八)电针法

处方:关元、天枢、中极、曲骨、血海、三阴交。

操作:每次取 3～4 个穴,针刺得气以后接通电电针仪,使用连续波中度刺激,每次治疗 20～30 分钟,每天或隔天 1 次,10 次为 1 个疗程,经期暂停。

(九)激光照射法

1.处方一

关元、气海、水道、子宫。

操作:月经后 3～5 天,用氦-氖激光仪照射上穴,每穴 5 分钟,每天 1 次。适用于无排卵性不孕症。

2.处方二

子宫、八髎。

操作:用二氧化碳激光扩束(功率密度为 300 mW/cm^2)照射穴位,每天 1 次,每穴 10 分钟。

(十)穴位埋线法

处方:三阴交。

操作:穴位常规消毒后,以注射用针头为套管,1.5 寸毫针剪去针尖为针芯,套入长度为 0.2 cm 的 4 号羊肠线。针刺适当深度后,行轻度提插捻转手法至患者自觉局部有酸、麻、重、胀感,然后边推针芯边退针将羊肠线埋于穴位内。15 天治疗 1 次,3 次为 1 个疗程。

(十一)灸法

1.处方一

神阙、关元、石关、子宫。

操作:以直接无瘢痕灸,每穴 25～50 壮,或隔附子饼灸 7～9 壮,每天 1 次,15 次为 1 个疗程。

2.处方二

神阙、关元、足三里、三阴交、中极。

操作:每次选腹部、下肢各 1 穴,神阙用隔盐灸,余穴用隔附片天灸。每月经周期治疗 1 次,治疗时间在经期第 12 天左右为宜。平时用艾条温和灸气海或中极 15～20 分钟,隔天 1 次。

3.处方三

关元、中极、神阙、子宫、肾俞、命门、脾俞、足三里、三阴交。

操作：每次取 4～5 穴，每穴用艾条温和灸 10 分钟，每天 1 次，10 次为 1 个疗程。适用于各型不孕症。

4.处方四

关元、中极、子宫、神阙、命门、肾俞、血海、三阴交。

操作：每次取 3～4 穴，每穴用中号艾炷隔姜施灸 5～7 壮，隔天 1 次，7 次为 1 个疗程，疗程间隔 7 天。适用于肾阳虚型不孕症。

(十二)温针法

处方：关元、中极、肾俞、命门、足三里、三阴交。

操作：先用毫针刺入穴位，得气以后，用 1 寸长艾条插在针柄上，点燃，使针体温热，待艾条燃尽，再留针 10 分钟左右，每天 1 次，10 次为 1 个疗程，疗程间隔 5～7 天。

(十三)磁疗法

处方：耳穴有子宫、脑点、内分泌、肝、肾。

操作：先用毫针刺入耳穴，然后在针柄上贴小磁片，每次留针 30 分钟左右，双耳交替施治，每天 1 次，10～15 次为 1 个疗程。

五、推拿治疗

(一)处方一

关元、子宫、气海、胞门、三阴交、次髎为主穴，配合背部膀胱经第一线。

操作：先用禅推法分别施治于关元、中极、子宫、气海、胞门、子户穴，每穴约 2 分钟，然后按揉双侧三阴交穴 2 分钟，再用小鱼际擦次髎穴，以透热为度，最后用小鱼际擦背部膀胱经第一线5～8 遍。肾虚不孕者，加按揉命门、肾俞、照海，每穴 2 分钟；肝郁不孕者，加按揉蠡沟、太冲穴，每穴 2 分钟；痰湿不孕者，加按揉脾俞、丰隆、足三里穴，每穴 2 分钟；血瘀不孕者，加掌摩腹部约 5 分钟，然后按揉血海穴约 2 分钟。

(二)处方二

关元、气海、曲骨、中极、肾俞、命门、然谷、太溪、腰眼、阳谷。

操作：首先患者仰卧位，医者施摩法于小腹部，以小腹部微热为宜，时间约 10 分钟。再按揉关元、气海、曲骨、中极各 1 分钟，以酸胀为度。然后患者取俯卧位，医者施四指推法、擦法于腰部，重点在肾俞与命门穴，时间约 5 分钟。接着擦腰骶部，透热为度。最后点按气海、然谷、太溪、腰眼、阳谷穴2 分钟，振百会穴。

(李文秀)

405

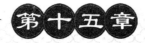

第十五章

产科病证的针灸推拿治疗

第一节　胎位不正

胎位不正是指妊娠 30 周后,胎儿在子宫内的位置不正,又称胎位异常。正常胎位为枕前位,即胎头向下、后枕部向前,除此之外均为异常胎位,如臀位、横位、斜位等。本病是引起难产的一个重要因素,应及时治疗,以保证临产时的母婴安全。

中医学根据异常胎位的不同情况,有多种名称,如足位称倒生、逆生,臀位称坐生、坐臀生等。

一、病因病机

本病原因复杂,可能与子宫腔大或子宫畸形、骨盆狭窄、羊水过多、腹壁松弛、胎儿因素等有关。中医认为本病由孕妇、胎儿两方面原因所致。

(一)气血虚弱

孕妇素体虚弱,或脾虚气血不足,胞中胎儿亦弱,无力转头向下,而致胎位不正。

(二)气机郁滞

孕妇孕期多食,胞中胎儿过大,胎头下移受限;或情志不畅,气机受阻,而致胎位不正。

二、辨证

证候:妊娠 30 周后发生胎位不正,对孕妇来说并无自觉症状,经产前检查方能明确诊断。若气血虚弱者,或兼见气短、神疲乏力,面色不华,食少便溏,舌淡脉弦。气机郁滞者,或兼见精神抑郁,急躁易怒,胸胁胀满,嗳气,苔薄,脉弦。

治法:调理胎位。

三、针灸治疗

(一)刺灸

取穴:至阴。

随症配穴:气血虚弱者,加足三里、血海。气机郁滞者,加太冲、阳陵泉。

刺灸方法：艾条灸至阴，余穴针用平补平泻法。

方义：至阴为足太阳膀胱经之井穴，与肾经相连，胞络者系于肾，灸至阴可调节少阴之气，以矫正胎位。配足三里、血海益气养血。取太冲、阳陵泉疏通气机。

（二）电针

取至阴、足三里，针刺后通脉冲电流，以密波刺激 30 分钟，每天或隔天 1 次。

四、推拿治疗

取穴：膻中、气海、关元、肾俞、命门、腰阳关、三阴交、至阴等。

手法：揉、振、按、点等法。

操作：患者仰卧位，膝关节屈曲，腹部外露以确定胎头位置和胎心位置。先施掌揉法于腹部，然后一手托住腰部，一手按于腹部施振法，使腹部透热为度。再轻轻按揉膻中、气海、关元、三阴交等穴。患者侧卧位，施掌揉法于肾俞、命门、腰阳关，再点按足三里、三阴交、至阴。患者仰卧位，一手按准胎儿头部，一手按准胎儿臀部，双手同时施振法。可配用妇科外倒转术，使胎位趋于正常。

（李文秀）

第二节 滞 产

滞产是以总产程超过 24 小时为主要表现的产科疾病。若处理不及时，往往可导致母子双亡或产后留下严重后遗症。滞产主要因产力异常、产道异常、胎儿或胎位不正所引起。所谓产力，主要是指促使胎儿自宫内娩出的一种动力，包括子宫收缩力及腹压两方面的力量，其中以子宫收缩力为主。如果子宫收缩乏力、收缩不协调或收缩过强，则可导致滞产。

本证主要指西医学中由产力异常所致的异常分娩。

一、病因病机

本证多与产妇气血虚弱、气机郁滞等有关。

（一）气血虚弱

孕妇素体虚弱，正气不足；或产时用力过早，耗伤精力；或临产胞水早破，浆干血竭，以致滞产。

（二）气滞血瘀

临产过度紧张，心怀忧惧；或产前过度安逸，以致气不运行，血不流畅；或感受寒邪，寒凝血滞，气机不利，以致滞产。

二、辨证

（一）气血虚弱

证候：腹部阵痛微弱，宫缩时间短，间歇时间长，产程进行缓慢，或下血量多而色淡，面色苍白，神疲肢软，心悸气短，舌淡苔薄，脉大而虚或沉细而弱。

治法：益气补血催产。

(二)气滞血瘀

证候:腰腹疼痛剧烈,宫缩虽强,但间歇不匀,产程进行缓慢,或下血量少暗红,面色紫暗,精神紧张,胸脘胀闷,时欲呕恶,舌暗红,苔薄,脉弦而至数不匀。

治法:理气活血催产。

三、针灸治疗

(一)刺灸

1.气血虚弱

取穴:足三里、三阴交、合谷、复溜、至阴。

随症配穴:精神疲惫者,加灸气海、关元。心悸气短者,加内关、神门。

刺灸方法:针用补法。

方义:补足三里、三阴交强壮脾胃,化生气血。合谷配三阴交可催产下胎。用复溜以补肾,助其产力。至阴为足太阳膀胱经之井穴,为催产之经验穴。

2.气滞血瘀

取穴:合谷、三阴交、太冲、独阴。

随症配穴:胸胁胀满者,加内关、肩井。

刺灸方法:针用泻法,可加灸。

方义:合谷配三阴交可理气行血,催产下胎。太冲为足厥阴肝经之原穴,泻之可疏肝理气,以助行血之功效。独阴为经外奇穴,有催产的作用,灸之可引产。

(二)耳针

取内生殖器、皮质下、内分泌、肾,毫针中度刺激,每隔3~5分钟捻转1次。

四、推拿治疗

(一)基本治法

取穴:关元、气海、子宫、中脘、合谷、三阴交、足三里、太冲等。

手法:一指禅推、摩、按、揉、拿、振、搓等法。

操作:患者屈膝仰卧位,先用摩法在其腹部操作,手法宜平稳和缓、节律均匀,时间约为15分钟,然后以一指禅推法或揉法施于气海、关元、天枢、子宫、中脘等穴,最后施振法于腹部。

(二)辨证加减

气血虚弱者加按揉合谷、三阴交、足三里,手法刚柔相济。气滞血瘀者加拿合谷、三阴交,掐揉太冲、至阴,手法由轻而重。一指禅推水道、归来,然后搓摩胁肋。

(李文秀)

第三节 子 痫

妊娠期或临产时及新产后,眩晕头痛,突然昏不知人,两目上视,牙关紧闭,四肢抽搐,角弓反张,少顷可醒,醒后复发,甚则昏迷不醒者,称子痫或妊娠痫证,常见于初产妇。如发病前见患者下肢水肿、头痛、眩晕、上腹不适、胸闷恶心等,称子痫先兆。子痫一旦发生,严重威胁母婴生命。

本证相当于西医学的重度妊娠高血压综合征。

一、病因病机

本证主要由肝阳上亢、肝风内动,或痰火上扰、蒙蔽清窍所致。

(一)肝风内动

素体阴虚,孕后精血养胎,肾精益亏,肝血愈虚,血不荣筋,肝风内动;或精不养神,心火偏亢,风火相煽,遂发子痫。

(二)痰火上扰

阴虚热盛,灼津成痰,痰热互结;或肝气郁结,气郁痰滞,蕴而化火,痰火交织;或脾虚生湿,聚湿生痰,郁久化热,以致痰火上蒙清窍,神志昏冒。

二、辨证

(一)肝风内动

证候:妊娠晚期或临产时及新产后,头痛眩晕,突发昏仆,两目上视,牙关紧闭,四肢抽搐,角弓反张,时作时止,或久作不省,手足心热,颧赤息粗,舌红或绛,苔无或花剥,脉弦细而数。

治法:平肝熄风,养阴清热。

(二)痰火上扰

证候:妊娠晚期或临产时及新产后,头痛胸闷,突然昏仆,两目上视,牙关紧闭,口流涎沫,面浮肢肿,息粗痰鸣,四肢抽搐,角弓反张,时作时止,舌红,苔黄腻,脉弦滑而数。

治法:清热开窍,豁痰熄风。

三、针灸治疗

(一)刺灸

1.肝风内动

取穴:太冲、三阴交、太溪、风池、百会。

随症配穴:昏仆不醒者,加水沟、涌泉。牙关紧闭者,加下关、颊车。四肢抽搐者,加阳陵泉。

刺灸方法:针用补泻兼施法。

方义:太冲平肝熄风。三阴交、太溪育阴潜阳,配风池可养阴清热息风。百会醒神开窍。

2.痰火上扰

取穴:百会、劳宫、丰隆、中脘、行间。

随症配穴:痰涎盛者,加天突、上脘。昏仆不醒、牙关紧闭、四肢抽搐者,配穴同肝风内动型。

刺灸方法:针用补泻兼施法。

方义:百会、劳宫清热开窍,安神镇惊。丰隆、中脘清热化痰,配行间可泄热熄风。

(二)耳针

取肝、肾、神门、交感、皮质下、枕,每次选2~4穴,毫针中度刺激,每天1~3次。

四、推拿治疗

(一)基本治法

取穴:水沟、涌泉、风池、百会、合谷、三阴交、足三里、丰隆等。

手法:掐、按、揉、拿等法。

操作:发作时令患者仰卧位,掐水沟、涌泉直至苏醒。苏醒后患者坐位,五指拿从头顶拿至风池数次,按揉风池、百会、曲池、合谷、神门、三阴交、太溪、足三里、丰隆等穴。

(二)辨证加减

肝风内动者,加按揉肾俞、太冲、行间,擦涌泉。痰火上扰者,加摩腹,按揉中脘、膻中、章门、期门、肝俞、脾俞、胃俞、内关,头颞侧扫散法。血压高或不稳定者,推双侧桥弓 10~20 次。

(李文秀)

第四节　妊 娠 恶 阻

妊娠恶阻是指妊娠早期冲脉之气上逆、胃失和降,出现呕吐、厌食,甚至食入即吐的病证,古称子病、病食、阻病。一般在妊娠 6~12 周发生,多见于精神过度紧张的年轻初孕妇女。

本证西医学称为妊娠呕吐,亦称妊娠剧吐、恶性妊娠呕吐。

一、病因病机

本证的病因多与素体虚弱、情志不舒、痰湿阻滞等因素有关。

(一)脾胃虚弱

孕妇脾胃素虚,受孕之后,经血不泻,冲脉之气较盛,冲气上逆犯胃,胃失和降,发为呕恶。

(二)肝胃不和

孕后阴血聚以养胎,肝血不足,肝失所养,肝火偏旺,肝气肝火夹冲气犯胃;或情志不舒,肝气郁结,肝失疏泄,上逆犯胃,胃失和降。

(三)痰湿阻滞

脾虚失运,痰湿内生,阻于中焦,冲脉之气夹湿上涌,而致呕恶。

二、辨证

(一)脾胃虚弱

证候:妊娠初起,恶心呕吐,或食入即吐,或吐清水,头晕体倦,脘痞腹胀,舌淡,苔薄白,脉缓无力。

治法:健脾和胃,降逆止呕。

(二)肝胃不和

证候:妊娠初期,呕吐酸水或苦水,恶闻油腥,脘闷,胁痛,心烦口苦,嗳气叹息,情志不畅,头胀而晕,苔薄黄,脉弦滑。

治法:泄肝和胃,降逆止呕。

（三）痰湿阻滞

证候：妊娠早期,呕吐痰涎,口淡乏味,不思饮食,胸腹满闷,舌胖,苔白腻,脉滑。

治法：化痰除湿,和胃降逆。

三、针灸治疗

（一）刺灸

1.脾胃虚弱

取穴：足三里、中脘、内关、公孙。

随症配穴：腹胀者,加天枢、阴陵泉。

刺灸方法：针用补法,可加灸。

方义：胃之下合穴足三里配胃募中脘,可健脾和胃,降逆止呕。八脉交会穴内关配公孙,可增强健脾和胃、降逆平冲之功效。

2.肝胃不和

取穴：内关、太冲、中脘、足三里。

随症配穴：呕吐苦水者,加阳陵泉。胁痛者,加章门、膻中。

刺灸方法：针用泻法。

方义：内关为八脉交会穴,可理气和胃止呕。太冲为足厥阴肝经原穴,可疏肝泻火以和胃。中脘、足三里和胃降逆。

3.痰湿阻滞

取穴：阴陵泉、丰隆、足三里、中脘、内关。

随症配穴：胸闷者,加膻中。

刺灸方法：针用平补平泻法,可加灸。

方义：脾经合穴阴陵泉配胃经络穴丰隆,可健脾除湿,理气豁痰。足三里、中脘、内关和胃降逆止呕。

（二）耳针

取胃、肝、神门、交感,每次选 2～4 穴,毫针轻度刺激,留针 15 分钟,每天 1 次。也可埋籽刺激。

（三）皮肤针

取中脘、胃俞、脾俞、梁丘、足三里、内关、太冲,轻度叩刺,每天 1 次,5～10 次为 1 个疗程。

（四）穴位注射

取足三里、至阳、灵台、肝俞、脾俞,每次选 2 穴,每穴注射生理盐水 2 mL 或维生素 B_6 注射液 0.5 mL,每天 1 次,轻症隔天 1 次。

（五）穴位敷贴

生姜 6 g 烘干,研为细末,过筛,以水调成糊状,敷内关或神阙穴,外用伤湿止痛膏固定。

（六）艾灸

取上脘、足三里、大敦、公孙,用艾条施雀啄灸法,每天 2 次,每次每穴灸 5～10 分钟。

四、推拿治疗

(一)基本治法

取穴:膻中、中脘、天枢、脾俞、胃俞、内关、足三里等。

手法:一指禅推、按、揉、摩、擦等法。

操作:患者仰卧位,一指禅推中脘,揉膻中,摩中脘,按揉内关、足三里。患者俯卧位,一指禅推脾俞、胃俞。

(二)辨证加减

脾胃虚弱者,加轻手法按揉中脘、神阙、关元,横擦脾俞、胃俞,微透热为度。肝胃不和者,加一指禅推或揉天突、膻中、中脘,按揉章门、阳陵泉、太冲,搓两胁。痰湿阻滞者,用轻摩法施于中脘、天枢、气海,按揉丰隆、三焦俞。

(李文秀)

第五节 胞衣不下

胞衣又称胎衣、胎盘,胎儿娩出后,胎盘经长时间不能娩出者,称为胞衣不下,又称胎衣不下、儿衣不下、息胞。本证多伴有阴道出血不止。

西医学中的胎盘滞留等可据本节辨证治疗。

一、病因病机

本证主要与气虚、血瘀、寒凝等因素有关。

(一)气虚

产妇体质素虚,元气不足;或产程过长,用力过度,分娩后气血两虚,无力送出胞衣而致。

(二)血瘀

多由产时调摄失宜,败血恶露,瘀滞胞中,胞衣不出。

(三)寒凝

临产或产时感受寒邪,外寒乘虚搏于血分,致气血凝滞,胞衣不能及时排出。

二、辨证

(一)气虚

证候:产后胞衣不下,少腹微胀,按之有块,不痛不坚,恶露量多色淡,面色苍白,神疲肢怠,心悸气短,舌淡苔薄,脉细无力。

治法:补气养血祛瘀。

(二)血瘀

证候:产后胞衣不出,小腹疼痛拒按,腹部坚硬有块,恶露量少,色暗红,面色暗紫,舌紫,脉细涩。

治法:行气活血祛瘀。

（三）寒凝

证候：产后胞衣不下，小腹冷痛拒按，得热痛减，恶露甚少，色淡暗，面色青白，舌淡苔白，脉沉迟或紧。

治法：温经活血祛瘀。

三、针灸治疗

（一）刺灸

1.气虚

取穴：关元、三阴交、独阴。

随症配穴：阴道出血多者，加隐白。神疲肢怠者，加足三里。

刺灸方法：针用补法，可加灸。

方义：关元为元气交关之所，属任脉而通于胞宫，配三阴交则益气养血。独阴为经外奇穴，是治疗胞衣不下的经验效穴。

2.血瘀

取穴：肩井、中极、合谷、三阴交、昆仑。

随症配穴：小腹疼痛拒按者，加天枢、阴交。

刺灸方法：针用泻法，可加灸。

方义：肩井有活血利气、催下胞衣的作用。中极属任脉，通胞宫。合谷、三阴交行气活血，祛瘀止痛。配昆仑治胞衣不下。

3.寒凝

取穴：神阙、气海、三阴交、独阴。

随症配穴：小腹冷痛甚者，加灸肾俞、关元。

刺灸方法：针用泻法，可加灸。

方义：神阙与气海均为任脉穴，通于胞宫，灸之可散寒活血、温经通络。三阴交通经活血，以下胞衣。独阴是治疗胞衣不下的经验效穴。

（二）电针

取合谷、三阴交，毫针刺入后，以高频脉冲电流刺激30分钟。

（三）穴位敷贴

以巴豆1粒，蓖麻籽1粒，麝香0.3 g，捣碎外敷神阙、涌泉。

（李文秀）

第六节　缺　乳

产妇在哺乳期乳汁分泌量少或乳汁全无，称为产后缺乳，亦称产后乳不下、产后乳不足。本证可出现在产后及整个哺乳期。如哺乳期由于再度妊娠或妇人先天无乳，皆不为产后缺乳。

本证相当于西医学中由于内分泌障碍、营养不良及精神因素导致的产后乳汁分泌过少或无乳。

一、病因病机

本证多因身体虚弱、气血生化之源不足,或因肝郁气滞、乳汁运行受阻所致。

(一)气血亏虚

素体脾胃虚弱,或分娩失血耗气,或孕期产后调摄失宜,或产后思虑过度伤脾,气血生化之源不足,导致乳汁缺乏。

(二)肝气郁滞

产后情志抑郁,肝失条达,气机不畅,经脉壅滞,乳汁运行受阻,发为缺乳。

二、辨证

(一)气血亏虚

证候:产后乳少甚或全无,乳汁清稀,乳房柔软无胀感,面色少华,唇爪苍白,神疲食少,舌淡,脉细弱。

治法:益气补血通乳。

(二)肝气郁滞

证候:产后乳汁甚少或全无,乳汁稠,乳房胀满而痛,情志抑郁,胸胁胀痛,食欲减退,舌暗红或尖边红,苔薄黄,脉弦细或弦数。

治法:疏肝解郁下乳。

三、针灸治疗

(一)刺灸

1.气血亏虚

取穴:乳根、膻中、脾俞、足三里、少泽。

随症配穴:食少便溏者,加天枢、中脘。血虚甚者,加膈俞、三阴交。

刺灸方法:针用补法,可加灸。

方义:乳房为阳明所过,取乳根可疏通阳明经气而催乳。气会膻中益气调气,以助催乳。脾俞、足三里健运脾胃,益气补血。少泽为催乳效穴。

2.肝气郁滞

取穴:膻中、乳根、内关、太冲、少泽。

随症配穴:胸胁胀满者,加肝俞、期门。乳房胀满而痛者,加合谷、梁丘。

刺灸方法:针用泻法,可加灸。

方义:膻中、乳根调气通络催乳。内关与太冲分属手足厥阴经,可疏肝解郁、理气通络。少泽为通乳效穴。

(二)耳针

取胸、内分泌、交感、肝、脾、肾,每次选2～4穴,毫针中度刺激,留针15～20分钟,隔天或每天1次。

(三)艾灸

取膻中、乳根,以艾条温和灸10～20分钟,每天2次。

(四)穴位注射

取膻中、乳根、肝俞、合谷,用 0.5％普鲁卡因 20 mL 加入维生素 B_1 100 mg,每穴注射 3～5 mL,每天2次,3天为1个疗程。

(五)皮肤针

扣打肺俞至三焦俞、天宗、膻中、乳房周围,根据证候虚实分别给予轻、重度刺激。

四、推拿治疗

(一)基本治法

取穴:膻中、乳根、天宗、厥阴俞、膏肓、足三里、太冲、合谷、少泽等。

手法:一指禅推、按、揉、推、抹、掐等法。

操作:患者仰卧位,一指禅推膻中、乳根,在患者胸部乳房周围轻轻按揉数次,沿乳腺分布,由乳根向乳头推抹。按揉足三里、太冲,以酸胀为度。

患者俯卧位,按揉天宗、厥阴俞、膏肓、合谷,掐少泽。

(二)辨证加减

气血亏虚者,加一指禅推中脘、气海、膈俞、足三里,横擦脾俞、胃俞,透热为度。肝气郁滞者,加一指禅推章门、期门,按揉内关、肝俞,斜擦两胁。

(李文秀)

第七节 产后恶露不绝

恶露是指产妇分娩后由阴道排出的败血和浊液,产后 1～2 周属正常现象,产后恶露持续 3 周以上仍淋漓不断者,称产后恶露不绝,又称恶露不尽或恶露不止。

本证类似于西医学中的产后感染、胎盘和胎膜残留或滞留、产后宫缩乏力所致的产后出血。

一、病因病机

本证多与气虚下陷、血热内扰、气血瘀滞致冲任不固有关。

(一)脾虚气陷

体质素虚,正气不足,或产后失血耗气,或产后操劳过早,劳倦伤脾,脾虚气陷,导致冲任不固,摄血不能,以致恶露不断。

(二)血热内扰

素体阴虚,复因产时失血,阴液亏耗,阴虚生内热;或产后过食辛辣助阳之物,或邪热内扰,或情志不畅,肝郁化火,以致热扰冲任,迫血妄行。

(三)气血瘀滞

产后胞脉空虚,寒邪乘虚而入,血为寒凝;或肝气郁结,气血瘀滞;或胞衣残留,阻滞冲任,以致瘀血不去,冲任失畅,血不归经,恶露不绝。

二、辨证

(一)脾虚气陷

证候:产后恶露过期不止,量多或淋漓不断,色淡红,质稀薄,无臭味,小腹空坠,神倦懒言,面色淡白,舌淡,脉缓弱。

治法:健脾益气摄血。

(二)血热内扰

证候:产后恶露过期不止,量较多,色深红,质稠黏臭秽,面色潮红,口燥咽干,舌红,脉虚细而数。

治法:育阴清热止血。

(三)气血瘀滞

证候:产后恶露淋漓涩滞不爽,量少,色紫暗有块,小腹疼痛拒按,舌紫暗或边有瘀点,脉弦涩或沉而有力。

治法:活血化瘀止血。

三、针灸治疗

(一)刺灸

1.脾虚气陷

取穴:关元、足三里、三阴交、百会。

随症配穴:恶露量多者,加脾俞、隐白。小腹下坠者,加中脘、子宫。

刺灸方法:针用补法,可加灸。

方义:关元属任脉,益气而调理冲任。足三里、三阴交健脾摄血,补益中州。百会居于高巅,用于升提阳气以举陷。

2.血热内扰

取穴:中极、次髎、中都、行间、阴谷。

随症配穴:口舌干燥者,加照海。面色潮红者,加太溪。邪热甚者,加曲池、合谷。

刺灸方法:针用补泻兼施法,可用三棱针点刺出血。

方义:中极属任脉,通胞宫,配次髎清泻胞宫之热。中都为足厥阴肝经郄穴,有疏肝清热的作用。行间为足厥阴肝经之荥穴,泻之可清胞宫血热。配足少阴肾经合穴阴谷用于育阴清热止血。

3.气血瘀滞

取穴:气海、中极、血海、地机。

随症配穴:小腹冷痛拒按者,加灸关元、归来。

刺灸方法:针用泻法,可加灸。

方义:气海、中极均属任脉,用于调理冲任气血。血海、地机属足太阴脾经,能活血化瘀,使瘀去新血归经。

(二)耳针

取内生殖器、内分泌、交感、肝、脾、肾、皮质下、神门,每次选2~4穴,毫针中度刺激,留针15~20分钟,每天1次。

（三）艾灸

取神阙，用艾条灸 30 分钟，每天 1 次。

（李文秀）

第八节 产后恶露不下

胎儿娩出后如宫内瘀血和浊液留滞不下，或虽下甚少，称为恶露不下，又称恶露不来、恶露停结。本证以新产后多见。如恶露虽少，但腰腹不痛、全身状况良好者，本节不进行讨论。

西医学中的产后感染粘连、胎盘和胎膜残留或滞留、产后宫缩乏力、产后子宫过度后倾后屈等影响恶露排出的疾病，可参照本节治疗。

一、病因病机

本证多与情志不畅、寒邪侵袭有关。

（一）气滞血瘀

情志不畅，肝气郁结，气机不利，血行受阻，气滞血结，致恶血留滞，瘀阻胞宫。

（二）寒凝胞宫

感受寒邪，饮食生冷，恶露为寒所凝，瘀结不下。

二、辨证

（一）气滞血瘀

证候：产后恶露不下或所下极少，色紫暗，小腹胀痛拒按，胸胁胀满，舌紫苔薄白，脉沉弦或沉涩。

治法：理气活血祛瘀。

（二）寒凝胞宫

证候：产后恶露不下或所下甚少，小腹冷痛拒按，喜热熨，畏寒肢冷，舌淡苔白，脉沉迟。

治法：温经活血祛瘀。

三、针灸治疗

（一）刺灸

1.气滞血瘀

取穴：气海、中极、地机、太冲。

随症配穴：胸胁胀满者，加期门、膻中。小腹疼痛者，加阴交、气冲。

刺灸方法：针用泻法，可加灸。

方义：气海与中极属任脉，通于胞宫，能调理冲任。地机为足太阴郄穴，用于活血化瘀，再配足厥阴原穴太冲疏肝理气，共奏行气活血化瘀之功效。

2.寒凝胞宫

取穴：关元、气冲、地机。

随症配穴:小腹冷痛者,加灸神阙。

刺灸方法:针用泻法,可加灸。

方义:关元通于胞宫,针并加灸能温经通络、调理冲任。气冲为足阳明和冲脉的交会穴,可活血祛瘀、通经下血。地机可活血化瘀。

(二)耳针

取内生殖器、内分泌、肝、肾、神门,每次选2～4穴,毫针强刺激,留针30分钟,每天1次。

(三)皮肤针

扣打腰椎至尾椎、下腹部任脉、腹股沟部、下肢足三阴经,强刺激。

(李文秀)

第九节 产后血晕

产妇分娩后突然头晕目眩,不能坐起,或心胸满闷,恶心呕吐,痰涌气急,心烦不安,甚则口噤神昏,不省人事,称产后血晕,为产后急重症之一,血晕即因产后失血过多或停瘀,或气血虚脱引起的上述症状。产后血晕始载于《经效产宝》。

一、病因病理

中医学认为,导致产后血晕的病因病机有虚实二端。虚者,乃属阴血晕亡、心神失守,多由产后血崩发展而来。实者,则为瘀血上攻、扰乱心神所致。产妇素体气血虚弱,复因产时失血过多,以致营阴下夺,气失依附,阳气虚脱。或因产后胞脉空虚,感受寒邪,血为寒凝,瘀滞不行,加因产后元气亏虚,气血运行失度,以致血瘀气逆,并走于上,扰乱心神,而致血晕。

二、临床表现

产妇分娩后突然头晕目眩,不能坐起,或心胸满闷,恶心呕吐,痰涌气急,心烦不安,甚则口噤神昏,不省人事。血虚气脱型表现为产时、产后流血过多,突然晕眩,心悸烦闷不适,甚则昏不知人。面色苍白,眼闭口开,手撒肢凉,冷汗淋漓,舌淡无苔,脉微欲绝或浮大而虚。瘀阻气闭型表现为产妇刚分娩后,恶露不下或量少,少腹阵痛拒按,甚至心下急满,气粗喘促,神昏口噤,不省人事,两手握拳,牙关紧闭,面色青紫,唇舌紫暗或舌边尖瘀斑,脉涩。

三、诊断要点

(1)发病以产后数小时内多见。

(2)产妇分娩后突然头晕目眩,不能坐起,或心胸满闷,恶心呕吐,痰涌气急,心烦不安,甚则口噤神昏,不省人事。

(3)体格检查:多为出血量多及急性贫血症状,血压下降或测不到血压。

四、针灸治疗

(一)针刺

1.处方一

三阴交、人中、内关、中极、支沟、十宣。

操作:中极施捻转泻法,三阴交、支沟施提插泻法,人中施提插泻法,内关施提插捻转之平补平泻法,每穴均留针15～30分钟。十宣则用三棱针点刺放血。本法适宜于瘀阻气闭型。

2.处方二

三阴交、足三里、合谷。

操作:针刺以上穴位,施捻转补法,每穴连续捻补5～8分钟或更长时间。本法适宜于血虚气脱型。

3.处方三

阴交、三阴交、支沟、中极、公孙。

操作:用毫针刺以上穴位,施捻转泻法,另可加灸这些穴位。本法适宜于血瘀气逆型。

4.处方四

百会、关元、人中、内关、足三里、三阴交、气海。

操作:毫针刺,人中施提插泻法,内关施提插捻转之平补平泻法。余穴均施捻转补法,留针15～30分钟,但是百会用艾条悬灸。本法适宜于血虚气脱型。

5.处方五

胃俞、膏肓俞、脾俞,肺俞、足三里、中脘。

操作:毫针刺,施捻转补法,留针20～30分钟,诸穴均加用艾条悬灸法,约30分钟。每天1次,7～10次为1个疗程。本法适宜于肺脾气虚型。

(二)耳针

1.处方一

内生殖器、交感、神门、肾上腺、心、肝。

操作:毫针强刺激以上穴位,间歇行针,留针30～60分钟。

2.处方二

子宫、下脚端、神门、下屏尖、肝、心。

操作:局部消毒,毫针刺之,强刺激,留针1～2小时,或留针至神清识人。

3.处方三

脑、心、脾、肝、肺、肾、下屏尖、平喘、神门、下脚端。

操作:每次选3～6穴,每天或隔天针1次,每次留针30～60分钟。或采用耳穴压籽法,每3天1次,10次为1个疗程。

(三)灸法

处方:百会、神阙、足三里、关元。出血过多者,加隐白;心悸者,加神门;抽搐者,加太冲;牙关紧闭者,加颊车。

操作:以上穴位轮番用艾条灸,灸至神清为度。

(四)穴位注射

处方:三阴交、足三里。

操作：将缩宫素 1～2 U，或麦角 0.1～0.2 mL，用 0.5％普鲁卡因稀释到 1～2 mL，进针得气后，每穴注入 0.5 mL。本法适宜于血虚气脱型。

(五)电针

处方：中脘、关元、脾俞、肾俞、膻中、三阴交、太溪、足三里。

操作：每次选 2～4 穴，每次通电 20～30 分钟，每天 1 次，10 次为 1 个疗程。

(六)皮肤针

处方：五脏俞、夹脊穴、背部足太阳膀胱经第一侧线。

操作：在以上部位，用梅花针中度刺激，以皮肤潮红为度，每天 1 次，7 次为 1 个疗程。

五、推拿治疗

(一)处方一

关元、气海、八髎、肾俞、中脘、百会、足三里、脾俞、胃俞。

操作：摩小腹 6 分钟，揉关元、气海各 2 分钟，按八髎、肾俞，以酸胀为度；然后按揉百会 2 分钟，直擦背部督脉，以透热为度，揉中脘 2～3 分钟，揉足三里、脾俞、胃俞各 1 分钟。本法适宜于气随血脱型。

(二)处方二

膻中、印堂、太阳、百会、水沟、承浆、关元、膈俞、肝俞、心俞、脾俞、血海、中极、八髎、太冲。

操作：患者仰卧位，先用拇指掐承浆、水沟，再按揉印堂、百会，分抹印堂至太阳。按揉中脘、膻中、内关、三阴交、支沟等穴。然后患者俯卧位，按揉膈俞、脾俞、肝俞、心俞。最后按揉中极、血海、太冲，擦八髎，以透热为度。本法适宜于血瘀气逆型。

(三)处方三

关元、中脘、气海、心俞、肺俞、脾俞、肾俞、命门、三阴交、足三里、合谷、内关。

操作：一指禅推或揉关元、中脘、气海，一指禅推心俞、肺俞、脾俞、肾俞，擦命门，捏脊，按揉三阴交、足三里。最后，按揉内关，拿合谷。

(李文秀)

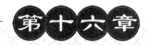

常见病证的康复治疗

第一节 面 神 经 炎

面神经炎又称特发性面神经麻痹或 Bell 麻痹。常见病因多由病毒感染、面部受凉、神经源性病变、物理性损伤或中毒等引起一侧或者双侧耳后乳突孔内急性非化脓性面神经炎,受损的面神经为周围性,故在此以周围性面神经麻痹作为重点进行介绍。本病以口眼㖞斜为主要特点,常在睡眠醒来时发现一侧面部肌肉板滞、麻木、瘫痪,额纹消失,眼裂变大,露睛流泪,鼻唇沟变浅,口角下垂歪向健侧,病侧不能皱眉、蹙额、闭目、露齿、鼓颊。部分患者初起时有耳后疼痛,还可出现患侧舌前 2/3 味觉减退或消失,听觉过敏等症状。病程迁延日久,可因瘫痪肌肉出现挛缩,口角反牵向患侧,甚则出现面肌痉挛,形成"倒错"现象。发病急骤,以一侧面部发病为多,双侧面部发病少见。无明显季节性,多见于冬季和夏季,好发于 20～40 岁青壮年,男性居多。

本病属中医学之口僻、吊线风、口眼㖞斜、歪嘴风等病证范畴。中医认为,"邪之所凑,其气必虚"。本病多由脉络空虚,风寒侵袭,以致经气阻滞,气血不和,瘀滞经脉,导致经络失于濡养,肌肉纵缓不收而发作。

颅内炎症、肿瘤、血管病变、外伤等多种病变累及面神经所致的继发性面神经麻痹与前者不同,不是本节讨论的对象。

一、康复评定

(一)现代康复评定

1.病史

起病急,常有受凉吹风史,或有病毒感染史。

2.表现

一侧面肌突然瘫痪、患侧额纹消失,眼裂不能闭合,鼻唇沟变浅,口角下垂,鼓腮,吹口哨时漏气,食物易滞留于患侧齿颊间,可伴患侧舌前 2/3 味觉丧失,听觉过敏,多泪等。

3.损害部位

耳后乳突孔以上影响鼓索支时,则有舌前 2/3 味觉障碍;若镫骨肌支以上部位受累时,除味觉障碍外,还可出现同侧听觉过敏;损害在膝状神经,可有乳突部疼痛,外耳道和耳郭部的感觉障碍或出现疱疹;损害在膝状神经节以上,可有泪液、唾液减少。

4.脑 CT、MRI 检查

均正常。

5.实验室检查

急性感染性(风湿、骨膜炎等)面神经麻痹者可有:①外周血白细胞计数及中性粒细胞比例升高;②血沉增快;③大多数患者脑脊液检查正常,极少数患者脑脊液的淋巴细胞和单核细胞增多。

6.电生理检查

肌电图可显示受损的面肌运动单位对神经刺激的反应,测知面神经麻痹程度及有无失神经反应,对确定治疗方针和判定预后及可能恢复的能力很有价值。通常可进行动态观察,在发病 2 周左右,应列为常规检查。神经传导速度是判断面神经受损最有意义的指标,它对判断病情的严重程度、发病部位,以及鉴别轴索与脱髓鞘损害,均有很大帮助。此外,电变性检查对判定面神经麻痹恢复时间更为客观,发病早期即病后 5~7 天,采用面神经传导检查,对完全性面神经麻痹的患者进行预后判定,患侧诱发的肌电动作电位 M 波波幅为健侧的 30% 或以上时,则 2 个月内可恢复;如为 10%~30%,常需 2~8 个月恢复,并有可能出现并发症;如仅为 10% 或以下,则需 6~12 个月才能恢复,甚至更长时间,部分患者可能终身难以恢复,并多伴有面肌痉挛及连带运动等后遗症。病后 3 个月左右测定面神经传导速度,有助于判断为面神经暂时性传导障碍,还是永久性的失神经支配。

7.功能障碍评定

面神经炎患侧功能障碍和面肌肌力的康复评定(表 16-1 和表 16-2)。

表 16-1 功能障碍分级

分级	肌力表现
0 级	相当于正常肌力的 0%,嘱患者用力使面肌收缩,但检查者看不到面肌收缩,用手触面肌也无肌紧张感
1 级	相当于正常肌力的 10%,让患者主动运动(如皱眉、闭眼、示齿等动作),仅见患者肌肉微动
2 级	相当于正常肌力的 25%,面肌做各种运动虽有困难,但主动运动面肌有少许动作
3 级	相当于正常肌力的 50%,面肌能做自主运动,但比健侧差,如皱眉比健侧眉纹少或抬额时额纹比健侧少
4 级	相当于正常肌力的 75%,面肌能做自主运动,皱眉、闭眼等基本与健侧一致
5 级	相当于正常肌力的 100%,面肌各种运动与健侧一致

表 16-2 肌力分级

分级	功能障碍情况
I	正常
II	轻度功能障碍,仔细检查才发现患侧轻度无力,并可察觉到轻微的联合运动
III	轻、中度功能障碍,面部两侧有明显差别,患侧额运动轻微运动,用力可闭眼,但两侧明显不对称
IV	中、重度功能障碍,患侧明显肌无力,双侧不对称,额运动轻微受限,用力也不能完全闭眼,用力时口角有不对称运动
V	重度功能障碍,静息时出现口角㖞斜,面部两侧不对称,患侧鼻唇沟变浅或消失,额无运动,不能闭眼(或最大用力时只有轻微的眼睑运动),口角只有轻微的运动
VI	全瘫,面部两侧不对称,患侧明显肌张力消失,不对称,不运动,无连带运动或患侧面部痉挛

(二)传统康复辨证

1.病因病机

中医对本病多从"内虚邪中"立论,认为"经络空虚,风邪入中,痰浊瘀血痹阻经络,以致经气运行失常,气血不和,经筋失于濡养,纵缓不收而发病"。

2.辨证

(1)风寒侵袭:见于发病初期,面部有受凉史。症见口眼㖞斜,伴头痛、鼻塞、面肌发紧,舌淡,苔薄白,脉浮紧。

(2)风热入侵:见于发病初期,多继发于感冒发热,症见口眼㖞斜,伴头痛、面热,面肌松弛、耳后疼痛,舌红,苔薄黄,脉浮数。

(3)气血不足:多见于恢复期或病程较长的患者。症见口眼㖞斜,日久不愈,肢体困倦无力,面色淡白,头晕等,舌淡,苔薄白,脉细无力。

二、康复治疗

面神经炎的中医治疗方法日趋多样化,有针灸、推拿、中药内服、外敷、皮肤针、电针、刺络拔罐、穴位注射、割治、埋线等。在临床中应注意诊断,及早治疗,充分发挥中医各种治法的优势,标本兼顾,内外治疗,并中西医结合,各取所长,以达到提高疗效、缩短病程、降低费用的良好效果。

(一)一般治疗

(1)治疗期间,可在局部用热毛巾热敷,每次10分钟,每天2次。

(2)眼睑闭合不全者,每天点眼药水2～3次,以防感染。

(3)患者应避免风寒侵袭,戴眼罩、口罩防护。

(4)患者宜自行按摩瘫痪的面肌,并适当地进行功能锻炼。

(5)治疗期间,忌长时间看电视、电脑,以防用眼过度,导致眼睛疲劳,影响疗效。

(二)针灸治疗

1.毫针法

治则:活血通络,疏调经筋。

处方:以面颊局部和手足阳明经腧穴为主。

主穴:阳白、四白、颧髎、攒竹、颊车、地仓、合谷(双)、翳风(双)。

随证配穴:风寒证加风池穴祛风散寒,风热证加曲池疏风泻热,鼻唇沟平坦加迎香,人中沟歪斜加人中、口禾髎,颏唇沟歪斜加承浆,味觉消失、舌麻加廉泉,乳突部疼痛加风池、外关,恢复期加足三里补益气血、濡养经筋。

2.电针法

取地仓、颊车、阳白、瞳子髎、太阳、合谷(双)等穴,接通电针仪,以断续波刺激10～20分钟,强度以患者面部肌肉微微跳动且能耐受为度。每天1次。适用于恢复期(病程已有2周以上)的治疗。

3.温针法

取地仓、颊车、阳白、四白、太阳、下关、牵正、合谷(双)等穴,将剪断的艾条(每段1～1.5 cm)插到针柄上,使艾条距离皮肤2～3 cm,将艾条点燃,持续温灸10～20分钟,注意在艾条与皮肤之间放置一小卡片(4 cm×5 cm),防止烧伤皮肤,温度以患者有温热感且能耐受为度。每天1次。

操作要求:①初期,亦称急性期,为开始发病的第1～7天,此期症状有加重趋势,此乃风邪初入,脉络空虚,正邪交争,治以祛风通络为主。此期宜浅刺,轻手法,不宜使用电针法过强刺激。②中期,亦称平静期,为发病第7～14天,此期症状逐渐稳定,乃外邪入里,络阻导致气血瘀滞,故治当活血通络。此期宜用中度刺激手法,可用电针法、温针法等强刺激手法。毫针法处方、随证配穴、操作等具体方法见上。其中电针法、温针法、穴位敷贴、穴位注射、皮肤针、耳针法等均可酌情选用。③后期,又称恢复期,为发病16天至6个月,此后症状逐渐恢复,以调理气血为主。此期浅刺多穴多捻转有助促进面部微循环,营养面神经及局部组织,同时激活神经递质冲动,利于松肌解痉,恢复面肌正常运动,类似补法,有别于初期浅刺泄邪之泻法。若辅以辨证配穴,补气益血、祛风豁痰,则更显相得益彰。毫针法处方、随证配穴、操作等具体方法见上。可酌情选用电针法、温针法、穴位敷贴、穴位注射、皮肤针、耳针法等。④联动期和痉挛期:发病6个月以上(面肌连带运动出现以后),此期培补肝肾、活血化瘀、舒筋养肌、息风止痉。采用循经取穴配用面部局部三线法取穴针灸治疗。在电针法、温针法、穴位敷贴、穴位注射、皮肤针、耳针法无效下可选择手术治疗。

三、注意事项

(1)多食新鲜蔬菜、粗粮、黄豆制品、大枣、瘦肉等。

(2)平时面神经麻痹患者需要减少光源刺激,如电脑、电视、紫外线等。

(3)需要多做功能性锻炼,如抬眉、鼓气、双眼紧闭、张大嘴等。

(4)每天需要坚持穴位按摩。

(5)睡觉之前用热水泡脚,有条件的话,做足底按摩。

(6)面神经麻痹患者在服药期间,忌辛辣刺激食物。如白酒、大蒜、海鲜、浓茶、麻辣火锅等。

(7)用毛巾热敷脸,每晚3～4次,勿用冷水洗脸,遇到寒冷天气时,需要注意头部保暖。

(8)应注意保持良好心情。心理因素是引发面神经麻痹的重要因素之一。面神经麻痹发生前,有相当一部分患者存在身体疲劳、睡眠不足、精神紧张及身体不适等情况。所以保持良好的心情,就必须保证充足的睡眠,并适当进行体育运动,增强机体免疫力。

(9)要注意面神经麻痹只是一种症状或体征,必须仔细寻找病因,如果能找出病因并及时进行处理,如重症肌无力、结节病、肿瘤或颞骨感染,可以改变原发病及面神经麻痹的进程。面神经麻痹也可能是一些危及生命的神经科疾病的早期症状,如脊髓灰质炎,如能早期诊断,可以挽救生命。

(李　群)

第二节　中　风

中风病又称卒中,是在气血内虚的基础上,遇有劳倦内伤、忧思恼怒、嗜食厚味、烟酒等诱因,进而引起脏腑阴阳失调,气血逆乱,直冲犯脑,脑脉闭阻或血溢脉之外所致。临床以突然昏仆、半身不遂、口舌㖞斜、言语謇涩或不语、偏身麻木为主症,并具有起病急、变化快如风邪善行数变的特点,好发于中老年人的一种常见病。

中风急性期标实证候突出,急则治其标,当以祛邪为主。常用醒神开窍、平肝熄风、清化痰热、化痰通腑、活血通络等治疗方法。闭证当以祛邪开窍醒神法治疗;脱证则以扶正固脱为法;内闭外脱者,醒神开窍与扶正固脱可以兼用。恢复期与后遗症期多为虚实夹杂,治宜扶正祛邪,常用育阴熄风、益气活血等法。

中风病所涉及内容与西医学脑血管病基本相似,脑血管病可以分为缺血性和出血性两大类,由于病变性质、部位和范围的不同,可以表现出不同的症状和体征。不论是缺血性还是出血性的,均可以参照本节进行辨证论治。

脑血管病是严重危害人类健康的重大疾病。据中国卫生健康委员会统计中心发布的人群监测资料显示,无论是城市或农村,脑血管病近年在全死因顺位中都呈现明显前移的趋势。城市居民脑血管病死亡已上升至第一、第二位,农村地区在 20 世纪 90 年代初脑血管病死亡列第 3 位,20 世纪 90 年代后期升至第 2 位。从国家"七五"攻关计划以来,作为重大疾病,脑血管病是国家攻关课题和各类重大研究项目的重点研究内容。随着人口老龄化的进程加速,脑血管病的临床和基础研究,将作为医学研究的重大课题持续进行下去并不断向前发展。

中医预防与治疗中风病有悠久的历史,积累了较为丰富的经验,具有鲜明的特色,具有一定的优势。中医防治脑血管病的研究,从临床治疗经验的汇总、发掘,到循证医学理论指导下的大样本证候学特点的系统化研究,再到中医综合治疗方案的规范化临床试验,从基础理论到临床实践的研究均取得较大的进展。已经完成的国家"十五"攻关课题结果显示,治疗脑梗死和脑出血的中医综合治疗方案已经建立,并在初步的临床实践中得到验证。中医治疗中风病的研究,已经形成相对较为成熟的,可以相对独立的研究体系。

从所造成损伤范围的角度看,脑血管病的病损涉及意识、运动、语言、智能、情绪、感觉等多系统,研究对象不仅仅局限在运动障碍。随着研究的不断深化,越来越多的学者趋向于将脑血管病定义为一个"综合征"。而随着这一认识的不断强化,研究方向越分越细,研究内容更趋向复杂。脑血管病后的智能和情绪改变引起更多的重视,血管性痴呆、卒中后抑郁已经成为独立的研究对象,相应的中医药诊断、治疗研究已经展开,部分研究已经取得初步成果。

从疾病病程角度看,脑血管病的临床和基础研究的重点一直在病变发生之后,即脑梗死或脑出血的急性期和恢复早期。随着研究的不断深化,对脑血管病认识水平的不断提高,研究重心发生位移,同时出现前移和后移的趋势。重心前移是指预防,出现短暂脑缺血发作的积极治疗,关注脑血管病高危因素的有效控制,以致高危人群早年生活习惯的改善。重心后移是指康复,脑血管病发生后复杂的病理机制,难以逆转的级联反应过程,直接导致治疗的难度,多数患者的功能损害不可避免,所以病变的损坏过程停止后,病情稳定后的功能重建不可回避,成为这一阶段的重点问题。

中风病康复涉及功能、能力和社会障碍等多层次,主症、兼症及并发症等多方面的问题,是中医药发挥特色和优势的重要位点。针灸促进偏瘫康复的疗效已经获得较为充分的临床证据。中药内服、外用,以及推拿等中医方法与康复训练相结合,可以从多角度、多方面解决偏瘫康复的问题,提高偏瘫康复的疗效。进一步规范化的临床研究,进一步深化的中医药作用机制探讨,更为广泛的国际合作研究,将更加明确中医药在中风病偏瘫康复中的特色和优势。

一、诊断标准

(一)中医诊断标准

1.疾病诊断

主症:偏瘫、神志昏蒙、言语謇涩或不语、偏身感觉异常、口舌㖞斜。

次症:头痛、眩晕、瞳神变化、饮水发呛、目偏不瞬、共济失调。

急性起病,发病前多有诱因,常有先兆症状。

发病年龄多在 40 岁以上。

具备两个主症以上,或一个主症两个次症,结合起病、诱因、先兆症状、年龄即可确诊;不具备上述条件,结合影像学检查结果也可确诊。

根据中风病的病理特点,中风分为缺血性中风和出血性中风,前者主要指缺血性脑血管病;后者主要指出血性脑血管病。

2.分期标准

急性期:发病 4 周以内。

恢复期:发病 4 周以上。

后遗症期:发病一年以上。

(二)西医诊断标准

1.短暂性脑缺血发作

(1)为短暂的、可逆的、局部的脑血液循环障碍,可反复发作,少者 1~2 次,多至数十次。多与动脉粥样硬化有关,也可以是脑梗死的前驱症状。

(2)可表现为颈内动脉系统和/或椎-基底动脉系统的症状和体征。

(3)每次发作持续时间通常在数分钟至 1 小时,症状和体征应该在 24 小时以内完全消失。

2.蛛网膜下腔出血

主要是指动脉瘤、脑血管畸形或颅内异常血管网症等出血引起。

(1)发病急骤。

(2)常伴剧烈头痛、呕吐。

(3)一般意识清楚或有意识障碍,可伴有精神症状。

(4)多有脑膜刺激征,少数可伴有脑神经及轻偏瘫等局灶体征。

(5)腰穿脑脊液呈血性。

(6)CT 扫描应作为首选检查。

(7)全脑血管造影检查可帮助明确病因。

3.脑出血

(1)常于体力活动或情绪激动时发病。

(2)发作时常有反复呕吐、头痛和血压升高。

(3)病情进展迅速,常出现意识障碍、偏瘫和其他神经系统局灶症状。

(4)多有高血压病史。

(5)CT 扫描应作为首选检查。

(6)腰穿脑脊液多含血和压力增高(其中 20% 左右可不含血)。

4.动脉粥样硬化性血栓性脑梗死

(1)常于安静状态下发病。

(2)大多数发病时无明显头痛和呕吐。

(3)发病较缓慢,多逐渐进展,或呈阶段性进行,多与脑动脉粥样硬化有关,也可见于动脉炎、血液病等。

(4)一般发病后1~2天内意识清楚或轻度障碍。

(5)有颈内动脉系统和/或椎-基底动脉系统症状和体征。

(6)应做 CT 或 MRI 检查。

(7)腰穿脑脊液一般不应含血。

5.脑栓塞

(1)多为急骤发病。

(2)多数无前驱症状。

(3)一般意识清楚或有短暂性意识障碍。

(4)有颈动脉系统和/或椎-基底动脉系统症状和体征。

(5)腰穿脑脊液一般不含血,若有红细胞可考虑出血性脑梗死。

(6)栓子的来源可为心源性或非心源性,也可同时伴有其他脏器、皮肤、黏膜等栓塞症状。

6.腔隙性梗死

(1)发病多由高血压动脉硬化引起,呈急性或亚急性起病。

(2)多无意识障碍。

(3)应进行 CT 或 MRI 检查,以明确诊断。

(4)临床表现都不严重,较常见的为纯感觉性卒中、纯运动性轻偏瘫、共济失调性轻偏瘫、构音不全-手笨拙综合征或感觉运动性卒中等。

(5)腰穿脑脊液无红细胞。

7.无症状性脑梗死

为无任何脑及视网膜症状的血管疾病,仅为影像学所证实,可视具体情况决定是否作为临床诊断。

二、鉴别诊断

(一)口僻

口僻又称吊线风。口僻以口眼㖞斜、目不能闭、口角流涎为主要临床表现,起病突然,一年四季均可发生,以春秋两季为多见,发病年龄以青壮年为多,发病前多有明显的局部受凉、风吹等诱因。与中风的临床表现、起病原因、发病年龄等明显有别。中风也有以口眼㖞斜为主要表现者,但多以中老年人为主,且多伴有言语謇涩或不语、偏身麻木或神昏等症。

(二)痫病

痫病患者虽起病急骤,突然昏仆倒地,但神昏多为时短暂,移时自行苏醒,醒后如常人。中风患者昏仆倒地,其神昏症状重,持续时间长,多难以自行苏醒,多遗留明显后遗症。痫病患者多伴有肢体抽搐、口吐白沫、四肢僵直、两手握拳、双目上视、小便失禁,一般无半身不遂、口舌㖞斜等症,发病者以儿童、青少年居多,且有多次相似发作的病史可寻。应当注意的是,少数中风先兆发作的患者,与部分痫病的发作相似。如年龄在 40 岁以上,首次发作者,应注意观察,并进行必要的检查,以资鉴别。

（三）厥病

厥病的突然昏仆、不省人事，需与中风相鉴别。但厥病神昏时间短暂，同时常伴四肢逆冷，一般移时苏醒，醒后无半身不遂、口舌㖞斜等中风特有的症状。而中风多遗留明显后遗症。

（四）痉病

痉病以四肢抽搐、项背强直，甚至角弓反张为主症，病发中也可伴有神昏，应与中风阳闭相鉴别。痉病神昏多出现于抽搐之后，而中风者多病起即有神昏，而后出现抽搐。痉病者抽搐时间长，中风者抽搐时间短。痉病者无半身不遂、口舌㖞斜等中风后遗症。

（五）痿病

痿病有肢体瘫痪、活动无力，但多起病缓慢，以双下肢瘫或四肢瘫为多见，或有患肢肌肉萎缩，或见筋惕肉瞤。中风的肢体瘫痪多起病急骤，且以瘫痪不遂为多见。痿病者起病时无神昏，中风者常有不同程度的神昏，据此多可鉴别。

三、证候诊断

（一）风痰火亢证

主症：半身不遂，口舌㖞斜，言语謇涩或不语，感觉减退或消失，发病突然。

次症：头晕目眩，心烦易怒，肢体强急，痰多而黏，舌红，苔黄腻，脉弦滑。

（二）风火上扰证

主症：半身不遂，口舌㖞斜，言语謇涩或不语，感觉减退或消失，病势突变，神志迷蒙。

次症：颈项强急，呼吸气粗，便干便秘，尿短赤，舌质红绛，舌苔黄腻而干，脉弦数。

（三）痰热腑实证

主症：半身不遂，口舌㖞斜，言语謇涩或不语，感觉减退或消失。

次症：头痛目眩，咳痰或痰多，腹胀便干便秘，舌质黯红，苔黄腻，脉弦滑或偏瘫侧弦滑而大。

（四）风痰瘀阻证

主症：半身不遂，口舌㖞斜，言语謇涩或不语，感觉减退或消失。

次症：头晕目眩，痰多而黏，舌质黯淡，舌苔薄白或白腻，脉弦滑。

（五）痰湿蒙神证

主症：半身不遂，口舌㖞斜，言语謇涩或不语，感觉减退或消失，神昏痰鸣。

次症：二便自遗，周身湿冷，舌质紫黯，苔白腻，脉沉缓滑。

（六）气虚血瘀证

主症：半身不遂，口舌㖞斜，言语謇涩或不语，感觉减退或消失。

次症：面色㿠白，气短乏力，自汗出，舌质黯淡，舌苔白腻或有齿痕，脉沉细。

（七）阴虚风动证

主症：半身不遂，口舌㖞斜，言语謇涩或不语，感觉减退或消失。

次症：眩晕耳鸣，手足心热，咽干口燥，舌质红瘦，少苔或无苔，脉弦细数。

四、病因病机

（一）病因

1.正气虚衰

年老体衰，或久病气血亏损，元气耗伤，则脑脉失养。气虚则运血无力，血流不畅，而致脑脉瘀滞不通;阴血亏损,则阴不制阳,阴亏于下,阳亢于上,阳化风动,夹痰浊、瘀血上扰清窍,邪气滞留于虚损之脑脉而形成下虚上实,突发本病。

2.劳倦内伤

烦劳过度,易使阳气升张,引动风阳,造成内风旋动,则气火俱浮,迫血上涌,或兼夹痰浊、瘀血上壅清窍;或血之与气并走于上,壅胀脑脉,终成大厥、昏仆之候;因此而中风者,病情多重。

3.饮食不节

嗜食肥甘厚味,辛香炙烤之物,或饮酒过度,以致脾胃受伤,脾失运化,痰浊内生,郁久化热,痰热互结,壅滞经脉,上蒙清窍。

4.五志所伤,情志过极

七情失调,肝失调达,肝气郁结,气机郁滞,血行不畅,瘀结脑脉;暴怒伤肝,则肝阳暴张,或心火暴盛,风火相煽,血随气逆,上冲犯脑。凡此种种,均易引起气血逆乱,上扰脑窍而中风。

5.痰浊

多因脾失健运,或肝旺克脾,或肝郁化火,炼液成痰。痰浊日久化热,痰热互结,壅滞血脉,上蒙清窍而成中风。

6.瘀血

多因正气虚衰,气虚运血无力,血脉瘀滞;或暴怒伤肝,肝阳暴亢,血随气逆,上壅清窍,瘀结于脑脉;或肝气郁结,气滞血瘀,发为本病。

此外,气候骤变、烦劳过度、情志相激、用力不当等均可诱发或加重本病。

(二)病机

1.发病

起病多急。在活动状态下发病,尤其是在用力不当或情绪激动时发病。多突然昏仆或无昏仆而突发半身不遂、口舌㖞斜、舌强言謇或不语、偏身麻木,多于短期内病情发展至严重程度。而于安静或睡眠状态下发病者,部分可呈渐进性加重,发病前可有头晕、头痛、手足麻木或无力、一时性言语不利、阵阵心悸等先兆症状。

2.病位

病位在脑髓血脉,涉及心、肝、脾、肾等多个脏腑。

3.病性

病性属本虚标实。中风急性期以风、火、痰、瘀等标实证候为主,常由于脑络受损,神机失用,而导致多脏腑功能紊乱,出现清窍闭塞、腑气不通、痰瘀互阻、血脉不畅等诸多证候,如《黄帝内经》中所述的"主不明,则十二官危"。恢复期及后遗症期则表现为虚实夹杂或本虚之证,气虚、阴虚证候逐渐明显,以气虚血瘀、肝肾阴虚为多,也可见气血不足、阳气虚衰之象,而痰瘀互阻往往贯穿中风病的始终。

4.病势

若初起时,仅见半身不遂、口舌㖞斜、舌强言謇、神志清醒,则清窍尚未被蒙塞,病情尚轻。如果病情进一步发展,渐至神昏、清窍不开、神昏日重,则病情危笃,甚则合并呕血、便血、厥脱等病证,即难救治。

5.病机转化

在疾病的发展过程中,病机转化迅速是中风病的主要特点。其病机转化决定于内风、邪热、痰浊、瘀血等病邪与人体正气相争及其消长变化的结果。急性期,邪气盛,脑脉痹阻或血溢于脑脉之外,清窍蒙塞,如果正气不衰,经过辨证论治,邪热清,内风息,痰浊化,瘀血祛,神明逐渐恢复,半身不遂诸症也可逐渐减轻。如平素体弱,正气先衰,或邪气过盛,气血逆乱,窍闭不开,脏腑功能紊乱,则正气耗伤,终至元气败脱,阴阳离决。恢复期,虽然病邪大减,但正气亦已大伤,已无神昏窍闭,但由于正气虚衰,其半身不遂诸症仍然存在,尤其是年老体衰、肾精大伤、髓海空虚之人,每见呆痴之症。

中风初起时,内热征象多不明显,但内风煽动,痰浊、瘀血内蕴,阳气郁积,多有化热趋势。内热既盛,一是邪热灼伤正气,二是能炼液为痰,三则化风迫血,从而加重气血逆乱上冲之势。这在中风的病机转化中是一个值得重视的问题。

在中风病的发病和演变过程中,风和火是体现中风病疾病层面的证候要素,其发展变化与疾病的变化密切相关,而痰、瘀是体现证候层面的证候要素。

6.证类病机

风痰火亢证:痰热瘀血夹风火,上犯于脑,以致清窍闭塞,神明失司。故本证患者神昏较重,甚至昏聩无知。正邪交争剧烈,阳热内扰、外犯,内扰则胸腹灼热,外犯则邪闭经脉,阳气不宣,而见四肢厥冷。甚则窍闭不开,脏腑功能紊乱,气机升降失常,浊阴上逆,胃失和降而见呕吐、呃逆、头痛;邪热迫血,可见呕血、便血;严重者气机闭塞不通,可见喘促等症。

风火上扰证:多因平素气恼劳碌,阴阳失调,肝失调达,气机不畅,肝气郁结,久郁化火,复因情志相激,易于肝阳上亢,风火相煽,鼓荡气血,逆乱上冲犯脑,故见眩晕头痛、面红目赤、烦躁易怒。本证邪实,最易扰乱神明,而致清窍闭塞,转化为中脏腑证,素体阳盛、体壮实者多见此证,平素时有风阳旋动之象,复因情志相激,烦劳过度,引动风阳上扰,气逆血乱,上冲清窍,神明扰动而成。临证常见恍惚、迷蒙,甚或神昏、半身不遂、口舌㖞斜等;风阳扰动,筋脉失养,故患肢瘫痪而强痉拘急。于急性期本证变化最为迅速。

痰热腑实证:平素饮食不节,嗜好膏粱厚味及烟酒等易生痰浊、内热之物,则脾胃受伤,运化失司,痰浊内生;若阳盛之体,则痰瘀化热,痰热互结,夹风阳之邪上扰清窍,痹阻脑脉而发本病。痰滞中焦,则升降功能失常,腑气不通,脘腹胀满,大便秘结。本证于急性期比较多见,腑气不通是临床的主要表现。如果痰热互结,糟粕存聚不下,不能及时去除,中焦阻塞,清阳不升,浊阴不降,常可导致清窍闭塞,使病情加重。

风痰瘀阻证:由于老年体衰,或劳倦内伤,致使脏腑功能失调,内生痰浊、瘀血,借助肝风上窜之势,留滞于虚损之脑脉,影响神气的出入通达,故见半身不遂、口舌㖞斜、舌强言謇、偏身麻木。本证临床最为常见,一般病情稳定。

痰湿蒙神证:素体阳虚,湿痰内蕴,复因烦劳过度,或情志相激,致风阳内旋,湿痰借助风阳上逆之势,蒙塞清窍,阻滞神明出入之路而为本证。湿痰阴邪,易伤阳气,故本证者虽易有神昏不语,但多静而不烦,肢体瘫软、面白唇黯。湿郁痰阻,久郁化热,可转化为阳闭证;若湿浊内盛,阳气衰微,元气败脱,又可化生厥脱之候。

气虚血瘀证:乃因平素体弱,或久病体虚,或正邪相争耗伤正气;气为血之帅,气虚则无力运血,血行不畅瘀滞脑脉发为中风。除有半身不遂、口舌㖞斜等中风表现外,还见气短乏力、面色㿠白、困倦、口角流涎、自汗出、手足肿胀,多以心脾气虚为主;若兼有气虚者,可有小便失禁、腰酸腿软。

阴虚风动证:素体肝肾阴虚,阴不制阳,内风煽动。一则由于肝肾阴血不足,脑髓失养而空虚;二则内风旋动,气逆血乱,上犯虚损之脑髓血脉而发为本病,见半身不遂、口舌㖞斜、心烦、手足心热等症。本证多见于年老体衰之人。阴虚多生内热,内热灼伤阴精,则阴虚日甚。病久则阴损及阳,终致阴阳俱损。临床上单纯阴虚风动者并不多见,每多夹有气虚、血瘀、痰浊为患,但总以阴虚为主。

中风不伴神志障碍者,其基本病机为正气未衰,风火、痰浊、瘀血、腑实等实邪不甚,以致内外二因交互作用,造成气血逆乱,上犯于脑,邪气滞于脑之经脉,或脑脉损伤,故见偏身麻木、半身不遂、口舌㖞斜、言语謇涩等。

若病情恶化,可转化为神明受损,其基本病机为风痰、瘀血、邪热等实邪交互作用,鼓荡气血,逆气上冲,血随气涌,上犯于脑,堵塞神明出入之路,造成脑体受损,神气伏匿不出而为患。故临床必有神昏或昏聩等清窍蒙塞、神明失司等症。本证多见于急性期,起病时即现神昏者,邪气炽盛,正气虚衰,病情危笃;一部分由其他病变演化而来者,多因调护失宜,或失治误治,正不胜邪而致病进,每见于病发数天之后。在恢复期或后遗症期,如因复中者,治疗颇难。

中风患者病情危笃临终之时,常由闭证转化而来。发病时即表现为闭证者甚为少见。痰热内闭清窍,日久窍闭不开,耗伤正气,阳气衰微。故临床除见神昏、昏聩等清窍蒙塞的症状外,还见有五脏真阳之耗竭、元气败脱的表现,如冷汗淋漓、目合口开、舌卷囊缩、气息低微、脉微欲绝。本证属中风危候,多难救治。

五、临床治疗

(一)分证论治

1.辨证思路

(1)辨病性:根据发病年龄,起病形式,临床特点结合影像学检查结果辨病性,以明确是缺血性中风还是出血性中风。

(2)辨病位深浅:根据《金匮要略》提出的中络、中经、中腑、中脏的概念,临床可将中风病分为中经络、中脏腑。中经络者病位浅、病情轻,不伴意识障碍;中脏腑者病位深、病情重,伴有意识障碍。一般缺血性中风起病相对较缓,多无意识障碍,以中经络者为主,少数患者可进行性加重而出现意识障碍,移行为中脏腑;出血性中风多发病急骤,重者起病即见神昏,直中脏腑,轻者,仅表现为半身不遂等症而无意识障碍。临床应注意判别病位及病机的转化。如:急性期中脏腑者,可因邪盛正衰,而成元气败脱之证,或病情好转,而转化为中经络。起病为中经络者,可渐进加重,发展为中脏腑,出现意识障碍。若患者虽病发时无意识障碍,但表现为饮水发呛,吞咽不能,声音嘶哑,甚或发音不能,也属病入脏腑,可迅速出现意识障碍,危及生命。正如沈金鳌所说:"盖中脏者,病在里,多滞九窍。"

(3)辨病势顺逆:临床应注意观察中风患者神志及瞳神的变化,根据"神"的变化以判断病势的顺逆。如起病时神清,而逐渐神志昏蒙者,则病势为逆;如发病即神昏,治疗后意识逐渐转清,则病势为顺;或虽见神昏,而正气未衰,瞳神正常,呼吸均匀,脉象实而有力,则尚有转机之势;若昏聩不知,瞳神异常,出现呃逆、呕血、抽搐、高热等变证,则病势凶险,难以救治。

(4)辨闭证、脱证:①闭证。为邪气内闭清窍,属实证。症见神昏、牙关紧闭、口噤不开、肢体强痉。阳闭者,伴面赤身热,气粗口臭,躁扰不宁,舌苔黄腻,脉弦滑数;阴闭者,伴面白唇黯,静卧不烦,四肢不温,痰涎壅盛,舌苔白腻,脉沉滑或缓。②脱证。为五脏阳气外脱,属危候。症见昏聩不知,目合口开,四肢松懈瘫软,肢冷汗多,二便自遗。

中风急性期标实证候突出,急则治其标,当以祛邪为主。常用醒神开窍、平肝熄风、清化痰热、化痰通腑、活血通络等治疗方法。闭证当以祛邪开窍醒神法治疗;脱证则以扶正固脱为法;"内闭外脱"者,醒神开窍与扶正固脱可以兼用。恢复期与后遗症期多为虚实夹杂,治宜扶正祛邪,常用育阴熄风、益气活血等法。

2.分证论治

(1)风痰火亢:半身不遂,口舌㖞斜,言语謇涩或不语,感觉减退或消失,头晕目眩,发病突然,心烦易怒,肢体强急,痰多而黏,舌红,苔黄腻,脉弦滑。

病机分析:由于肝肾阴虚,肝阳偏亢,阴阳失衡,上盛下虚,平素出现头晕头痛、耳鸣眼花、少眠多梦、腰腿酸软等症,或表现为面部烘热、心中烦躁、易怒、走路脚步不稳等,若遇诱因触动即可使肝阳暴张,内风动越,风盛化火,风火上扰清窍,横窜经络。因肝属厥阴风木之脏,体阴而用阳;肾藏精,主骨生髓通于脑,若肝肾阴虚,阴不制阳,则肝阳妄亢而生风,风为阳邪,逢刚暴躁怒等情志骤变相激之时,必致肝风旋转动越;另一方面,肝主疏泄,最喜条达,若郁怒忧思,致气郁不畅,郁而化火,风火相煽,上扰清窍,自然可见眩晕头痛、面红耳赤、口苦咽干、心烦易怒等症,如邪热充斥三焦,还可见尿赤便干。风火内窜经络,气血逆乱,可见半身不遂、口舌㖞斜、舌强言謇或不语、偏身麻木等症。舌质红或红绛是阴液不足的表现,舌苔薄黄系风阳化热,脉弦有力则为肝风内盛的象征。

治法:平肝泻火通络。阳亢者,宜平宜降;火热者,当涤当清。

常用方:天麻钩藤饮(《太平惠民和剂局方》)合镇肝熄风汤(《医学衷中参西录》)加减。明天麻、钩藤、夏枯草、生石决明、川牛膝、黄芩、山栀子。加减:头痛头晕者,加菊花、桑叶;心烦易怒者,加牡丹皮、赤芍;便干、便秘者加生大黄。一般可根据病情调整其用量,于急性期可每日1剂,分2次服,或每日2剂,分4次服用。

常用中成药:清开灵注射液,40 mL加入0.9%氯化钠注射液250 mL中,静脉滴注,每日1~2次,10~14天为1个疗程。清热解毒,活血化瘀,醒脑开窍。用于中风急性期风痰火亢证。

针灸:①治法,平肝潜阳,泻火安神。②配穴:百会、风池、合谷、太冲、三阴交、四神聪(用三棱针点刺出血)。③方义:百会穴系手足三阳经与督脉之会,足厥阴肝经的循行又上出额,与督脉会于巅。正因如此,百会穴对中风半身不遂、口噤不开、昏迷、心烦等,具有明显的主治效用,具有清热开窍、平肝熄风之功。合谷为人身四总穴之一,是大肠经原穴,在此与百会、风池、太冲配穴,疏风通经活络,醒神安神,在主方中与肩髃、曲池、手三里配穴,治疗上肢不遂。太冲穴是足厥阴肝经的俞穴,也是肝经原穴,具有疏肝理气、活血降逆、潜镇的功效,凡眩晕、头痛、血压升高等皆属其主治范围。风池是足少阳胆经在头部要穴,系手少阳三焦经、足少阳胆经与阳维脉之会穴,具有疏风醒脑、调气和血的功效。以上百会、风池、合谷、太冲4穴共用,再加三阴交,对于肝阳暴亢、风火上扰证的中风,有平肝潜阳、泻火安神的功效。除此,如表现肝阳亢、肝火盛、血压高等明显症状者,可用三棱针点刺经外奇穴四神聪,使少有出血,以增强平肝泻火安神的作用。

临证参考:本证以邪热、痰浊、瘀血等邪实为主,故以祛邪为先。病情重者,多需采用综合措施积极抢救。患者窍闭神昏、口噤不开者,口服汤剂困难,则需用静脉滴注、鼻饲、灌肠等多途径给药,进行救治。临床要合理应用金石、介类等重镇降逆之品。

(2)风火上扰:半身不遂,口舌㖞斜,言语謇涩或不语,感觉减退或消失,病势突变,神志迷蒙,颈项强急,呼吸气粗,便干便秘,尿短赤,舌质红绛,舌苔黄腻而干,脉弦数。

病机分析:本证多表现为阳闭轻证。平素所见眩晕、麻木之症是由肝肾阴虚,风火上扰,风痰阻络而成,本证在阴虚阳亢的基础上,遇到激烈的情绪变化,如气恼暴怒则病情于顷刻之间突变,此由五志化火引动肝风,使风火相煽上扰清窍,即见神志恍惚、迷蒙。半身不遂而肢体强痉拘急是因风火炽盛夹痰浊、血瘀窜扰经脉所成。便干便秘乃由风火上攻而清浊升降失常,以致胃肠腑气不畅的症状。舌质红绛是阴虚火旺的表现,舌苔黄腻而干可知风火痰浊亢盛,脉弦滑大数是邪实病重、风火痰瘀猖獗之征象。

治法:清热息风,开窍醒神。

常用方:羚羊角汤合天麻钩藤饮(《太平惠民和剂局方》)加减。羚羊角、明天麻、钩藤、生石决明、黄芩、山栀子、天竺黄、川牛膝、丹参、生大黄。加减:夹有痰浊者,加石菖蒲、远志、郁金;头痛甚者,加菊花、夏枯草;呕吐者,加半夏、旋覆花、代赭石。

常用中成药:清开灵注射液 40 mL 加入 0.9％氯化钠或 5％的葡萄糖注射液 250 mL 中,静脉滴注,每日 1～2 次,10～14 天为 1 个疗程。清热解毒,活血化瘀,醒脑开窍。用于中风急性期风火上扰证。牛黄清心丸:每次 1 丸,灌服或鼻饲,每日 1～2 次。益气养血,镇惊安神,化痰息风。用于烦躁不安,舌红苔黄,大便秘结者。

针灸:①治法,清热息风,开窍醒神。②配穴:劳宫、涌泉。③方义:遇中风闭证,见风火上扰清窍时,除主方外,加劳宫、涌泉二穴。劳宫穴为手厥阴心包经的荥穴,具有清心醒神之功效。涌泉穴为足少阴肾经井穴,具有通关、开窍、安神、镇静的作用,与主方中的水沟、十二井穴配合,对肢体强痉拘急能起到缓解作用。

临证参考:风阳火邪上扰神明是本证的基本病机。邪热上扰神明,进一步发展有邪闭心窍之趋势。因此,祛邪以防闭窍是治疗的关键。待病情稳定,神志恢复,治疗重点则当调理气血,以促进半身不遂等症的好转。风火之邪易夹血上逆,每加用凉血降逆之品,以引血下行。

(3)风痰瘀阻:半身不遂,口舌㖞斜,言语謇涩或不语,感觉减退或消失,头痛目眩,咳痰或痰多,腹胀便干便秘,舌质黯红,苔黄腻,脉弦滑或偏瘫侧弦滑而大。

病机分析:中年以后,阴虚则内风易动,气虚则痰湿内生,风痰相搏,进而壅滞经脉,致使血行不畅而生血瘀,此属风痰瘀血痹阻脉络发为中风,头晕目眩之症,可于未发之前即有,发病之后加重,但也有不少患者,病发后以半身不遂为主,自觉症状很少。舌质黯淡,是血瘀之象。舌苔如见白腻为内蕴痰湿,脉弦为肝阳亢肝风动的表现,脉弦滑为中风常见的脉象。

治法:活血祛瘀,化痰通络。

常用方:化痰通络汤(《临床中医内科学》)加减。茯苓、半夏、天竺黄、胆南星、明天麻、紫丹参、香附、酒大黄。加减:若半身不遂重者可加天仙藤、伸筋草、鸡血藤以增强活血通络之力;或言语謇涩明显者可酌加菖蒲、玉蝴蝶。痰多质黏者加浙贝母、天竺黄、黄芩等;瘀血重,舌质紫黯或有瘀斑者,加桃仁、红花、赤芍以活血祛瘀;舌苔黄腻、烦躁不安等有热象者,加黄芩、山栀以清热泻火;头痛、眩晕者,加菊花、夏枯草以平肝泻火。

常用中成药:醒脑静脉注射射液 20 mL 加入 0.9％氯化钠注射液或 5％葡萄糖注射液 250 mL 中,静脉滴注,每日 1 次,10～14 天为 1 个疗程。醒神止痉,清热凉血,行气活血,解毒止痛。用于中风病急性期风痰瘀阻证。牛黄清心丸:每次 1 丸,灌服或鼻饲,每日 1～2 次。益气养血,镇惊安神,化痰熄风。用于烦躁不安,舌红苔黄,大便秘结者。

针灸:①治法,祛风化痰,活血通络。②配穴:百会、风池、中脘、足三里、丰隆、血海。③方义:本方除用百会、风池相配,疏肝熄风,通经活络外,重点选择中脘、足三里、丰隆、血海四穴。中脘是胃经的募穴,同时又是八会中的腑之会穴,手太阳小肠、手少阳三焦、足阳明胃及任脉数经的交会穴,位置在腹部,是治疗脾胃疾病的要穴,常与足阳明胃经合穴足三里相配,以增健脾胃、调气和血。丰隆是胃经的络穴,别走足太阴脾,有化湿降逆、祛痰之功效。血海属脾经,专有调和气血、活血的功效。以上诸穴配合,对于风痰瘀血、痹阻脉络,能起到祛风化痰,活血通络的作用。

临证参考:可据症、舌、脉,以分辨内风、痰浊、瘀血的轻重程度,决定平肝熄风、化痰通络、活血化瘀等药物的使用,一般以化痰、活血化瘀为主。风痰互结,瘀血阻滞,日久易从阳化热,故临证时用药不宜过于燥烈,以免助热生火。如病久体虚者,又当佐以扶正之品。

(4)痰热腑实:半身不遂,口舌㖞斜,言语謇涩或不语,感觉减退或消失,头痛目眩,咳痰或痰多,腹胀便干便秘,舌质黯红,苔黄腻,脉弦滑或偏瘫侧弦滑而大。

病机分析:本证虽以突然半身不遂为主症,但兼症、舌苔、脉象对判别证候的属性极为重要。根据舌、脉症状进行辨证分析,当属痰热腑实证,推其病因病理,可能有两种情况。一种是素有血瘀又蕴痰湿,气血不足的患者,遇情志劳累等诱因使气机逆乱于心胸,进而痰湿郁积中焦而化热,痰热阻滞,升降失职渐致腑气不通;另一种由于肝阳素盛又兼平时饮食不节,嗜酒过度或劳倦内伤致使脾失健运,聚湿生痰,痰郁化热。此是内蓄痰热的患者,遇到情志火极,内风动越之时,则出现内风夹痰夹火窜扰经脉,痰热阻滞即可使胃肠气机不能顺降而成腑实,进而可以影响气血的运行布达。总之,无论是由血瘀而致气滞痰阻,还是痰热导致气滞血瘀,皆是风夹痰浊、瘀血窜扰经络,而引起半身不遂,偏身麻木,口舌㖞斜。又因痰热夹滞阻滞中焦,使传导功能失职,升清降浊受阻,导致腑气不通而便干便秘。再者脾运力薄清阳不升则可发生头晕、眩晕,并见痰多等症。如风痰阻于舌本,气血行涩,脉络不畅则造成语言謇涩。舌苔黄、黄腻、脉弦滑均属痰热,脉大为病进,偏瘫侧脉弦滑而大,说明偏瘫由痰湿阻络,正邪交争而成。

治法:化痰通腑。

常用方:星蒌承气汤(《临床中医内科学》)加减。胆南星、全瓜蒌、生大黄、芒硝。加减:热象明显者,加山栀子、黄芩;年老体弱津亏者,加生地黄、麦冬、玄参。

常用中成药:清开灵注射液40 mL加入0.9%氯化钠注射液250 mL中,静脉滴注,每日1～2次,10～14天为1个疗程。清热解毒,活血化瘀,醒脑开窍。用于中风急性期痰热腑实证。

复方芦荟胶囊:每粒0.5 g,每次1～2粒,每日1～2次。调肝益肾、清热润肠、宁心安神。用于大便秘结不通者。清肝泄热,润肠通便,宁心安神。用于心肝火盛,大便秘结,腹胀腹痛,烦躁失眠。

针灸:①治法,化痰通腑,清热通窍。②配穴:曲池、合谷、中脘、大横、支沟。③方义:曲池、合谷穴泻阳明之热,清热保津。中脘与脾经、阴维之会穴大横相配合,可调大肠腑气而通便。特别是支沟穴的应用。由于三焦之经脉循行于上中下三焦,支沟穴是三焦经的经穴,有调理脏腑气机、行气通便的特殊效用,与风池、合谷、中脘、大横合用,进一步加强了本组处方化痰通腑、清热通窍的作用,以除其痰热,使腑气得通,气血调和,通经活络。

临证参考:正确掌握和运用通下法是治疗本证的关键。针对本证腑气不通而采用化痰通腑法,一可通畅腑气,祛瘀通络,敷布气血,使半身不遂等症进一步好转;二可清除阻滞于胃肠的痰热积滞,使浊邪不得上扰神明,气血逆乱得以纠正,达到防闭入脱之目的;三可急下存阴,以防阴竭于内,阳脱于外。掌握通下的时机,也是很重要的,一般认为,腑气不通即可使用本法治疗,不必等到痰热腑实已成,痞、满、燥、实、坚诸症悉备才用。舌苔黄腻、脉弦滑、便秘是本证的三大主要特征。芒硝、大黄剂量一般以10～15 g为宜,以大便通泻、涤除痰热积滞为度,不宜过量,待腑气得通,再改用其他治疗方法。大便得以通泻之后,痰热证在,并有血络瘀阻,故应清化痰热活络,药用全瓜蒌、胆南星、丹参、赤芍、鸡血藤等。如因痰热阻滞再次出现腑实证者,可再次给予通腑泄热之剂,腑气通后再拟清化痰热活络;见头晕者可加钩藤、菊花、珍珠母。如果舌质转红而烦躁不安,甚至彻夜不眠者,属痰热内蕴而阴液内耗,此时治疗最难,可以适当加入鲜生地、沙参、麦冬、玄参等育阴药,但不宜过多,恐有碍于涤除痰热。临床见痰热渐化之后转为气虚血瘀证者最多,然而在痰热刚刚化净的时候,虽有气虚见症,益气药物应以甘平或甘微温之品最适宜,药如太子参、茯苓、生山药、白扁豆等,注意避免过分甘温壅滞气机的药物。至恢复期纯属虚证而无热象者,可以考虑黄芪、党参等药的使用,可选用补阳还五汤加减。再者,本证总以半身不遂为主症,其症必由邪扰脉络,血瘀不行而成,因此本证治疗也应重视活血化瘀治法的应用。在具体运用方面应注意以下几点:一是早期血瘀必兼气滞,或气滞而导致血瘀者,此时应在活血药物中加入香附、郁金等理气行气的药物;二是病久常有气虚兼证,属于气虚血瘀者,应加入黄芪、党参、太子参等补气药,因补气可以推动血行。

(5)痰湿蒙神:半身不遂,口舌㖞斜,言语謇涩或不语,感觉减退或消失,神昏痰鸣,二便自遗,周身湿冷,舌质紫黯,苔白腻,脉沉缓滑。

病机分析:本证患者多有阳虚阴盛的素质,在正气不足内蕴湿痰的情况下遇有肝风触动,导致风夹湿痰上壅清窍而成的内闭之证。因湿痰属阴,邪从阴化故成阴闭,所以症见痰涎壅盛、面白唇黯、四肢不温等症,半身不遂而肢体松懈瘫软是气虚、阳虚的表现,舌质黯淡是血瘀滞涩,正气不足的征象。

治法:温阳化痰,醒神开窍。

常用方:涤痰汤(《证治准绳》)加减。制半夏、陈皮、枳实、茯苓、淡竹茹、胆南星、石菖蒲、远志。加减:寒象明显者,加桂枝以温阳化痰。

常用中成药:醒脑静脉注射射液 20 mL 加入 0.9% 氯化钠注射液或 5% 葡萄糖注射液 250 mL 中,静脉滴注,每日 1 次,10～14 天为 1 个疗程。醒神止痉,清热凉血,行气活血,解毒止痛。用于中风病急性期痰湿蒙神证。苏合香丸:温通开窍、行气止痛,以往用于中风痰厥、突然昏倒、不省人事、牙关紧闭、口舌㖞斜等症。苏合香丸为蜜丸,每丸重 3 g,口服或鼻饲每次 1 丸,每日 1～2 次。芳香开窍、行气温中。用于痰湿蒙塞心神的阴闭。

针灸:①治法。温阳化湿,豁痰开窍醒神。②配穴。水沟、承浆、劳宫、涌泉、中脘、气海、足三里、丰隆。③方义。本方主治痰湿蒙塞心神,仍属中风闭证,但兼症表现出明显的阳虚之象,因此除主方外,其配穴中突出应用了中脘、气海、足三里,以调中补虚,振奋元阳,合丰隆,共奏降逆利湿、化痰醒神的功效。此时配合灸气海、中脘,加强助阳温化寒湿之力。方中水沟穴与承浆穴合用,加强了水沟穴的回阳、开窍之功,具有较强的镇静作用。

临证参考:痰湿属阴邪,非温阳通达不能除之。治疗多选辛开温化之剂,但不可过用温燥及辛香走窜之品。如有化热倾向者,当佐清泄之剂。

中风若发病急,病情重,或治疗不当,最后表现为元气败脱,神明散乱的脱证,其临床症状:突然神昏、昏聩,肢体瘫软,手撒肢冷汗多,重则周身湿冷,二便自遗,舌痿,舌质紫黯,苔白腻,脉沉缓或沉微。

因元气败脱而神明失养故见神昏,甚则昏聩;肢体瘫软是元阳大衰不能充润所致;手撒肢凉汗多,重则周身湿冷,大便自遗,小便失禁,舌痿甚至不能吞咽,均属元阳耗竭命门火衰的表现;舌质紫黯、苔白腻是阳虚血瘀痰盛之征;脉沉主里,脉微主阳衰、少气、阴阳气血俱虚。治疗当急以益气回阳救逆为法。药用参麦注射液 40 mL 加入 25% 葡萄糖注射液 40 mL 中静脉注射,15 分钟 1 次,直至厥脱恢复。也可同时灌服由人参、附子组成的参附汤。若汗出不止者,加山茱萸、黄芪、龙骨、牡蛎以敛汗固脱;兼有瘀滞者,加丹参。本证属中风危候,当采用综合治疗措施进行抢救。

脱证常由闭证转化而来。若治疗及时,正气渐渐恢复,正邪交争也能使脱证转化为闭证,这是病情向好转的方向转化。在闭、脱转化的过程中,常可见到闭、脱互见的证候。若闭证中出现了汗出、遗尿等脱证症状,是病情有转重的趋势。若脱证经急救出现肢体强痉、脉转弦滑,是正气渐复正邪相争的征象。

(6)气虚血瘀:半身不遂,口舌㖞斜,言语謇涩或不语,感觉减退或消失,面色㿠白,气短乏力,自汗出,口角流涎,心悸,便溏,手足肿胀,舌质黯淡,舌苔白腻或有齿痕,脉沉细。

病机分析:本证所见气短、乏力、自汗出,通常被称为气虚的三大主症。面色㿠白是中气不足,不能荣华于颜面的表现。口角流涎一症,既因脾虚湿盛,又有气弱唇缓的缘故;心悸为心气虚,便溏为脾气虚,至于手足肿胀多在中风2周以后出现,此因气虚血阻,手足筋脉、肌肤失于气血的温煦、濡养而成。舌质黯淡为气虚血瘀之象,脉沉为阳气不足的征象。

治法:益气活血。

常用方:补阳还五汤(《医林改错》)加减。炙黄芪、红花、川芎、桃仁、当归、赤芍、地龙。加减:气虚明显者,加党参、太子参;言语不利者,加远志、石菖蒲、郁金以祛痰利窍;心悸喘息,加桂枝、炙甘草;肢体麻木者,加木瓜、伸筋草、防己以舒筋通络;肢体瘫软无力者,加续断、桑寄生、杜仲、牛膝;小便失禁者,加桑螵蛸、益智仁;血瘀重者,加莪术、水蛭等破血通络之品。

常用中成药:参麦注射液40 mL加入5%葡萄糖液250 mL中,静脉滴注;参麦注射液补气生津,止渴固脱。用于各种原因所致的气虚、津亏,表现为眩晕、晕厥、自汗、心悸、口渴、脉微等厥证、虚证;丹参注射液活血化瘀,通络止痛,适用于胸痹、肝郁等病;以及冠心病,心绞痛,慢性迁延性肝炎,自主神经功能紊乱等。灯盏花素注射液:50 mg加入0.9%氯化钠注射液250 mL中,静脉滴注,每日1次,14天为1个疗程。灯盏花素注射液适用于脑梗死后遗症,冠心病,心绞痛。苦碟子注射液:40 mL加入0.9%氯化钠注射液250 mL中,静脉滴注,每日1次,14天为1个疗程。苦碟子注射液适用于脑梗死急性期,冠心病,心绞痛。

针灸:①治法:益气活血,通经活络。②配穴:中脘、气海、关元、足三里、脾俞、膈俞。③方义:本方要点在于调理气血,气充则瘀血可行。中脘、气海、关元皆属任脉,气海为人身气之海,肓之原,既有补肾之功,又有健脾之效,使元气充溢。关元穴是手太阳小肠之募穴,又是足三阴经与任脉之会穴,三焦元气由此所生,有培肾固本、补益元气的功效。中脘、气海、关元三穴,再与足三里配合,为培元固本、补中益气之要穴。脾俞、膈俞属足太阳膀胱经背俞穴,脾俞为脾气之转输处,气血生化之源,能益气和营,膈俞系全身之血会,共奏益气活血通经活络之功。

临证参考:本证多见于恢复期和后遗症期。根据气虚的程度决定黄芪的用量,一般用量在15~45 g,重者可用至75 g。如急性期仅有气短乏力之症,而血瘀络阻突出,且有血瘀化热的趋势,则不宜重用黄芪,改用太子参、生山药、茯苓等甘平益气之品。本方尤多用于风痰瘀血、痹阻脉络证患者经调治转化为气虚血瘀证,此类证的治疗除服用益气活血方药外,应配合针灸、推拿疗法和加强肢体功能锻炼,以促进偏瘫恢复。

(7)阴虚风动:半身不遂,口舌㖞斜,言语謇涩或不语,感觉减退或消失,眩晕耳鸣,手足心热,咽干口燥,舌质红瘦,少苔或无苔,脉弦细数。

病机分析:本证是由肝肾阴虚,肝阳偏亢形成上实下虚之证,又因情志刺激,化火灼阴,进而内风旋动,夹痰窜扰脉络而致半身不遂诸症。头晕耳鸣一症发病前后可出现此阴虚阳亢之征,失眠烦躁、手足心热是心、肝、肾阴液不足,虚火妄亢所致。舌质红绛少苔、无苔当属阴虚,黯红者属阴虚血虚,脉弦主肝风,脉细主血少,数脉为里热。

治法:育阴熄风。

常用方:镇肝熄风汤(《医学衷中参西录》)加减。生白芍、玄参、天门冬、生龙骨、生牡蛎、代赭石、明天麻、钩藤、白菊花。加减:夹有痰热者,加天竺黄、竹沥、川贝母以清化痰热;心烦失眠者,加黄芩、山栀子以清心除烦,加夜交藤、珍珠母以镇心安神;头痛重者,加生石决明、夏枯草以清肝熄风。若见口角抽动,手足拘挛抽搐,或恢复期有肢体强痉拘急,宜加入全蝎、天麻、僵蚕等熄风止痉。

常用中成药:生脉注射液60 mL加入0.9%氯化钠注射液或5%葡萄糖注射液250 mL中,静脉滴注,每日1次,14天为1个疗程。益气养阴固脱。用于中风急性期气阴亏虚,阴气欲脱之证。

针灸:①治法:育阴潜阳,息风通络。②配穴:四神聪、神门、三阴交、心俞、肾俞、照海、太溪、涌泉。③方义:本证属阴虚阳亢内动。配穴的作用重点在于育阴熄风。方中心俞、肾俞属足太阳膀胱经背俞穴。其中心俞疏通经络,调理气血,宁心安神;肾俞滋补肾阴,益智聪耳。照海、太溪、涌泉皆为足少阴肾经俞穴,照海为八脉交会之一,通于阴(跷)脉,具有泻火安神,通调经脉的作用。太溪是肾经的俞穴,也是本经的原穴,有补肾滋阴,通利三焦之功。涌泉穴为肾经之井穴,主要起潜镇安神,通关开窍的作用。心俞、肾俞、照海、太溪、涌泉几穴配用,主要在于益阴熄风、潜镇安神。这些俞穴,再配以四神聪镇静安神,配心经原穴神门及脾之三阴交,加强健脾以育阴,安神宁心的作用。

临证参考:风动之因在于阴液不足,故急当治其标,待标实一去即当扶正,滋阴敛阳以固其本。还需注意肝为刚脏,性喜条达而恶抑郁,故临床证时宜加麦芽、茵陈以顺应肝胆升发之性。因滋阴潜镇之品易碍胃气,故宜适当选用健脾养胃之品。本证可见于急性期,也可见于恢复期。在急性期若及时给予滋阴熄风之剂,迅速平息内风,于1~2周后即可进入恢复期,并且预后较好。恢复期见阴虚风动证多由肝阳暴亢,风火上扰证转变而来。也有少数病例由痰热腑实证经治腑气已通,痰浊渐消,而邪热更炽,灼伤阴液,致使内风旋动转化为阴虚风动证。恢复期的阴虚风动证,精神护理最为重要,遇有情志刺激,心肝火旺即可触动内风,发为复中,若反复中风2次以上,预后不佳,致残率高。

(二)按主症辨证论治

临床上,中风患者多表现为某些症状比较突出,针对主症的治疗往往是临床的重点,中风病的主症为突然昏仆、半身不遂、口舌㖞斜、言语謇涩或不语、偏身麻木。

1.神昏

临床表现:神昏是以神志不清,不省人事,甚则对外界刺激毫无反应为临床特征的常见内科急症,也为中风病常见并发症之一。

治法:闭证宜开窍熄风。阳闭者佐以清肝,阴闭者益以祛痰。脱证宜扶正回阳固脱。

(1)闭证:阳闭,羚羊角汤加减。羚羊角、龟甲、生地黄、牡丹皮、白芍、柴胡、薄荷、蝉衣、菊花、夏枯草、石决明。阴闭,涤痰汤(《奇效良方》)加减。制半夏、制南星、陈皮、枳实、茯苓、人参、石菖蒲、竹茹、甘草、生姜。

(2)脱证:大剂量的参附汤(《正体类要》)合生脉散(《内外伤辨惑论》)加减。人参、炮附子、麦冬、五味子。

加减:闭证,阳闭有抽搐,加全蝎、蜈蚣、僵蚕;痰多加竹沥、天竺黄、胆南星;痰多昏睡者加郁金、菖蒲。阴闭风证明显者加天麻、钩藤以平肝熄风。脱证:汗出不止者,加黄芪、煅龙骨、煅牡蛎、山茱萸以敛汗固脱。

常用中成药:①醒脑静脉注射射液 20 mL 加入 0.9% 氯化钠注射液或 5% 葡萄糖注射液 250 mL 中,静脉滴注,每日 1 次,10～14 天为 1 个疗程。醒神止痉,清热凉血,行气活血,解毒止痛。用于中风病急性期神昏闭证患者。②清开灵注射液:40 mL 加入 0.9% 氯化钠注射液或 5% 葡萄糖注射液 250 mL 中,静脉滴注,每日 1 次,10～14 天为 1 个疗程。清热解毒,活血化瘀,醒脑开窍。用于中风病急性期神昏闭证患者。③参附注射液:100 mL 加入 0.9% 氯化钠注射液 250～500 mL 中,静脉滴注,每日 1 次,10～14 天为 1 个疗程。回阳救逆。用于中风中脏腑神昏阳气欲脱者。④安宫牛黄丸:清热解毒,醒神开窍。每次 1 丸,灌服或鼻饲,每日 1～2 次。清热开窍,豁痰解毒。用于中风神昏证属邪热内陷心包,痰热内闭清窍的阳闭者。⑤苏合香丸:温通开窍、行气止痛,以往用于中风痰厥、突然昏倒、不省人事、牙关紧闭、口舌㖞斜等症。苏合香丸为蜜丸,每丸重 3 g,口服或鼻饲每次 1 丸,每日 1～2 次。芳香开窍、行气温中。用于中风病神昏痰湿蒙塞心神的阴闭者。

针灸:①闭证:取穴,水沟、十二井穴、内关、合谷、太冲。阳闭加风池、劳宫,阴闭加丰隆、公孙。②脱证:取穴,百会、水沟、风池、内关、合谷、太冲、神阙、关元、足三里。

临证参考:神昏一症,最为危急,需积极救治。临床遇到突然神昏的患者,首先要判断是否为中风神昏,其次要辨别是闭证还是脱证,是阴闭还是阳闭,是阴脱还是阳脱。准确辨证是施治的前提。

2.偏身麻木

临床表现:平常头晕眼花,急躁易怒,心烦口苦,因情志刺激突然偏身麻木,甚而一侧手足活动不灵,舌质稍见红色或舌边尖红,舌苔薄黄,脉细弦数。

治法:清肝散风,活血通络。

(1)常用方:清肝熄风饮(验方)加减。夏枯草、黄芩、天麻、胆南星、菊花、钩藤、赤芍、草红花、鸡血藤、地龙、乌梢蛇、薄荷、防风。加减:伴有气血亏虚者,加丹参。

(2)常用中成药:活血通脉胶囊,每次 4 粒,每日 3 次。活血化瘀。可用于癥瘕痞块、血瘀闭经,跌打损伤见有眩晕、胸闷、心痛、体胖等属于痰瘀凝聚者。现代多用于冠心病、心绞痛、急性心肌梗死、高脂血症、脑血栓、肾动脉粥样硬化、肾病综合征等。

(3)针灸取穴:极泉、肩髃、曲池、外关、合谷、风市、阳陵泉、足三里、解溪、太冲。刺法每日针刺 1 次,12 次为 1 个疗程,极泉穴不留针,余穴得气后留针 30 分钟,每隔 10 分钟行针 1 次。

临证参考:气虚则麻,血虚则木。临证时辨气虚、血虚,治以补气、补血。

3.口舌㖞斜

临床表现:突然口舌㖞斜,重则口角流涎,咀嚼时食物滞留于患侧齿颊之间,或言语不清,少数患者可见偏身麻木或一侧肢体力弱,舌苔多见薄白而腻,或舌苔薄黄,脉细弦或弦滑者。

治法:祛风化痰通络。

(1)常用方:化痰通络汤(《临床中医内科学》)加减。茯苓、半夏、白术、胆南星、天竺黄、天麻、香附、丹参、大黄。加减:瘀血重,舌质紫黯或有瘀斑,加桃仁、红花、赤芍;舌苔黄腻,有热象者,加黄芩、山栀;头晕、头痛,加菊花、夏枯草。痰瘀阻络,易从阳化热,故用药不宜过于温燥,以免助阳生热。

(2)针灸取穴：下关、地仓、颊车、迎香、承浆。

临证参考：以口舌㖞斜为主症的中风病要与口僻鉴别。口僻以口眼㖞斜、目不能闭、口角流涎为主要临床表现，起病突然，一年四季均可发生，以春秋两季为多见，发病年龄以青壮年为多，发病前多有明显的局部受凉、风吹等诱因。中风以口眼㖞斜为主要表现者，多为中老年人，且多伴有言语謇涩或不语，偏身麻木或神昏等症。

4.半身不遂

半身不遂，也称偏瘫，指半侧躯干及手足不灵，活动受限。正如金元刘河间所说："或留一偏，遂使手足不遂，言语謇涩。"

(1)正气不足，脉络瘀阻：以患肢偏废不用，瘫软无力为主，可兼有偏身麻木、口舌㖞斜、言语謇涩等症，也可出现乏力、气短、自汗、心悸、食少、便溏、手足胀、下肢重等气虚的症状。

治法：益气、活血、通络。

常用方：补阳还五汤（《医林改错》）加减。黄芪、桃仁、红花、当归、川芎、地龙、赤芍。加减：气虚明显者，加党参、太子参；言语不利，加远志、石菖蒲、郁金；心悸、喘息，加桂枝、炙甘草；肢体麻木，加木瓜、伸筋草；下肢瘫软无力，加续断、桑寄生、杜仲、牛膝；小便失禁者加桑螵蛸、益智仁；血瘀重者，加莪术、水蛭、鬼箭羽、鸡血藤等破血通络之品。

常用中成药：参麦注射液 40 mL 加入 5％葡萄糖液 250 mL 中，静脉滴注；参麦注射液补气生津，止渴固脱。用于各种原因所致的气虚、津亏，表现为眩晕、晕厥、自汗、心悸、口渴、脉微等厥证、虚证；丹参注射液活血化瘀，通络止痛，适用于胸痹，肝炎等病；以及冠心病，心绞痛，慢性迁延性肝炎，自主神经功能紊乱等。灯盏花素注射液：50 mg 加入 0.9％氯化钠注射液 250 mL 中，静脉滴注，每日 1 次，14 天为 1 个疗程。灯盏花素注射液适用于脑梗死后遗症，冠心病，心绞痛。苦碟子注射液：40 mL 加入 0.9％氯化钠注射液 250 mL 中，静脉滴注，每日 1 次，14 天为 1 个疗程。苦碟子注射液适用于脑梗死急性期，冠心病，心绞痛。

针灸：①上肢，肩髃、极泉、曲池、尺泽、少海、手三里、合谷、太渊、内关、外关、腕骨。②下肢，环跳、足三里、阳陵泉、昆仑、委中、三阴交。

临证参考：半身不遂是中风病的主症之一，其辨证尚需结合伴随的症状进行，单纯的半身不遂症状对于疾病的诊断有意义，对于证候的诊断并没有意义。

(2)血虚风盛，脉络瘀阻：半身不遂，以患肢强痉屈伸不利，甚至僵硬拘挛为主，也可兼有偏身麻木、口舌㖞斜、言语謇涩等症，并可出现头晕耳鸣、两目干涩、腰腿酸痛、心烦失眠、心悸盗汗等血虚阴虚，风阳内盛的症状。

治法：养血平肝，熄风活络。

常用方：四物汤（《太平惠民和剂局方》）合天麻钩藤饮（《杂病证治新义》）加减。当归、赤芍、白芍、生地黄、川芎、钩藤、天麻、生石决明、桑寄生、川牛膝、杜仲、菊花、白蒺藜、丹参、鸡血藤。加减：头晕头痛加菊花，心烦易怒加牡丹皮、赤芍；便干便秘加生大黄；若出现神志恍惚为风火上扰清窍，可配合服用安宫牛黄丸或牛黄清心丸；若出现呕血，可加用凉血降逆之品以引血下行。

常用中成药：苦碟子注射液 40 mL 加入 0.9％氯化钠注射液 250 mL 中，静脉滴注，每日 1 次，14 天为 1 个疗程。苦碟子注射液适用于脑梗死急性期，冠心病，心绞痛。

针灸：①上肢，肩髃、极泉、曲池、尺泽、少海、手三里、合谷、太渊、内关、外关、腕骨、肩风。②下肢，环跳、足三里、阳陵泉、昆仑、委中、三阴交。

临证参考：本证半身不遂为气血亏虚，感受外风，瘀血阻络所致，治疗总在养血祛风的基础上应用活血通络之品。

5.言语不利

(1)风痰阻络:言语不清或失语。可兼有半身不遂、偏身麻木、口舌㖞斜、喜忘喜笑等症,舌苔白腻,脉弦滑或滑缓。本证以舌强言謇为主症,可以独有此症,也可兼半身不遂。

治法:祛风降痰,宣窍活络。

常用方:解语丹(《医学心悟》)加减。天麻、全蝎、白附子、制南星、天竺黄、菖蒲、郁金、远志、茯苓、太子参、半夏、陈皮。加减:伴有情志不畅、喜忘喜笑者,加疏肝解郁之品。

常用中成药:醒脑静脉注射射液 20 mL 加入 0.9％氯化钠注射液或 5％葡萄糖注射液 250 mL中,静脉滴注,每日 1 次,10～14 天为 1 个疗程。醒神止痉,清热凉血,行气活血,解毒止痛。用于中风病急性期言语不利患者。

针灸:哑门、金津、王液、神门透通里、上廉泉、前廉泉、列缺、舌面点刺。

临证参考:言语不利严重影响患者的生存质量,在药物治疗的同时可以积极配合语言康复训练促进患者语言功能的恢复。

(2)肾精亏虚:音哑甚至不能出声,舌体痿软也可偏歪不正。兼见偏瘫肢体瘫软,腰膝酸软,心悸气短,或便秘或遗尿,舌质黯淡,舌苔薄白,脉细无力,两尺脉弱。

治法:滋阴补肾利尿。

常用方:左归饮(《景岳全书》)加减。熟地黄、枸杞子、山茱萸、茯苓、怀山药、炙甘草、菖蒲、郁金、丹参、当归尾。加减:腰膝酸软者加杜仲、牛膝,心悸气短者加党参。

常用中成药:生脉注射液 60 mL 加入 0.9％氯化钠注射液或 5％葡萄糖注射液 250 mL 中,静脉滴注,每日 1 次,10～14 天为 1 个疗程。益气养阴固脱。用于中风急性期气阴亏虚,阳气欲脱之证。

针灸:哑门、金津、王液、神门透通里、上廉泉、前廉泉、列缺、舌面点刺。

临证参考:言语不利严重影响患者的生存质量,在药物扶正治疗的同时可以积极配合语言康复训练促进患者语言功能的恢复。

(三)西医治疗

1.脑梗死

急性脑梗死病灶由完全性缺血的中心坏死区和仍存在侧支循环的缺血半暗带组成,若迅速恢复血流,缺血半暗带中的大量神经细胞仍可恢复功能。但如果超过有效时间即再灌注时间窗(6 小时之内),脑损伤可继续加剧,产生再灌注损伤。目前认为其机制主要包括:自由基过度形成和自由基"瀑布式"级联反应、神经细胞内钙超载、兴奋性氨基酸细胞毒性作用、炎性因子参与和酸中毒等一系列变化,导致神经损伤。因此,超早期溶栓抢救缺血半暗带、积极采取脑保护措施减轻再灌注损伤是急性脑梗死的治疗关键。

应根据不同的病因、发病机制、临床类型、发病时间等确定针对性强的治疗方案,实施以分型、分期为核心的个体化治疗。在一般内科支持治疗的基础上,可酌情选用改善脑循环、脑保护、抗脑水肿降颅压等措施。通常按病程可分为急性期(2 周至 1 个月)、恢复期(1～6 个月)和后遗症期(6 个月以后)。

(1)溶栓治疗:缺血性脑卒中发病 3 小时内,无溶栓禁忌证者,应用重组组织型纤溶酶原激活物(rt-PA)的静脉溶栓疗法,不仅显著减少了患者死亡及严重残疾的危险性,而且还大大改善了生存者的生活质量。我国"九五"攻关的随机双盲研究结果表明,对脑 CT 无明显低密度改变、意识清楚的急性缺血性脑卒中患者,在发病 6 小时之内,采用尿激酶静脉溶栓治疗是比较安全、有效的。

动脉溶栓较静脉溶栓治疗有较高的血管再通率,但其优点被耽误的时间所抵消。

(2)降纤治疗:在发病早期使用,包括类蛇毒制剂,常用的有巴曲酶、降纤酶,一般隔天 1 次,共 3 次,剂量为 10 U、5 U、5 U,需在用药前后监测纤维蛋白原(FIB)。很多证据显示脑梗死急性期血浆中纤维蛋白原和血液黏滞增高。国内一项多中心、随机、双盲、安慰剂平行对照研究,入组者为发病 72 小时内的颈内动脉系统脑梗死患者,结果显示巴曲酶治疗急性脑梗死有效,可显著降低纤维蛋白原水平,症状改善快且较明显,不良反应少,但亦应注意出血倾向。

(3)抗凝治疗:抗凝治疗的目的主要是防止缺血性卒中的早期复发、血栓的延长及防止堵塞远端的小血管继发血栓形成,促进侧支循环。美国的 TOAST 试验显示类肝素不降低卒中复发率,也不缓解病情的发展。但在卒中亚型分析时发现类肝素可能对大动脉硬化型卒中有效。作为辅助治疗,静脉溶栓后使用肝素,可以增加血管再通率,但是出血并发症也增加。国外多数研究认为溶栓后 24 小时内不主张使用抗凝治疗。使用抗凝治疗时,应该密切监测,使用抗凝剂量要因人而异。

(4)抗血小板制剂:两个大型研究结果(IST、CAST)显示缺血性卒中早期使用阿司匹林对于降低病死率和残疾率有一定效果。多数无禁忌证的不溶栓患者应在卒中后尽早(最好 48 小时内)开始使用阿司匹林;溶栓的患者应在溶栓 24 小时后使用阿司匹林,或阿司匹林与双嘧达莫缓释剂的复合制剂。推荐剂量阿司匹林肠溶片 150～300 mg/d,4 周后改为预防剂量。

(5)扩容:对一般缺血性脑梗死患者而言,对于脑血流低灌注所致的急性脑梗死如分水岭梗死可酌情考虑扩容治疗,但应注意可能加重脑水肿、心功能衰竭等并发症。

(6)神经保护剂:已经进行了许多试验和临床研究,探讨了各种神经保护剂的效果,不少神经保护剂在动物试验时有效,但缺乏有说服力的大样本临床观察资料。目前常用的有胞磷胆碱、吡拉西坦(脑复康)、钙通道阻滞剂等。亚低温可能是有前途的治疗方法,有关研究正在进行,高压氧也可使用。

2.脑出血

脑出血的治疗主要是对有指征者应及时清除血肿、积极降低颅内压、保护血肿周围脑组织。

一般治疗:①卧床休息,一般应卧床休息 2～4 周,避免情绪激动及血压升高。②保持呼吸道通畅,昏迷患者应将头歪向一侧,以利于口腔分泌物及呕吐物流出,并可防止舌根后坠阻塞呼吸道,随时吸出口腔内的分泌物和呕吐物,必要时行气管切开。③吸氧,有意识障碍、血氧饱和度下降或有缺氧现象[PO$_2$<8.0 kPa(60 mmHg)或 PCO$_2$>6.7 kPa(50 mmHg)]的患者应给予吸氧。④鼻饲,昏迷或有吞咽困难者在发病第 2～3 天即应鼻饲。⑤对症治疗,过度烦躁不安的患者可适量用镇静药;便秘者可选用缓泻剂。⑥预防感染,加强口腔护理,及时吸痰,保持呼吸道通畅;留置导尿管时应做膀胱冲洗,昏迷患者可酌情用抗生素预防感染。⑦观察病情,严密注意患者的意识、瞳孔大小、血压、呼吸等改变,有条件时应对昏迷患者进行监护。

调控血压:脑出血患者血压的控制应视患者的年龄、既往有无高血压、有无颅内压增高、出血原因、发病时间等情况而定。脑出血患者不要急于降血压,应先降颅内压后,再根据血压情况决定是否进行降血压治疗。血压≥26.7/14.7 kPa(200/110 mmHg)时,在降颅压的同时可慎重平稳降血压治疗,使血压维持在略高于发病前水平或 24.0/14.0 kPa(180/105 mmHg)左右;收缩压在 22.7～26.67 kPa(170～200 mmHg)或舒张压 13.3～14.7 kPa(100～110 mmHg),暂时尚可不必使用降压药,先脱水降颅压,并严密观察血压情况,必要时再用降压药。血压降低幅度不宜过大,否则可能造成脑低灌注。收缩压<22.0 kPa(165 mmHg)或舒张压<12.7 kPa(95 mmHg),不需降血压治疗。血压过低者应升压治疗,以保持脑灌注压。

降低颅内压:颅内压升高是脑出血患者死亡的主要原因,因此降低颅内压为治疗脑出血的重要任务。脑出血的降颅压治疗首先以高渗脱水药为主,如甘露醇或甘油果糖、甘油氯化钠等,注意尿量、血钾及心肾功能。可酌情选用呋塞米、清蛋白。建议尽量不使用类固醇,因其不良反应大,且降颅压效果不如高渗脱水药。应用脱水药时要注意水及电解质平衡。

止血药物:一般不用,若有凝血功能障碍,可应用,时间不超过1周。

亚低温治疗:亚低温治疗是辅助治疗脑出血的一种方法,初步的基础与临床研究认为亚低温是一项有前途的治疗措施,而且越早用越好。

康复治疗:早期将患肢置于功能位,如病情允许,危险期过后,应及早进行肢体功能、言语障碍及心理的康复治疗。

手术治疗:自发性脑出血患者哪些需手术治疗、手术方法及手术治疗的时机,目前尚无定论。手术目的主要是尽快清除血肿、降低颅内压、挽救生命,其次是尽可能早期减少血肿对周围脑组织的压迫,降低致残率。主要采用的方法有以下几种:去骨瓣减压术、小骨窗开颅血肿清除术、钻孔穿刺血肿碎吸术、内镜血肿清除术、微创血肿清除术和脑室穿刺引流术等。

(四)其他中医疗法

1.中药熏洗

中药煎汤熏洗,直接作用于患侧肢体,有舒筋活络、缓解疼痛、减轻肿胀等多种作用,对缓解痉挛同样有很好的效果。

(1)适应证及方药:熏洗疗法主要适用于中风偏瘫的恢复期和后遗症期。根据患肢肌张力的不同选用不同的药物。对于肌张力增高手足拘挛者,选用伸筋草、透骨草、豨莶草、白芍、生甘草、木瓜、汉防己、桑桂枝、红花、川乌、川椒等;而肌张力低下手足弛缓者,选用生黄芪、小茴香、鸡血藤、紫石英、苍术、红花、透骨草等。

(2)熏洗方法:对于中风偏瘫的患者主要以熏洗患侧局部为主,分上肢熏洗和下肢熏洗。在药液温度较高时,先以蒸气熏患肢,或以药液浸湿毛巾敷于患肢,主要是肩、肘、腕、手及髋、膝、踝关节等处。当药液温度下降到能浸浴时(一般为37~44℃),再将患侧主要是手足浸浴。浸浴的时间为20~30分钟。一剂药液可反复加热使用5~6次。

2.推拿

推拿疗法是中医学中的重要组成部分,它是医者运用各种手法作用于人体体表或做某些特定的肢体活动来防治疾病和恢复功能的治疗方法。具有疏通经络,调和气血,扶正祛邪,滑利关节,促进康复的作用。被动的肌肉按摩和关节牵张活动都可以通过牵张反射不断地向高级中枢输入促通信号,实现功能重组或再塑,从而抑制低级中枢控制的异常活动,实现高级中枢控制的独立运动。

(1)常用推拿手法:按法、摩法、推法、拿法、揉法、㨰法、搓法、摇法、拍打法。

(2)常用穴位:上肢穴位有肩髃、肩髎、肩井、臂臑、曲池、尺泽、少海、大陵、阳谷、阳溪、手三里、合谷等。下肢穴位有环跳、风市、髀关、阳陵泉、足三里、血海、梁丘、委中、委阳、承山、三阴交、悬中、解溪、太溪、昆仑等。其他穴位有风池、风府、缺盆、膈俞、肝俞、肾俞等。

(五)急证的处理

1.吐血、呕血

吐血、呕血为中风急危重症之一,常见于临终前患者,由阴阳离决,阳气大衰失于固摄,血随气逆而成。也有见于肝阳妄亢,风阳内动挟胃气溃逆之时者,此与呃逆并见。

(1)阴阳离决,阳气暴衰固摄无权:表现为骤然呕吐大量黯咖啡色血液,旋即昏聩,目珠固定或上翻,或斜视,舌卷囊缩,口唇爪甲青紫,四肢厥冷,面色晦暗,脉由洪大滑数转为沉细或沉微欲绝。本证抢救多需参附注射液、参麦注射液等静脉滴注。但病势凶险,常来不及救治,数分钟内患者即呼吸、心跳停止。即使积极争取时间采用中西医综合抢救措施,密切观察病情,全力抢救,目前也极难取得成功。

(2)肝阳上亢协胃气冲逆:表现为吐血黯咖啡色或鲜血,每次<100 mL或100~200 mL,神志迷蒙或昏迷,面红目赤,烦躁不安,便干尿赤,舌质红苔薄黄,或少苔、无苔,脉细弦数。

治法:凉血止血为先,继而平肝潜阳。

方药:犀角地黄汤加减。水牛角30 g,生地黄30 g,赤芍15 g,牡丹皮9 g。水煎取150 mL,分2~3次鼻饲或灌服。

还可用血宁冲剂。其处方由大黄、黄连、黄芩等药组成,应急止血。取用6 g,以白开水调匀,鼻饲或灌服。

若吐血已止,可给天麻钩藤饮加减治疗,以平肝潜阳熄风,防再次出血。

2.抽搐

部分中风患者在急性期神昏、昏聩时,出现肢体强痉抽搐,此属变证,病势危重,必须积极救治,否则有伤性命之虞。此类抽搐多由风火痰瘀邪盛,肝阳妄亢生风,内风旋动而成。可兼见躁扰不宁,面红目赤,舌质红、红绛或黯红,脉弦滑而大。治疗时,应先用加味止痉散(由全蝎、蜈蚣、珍珠组成),每次3 g,用白开水调匀鼻饲;再应用清开灵注射液40 mL,加入5%或10%葡萄糖溶液250~500 mL中,静脉滴注,同时给予灯盏花素注射液40 mL,加入5%或10%葡萄糖溶液250~500 mL中,静脉滴注,以清热化痰,凉血解痉,宣开清窍。若抽搐可止,则改用天麻钩藤饮或镇肝熄风汤加减预防再次发作。对发作时面唇青黯晦滞,脉微欲绝者,应采用中西医综合措施抢救,或许能够转危为安。

(六)辨证治疗

1.呃逆

呃逆可见于中风的中脏腑急性期,也可见于中经络之重证向中脏腑转化的过程中,所以此类呃逆患者多处于神志迷蒙或昏迷的状态,呃声急促而不连续,甚至床动身摇,因呃逆不能进饮食,痛苦极大。还可兼见大便秘结或大便自遗。论其病因多在大病之初,血气奔并于上,骤然升降逆乱,风火痰热损伤胃气胃阴。缘胃之气阴受创致逆气上冲而生呃逆。此属重证,随病势恶化还能导致胃气败绝。还有因气机升降失常之后,痰热壅阻胃肠导致腑实,胃气难以顺降则折返上越演致频繁呃逆。另外,中脏腑之痰湿蒙塞心神证与元气败脱、心神散乱证,病必及肾,由肾气失于摄纳,引动冲气上乘,挟胃气动膈而生呃逆之证。综观呃逆轻重差别极为明显,出现于中风中脏腑急性期的呃逆,绝不同于一般,多为病势危笃或向危重转化的一种表现,是属土败胃绝之险象,其病预后较差,若能及时恰当救治,或能转危为安。应该指出,发生于恢复期的呃逆,或虽在急性期,在病情逐步好转时发生的呃逆,其治疗较易而预后较好,两者需要分清。

(1)胃气阴两伤:呃声短促不连续,唇燥舌干,神昏烦躁,大便干结而难,舌质红或红绛,苔黄燥或少苔,脉细弦数。

治法:益气养阴,和胃止呃。

常用方:人参粳米汤。西洋参6 g,优质粳米30 g。先煮西洋参取100 mL,再煮粳米,取米汤400 mL,兑匀成500 mL,分2~4次鼻饲或灌服,每日1剂。

本证多见于中风急性期,是阳闭证的并发证候,应在平肝清肝、熄风化痰、凉血开窍治疗阳闭的同时,配以益气养阴,和胃止呕。如胃阴得复,胃气得以顺降,一般呃逆也较易得到控制。

(2)痰热腑实,浊气不降:呃声洪亮有力,口臭烦躁,甚至神昏谵语,便秘尿赤,腹胀,舌红苔黄燥起芒刺,脉滑数或弦数而大。

治法:通腑泄热,和胃止呕。

常用方:大承气汤加味。生大黄、芒硝、厚朴、枳实、沉香粉。

2.戴阳证

戴阳证是中风最危险的变证,属于急性期脱证的临终表现。王永炎通过临床总结发现戴阳以元气败脱、心神散乱证最为多见。患者昏迷,无论此脱证是由阳闭或阴闭转变而来,此时已呈现出四肢冰凉、周身湿冷、手撒遗尿、脉微沉细等阳气大衰,阴寒内盛的征象。多出现于上午9时至午后1时之间,发现患者突然颜面潮红可延至头部也潮红,其两颊泛红颜色稍浓,但触摸面颊不热,四肢厥冷如故,脉沉微衰如故。戴阳证的基本病机是邪盛正虚,阴阳格拒。论其治疗原则当为调和阴阳,扶正祛邪,但病势凶险,顷刻之间患者即被夺走生命。

六、疗效评定标准

(一)神经功能评价

1.脑卒中患者临床神经功能缺损程度评分标准

意识(最大刺激、最佳反应)两项提问:①年龄;②现在是几月(相差两岁或一个月都算正确)。

2.美国国立卫生研究院卒中量表(NIHSS)

见表16-3详述。

表16-3 美国国立卫生研究院卒中量表

项 目	评分标准与分值
意识	0=清醒 1=嗜睡 2=昏睡 3=昏迷
提问(月份、年龄)	0=均正确 1=1项正确 2=均不正确
执行指令(握手、睁闭眼)	0=均正确 1=1项正确 2=均不正确
眼球运动	0=正常 1=凝视障碍 2=同向偏斜
视野	0=正常 1=部分偏盲 2=完全偏盲
面瘫	0=无 1=轻瘫 2=部分 3=完全
上肢活动	0=上举90° 10秒 1=上举90°<10秒 2=上举<90° 10秒 3=不能抗引力
下肢活动	0=抬起30° 5秒 1=抬起30°<5秒 2=抬起<30° 5秒 3=不能抗引力
共济运动	0=正常 1=1肢共济失调 2=2肢共济失调
感觉	0=正常 1=部分丧失 2=完全丧失
忽视	0=无 1=视、听或触觉忽视 2=超过1项
构音障碍	0=无 1=轻视 2=不能被听懂
语言	0=正常 1=轻度失语 2=重度失语 3=完全失语

(二)运动功能评价

1.Twitchell-Brunnstrom 脑卒中运动恢复阶段

见表 16-4 详述。

2.修订的 Ashworth 痉挛评定级

见表 16-5 详述。

表 16-4　Twitchell-Brunnstrom 脑卒中运动恢复阶段

阶段	肩 臂	手	下肢
I	无任何运动	无任何运动	无任何运动
II	仅出现协同运动的模式	仅有极细微的屈曲	仅有极少的随意运动
III	可随意发起协同运动	可做勾状抓握,但不能伸指	在坐和站位上,有髋、膝、踝的协同性屈曲
IV	出现脱离协同运动的活动 1.肩 0°肘屈 90°的情况下,前臂可旋前旋后 2.在肘伸直的情况下肩可前屈 90° 3.手背可触及腰骶部	能侧捏及松开拇指,手指有随意的小范围的伸展	在坐位上可屈膝 90°以上,可使足后滑倒椅子下方。在足跟不离地的情况下能背屈踝
V	出现相对独立于协同运动的活动 1.肘伸直时肩可外展 90° 2.在肘伸直,肩前屈 30°~90°的情况下,前臂可旋前和旋后 3.肘伸直,前臂中立位,臂可举过头	可做球状和圆柱状抓握,手指可做集团伸展,但不能单独伸展	健腿站,病退可先屈膝后伸髋;在伸直膝的情况下,可背屈踝,可将踵放在向前迈一小步的位置上
VI	运动协调近于正常,手指指鼻无明显辨距不良,但速度比健侧慢(≤5 秒)	所有抓握均能完成,但速度和准确性比健侧差	在站立上可使髋外展到超出抬起该侧骨盆所能达到的范围;在坐位上,在伸直膝的情况下可内外旋下肢,合并足的内、外翻

表 16-5　修订的 Ashworth 痉挛评定级

0	无肌张力的增加
I	肌张力轻度增加:受累部分被动屈伸时,在 ROM 之末时呈现最小的阻力或出现卡住和释放
I*	肌张力轻度增加:在 ROM 后 50%范围内出现突然卡住,然后 ROM 的后 50%均呈现最小的阻力
II	肌张力较明显地增加:ROM 的大部分时,肌张力较明显地增加,但受累部分仍能较易地被移动
III	肌张力严重增高:被动运动困难
IV	僵直:受累部分被动屈伸时呈现僵直状态而不能动

(三)日常生活能力评价

ADL、修订 Rankin

1.BartherlADL 指数

见表 16-6。

2.修订 Rankin 量表

见表 16-7 详述。

表 16-6　BartherlADL 指数

项目	独立	部分独立	需极大帮助	完全依赖
进食	10	5	0	
洗澡	5	0		
整容	5	0		
穿衣	10	5	0	
大便	10	5	0	
小便	10	5	0	
用厕	10	5	0	
转移	15	10	5	0
步行	15	10	5	0
上下楼梯	10	5	0	

表 16-7　修订 Rankin 量表

0	完全没有症状
1	除轻微症状,未见明显残障。能完成所有经常从事的职责和活动
2	轻度残障,生活可以自理,但是不能完成所有以前的可以进行的活动
3	中度残障,需要一些协助,但行走不需要协助
4	重度残障:离开他人协助不能行走,不能照顾身体需要
5	严重残障:卧床不起、大小便失禁、须持续护理和照顾

七、护理与调摄

加强护理是提高临床治愈率、减少并发症、降低病死率和病残率的重要环节。急性期患者宜卧床休息,并密切观察病情变化,注意神志、瞳孔、呼吸、脉搏、血压的情况。尤其是中脏腑患者要密切观察病情,重点注意神志、瞳神、气息、脉象等情况,以了解闭、脱的转化。保持呼吸道通畅和肠道的通畅。勤给患者翻身拍背,做好口腔护理,防止肺部、口腔、皮肤及泌尿系统感染。应注意偏瘫急性期患者的良肢位设计,对于抑制肢体痉挛、预防肩关节半脱位、早期诱发分离运动等起重要作用。患者神志转清或病情稳定后,即尽早进行系统、正规的言语及肢体功能的康复训练,可配合针灸、推拿等中医传统方法,语言不利者,宜加强语言训练,以循序渐进为原则。

八、预后与转归

脑卒中的预后不良,复发率高。多数患者遗留有肢体功能障碍、感觉障碍、语言障碍;部分患者遗留智能减退、情感障碍;病情严重者持续昏迷或死亡。为社会和家庭带来了沉重的负担。

脑卒中的复发相当普遍,卒中复发导致患者已有的神经功能障碍加重,并使病死率明显增加。首次卒中后 6 个月内是卒中复发危险性最高的阶段,所以在卒中首次发病后有必要尽早开展二级预防工作。二级预防包括以下方面:正确评估首次卒中发病机制;血压管理;抗血小板聚集;抗凝治疗;其他心脏病的干预;颈动脉狭窄的干预;高半胱氨酸血症的干预;卒中后血压、血脂与血糖的管理等。

中医中风病的预防,在于慎起居、节饮食、远房帏、调情志。慎起居,是生活要有规律,注意劳逸适度,重视进行适宜的体育锻炼。节饮食是指避免过食肥甘厚味、烟酒及辛辣刺激食品。远房帏是指节制性生活。调情志是指经常保持心情舒畅,稳定情绪,避免七情伤害。

九、康复评定

脑卒中康复评定的目的是确定患者的障碍类型及程度,以便拟定治疗目标、治疗方案,确定治疗效果及进行预后预测等。脑卒中急性期和恢复早期患者病情变化较快,评定次数应适当增加,恢复后期可适当减少。全面评定之间应视情况多次进行简便的针对性单项评定。

(一)功能评定

瘫痪评定常采用 Brunnstrom 评测法及 Fugl-Meyer 评测法,肌张力评定多采用改良的 Ash-worth 评定法。失语症评定可采用波士顿诊断性失语检查(Boston diagnostic aphasia examination,BDAE)、西方失语成套测验(Western aphasia battery,WAB)、汉语失语成套测验(aphasia battery of Chinese,ABC)。构音障碍评定可采用 Frenchay 构音障碍评定。吞咽障碍评定可采用饮水试验、咽唾液试验及视频荧光造影检查。失认症和失用症评定尚无成熟的成套测验方法,多采用单项评定,如 Albert 试验、线性二等分试验、空心十字试验等。意识障碍评定多采用 Glasgow 昏迷评分。智力评定常采用简明精神状态检查(mini mental status examination,MMSE)。抑郁评定可采用美国流行病学调查中心的抑郁量表(center of epidemiological survey-depression Scale,CES-D)。

(二)活动能力评定

多采用 Barthel 指数(Barthel index of ADL)和功能独立性评定(ftmetional independence meas-ure,FIM)。

(三)社会参与评定

可采用生活满意度或生活质量评定,如简明健康调查量表(SF-36)。

(四)影响康复和预后的因素评定

如伴发病、社会背景、环境及资源、脑卒中和冠心病危险因素等。

十、康复措施

脑卒中康复的目标是通过以运动疗法、作业疗法为主的综合措施,最大限度地促讲功能障碍的恢复,防治失用和误用综合征,减轻后遗症;充分强化和发挥残余功能,通过代偿和使用辅助工具等,以争取患者达到生活自理;通过生活环境改造,精神心理再适应等使患者最大限度地回归家庭和社会。

(一)脑卒中康复医疗的原则

(1)脑卒中康复的适应证和禁忌证:多是相对的。对于可以完全自然恢复的轻症患者(TIA 和 Rind)一般无须康复治疗,但高龄体弱者在卧床输液期间,有必要进行。些简单的预防性康复治疗(如关节被动活动),以防止出现失用性并发症。对于重度痴呆、植物状态等重症患者,即使强化康复治疗也难以取得什么效果,重点是加强护理,防治并发症。介于两者之间的情况才是康复治疗的适应证。一般认为病情过于严重或不稳定者(如意识障碍、严重的精神症状、病情进展期或生命体征尚未稳定等),或伴有严重合并症或并发症者(如严重感染、急性心肌梗死、重度失代偿性心功能不全、不稳定性心绞痛、急性肾功能不全等),由于不能耐受、配合康复治疗或有可能加重病情等,不宜进行主动性康复训练,但抗痉挛体位、体位变换和关节被动运动等预防性康复手段,只要不影响抢救,所有患者均可进行。一旦这些禁忌证稳定、得到控制或好转,则多又成为主动康复的适应证。

(2)康复医疗是一个从急性期至后遗症期的连续过程,既要注意急性期预防性康复,恢复期促进恢复的康复,又要注意后遗症期的维持和适应性康复。应该充分利用社区资源进行社区康复。

(3)由有经验的、多学科康复组实施康复以确保最佳的康复效果。采用标准化的评价方法和有效的评价工具。采取目标指向性治疗,在充分进行预后预测的基础上,由患者、家属和专业人员共同制订实用可行的家庭和社会复归目标。以证据为基础的干预应以功能目标为基础。

(4)由于脑卒中患者障碍的复杂性及单一治疗效果的局限性,应采用综合的治疗和刺激手段。治疗环境应尽可能与家庭及社区的环境相近。治疗小组成员之间应加强交流与协作,避免脱节与相互矛盾。康复过程由学习和适应构成,宜让患者反复练习难度分级的各种任务,以使其学会(重获)丧失的技能。患者要与环境相互适应,必要时采取适当的补偿策略。应及时纠正心理障碍,激发患者的康复欲望(动机)和康复训练的兴趣等。对患者和家属进行针对性的教育和培训,使家属积极参与康复计划。

(5)康复评价和干预应从急性期开始,一旦患者神志清楚、病情稳定,就应该开始主动性康复训练,以便尽可能地减少失用(包括健侧)。某些误用很难纠正,故早期正确的训练非常重要。应首先着眼于患侧的恢复性训练,防止习得性失用不宜过早地应用代偿手段。康复训练要达到足够的量才能取得最佳效果,但宜从小量开始,在不引起或加重异常运动反应的前提下,逐渐增加活动量,可采取少量多次的方法,以免患者过度疲劳或引起危险。

(6)进行伴发病和危险因素的管理对确保康复效果和患者生存至关重要。

(二)急性期的康复治疗

急性期在此是指病情尚未稳定的时期。因严重合并症或并发症不能耐受主动康复训练者及因严重精神症状、意识障碍等不能配合康复训练者,康复处理基本同此期。此期应积极处理原发病和合并症,以便尽可能减少脑损伤并尽快地顺利过渡到下一个康复阶段;制订并实施脑卒中危险因素管理计划,预防脑卒中复发。本期康复的目的主要是预防失用性并发症。

(1)保持抗痉挛体位:其目的是预防或减轻以后易出现的痉挛模式。取仰卧位时,头枕枕头,不要有过伸、过屈和侧屈。患肩垫起防止肩后缩,患侧上肢伸展、稍外展,前臂旋后,拇指指向外方。患髋垫起以防止后缩,患腿股外侧垫枕头以防止大腿外旋。本体位是护理上最容易采取的体位,但容易引起紧张性迷路反射及紧张性颈反射所致的异常反射活动,为"应避免的体位"。"推荐体位"是侧卧位:取健侧侧卧位时,头用枕头支撑,不让向后扭转;躯干大致垂直,患侧肩胛带充分前伸,肩屈曲90°~130°,肘和腕伸展,上肢置于前面的枕头上;患侧髋、膝屈曲似踏出一步置于身体前面的枕头上,足不要悬空。取患侧侧卧位时,头部用枕头舒适地支撑,躯干稍后仰,后方垫枕头,避免患肩被直接压于身体下,患侧肩胛带充分前伸,肩屈曲90°~130°,患肘伸展,前臂旋后,手自然地呈背屈位;患髋伸展,膝轻度屈曲;健肢上肢置于体上或稍后方,健腿屈曲置于前面的枕头上,注意足底不放任何支撑物,手不握任何物品(图16-1)。

(2)体位变换:主要目的是预防褥疮和肺感染,另外由于仰卧位强化伸肌优势,健侧侧卧位强化患侧屈肌优势,患侧侧卧位强化患侧伸肌优势,不断变换体位可使肢体的伸屈肌张力达到平衡,预防痉挛模式出现。一般每60~120分钟变换体位1次。

（3）关节被动运动：主要是为了预防关节活动受限（挛缩），另外可能有促进肢体血液循环和增加感觉输入的作用。先从健侧开始，然后参照健侧关节活动范围进行患侧运动。一般按从肢体近端到肢体远端的顺序进行，动作要轻柔缓慢。重点进行肩关节外旋、外展和屈曲，肘关节伸展，腕和手指伸展，髋关节外展和伸展，膝关节伸展，足背屈和外翻。在急性期每天做两次，每次每个关节做 3～5 遍，以后视肌张力情况确定被动运动次数，肌张力越高被动关节运动次数应越多。较长时间卧床者尤其要注意做此项活动。

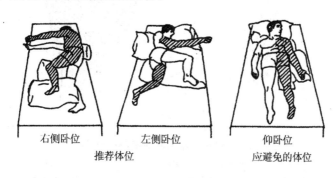

右侧卧位　　　　左侧卧位　　　　仰卧位
推荐体位　　　　　　　　　　　应避免的体位

图 16-1　抗痉挛体位

（4）饮食管理：有意识障碍和吞咽障碍者经口进食易发生吸入性肺炎，通常需靠静脉补充营养，如 3 天后仍不能安全足量地经口进食，可鼻饲营养。另外要加强口腔护理。

（5）二便管理：此期患者易出现尿潴留、失禁及便秘，必要时可予导尿，应用开塞露、缓泻剂等。注意预防泌尿系统感染和褥疮。

（6）加强呼吸管理，防治呼吸系统并发症；预防静脉血栓、褥疮等。

（7）对家属进行脑卒中及其护理和康复知识的宣教和培训。

由于翻身和关节被动运动只能预防褥疮、肺炎和关节挛缩，并不能预防失用性肌萎缩等其他失用，也没有明显促进功能恢复的作用，所以要尽早地开始下一阶段的主动训练。

（三）恢复期的康复治疗

恢复期是指病情已稳定，功能开始恢复的时期。一般而言，患者意识清楚、生命体征稳定且无进行性加重表现后 1～2 天，就应该开始主动性康复训练。在不伴有意识障碍的轻症脑卒中，病后第 2 天就可在严密观察下开始主动训练，但开始活动量要小。由于蛛网膜下腔出血和脑栓塞近期再发的可能性大，在未行手术治疗的蛛网膜下腔出血患者，要观察 1 个月左右才谨慎地开始康复训练。在脑栓塞患者康复训练前如查明栓子来源并给予相应处理，应在向患者及家属交代有关事项后再开始训练比较稳妥。

主动性康复训练应遵循偏瘫恢复的规律，先从躯干、肩胛带和骨盆带开始，按坐位、站位和步行，以及肢体近端至远端的顺序进行。一般把多种训练在一天内交替进行，有所偏重。此期要应用各种偏瘫康复技术促进功能的恢复。关于患侧肢体训练，在软瘫期要设法促进肌张力和主动运动的出现；在出现明显痉挛后要降低痉挛，促进分离运动的恢复，改善运动的速度、精细程度和耐力等。要注意非瘫痪侧肌力维持和强化。

1.床上翻身训练

这是最基本的躯干功能训练之一。患者双手手指交叉在一起，患侧拇指在上，双上肢腕肘伸展（"Bobath 握手"，图 16-2），先练习前方上举，并练习伸向侧方。在翻身时，交叉的双手伸向翻身侧,头和躯干翻转,至侧卧位,然后返回仰卧位,再向另一侧翻身。每日进行多次,必要时训练者给予帮助或利用床栏练习。注意翻身时头一定要先转向同侧。向患侧翻身较容易,很快就可独立完成。

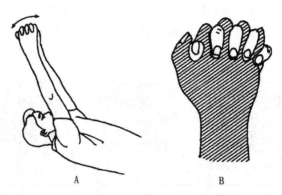

图 16-2　脑卒中早期上肢训练 Bobath 握手
A:健肢带动患肢做肩的屈伸和左右旋转,便于移动身体重心,进行体位转
移和平衡训练;B:双手十指交叉,病侧阴影部分拇指压在健侧拇指上方

2.桥式运动

目的是训练腰背肌群和伸髋的臀大肌,为站立做准备。患者取仰卧位,双腿屈曲,足踏床,慢慢地抬起臀部,维持一段时间后慢慢放下(双桥式运动);在患者能较容易地完成双桥式运动后,让患者悬空健腿,仅患腿屈曲,足踏床抬臀(单桥式运动),见图 16-3。如能很好地完成本动作,那么就可有效地防止站位时因髋关节不能充分伸展而出现的臀部后突。训练早期多需训练者帮助固定下肢并叩打刺激臀大肌收缩。

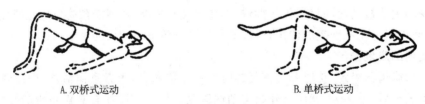

A.双桥式运动　　　　　　　　　　　B.单桥式运动

图 16-3　桥式运动

3.坐位训练

坐位是患者最容易完成的动作之一,也是预防直立性低血压、站立、行走和一些日常生活活动所必需的。在上述训练开始的同时就应进行。

由于老年人和较长时间卧床者易出现直立性低血压,故在首次取坐位时,不宜马上取直立(90°)坐位。可用起立平台或靠背架,依次取 30°、45°、60°、80°坐位(或平台直立位),如前一种体位能坚持 30 分钟且无明显直立性低血压表现,可过渡到下一项,如已能取 80°坐位 30 分钟,则以后取坐位和站位时可不考虑直立性低血压问题。理论上应避免床上半坐位,以免强化下肢伸肌优势。

坐位训练包括坐位平衡训练和耐力训练。在平衡训练的同时耐力也随之得以改善。进行坐位训练时,要求患者双足踏地或踏在支持台上,这对预防尖足内翻非常必要。另外,一定要在无支撑或无扶助下练习,否则难以取得好的效果。

静态平衡训练要求患者取无支撑下床边或椅子上静坐位,髋关节、膝关节和踝关节均屈曲90°,足踏地或支持台,双足分开约一脚宽,双手置于膝上。训练者协助患者调整躯干和头至中间位,当感到双手已不再用力时松开双手,此时患者可保持该位置数秒,然后慢慢地倒向一侧。随后训练者要求患者自己调整身体至原位,必要时给予帮助。静态坐位平衡在大多数患者很快就可完成,然后让患者双手手指交叉在一起,伸向前、后、左、右、上和下方并伴有重心相应的移动,此称为自动态坐位平衡训练。当患者在受到突然的推拉外力仍能保持平衡时(被动态平衡),就可认为已完成坐位平衡训练。此后坐位训练主要是耐力训练。在坐位训练的同时,要练习坐位和卧位的转换训练。从健侧坐起时,先向健侧翻身,健侧上肢屈曲置于身体下,双腿远端垂于床边后,头向患侧(上方)侧屈,健侧上肢支撑慢慢坐起。从患侧坐起时稍困难些,也要用健侧上肢支撑坐起,不过要求躯干有较大的旋转至半俯卧位。由坐位到卧位的动作相反。

4.站位训练

一般在进行自动态坐位平衡训练的同时开始站位训练。对一般情况较差、早期进行此训练有困难者,可先站起立平台;躯干功能较好、下肢功能较差者可用长下肢支具。也可利用部分减重支持装置进行站位平衡训练。

起立训练要求患者双足分开约一脚宽,双手手指交叉,上肢前伸,双腿均匀持重,慢慢站起。此时训练者坐在患者前面,用双膝支撑患者的患侧膝部,双手置于患者臀部两侧帮助患者重心前移,伸展髋关节并挺直躯干。坐下时动作相反。要注意防止仅用健腿支撑站起的现象。

静态站位平衡训练是在患者站起后,让患者松开双手,上肢垂于体侧,训练者逐渐除去支撑,让患者保持站位。注意站位时不能有膝过伸。患者能独自保持静态站位后,让患者重心逐渐移向患侧,训练患腿的持重能力。同时让患者双手交叉的上肢(或仅用健侧上肢)伸向各个方向,并伴随躯干(重心)相应的摆动,训练自动态站位平衡。如在受到突发外力的推拉时仍能保持平衡,说明已达到被动态站位平衡。患者可独立站立片刻后就可练习床椅转移。

5.步行训练

一般在患者达到自动态站位平衡、患腿持重达体重的一半以上,并可向前迈步时才开始步行训练。但由于老年人易出现失用综合征,有的患者靠静态站立持重改善缓慢,故某些患者步行训练可适当提早进行,必要时使用下肢支具。不过步行训练量早期要小,以不致使患者过度费力而出现足内翻和尖足畸形并加重全身痉挛为度。对多数患者而言,不宜过早地使用手杖,以免影响患侧训练。

在步行训练前,先练习双腿交替前后迈步和重心的转移。多数患者不必经过平行杠内步行训练期,可直接进行监视下或少许扶持下步行训练。步行训练早期常有膝过伸和膝打软(膝突然屈曲)现象,应进行针对性的膝控制训练。如出现患侧骨盆上提的划圈步态,说明膝屈曲和踝背屈差。在可独立步行后,进一步练习上下楼梯(健腿先上,患腿先下)、走直线、绕圈、跨越障碍、上下斜坡及实际生活环境下的实用步行训练。

近年提倡利用部分减重支持装置提早进行步行训练,认为在步行能力和行走速度恢复方面均有较好的效果。

6.作业治疗

一般在患者能取坐位姿势后开始。内容包括:①日常生活活动能力训练:如吃饭、个人卫生、穿衣、移动、洗澡及家务活动等,掌握一定的技巧,单手多可完成。必要时可应用生活辅助具,如粗柄勺子、带套圈的筷子、有吸盘固定且把手加长的指甲刀、穿袜器、四脚手杖和助行器等。从训练的角度出发,应尽量使用患手。②工艺活动:如用斜面磨砂板训练上肢粗大的运动,用编织、剪纸等训练两手的协同操作,用垒积木、书写、拧螺丝、拾小物品等训练患手的精细活动。经过一段时间的训练后,如预测瘫痪的利手恢复差,应开始利手转换训练。在患手达一定功能的慢性(发病6个月以上)脑卒中患者可试用强制性使用运动疗法,部分患者可取得明显效果。

7.物理治疗和针灸治疗

功能性电刺激、生物反馈及针灸治疗等对增加感觉输入、促进功能恢复与运动控制等有一定的作用。

8.对失语、构音障碍、认知功能障碍等也需进行针对性训练

结合患者情况应尽早实施出院计划。在患者出院前,可先回家住几日,以适应家庭环境,发现问题并给予相应的指导和训练。为使患者适应社会环境,出院前可带患者集体购物、参加社区活动等。

(四)后遗症期康复治疗

后遗症期是患者功能恢复已达平台期,但通过技巧学习、使用辅助器具及与环境相互适应等仍可有一定的能力恢复的时期。经积极训练一般在发病3~6个月后进入后遗症期,对于早期活动少或较长时间卧床者,运动功能恢复可持续更长的时间。此期患者的运动耐力和日常生活活动能力仍可进一步提高。

在此期出院回家的患者,由于活动空间限制、家属照顾过多或无暇顾及、患者主动性差等原因,在老年人和移动能力较差者易出现功能和能力的退化,甚至造成卧床不起,故参照原先的训练进行维持性训练是非常必要的。即使那些经训练仍不能恢复步行者,也至少应每日练习翻身和坐位,甚至是被动的坐位,这种最低限度的活动可明显地减少褥疮、肺炎等并发症,减少护理工作量。相当一部分患者可通过上下楼梯、远距离步行等,使运动耐力不断提高,活动空间不断扩大,活动种类逐渐增多,生活质量得以提高。但要注意,所有的活动均要在安全的前提下进行,活动量也应逐渐增加,不可冒进。

对不能适应原来生活环境的患者,可进行必要的环境改造,如尽量住平房或楼房底层,去除门槛,台阶改为坡道或两侧安装扶手,厕所改为坐式并加扶手,地面不宜太滑或太粗糙,所有用品要方便取放和使用等。

患者要定期到医院或社区康复机构接受再评价和指导,并力争恢复一定的工作。

(李　群)

第三节　腰　腿　痛

腰腿痛是一组以腰腿部疼痛,可伴有功能活动受限为主的一类病证。常见的有急性腰肌扭伤、慢性腰肌劳损、腰椎间盘突出症、腰椎椎管狭窄症、坐骨神经痛、梨状肌综合征等。本病属中医痹症范畴。多为素体禀赋不足,或年老精血亏虚,或感受外邪,或腰部闪挫、劳损、外伤等因素,使筋脉、肌肉受损、失于濡养,导致气血瘀滞、不通则痛;气血失运,不荣则痛。

一、康复评定

(一)现代康复评定方法

1.脊柱形态

脊柱形态包括外观形态、生理弧度测量、脊柱侧弯的测量、腰骶角度的测量、两侧肩部、骨盆高低倾斜的测量等内容。

2.脊柱活动度测定

可用脊柱活动度的简易评价或方盘量角器做脊柱屈伸、左右侧弯及旋转的活动度检查。也可用三轴位运动测量器,置于两侧肩胛骨之间的背部,紧贴胸椎棘突,嘱患者做脊柱最大可能的前屈、后伸、左侧屈、右侧屈和旋转,并记录其活动幅度。活动受限可因肌痉挛、椎间盘突出、小关节退行性改变及韧带挛缩引起。

3.肌力测定

临床一般分 6 级测定。

0 级:无可测知的肌肉收缩。

Ⅰ级:有轻微收缩,但不能引起关节活动。、

Ⅱ级:在减重状态下能做关节全范围运动。

Ⅲ级:抗重力不抗阻力做关节全范围运动。

Ⅳ:抗重力抗一定阻力运动。

Ⅴ级:抗重力抗充分阻力运动。

4.影像学的评定

影像学的评定包括 X 线摄片、CT 和 MRI 检查等。

(1)X 线摄片:正侧位、过屈过伸位定量测量腰椎稳定性及腰椎曲度。

(2)CT 或 MRI 检查:可将腰椎间盘突出症依程度分为膨出、突出及脱出 3 型;腰椎 MRI 还可分析腰背部双侧肌肉横断面积,了解肌肉形态及分布比例,排除肿瘤、结核等。

5.肌电图和神经传导的测定

表面肌电图检查主要反映局部肌肉疲劳程度。

6.日常生活及活动能力

日常生活及活动能力包括翻身、起立、站立、行走、弯腰等。

(二)传统康复辨证

1.病因病机

中医认为,本病主要因感受风寒,或坐卧湿地,风寒湿邪浸渍经络,经络之气阻滞;或湿热邪气浸淫,或湿浊郁久化热,或机体内蕴湿热,流注膀胱经;或长期从事较重的体力劳动,或腰部闪挫撞击伤未完全恢复,经筋、脉络受损,瘀血阻络;或年老精血亏虚,腰部脉络失于温煦、濡养。上述因素均可使腰部经络气血郁滞,导致腰、臀、腿疼痛麻木,功能活动受限。

2.四诊辨证

一般临床主要分为 5 型。

(1)寒湿阻络型:腰腿冷痛,酸胀重浊,转侧不利,下肢一侧或双侧麻木疼痛,阴雨天气或受潮湿发作或加重,得热痛减,舌质淡,苔白腻,脉濡数或弦数。

(2)湿热阻络型:腰腿疼痛,痛处伴有热麻感,常于夏季或长夏季节症状加重,口苦,小便黄

赤,舌红,苔黄腻,脉濡数或弦数。

（3）瘀血阻络型:腰及一侧或双侧下肢疼痛,痛有定处,日轻夜重,活动、负重疼痛加重,舌质紫暗或有瘀斑,脉涩。

（4）气血不足型:腰痛绵绵,一侧或双侧下肢麻木疼痛,软弱无力,过度劳累则疼痛加重,常伴气短乏力,面色少华,纳呆,舌淡苔薄白,脉沉弱无力。

（5）肝肾亏虚型:腰膝酸软疼痛,下肢一侧或双侧隐隐作痛,喜按喜揉,遇劳更甚。偏于阳虚者,则手足不温,舌淡苔白,脉沉细。偏于阴虚者,则手足心热,舌红少苔,脉弦细数。

二、康复治疗

(一)康复策略

目前,本病的康复治疗多采用非手术治疗,其中以推拿、牵引疗法最为有效。也易被患者所接受。但在康复治疗中,要排除腰腿部肿瘤、结核、炎症、风湿性疾病、妇科及其他内外神经科疾病和重大脊柱创伤等病,方能实施传统康复疗法。

1.急性腰肌扭伤

急性腰肌扭伤是指腰骶、骶髂及腰背两侧的肌肉、筋膜、韧带、关节囊及滑膜等软组织急性损伤,从而引起腰部疼痛及功能障碍的一种病证。本病是腰痛疾病中最常见的一种。多发生于青壮年体力劳动者,长期从事弯腰工作和平时缺乏锻炼、肌肉不发达者。临床主要表现为外伤后腰部疼痛剧烈,不能伸直,活动明显受限,仰卧转侧均感困难,患者常以两手撑腰,以免加重疼痛。严重时不能坐立和行走,有时可伴下肢牵涉痛,咳嗽、打喷嚏、用力解大便时可使疼痛加剧,脊柱多呈强直位。X线摄片提示腰椎生理前凸消失和肌性侧弯。必要时让患者腰椎屈曲位拍摄和斜位 X 线片,以显示病理改变。如棘上、棘间韧带断裂者,则可见棘突间隙加宽。

急性期以针灸、卧床休息为主,症状缓解后可加用推拿、物理疗法等。如治疗及时,手法运用恰当,疗效极佳。若治疗不当或失治,可致损伤加重而转变成慢性腰痛。

2.慢性腰肌劳损

腰肌劳损主要是指腰骶部肌肉、筋膜等软组织慢性损伤。在慢性腰痛中,本证占有相当的比重。临床主要表现为腰痛反复发作。腰骶部一侧或两侧酸痛不舒,时轻时重,缠绵不愈。酸痛在劳累后加剧,休息后减轻,并与气候变化有关。体征可有广泛压痛,压痛一般不甚明显。急性发作时,可有腰肌痉挛、腰脊柱侧弯、下肢牵扯掣痛等。X线片可了解腰椎一般情况,排除其他腰椎病变。

以牵引、推拿、针灸为主,辅以物理疗法、运动疗法等。

3.腰椎间盘突出症

腰椎间盘突出症是临床常见的腰腿痛疾病之一。本病好发于 $30\sim50$ 岁的体力劳动者,男性多于女性。其发病主要是在椎间盘退变的基础上,受到相应的损伤或外力作用所致,造成纤维环破裂和髓核组织突出。发病部位以 $L_{4\sim5}$ 和 $L_5\sim S_1$ 突出者为最多见,其他腰椎间盘也可发生。可以单节或多节段发病。突出方向以向后外侧突出压迫神经根最为常见,临床表现有外伤或受凉史,腰痛和一侧下肢放射痛。腰部各方向活动均受限,翻身转侧困难,咳嗽、打喷嚏或大便用力时疼痛加重,卧床时减轻。久病或神经根受压严重者患侧下肢麻木、肌力减弱、患肢不温、怕冷;亦可向后方突出压迫硬膜囊甚至马尾神经,如阴部麻木、刺痛,排便及排尿障碍或失控,男子阳痿,或双下肢不全瘫痪等。直腿抬高试验及加强试验阳性、屈颈试验阳性、股神经牵拉试验阳性、跟腱和膝腱反射减弱或消失,以上试验可以辅助诊断。CT、MRI、X线等影像学检查提示:正位片可显示腰椎侧凸,椎间隙变窄或左右不等,患侧间隙较宽;侧位片显示脊柱腰曲前凸消失,甚至后凸,椎间盘突出时椎间隙为后宽前窄,椎体边缘骨质增生。CT、MRI检查可反映出硬脊膜囊及神经根受压的状态。

急性期卧硬板床休息,症状缓解后以电针、拔罐、中药熏蒸和牵引联合疗法为主,辅以物理、运动疗法。

4.梨状肌综合征

由梨状肌损伤、炎症刺激压迫坐骨神经引起臀部及下肢疼痛,称为梨状肌综合征。梨状肌损伤在临床腰腿痛患者中占有一定比例。查体可有梨状肌肌腹压痛,有时可触及条索状隆起肌束;直腿抬高试验<60°时,梨状肌紧张,疼痛明显且直腿抬高试验大于60°时,疼痛反而减轻,梨状肌试验阳性。

急性期卧床休息,症状缓解后以推拿、针灸为主,辅以物理疗法。

(二)针灸治疗

1.治疗原则

补肾壮腰、舒筋活血、通络止痛。

2.治疗作用

针刺拔罐具有解除局部肌肉痉挛、止痛、消除神经根部血肿和水肿的作用,可减轻椎间隙的压力,改善腰肌及骶髂肌的痉挛。

3.取穴方法

以选取足太阳膀胱经、足少阳胆经、督脉经穴为主,足太阴脾经腧穴为辅。

(1)主穴:肾俞、大肠俞、腰阳关、委中、悬钟、阿是穴。

(2)配穴:腰肌劳损、扭伤引起者加水沟、腰痛穴;腰椎间盘突出症引起者配夹脊穴;脊正中痛者加水沟;脊柱两侧疼痛者配委中、后溪;伴有大腿后侧放射痛者配委中;小腿外侧放射痛者配承山、阳陵泉、悬钟。血瘀者配血海、膈俞;寒湿证配肾俞、腰阳关;湿热证配阴陵泉、三阴交;肝肾亏虚者配太溪、命门、悬钟。

4.操作步骤

针灸并用,还可配合选择电针、拔罐、穴位注射、外敷等方法。患者取俯卧或侧卧位,选用1.5～2.5寸毫针,得气后可连接电针治疗仪,选择连续波、中频率,电流以患者能够耐受为度,留针30分钟后出针。再用腰温灸盒等灸疗工具在针刺处艾灸15分钟。后用闪火法在针刺部位拔罐,留罐5～10分钟起罐。寒湿腰痛、瘀血腰痛用泻法;肾虚腰痛用补法,急性腰肌损伤引起者结合运动针法。

三、注意事项

(1)推拿对于治疗腰腿痛效果显著,但应根据病因灵活运用。急性损伤慎用推拿手法,可根据患者具体情况选择药物或针灸治疗,或局部制动以消炎止痛,防止充血、水肿进一步发展,如针灸解除腰腿部肌肉痉挛,或选用脱水药物如甘露醇等消除水肿,非甾体抗炎药双氯芬酸等消除炎症止痛;急性期过后,可先做轻柔的手法以解痉止痛。运用拔伸法时切忌暴力拔伸,以免造成医源性损伤,拔伸过程中不可忽松忽紧。在治疗神经源性腰腿部肌力减弱的同时,应积极逆转神经病变,并尽力维持关节活动功能;治疗失用性腰背肌肌力减弱的同时,尽量做关节的主动运动及抗阻力运动。

(2)长期的腰腿痛会伴有躯干部、臀部及患肢肌力的减弱,而躯干肌力的不足,会影响脊柱的稳定性,是导致腰痛迁延难愈的原因之一,因此在临床上应重视腰背肌和腹肌肌肉力量的锻炼,使其保持适当的平衡,维持良好的姿势,以保持腰椎的稳定性。一般当患者症状初步缓解后,宜尽早开始卧位时的腰背肌和腹肌锻炼。

（李　群）

参考文献

[1] 李洁.中医内科临床治疗学[M].长春:吉林科学技术出版社,2019.

[2] 张永臣,王健.针灸学[M].济南:山东科学技术出版社,2020.

[3] 杨辉,王宏刚,钱玉莲.中医内科诊疗学[M].南昌:江西科学技术出版社,2019.

[4] 杜广中,李青青.现代并发症的针灸诊疗[M].北京:中国医药科技出版社,2020.

[5] 王成虎.现代针灸基础与临床实践[M].北京:科学技术文献出版社,2019.

[6] 孔庆雪.常见病推拿与针灸治疗[M].长春:吉林科学技术出版社,2020.

[7] 许宏霞.临床中医内科诊疗研究[M].北京:科学技术文献出版社,2019.

[8] 赵吉平,符文彬.针灸学[M].北京:人民卫生出版社,2020.

[9] 罗仁,周迎春.中医内科临证指导[M].郑州:河南科学技术出版社,2019.

[10] 张燕.中医疾病诊断与针灸推拿治疗学[M].天津:天津科学技术出版社,2020.

[11] 吕明.针灸推拿学[M].北京:中国医药科技出版社,2019.

[12] 王学工.实用中医内科辨证诊疗[M].北京:科学技术文献出版社,2019.

[13] 徐俊伟.实用中医临床治疗要点[M].开封:河南大学出版社,2021.

[14] 牟成林,沈向楠,朱学亮,等.实用骨病针灸推拿康复技术[M].北京:科学技术文献出版社,2021.

[15] 汪东涛.现代中医内科基础与临床[M].上海:上海交通大学出版社,2019.

[16] 李西亮.现代针灸与推拿临床治疗学[M].哈尔滨:黑龙江科学技术出版社,2020.

[17] 赵颖颖.实用中医内科常见病诊疗精要[M].上海:上海交通大学出版社,2019.

[18] 雷秋慧,卢家春,林秋虹.现代疾病针灸治疗实践[M].长春:吉林科学技术出版社,2020.

[19] 王涛.实用中医内科常见病辨证精粹[M].上海:上海交通大学出版社,2019.

[20] 曹伟.现代针灸推拿与康复治疗学[M].哈尔滨:黑龙江科学技术出版社,2020.

[21] 王晓伟.现代中医内科辨证治疗进展[M].上海:上海交通大学出版社,2019.

[22] 羊燕群.中医内科常见病诊疗指南[M].上海:上海交通大学出版社,2019.

[23] 梁繁荣,王华.针灸学[M].北京:中国盲文出版社,2020.

[24] 王冬.现代中医内科辨证治疗学[M].天津:天津科学技术出版社,2019.

[25] 张建中.实用临床中医内科诊断治疗学[M].沈阳:沈阳出版社,2019.

[26] 高雁鸿.当代针灸推拿临床实践技术[M].北京:科学技术文献出版社,2019.

［27］陈秋明.临床疾病针灸治疗精要［M］.郑州:郑州大学出版社,2020.

［28］聂兆伟.中医临床诊治与针灸推拿［M］.长春:吉林大学出版社,2019.

［29］李慧梅.传统中医针灸推拿与康复［M］.天津:天津科学技术出版社,2020.

［30］王雁慧.实用内科疾病针灸治疗［M］.长春:吉林科学技术出版社,2019.

［31］杜革术.实用针灸推拿康复学［M］.济南:山东大学出版社,2021.

［32］李素荷.针灸临床精要［M］.广州:广东高等教育出版社,2019.

［33］冯雯雯.针灸技术与临床［M］.天津:天津科学技术出版社,2020.

［34］王艳君,王鹏琴,龚利.针灸推拿康复学［M］.北京:中国中医药出版社,2020.

［35］宋柏林,于天源.推拿治疗学［M］.北京:人民卫生出版社,2021.

［36］张祥永.针灸推拿治疗颈椎病的疗效观察［J］.中国社区医师,2020,36(12):111-112.

［37］薛树国.关于中医内科疾病症状的分析［J］.魅力中国,2020,(10):375.

［38］李辉.针灸推拿联合中药治疗腰椎间盘突出症的临床疗效［J］.内蒙古中医药,2022,41(6):112-113.

［39］武云云.祛痰通窍方结合针灸推拿辅治脑卒中偏瘫疗效观察［J］.实用中医药杂志,2022,38(4):628-630.

［40］黄彩彬,赖甜莲.针灸推拿结合康复技术治疗肩周炎的临床效果［J］.内蒙古中医药,2021,40(5):99-100.